画像診断別冊 **KEY BOOK** シリーズ

すぐ役立つ 救急の CT・MRI

A Key to Emergency CT & MRI Interpretation

改訂第2版

編著

井田 正博（荏原病院放射線科）

高木 亮（日本大学病院放射線科）

藤田 安彦（徳之島徳洲会病院）

章編者

服部 貴行（東京都保健医療公社大久保病院放射線科）

芦澤 和人（長崎大学大学院医歯薬学総合研究科臨床腫瘍学）

古川 顕（首都大学東京健康福祉学部放射線学科）

田嶋 強（国立国際医療研究センター病院放射線診断科）

森田 賢（東京女子医科大学画像診断学・核医学講座）

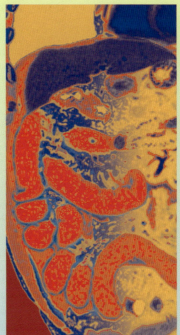
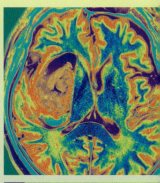
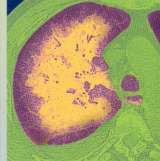

秀潤社

序文

　関西では京都および滋賀地区を中心に「救急放射線画像研究会」が定期的に開催されており，症例検討を中心に毎回，活発な討論がされています（平成29年11月の段階で91回開催）．その世話人のお一人である早川克己先生（前 岩手県立釜石病院・京都市立病院）から，「東京でも若手のための救急放射線の勉強会を開催しては」というアドバイスをいただきました．そこで，藤田安彦先生（前 東京西徳洲会病院放射線科，現 徳之島徳洲会病院院長），高木 亮先生（日本医科大学付属病院放射線科，現 日本大学）に賛同いただき，平成21年3月に第1回を開催する運びとなりました．先達による関西を中心とした「救急放射線画像研究会」に準えて，名称を「救急放射線画像研究会 in 東京」とし，症例持ち寄りの勉強会として始まりました．平成30年1月現在で52回を重ねるに至っています．

　平成24年に，本研究会の世話人3名（井田，高木，藤田）が編者を務め，研究会出席者を中心とする執筆による「画像診断別冊KEY BOOKシリーズ すぐ役立つ救急CT・MRI」の発刊に至りました．

　改訂第2版では，章編者として「救急放射線画像研究会 in 東京」の世話人に新たに加わった服部貴行先生（大久保病院），古川 顯先生（首都大学東京健康福祉学部），田嶋 強先生（国立国際医療研究センター病院），森田 賢先生（東京女子医科大学）にも担当していただきました．さらに，「呼吸器」の章に芦澤和人先生（長崎大学大学院医歯薬学総合研究科）にも加わっていただきました．

　また初版に引き続き，早川克己先生に救急画像診断時の造影剤の適正な使用方法や注意点について，最新情報を含めてご執筆いただきました．

　放射線科医は読影室にこもってばかりいるのではなく，CTやMRI，IVRの現場で撮像プロトコールの指示を出し，緊急読影を行い迅速に診断を提供することで，救急スタッフの一員として責務を果たすことが可能となります．救急現場で積極的に検査法を提案し画像診断管理を行うことで，時期を逸しない，より効率的かつ非侵襲的な診断法を組み立てることができるようになります．初療段階で放射線科医が病態診断に関与することで，主治医単独の自己完結型医療を防ぎ，より的確な診断と治療方針の選択につながります．予約外の緊急検査依頼を断ることに心血を注ぐより，救急主治医と一緒になって診断のためにどのような撮像法が適しているかを考える方が，患者にとっても有益です．

　本書が放射線科のみならず救急を志す若手医師の一助となることを願い，そして多くの放射線科医が救急に興味をもってくれることを望みます．

井田正博

「画像診断別冊KEY BOOKシリーズ すぐ役立つ救急のCT・MRI」は救急疾患の画像診断を勉強する初学者ために企画された本で，初版の発行から約6年が経過しました．この本を企画した当時は，救急診療で比較的多く遭遇する疾患を中心に症例を選び，放射線科医や放射線技師はもとより，当直業務を行う救急医，外科医，内科医にも気軽に手に取ってもらえるような本を目指しました．第2版に向けて，実際の救急診療を考えて外傷と非外傷性を分けて疾患を整理しました．また，初版では少し物足りなかった胸部，腹部の非外傷性救急疾患について，この分野の専門の先生に新たに章編者に加わっていただき，より充実した内容になるように心がけました．さらに，症例が多くなりすぎて本が重くならないことにも留意しました．救急診療では，本を読みながら診察をするような余裕はありません．ちょっと気になった症例を，気軽にパッと手に取って勉強できることも大切な要素と考えました．第2版を救急診療の画像診断に少しでも役に立てていただければ幸いに思います．

最後に，新たに章編者に加わっていただいた先生方に深く御礼を申し上げます．

高木　亮

平成21年3月に井田先生のお誘いで「救急放射線画像研究会 in 東京」に参加することになった次第ですが，本研究会は井田正博先生と高木 亮先生が中心になり，症例持ち寄りの勉強会として始まりました．そして現在も症例検討を中心に毎回，活発な討論がされています．

平成24年には研究会出席者を中心に各項の執筆を担当して，「画像診断別冊KEY BOOKシリーズ すぐ役立つ救急CT・MRI」を発刊することができました．これもひとえに執筆者と学研メディカル秀潤社の担当者が尽力されたおかげだと感謝しております．

今回は，井田正博先生，高木 亮先生をはじめ，古川 顕先生，服部貴行先生，森田 顕先生など素晴らしい放射線診断専門医が参加されることになり，この出版に参加できることは大変光栄に思っています．現在は，内科の仕事に従事しながら管理職・臨床などに携わっていますので，現役の放射線診断専門医ではありませんが，このような救急画像診断の大切さを知る機会を与えていただき，ありがとうございます．

救急の現場で，本書が多くの研修医や救急現場の多職種に利用され，患者様の治療に貢献できることを願っています．

藤田安彦

2018年1月

初版の序

　CT，MRの高速化により救急疾患にも広く画像診断が適応されるようになった一方で，通常の診療における対応で手いっぱいなことから，救急疾患の画像診断管理，読影を行っていない施設もある．しかし救急は疾患急性期のゲートキーパーであり，その時点で放射線科診断専門医が深く関与することで，主治医単独の自己管轄型医療を防止し，より正しい診断そして治療方針の選択につながる．

　放射線科医は読影室にこもっているばかりではなく，CT，MRの撮影現場で指示を出し，至急の読影をこなすことで，病院の救急スタッフの一員として責務を果たすことができる．初回CTの読影からその後の検査法を提案することで，時期を逸しない，無駄のない，より非侵襲的な診断法が組み立てることができる．予約外の救急依頼を断ることに心血を注ぐよりは，救急主治医と一緒に，診断のためにどのような撮像プロトコールが適しているかを考える方が患者にとっても有益である．

　あらゆる疾患，病態が救急受診の対象となるが，3次救急のみならず1次もしくは2次救急の施設でも比較的よく遭遇する急性疾患について，中枢神経から骨盤領域のCT，MR診断を網羅した1冊として本書を企画した．「CTは16列以上のマルチスライスCTが使用でき，MRも1.5T装置で救急対応ができること」を念頭に置いている．すでにCT，MRの画像診断に関する成書は数多く出版されており，本書に掲載されている疾患名に真新しいものはないが，救急疾患をまとめたことで横断的な内容となっている．原稿は編者たちよりも1～2世代下の若手放射線科医に多くを託した．また救急画像診断時の造影剤の適正な使用方法や注意について京都市立病院の早川克己先生にお願いした．

　初版ではあらゆる疾患を網羅しているわけでなく，記述に精彩さを欠くところもあるかもしれないが，本書が放射線科のみならず救急を志す若手医師の一助となること願い，そして多くの放射線科医が救急に興味をもってくれることを望む．

井田正博

『画像診断別冊 KEY BOOK シリーズ』は画像診断を勉強する医師にとって非常に使いやすい教科書として定評があり，今回，救急のシリーズの編者をさせていただけたことを大変光栄に思っています．企画の段階で話し合われたことは，稀な疾患や難しい症例ではなく，日常の救急診療でよく経験するものを中心に解説しようということでした．救急は対象となる臓器が全身に及ぶため一冊の教科書ですべてカバーすることは容易ではありません．しかし，緊急で施行される CT や MR にはある種の傾向があり，頻度の高い疾患とその特徴的な画像所見をつかんでおくことが大切だと思います．救急の画像診断で重要なことは，鑑別疾患を多く挙げることや非常に稀な疾患をピタッと的中させることではなく，緊急性を吟味した上でできる限り迅速に適切な検査を行うこと，臨床像に合致する所見の有無をすぐに評価すること，次の治療に結びつくための情報を一つでも多く拾い上げていくことにあります．この教科書は本棚ではなく夜間緊急検査を行う CT 室の机に置いて，放射線科医だけでなく，放射線技師や研修医，若手の救急医に気軽に手にとってもらえるようになることを願っています．

高木　亮

　救急疾患における画像診断の役割は非常に大きく，診断の遅れが救命率を左右する．救急対応で慌てないためにも，準備すべき知識・病態を知ることが救急にとって大切なものと考える．急性腹症，頭部外傷，胸部救急疾患などでは画像で知りえる情報がきわめて多いし，見逃してはいけないポイントが多岐に渡っている．外来や病棟などでみる機会の多い疾患について，各分野におけるベテラン医師が実際の症例を提示し，一般的な知識，診断ポイント，画像所見などについてわかりやすく解説している．

　井田正博先生に誘われて今回の企画を計画した次第であるが，井田・高木両先生の尽力によってこの書が完成するに至った経緯がある．救急の現場に立つ一人として，日常診療に非常に役立つ書を作成する機会をいただいて関係各位に対し感謝している．この書が，臨床現場で働く若い医師にとってお役に立てれば幸いである．

藤田安彦

編者

井田 正博 (1～4章)	荏原病院放射線科	
高木 亮 (5, 12章)	日本大学病院放射線科	
藤田 安彦 (7, 8章)	徳之島徳洲会病院	

章編者

服部 貴行 (5, 12章)	東京都保健医療公社大久保病院放射線科
芦澤 和人 (6章)	長崎大学大学院医歯薬学総合研究科臨床腫瘍学
古川 顕 (7, 8章)	首都大学東京健康福祉学部放射線学科
田嶋 強 (9章)	国立国際医療研究センター病院放射線診断科
森田 賢 (10, 11章)	東京女子医科大学画像診断学・核医学講座

執筆者

内山 史也	荏原病院放射線科／[現] 国立国際医療センター病院放射線診断科
生田 修三	がん・感染症センター都立駒込病院放射線診療科 (診断部)
松井 洋	富士市立中央病院放射線科／[現] 東京慈恵会医科大学附属病院放射線科
菅原 俊祐	国立がん研究センター中央病院放射線診断科
鈴木 智大	岩手医科大学放射線医学講座
大森 裕子	荏原病院放射線科
原田 太以佑	北海道大学病院放射線診断科
藤間 憲幸	北海道大学病院放射線診断科
工藤 與亮	北海道大学病院放射線診断科
髙田 恵広	明和病院放射線科
石藏 礼一	兵庫医科大学放射線医学教室
安藤 久美子	兵庫医科大学放射線医学教室
狩野 麻実	東京慈恵会医科大学葛飾医療センター放射線部
尾尻 博也	東京慈恵会医科大学放射線医学講座
清水 哲也	東京慈恵会医科大学放射線医学講座
上田 達夫	日本医科大学付属病院放射線科
日高 史貴	新百合ヶ丘総合病院
天野 康雄	日本大学病院放射線科
福島 文	長崎みなとメディカルセンター放射線科
林 秀行	諫早総合病院放射線科／長崎大学大学院医歯薬学総合研究科臨床腫瘍学
筒井 伸	諫早総合病院放射線科
松山 直弘	日本赤十字社長崎原爆病院放射線科
荻原 幸宏	長崎県島原病院放射線科
井上 明星	滋賀医科大学放射線医学講座
近藤 浩史	帝京大学医学部放射線科学講座
亀井 誠二	JA愛知厚生連海南病院放射線診断科
谷掛 雅人	京都市立病院放射線診断科
金﨑 周造	康生会武田病院放射線科
井本 勝治	公立甲賀病院放射線診断科
山崎 道夫	公立甲賀病院放射線診断科
大田 信一	滋賀医科大学医学部附属病院放射線科
村田 一平	千葉徳洲会病院外科
市川 和雄	日本医科大学付属病院放射線科
横山 幸太	国立国際医療研究センター病院放射線診断科
志多 由孝	国立国際医療研究センター病院放射線診断科
中島 孝彰	国立国際医療研究センター病院放射線診断科
和田 憲明	国立国際医療研究センター病院放射線診断科
小川 悠子	東京女子医科大学画像診断学・核医学講座
遠藤 健二	東京女子医科大学画像診断学・核医学講座
石崎 海子	東京女子医科大学画像診断学・核医学講座
今村 由美	東京女子医科大学画像診断学・核医学講座
仁品 祐	東京女子医科大学画像診断学・核医学講座
北井 里実	東京慈恵会医科大学放射線医学講座
石川 和宏	健康医学予防協会 新潟健診プラザ
岡本 浩一郎	新潟大学脳研究所
町田 幹	日本医科大学付属病院放射線科
松本 純一	聖マリアンナ医科大学救急医学
嶺 貴彦	東海大学医学部付属八王子病院画像診断科
関根 鉄朗	日本医科大学付属病院放射線科
木曽 翔平	日本医科大学付属病院放射線科
山根 彩	日本医科大学付属病院放射線科
早川 克己	[前] 岩手県立釜石病院放射線科

(執筆順)

CONTENTS

画像診断別冊 KEY BOOKシリーズ

すぐ役立つ救急のCT・MRI 改訂第2版
A Key to Emergency CT & MRI Interpretation

1	脳血管障害
2	救急を要する脳疾患
3	頭頸部
4	脊椎
5	心大血管
6	呼吸器
7	消化管
8	肝胆膵脾
9	腹部血管
10	泌尿器
11	婦人科
12	外傷
	付録

序 ……………………………………………………………………………… 2
構成と凡例 …………………………………………………………………… 14

1. 脳血管障害 (章編者：井田)

脳血管障害総論 ……………………………………………… (井田) 18
くも膜下出血　subarachnoid hemorrhage ……………… (内山, 生田, 井田) 24
脳梗塞（超急性期）　hyperacute cerebral infarction …… (内山, 生田, 井田) 28
椎骨動脈解離　vertebral artery dissection ……………… (内山, 生田, 井田) 32
高血圧性脳出血　hypertensive cerebral hemorrhage …… (内山, 生田, 井田) 34
【二次性脳出血】もやもや病（Willis動脈輪閉塞症）
　moyamoya disease (occlusion of the circle of Willis) …………… (内山, 井田) 36
【二次性脳出血】脳腫瘍　brain tumor ………………………… (内山, 井田) 38
【二次性脳出血】脳動静脈奇形　arteriovenous malformation (AVM) …… (内山, 井田) 40
【二次性脳出血】静脈洞血栓症　venous sinus thrombosis …… (内山, 井田) 42
脳動脈瘤切迫破裂　impending rupture of cerebral aneurysm …… (内山, 井田) 44

▶NOTE
臨床的に脳出血よりも脳梗塞超急性期を第一に考えるならば，CTを施行せず，MRIを第一に施行 (MRI first) してもよいか 21／一過性脳虚血発作 (TIA) を画像診断でどう扱うか 23／破裂動脈瘤を示すくも膜下出血内の"filling detect sign" 27／FLAIR intraarterial signal 31

2. 救急を要する脳疾患 (章編者：井田)

救急を要する脳疾患総論 ………………………………………… (井田) 46
低血糖脳症　hypoglycemic encephalopathy ………………… (鈴木, 井田) 50
髄膜炎　meningitis ……………………………………………………… (松井) 52

単純ヘルペス脳炎　herpes simplex encephalitis　……………………………………………（松井）54
Creutzfeldt-Jakob 病　Creutzfeldt-Jakob disease (CJD) ………………………………（松井，井田）56
Wernicke 脳症　Wernicke's encephalopathy ………………………………………（松井，井田）58
低髄液圧症候群　intracranial hypotension syndrome ………………………………（菅原，井田）60
頸動脈海綿静脈洞瘻　carotid cavernous fistula (CCF) ………………………………（鈴木，井田）62
肥厚性硬膜炎　hypertrophic pachymeningitis …………………………………………（松井）64
一酸化炭素中毒　carbon monoxide intoxication ……………………………………………（井田）66
PRES　posterior reversible encephalopathy syndrome ……………………………（大森，井田）68
可逆性脳血管攣縮症候群　reversible cerebral vasoconstriction syndrome (RCVS) …………（大森，井田）70
脳膿瘍　brain abscess ……………………………………………………………（大森，井田）72
下垂体卒中　pituitary apoplexy ……………………………………………………（大森，井田）74
視神経炎　optic neuritis ……………………………………………………………（大森，井田）76
低酸素脳症　hypoxic encephalopathy ………………………………………………（大森，井田）78
びまん性軸索損傷／びまん性脳腫脹
　　diffuse axonal injury (DAI) / diffuse brain injury (DBI) …………………（原田，藤間，工藤）80
慢性硬膜下血腫　chronic subdural hematoma (CSH) ……………………………（原田，藤間，工藤）82
脳ヘルニア　cerebral herniation ……………………………………………………（髙田，石蔵）84
小児虐待（1）　child abuse …………………………………………………………（髙田，安藤）86
小児虐待（2）（shaken baby syndrome）　child abuse (shaken baby syndrome ; SBS)
　　…………………………………………………………………………………（髙田，安藤）88

▶NOTE
画像診断および報告書作成の意義　48／造影 FLAIR 像の有用性　53／辺縁系脳炎（limbic encephalitis）　54／その他のヘルペスウイルス脳炎　55／その他のアルコール関連性の脳症　59／Monro-Kellie の法則　61／静脈洞の血液逆流・停滞　62／Tolosa-Hunt 症候群　65／家族性片麻痺性片頭痛（familial hemiplegic migraine ; FHM）　71／視神経脊髄炎関連疾患（neuromyelitis optica spectrum disorders ; NMOSD）　77／それぞれの診断の注意点　81／テント切痕ヘルニアの症状　85／虐待を疑ったら　89

3. 頭頸部 （章編者：井田）

頭頸部総論　……………………………………………………………………………（井田）90
頭頸部異物　foreign body in the head and neck ……………………………………（菅原）92
眼窩蜂窩織炎　orbital cellulitis ………………………………………………………（狩野，尾尻）94
扁桃周囲膿瘍　peritonsillar abscess …………………………………………………（狩野，尾尻）96
クループ，急性喉頭蓋炎　croup, acute epiglottitis …………………………………（大森，井田）98
川崎病　Kawasaki disease, mucocutaneous lymph-node syndrome (MCLS) …………（大森，井田）100
急性リンパ節炎　acute lymphadenitis ………………………………………………（大森，井田）102

▶NOTE
眼窩中隔　95／Lemierre 症候群　96／クループ症候群（croup syndrome）　99

4. 脊椎 （章編者：井田）

脊椎脊髄総論　…………………………………………………………………………（井田）106
椎間板ヘルニア　herniated disc, herniated nucleus pulposus ………………………（清水）108

脊椎硬膜外血腫　spinal epidural hematoma (SEH)	(菅原)	110
椎体炎・椎間板炎・椎体周囲膿瘍　spondylitis, discitis, paravertebral abscess	(菅原)	112
脊髄硬膜動静脈瘻　spinal dural arteriovenous fistula (dAVF)	(清水)	114
脊髄梗塞　spinal cord infarction	(鈴木, 井田)	116
石灰沈着性頸長筋腱炎　calcific tendinitis of the longus colli muscle	(大森, 井田)	118
亜急性連合性脊髄変性症　subacute combined degeneration of the spinal cord	(清水)	120

▶NOTE
椎間板ヘルニアの病態および好発部位　109／脊髄血管奇形の分類　115／塩基性リン酸カルシウム（BCP）結晶沈着症とピロリン酸カルシウム（CPPD）結晶沈着症　119

5. 心大血管 （章編者：高木，服部）

胸部非外傷性救急疾患：心大血管系総論	(高木)	122
大動脈解離　aortic dissection	(上田)	124
胸部大動脈瘤　thoracic aortic aneurysm	(上田)	128
急性肺血栓塞栓症　acute pulmonary thromboembolism	(上田)	130
心不全（心原性肺水腫）　heart failure (cardiogenic pulmonary edema)	(日高)	132
急性心筋炎　acute heart failure with myocarditis	(天野)	134
心臓腫瘍（血管肉腫）による心タンポナーデ　cardiac tamponade with cardiac tumor (angiosarcoma)	(天野)	136

▶NOTE
偽腔開存型解離の真腔と偽腔の判別法　127／遠位弓部大動脈とは　128／深部静脈血栓症（deep vein thrombosis；DVT）の診断　131／心筋疾患における遅延造影MRIの有用性　135／心臓腫瘍におけるCTとMRIの使い分け　137

6. 呼吸器 （章編者：芦澤）

呼吸器領域総論	(芦澤)	138

〈非感染性肺疾患〉

急性呼吸窮迫症候群　acute respiratory distress syndrome (ARDS)	(福島, 芦澤)	142
肺水腫　pulmonary edema	(福島, 芦澤)	145
急性好酸球性肺炎　acute eosinophilic pneumonia (AEP)	(福島, 芦澤)	148
間質性肺炎　interstitial pneumonia	(林, 芦澤)	150
過敏性肺炎　hypersensitivity pneumonia (HP)	(林, 芦澤)	152
特発性食道破裂　spontaneous rupture of the esophagus	(林, 芦澤)	154

〈肺感染症〉

【市中肺炎】細菌性肺炎・肺膿瘍　bacterial pneumonia, lung abscess	(筒井, 芦澤)	156
【市中肺炎】ウイルス性肺炎（インフルエンザウイルス）　viral pneumonia (influenza virus)	(筒井, 芦澤)	159
【市中肺炎】レジオネラ肺炎　Legionella pneumonia	(筒井, 芦澤)	162
【日和見感染症】肺真菌症（侵襲型肺アスペルギルス症など）　pulmonary mycosis	(松山, 芦澤)	164
【日和見感染症】PCP，CMV肺炎　pneumocystis pneumonia, cytomegalovirus pneumonia	(松山, 芦澤)	166

Contents

肺結核症　pulmonary tuberculosis ……………………………………………………………（松山，芦澤）168
誤嚥性肺炎　aspiration pneumonia …………………………………………………………（荻原，芦澤）170
敗血症性肺塞栓症　septic pulmonary embolism ……………………………………………（荻原，芦澤）172

▶NOTE
急性肺障害（ALI） 144／Kerley line と peribronchial cuffing sign　147／好酸球性肺疾患　149／air trapping　153／特発性縦隔気腫　155／crazy-paving appearance　161／レジオネラ肺炎の治療　163／Lemierre症候群　173

7. 消化管 （章編者：藤田，古川）

急性腹症総論 …………………………………………………………………………………………（古川）174
絞扼性腸閉塞　strangulated bowel obstruction ………………………………………………（井上，古川）178
大腸癌による結腸閉塞症　bowel obstruction with colon cancer ……………………（近藤，藤田，高木）180
腸重積　intestinal intussusception ……………………………………………………………（井上，古川）182
外ヘルニア　external hernia …………………………………………………………………（藤田，高木）184
内ヘルニア　internal hernia ……………………………………………………………………（井上，古川）186
S状結腸軸捻転　volvulus of the sigmoid colon ……………………………………………………（藤田）188
盲腸捻転　volvulus of the cecum ……………………………………………………………………（近藤）190
虫垂炎　appendicitis …………………………………………………………………………………（亀井）192
大腸憩室炎　diverticulitis of the colon ……………………………………………………………（亀井）194
アニサキス症　anisakiasis ……………………………………………………………………………（亀井）196
消化管穿孔（1）：上部消化管穿孔　upper gastrointestinal perforation …………………………（谷掛）198
消化管穿孔（2）：下部消化管穿孔　lower gastrointestinal perforation …………………………（藤田）200
腸管気腫症　pneumatosis intestinalis ………………………………………………………………（谷掛）202
Meckel憩室　Meckel's diverticulum ………………………………………………………………（金崎）204
消化管出血（1）：総論　gastrointestinal bleeding ……………………………………………（井上，古川）206
消化管出血（2）：各論　gastrointestinal bleeding ……………………………………………（井上，古川）208
SLEに合併する腸炎（ループス腸炎）　lupus enteritis ……………………………………………（藤田）212
感染性腸炎　infectious enterocolitis …………………………………………………………………（藤田）214
小腸閉塞症　small bowel obstruction ………………………………………………………………（古川）216
腹膜垂炎　epiploic appendagitis ……………………………………………………………………（藤田）218
大網捻転症　omental torsion ………………………………………………………………………（金崎）220
非閉塞性腸間膜虚血　non occlusive mesenteric ischemia (NOMI) ……………………（井本，山崎）222
上腸間膜動脈閉塞症　superior mesenteric artery (SMA) occlusion ……………………（井本，山崎）224
shock bowel ……………………………………………………………………………………………（近藤）226
虚血性大腸炎　ischemic colitis ……………………………………………………………………（藤田）228
好酸球性消化管疾患　eosinophilic gastrointestinal disease ………………………………（井本，山崎）232
異物による腸閉塞　bowel obstruction due to a foreign body ……………………………………（藤田）236

▶NOTE
画像診断における適正なウインドウ幅・レベルの設定　177／大腸閉塞例における穿孔の危険因子　180／無症状の小腸重積　183／Richter型ヘルニア　184／腸管壁の3層構造　195／dirty mass sign　200／Littre's hernia　205／腸閉塞とイレウス　216／腹膜垂炎　221／smaller SMV sign　222／CT hypo-perfusion (hypotension) complex　227／好酸球性消化管疾患の発症機序と治療　234

8. 肝胆膵脾 （章編者：藤田，古川）

急性膵炎	acute pancreatitis	（大田）	238
胆石	gallstone	（大田）	242
無石胆嚢炎	acalculous cholecystitis	（大田）	244
気腫性胆嚢炎	emphysematous cholecystitis	（大田）	246
急性胆管炎	acute cholangitis	（村田）	248
閉塞性黄疸	obstructive jaundice	（村田）	250
急性肝炎	acute hepatitis	（森田）	252
肝膿瘍	hepatic abscess	（森田）	254
肝細胞癌の破裂	rupture of hepatocellular carcinoma	（森田）	256

▶NOTE
膵仮性嚢胞　241／偽胆石　243／エイコサノイド（eicosanoid）　244／劇症肝炎（fulminant hepatitis）　253／アメーバ性肝膿瘍　255／肝細胞癌破裂の治療　257

9. 腹部血管 （章編者：田嶋）

腹部大動脈瘤切迫破裂	impending rupture of abdominal aortic aneurysm	（市川）	258
炎症性腹部大動脈瘤	inflammatory abdominal aortic aneurysm	（市川）	260
解離性動脈瘤	dissecting aneurysm	（横山，田嶋）	262
分節性動脈中膜融解症	segmental arterial mediolysis (SAM)	（志多，田嶋）	264
腹部内臓動脈瘤	visceral artery aneurysm	（中島，田嶋）	266
腹部内臓動脈解離	dissection of visceral artery	（和田，田嶋）	270

▶NOTE
大動脈瘤の瘤径と自然破裂率，手術適応　258／炎症性腹部大動脈瘤とIgG4関連疾患　261／感染性腹部大動脈瘤　261／腹部内臓動脈瘤の治療　269／ulcer-like projection（ULP）　270

10. 泌尿器 （章編者：森田）

泌尿器領域総論		（森田）	272
尿路結石症	ureterolithiasis	（小川）	274
急性腎盂腎炎	acute pyelonephritis	（小川）	276
急性巣状細菌性腎炎	acute focal bacterial nephritis (AFBN)	（遠藤）	278
腎膿瘍	renal abscess	（遠藤）	280
気腫性腎盂腎炎	emphysematous pyelonephritis	（遠藤，藤田，井田）	282
気腫性膀胱炎	emphysematous cystitis	（遠藤）	284
精巣捻転	testicular torsion	（石崎，井田）	286
急性精巣上体炎	acute epididymitis	（今村）	288
フルニエ壊疽	Fournier's gangrene	（遠藤）	290
腎血管筋脂肪腫の破裂	rupture of renal angiomyolipoma (AML)	（石崎）	292
腎梗塞	renal infarction	（今村，市川）	294

1	脳血管障害
2	救急を要する脳疾患
3	頭頸部
4	脊椎
5	心大血管
6	呼吸器
7	消化管
8	肝胆膵脾
9	腹部血管
10	泌尿器
11	婦人科
12	外傷
	付録

> **NOTE**
> 腎臓の解剖　276／striated nephrogram　277／特殊な精巣上体炎　289／壊死性軟部組織感染症（necrotizing soft tissue infections）　291／結節性硬化症に合併する血管筋脂肪腫　293／cortical rim sign　295

11. 婦人科 （章編者：森田）

婦人科領域総論	（森田）	296
内膜症性嚢胞　endometrial cyst	（仁品）	298
卵巣腫瘍茎捻転　torsion of ovarian tumor	（仁品）	300
正常卵巣茎捻転　torsion of the normal ovary	（菅原）	302
卵巣出血　hemorrhagic ovarian cysts	（北井）	304
卵巣腫瘍破裂　rupture of ovarian tumor	（北井）	306
異所性妊娠　ectopic pregnancy	（仁品）	308
子宮筋腫赤色変性　uterine leiomyoma with red degeneration	（仁品）	310
子宮筋腫茎捻転　torsion of uterine myoma	（仁品）	312
骨盤内感染症　pelvic inflammatory disease（PID）	（北井）	314

12. 外傷 （章編者：高木，服部）

【頭部】

頭部外傷総論	（高木）	316
外傷性くも膜下出血　traumatic subarachnoid hemorrhage	（石川，岡本）	320
急性硬膜下血腫　acute subdural hematoma	（石川，岡本）	322
急性硬膜外血腫　acute epidural hematoma	（石川，岡本）	324
脳挫傷（軽症，中等度，重症）　cerebral contusion	（原田，藤間，工藤）	326
出血性脳挫傷　hemorrhagic contusion	（原田，藤間，工藤）	328
遅発性外傷性脳内血腫　delayed traumatic intracranial hematoma（DTICH）	（原田，藤間，工藤）	330
脊髄損傷　spinal cord injury	（井田）	332
脊椎圧迫骨折　vertebral compression fracture	（清水）	334

【顔面】

側頭骨骨折　temporal bone fracture	（藤田）	336
眼窩吹き抜け骨折　orbital blow-out fracture	（藤田）	338
三脚骨折　malar fracture	（藤田）	340
顔面横断骨折（1）　midfacial fracture	（藤田）	342
顔面横断骨折（2）　midfacial fracture	（藤田）	344
視神経管骨折　optic canal fracture	（藤田）	346
下顎骨骨折　mandibular fracture	（藤田）	348

【胸部】

胸部外傷総論	（高木）	350
肺挫傷（軽症）　pulmonary contusion（mild）	（町田）	352
肺挫傷（重症）：肋骨骨折，血気胸，flail chest　pulmonary contusion（severe）: rib fracture, hemopneumothorax, flail chest	（町田）	354
大動脈損傷　aortic injury	（町田）	356

気管・気管支損傷　tracheal and bronchial injury ……………………………………（町田）358
横隔膜損傷　diaphragmatic injury ………………………………………（松本, 大出, 原口）360
【腹部・骨盤】
腹部外傷総論 ………………………………………………………………………（高木）362
脾損傷　splenic injury ……………………………………………………………（嶺）366
肝損傷　hepatic injury ……………………………………………………………（嶺）368
腎損傷　renal injury ………………………………………………………………（嶺）370
膵損傷　pancreatic injury…………………………………………………………（関根）372
腸管損傷　bowel injury, intestinal injury ……………………………………（木曽, 関根）374
腸間膜損傷　mesenteric injury …………………………………………………（山根, 関根）376
骨盤損傷　pelvic injury ……………………………………………………………（嶺）378

▶NOTE
帽状腱膜下血腫　325／脳挫傷の診断のポイント　327／多発性骨髄腫に伴う圧迫骨折　335／
FAST（focused assessment with sonography for trauma）　367／
FACT（focused assessment with CT for trauma）　369／shock bowel　374

付録

救急時における造影剤の使い方 ……………………………………………………（早川）380

索引（INDEX） ……………………………………………………………………………388

1	脳血管障害
2	救急を要する脳疾患
3	頭頸部
4	脊椎
5	心大血管
6	呼吸器
7	消化管
8	肝胆膵脾
9	腹部血管
10	泌尿器
11	婦人科
12	外傷
	付録

本書の構成と凡例

- 本書は，12の章と付録で構成されています．
- 初学者にも読みやすいように1疾患ごとに見開きで解説しました．また，重要な疾患は見開きにこだわらず，3ページ以上で解説しました．

症例解説ページの構成

60　2. 救急を要する脳疾患

低髄液圧症候群
intracranial hypotension syndrome

（菅原俊祐，井田正博）

読影のポイントとなるKEY FILMには **KEY** を付けてあります．

◆ 症例1：60歳代，男性．持続する頭痛を主訴に来院．時にめまいを伴う． ◆ 症例2：50歳代，男性．

図1-A　FLAIR冠状断像　**KEY** 　　図1-B　造影T1強調冠状断像（SE法）　**KEY** 　　図2　T2強調矢状断像

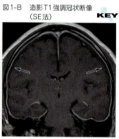
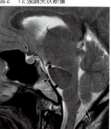

読影の流れがわかるように，症例写真のすぐそばに読影解説と診断名を入れました．

FLAIR像で，硬膜下腔に両側対称性の液体貯留を認める（A；→）．硬膜下液体貯留は高信号を呈し，蛋白濃度の高い硬膜下水腫と考えられる．脳溝，両側の側脳室は全体的に狭小化している．造影T1強調像（SE法）では，大脳鎌を含めた硬膜にびまん性の均一な異常造影効果が認められる（B；→）．

診断名 低髄液圧症候群

視交叉槽の狭小化，視交叉の下方偏移（→），下垂体の腫大（頭側に凸の形態）を認める．橋前槽の狭小化により，橋腹側の扁平化（▶）と小脳扁桃の下垂を認める（→）．　**診断名** 低髄液圧症候群

◆ 症例3：50歳代，男性．持続する頭痛を主訴に来院．時にめまいを伴う．

図1-A　FLAIR冠状断像　**KEY** 　　図1-B　造影T1強調冠状断像（SE法）　**KEY** 　　図1-C　単純CT（第7病日）

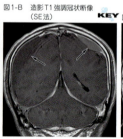
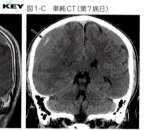

単純X線写真，CT，MRIなど，必要に応じてさまざまな撮像法の写真を掲載してあります．

FLAIR像で，硬膜下腔に両側対称性の液体貯留を認める（A；→）．硬膜下液体貯留は高信号を呈し，蛋白濃度の高い硬膜下水腫と考えられる．脳溝，両側の側脳室は全体的に狭小化している．造影T1強調像（SE法）では，大脳鎌を含めた硬膜にびまん性の均一な異常造影効果が認められる（B；→）．起立性頭痛は遷延，増悪し，第7病日の単純CTで両側の硬膜下液体貯留も増量し，右側では内部に高吸域が認められる（C；→）．その後，両側穿頭ドレナージ術が施行され，症状は改善した．

診断名 低髄液圧症候群に合併した慢性硬膜下血腫

参考文献

特に参考にすべき文献を挙げてあります．

1) Mokri B: Spontaneous low pressure, low CSF volume headaches: spontaneous CSF leaks. Headache 53: 1034-1053, 2013.
2) Schievink WI: Spontaneous spinal cerebrospinal fluid leaks and intracranial hypotension. JAMA 295: 2286-2296, 2006.
3) Schievink WI, Maya MM, Tourje J, et al: Pseudo-subarachnoid hemorrhage: a CT-finding in spontaneous intracranial hypotension. Neurology 65: 135-137, 2005.
4) Watanabe A, Horikoshi T, Uchida M, et al: Diagnostic value of spinal MR imaging in spontaneous intracranial hypotension syndrome. AJNR 30: 147-151, 2009.
5) Medina JH, Abrams K, Falcone S, et al: Spinal imaging findings in spontaneous intracranial hypotension. AJR 195: 459-464, 2010.

- 診断のポイントとなる画像には"KEY FILM"のマークを，読影上または鑑別診断上，重要な事柄が書かれているところには"ポイント"のマークを付けてあります．
- 各章には代表的な疾患と参考症例も含め多数の症例を提示しています．また，シェーマやNOTEを適宜入れていますので，知識の整理に役立ちます．

低髄液圧症候群　　　61

低髄液圧症候群の一般的知識と画像所見

　低髄液圧症候群は，脳脊髄液（cerebrospinal fluid；CSF）の減少が原因とされる，立位で増悪し臥位で軽快する"起立性頭痛"を特徴とする症候群である[1]．CSFの減少は，脊椎硬膜囊からのCSF漏出が主たる原因とされているが[2]，CSF漏出を認めない症例もある．男女比は1：2で女性に多く，40歳前後の若年者に好発する[2]．臨床症状は起立性頭痛が最も頻度が高いが，その他の症状として，悪心・嘔吐，脳神経症状（複視，聴力障害，視野欠損など），頸部痛，回転性めまい・耳鳴り，認知機能障害など多彩であり，頻度は少ないが重篤な症例では意識障害を呈する[1,2]．原因としては，特発性，外傷性，医原性などがある[1,2]．

画像所見　画像診断の目的は，1）低髄液圧症候群の診断と2）CSF漏出の検出である．救急では，1）を目的として頭部および脊椎MRI（造影剤投与を含む）の適用となる．画像所見として，①硬膜のびまん性の肥厚と異常造影効果，②両側対称性の硬膜下液体貯留（水腫もしくは血腫），③脳溝・脳室の狭小化，が挙げられる．特に確定診断には，①が重要であり，約80％の症例で認められる[1,2]．異常造影効果は円蓋部から大脳鎌，小脳テントに連続性に認められる．②は①とほぼ併行して50〜70％の症例に認められ，T2強調像では高信号を呈するが，高い蛋白濃度（血漿成分）を反映して，FLAIR像で高信号を呈する（図1）．その他のMRI所見として，皮質静脈の拡張や下垂体の腫大・濃染，脳の下垂（視交叉槽の消失に伴う視交叉の下方偏移，橋前槽の消失に伴う橋前面の斜台に平行な扁平化，Chiari type I奇形に類似した小脳扁桃の下方偏移）などがある[1,2]（図2）．また脊椎MRIでも，脊柱管内の硬膜外静脈拡張，硬膜囊の虚脱，硬膜外液体貯留，脊椎硬膜のびまん性濃染など，本症に特徴的な所見が認められる[4,5]（▶NOTE）．
　CTでは，脳溝の狭小化と皮質静脈の拡張により，くも膜下腔に存在する血管が強調され，相対的に高吸収を呈することがあり，くも膜下出血との鑑別が必要となる[pseudo-SAH sign][3]（図3）．

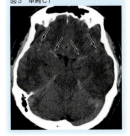

参考症例　pseudo-SAH sign
図3　単純CT

鑑別診断のポイント

　硬膜の異常造影効果は，感染性髄膜炎や癌性髄膜炎が鑑別になるが，本症では広範囲で均一・平滑であることが特徴であり，軟膜には異常造影効果は認められない[1,2]．本症の硬膜下液体貯留は広範囲に分布し，テント上のみならず後頭蓋窩にも存在する点が，慢性硬膜下血腫との鑑別点となる[2]．本症の治療は保存的加療が第一選択であるが，症状が遷延性でCSF漏出が画像診断で確認された症例においては，漏出部位閉鎖のためのブラッド・パッチ術や局所へのフィブリン糊注入，外科的な漏出部の閉鎖術などが行われる．また，硬膜下液体貯留が遷延すると慢性硬膜下血腫を合併し，脳実質の圧排と症状の増悪を来すことがあり，穿頭ドレナージの適用となる．

NOTE　**Monro-Kellieの法則**
　「頭蓋内と脊柱管内の容積は一定である」との仮定に基づき，この容積を構成する「脳実質」＋「脳脊髄液」＋「血液（血管内腔）」の容積は一定である，とするものである[1,2]．脳脊髄液の減少による容積を代償するために頭蓋内・脊柱管内の血管が拡張し，広範囲な硬膜の造影効果を来し，血管が豊富な下垂体も腫大する．さらに硬膜下液体貯留が出現する，と説明されている．

当該疾患に関する一般的知識と画像所見について解説してあります．

参考症例として，多くの症例写真を掲載してあります．

鑑別診断のポイントを解説してあります．が目印です．

知っておくと役立つ知識は囲み記事 NOTE で簡潔に解説してあります．

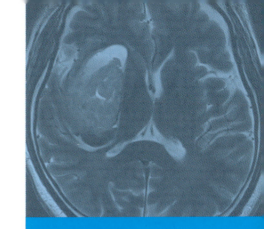

すぐ役立つ 救急のCT・MRI

改訂第2版

1 脳血管障害
2 救急を要する脳疾患
3 頭頸部
4 脊椎
5 心大血管
6 呼吸器
7 消化管
8 肝胆膵脾
9 腹部血管
10 泌尿器
11 婦人科
12 外傷
　付録

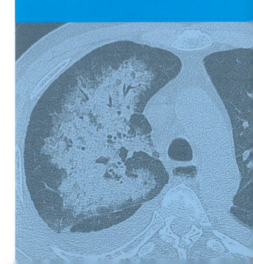

脳血管障害総論

(井田正博)

1. 検査法のポイント

1) 脳血管障害急性期の第一選択は単純CT

あらゆる頭部救急疾患においては，頭蓋内の急性期出血を確実に診断もしくは完全に除外する必要がある．頭蓋内急性期出血の診断のgold standardはCTであり，CTでは高吸収域を呈する．脳実質内出血のみならず，くも膜下出血，外傷性の頭蓋内出血について診断する．脳挫傷や静脈洞血栓症などでは初療時CTでは出血を認めず，急性期に経時的に出血が出現，増大することがあるので，初回CTで出血がなくても病態に応じてCTもしくはMRIで経過観察を行う．頭部外傷では神経症候学的に増悪を認めた場合や，増悪がなくても24時間以内に経過観察のCTもしくはMRIを施行する．脳動脈瘤破裂で初療時に出血が軽微でも（警告出血），急性期の再破裂率は高く，大出血を来し生命予後にかかわることもあるので，初回CTで少量の出血の見逃しも許されない（表1）．

初回CTで高血圧性脳出血の診断が確実ならば，基本的には急性期にMRIによる精査は必要ない（表2）．ただし，少しでも二次性脳出血の可能性があるならば，急性期に状態が安定した後にMRIによる精査を行う（表3）．そして頭蓋内出血が否定されて脳梗塞超急性期を考えるなら，直ちにMRIによる精査を行う．

表1　発症直後の急性期死亡がありうる血管障害
1. くも膜下出血
2. 心筋梗塞
3. 大動脈解離，大動脈瘤破裂
4. 肺動脈血栓塞栓症

＊高血圧性脳出血や脳梗塞では発症直後の突然死はない．

2. MRIによる脳梗塞超急性期の診断

脳梗塞超急性期の診断を確実にしようとするならば，超急性期の初期診断にMRIは必須である．本来ならば超急性期にすべきMRI検査を亜急性期以降に施行しても，治療方針の決定や予後改善に寄与するものは何もない．

表2　高血圧性脳出血のポイント
- 60～70歳代に好発する（しかし30～40歳代の若年者でも発症しうる）
- 高血圧がある
- 好発部位に出血を来す（①被殻，②視床，③橋，④小脳，⑤皮質下）
- 出血近傍に脳血管奇形や脳腫瘍など二次性出血の原因となるような疾患がない
- 必須ではないが，深部穿通動脈系に高血圧性のラクナ梗塞や高血圧性脳出血の既往歴がある（ただし若年者の高血圧性脳出血では深部穿通動脈系に血管周囲腔の開大やラクナ梗塞，ヘモジデリン沈着がなくても，高血圧性脳出血が初発のことはよく経験される）

表3　脳実質内出血の主な原因疾患
1. 高血圧性脳実質内出血
2. 二次性（非高血圧性）脳実質内出血
   - 外傷性
   - 動脈瘤破裂の脳実質内穿破
   - アミロイドアンギオパチー
   - 脳動静脈奇形および脳動脈瘤の合併
   - 硬膜動静脈瘻
   - もやもや病
   - 静脈洞血栓症
   - 脳腫瘍からの出血
   - 凝固異常

血栓溶解療法の適応判定を含めた脳梗塞超急性期のMRI診断の目的は，①非可逆的組織障害の検出，②動脈閉塞部位の診断（主幹部から皮質枝）（表4）および③diffusion-perfusion mismatch領域存在の予測，④mismatch領域の循環予備能の評価，そして⑤臨床病型の診断（表5）である．CTと比較してMRIの有用性は拡散画像による虚血病変の早期検出に加えて，造影剤を用いなくても，動脈閉塞部位が診断可能で，ペナンブラ（penumbra）の存在が予測できることにある．

　緊急MRI施行に当たっては，症例ごとにその緊急性を見分けることも必要である．例えば，①血栓溶解療法の適応判定を要する症例では予約検査を止めてでも最優先に施行，②既に血栓溶解療法の適応外（発症からの経過時間，年齢，既往歴など）であるが，経過，神経症状から主幹部や皮質枝閉塞が疑われる症例では準緊急，③比較的症状が軽度で穿通動脈レベルの梗塞疑いの症例ではその日のうちにMRI施行といったように，緊急性を数段階に分け，救急医とのコンセンサスをとっておくとよい．脳血管障害急性期は全症例が"time is brain"ではあるが，そのすべてが"time is MRI"ではない．

　緊急MRIを施行するに当たって必要な臨床情報は，①発症時刻もしくは発見時刻と最終正常確認時刻，②主な神経症状，③NIHSS（National Institute of Health Stroke Scale）スコア（改善傾向？　不変？　増悪？）である．また，既に採血が済んでいるか？　造影灌流画像用（造影ダイナミック用）の点滴ルートが確保されているかが重要である．撮影前の状態，情報から造影灌流画像を施行する可能性がある時は，MRI撮影開始前に静脈ルートを確保し，採血がまだであるなら併せて検体採取を行う．

表4　脳動脈の臨床解剖とその支配域

	皮質動脈	穿通動脈	
	主幹動脈から分岐し脳表を取り囲むように，くも膜下腔を走行する	主幹動脈もしくは皮質動脈から分岐し，脳実質に穿通し皮質〜皮質下白質，深部白質に分布する	支配領域
前方循環系（内頸動脈系）		前脈絡叢動脈（内頸動脈から直接分枝）	脈絡叢前半部，側頭葉内側，内包後脚
	前大脳動脈　A1，A2から分枝	内側線条体動脈	両側大脳半球内側の前2/3
	中大脳動脈　M1から分枝　M2以降から分枝	外側線条体動脈　髄質動脈	両側大脳半球外側の大部分　基底核領域　皮質下白質から深部白質
後方循環系（椎骨脳底動脈系）	後下小脳動脈		小脳底部および延髄
	前下小脳動脈		小脳半球外側面，中小脳脚
		橋枝	橋
	上小脳動脈		小脳上部，歯状核周囲
	後大脳動脈		両側大脳半球側頭葉内側後半部から後頭葉内側
	後交通動脈，P1ないしP2からの分枝	視床への穿通動脈群	視床

表5　脳梗塞の発症機序と臨床病型

臨床病型	発症機序	原因
塞栓性梗塞	塞栓性	心原性，動脈原性*，奇異性（右→左シャント）
アテローム血栓性	血栓性	主幹部から皮質枝レベル
	塞栓性*	主幹動脈血栓遊離 → 塞栓（動脈原性塞栓）
	血行力学的	主幹動脈の狭窄～閉塞（表在型）
穿通枝梗塞	細小動脈硬化	ラクナ梗塞
	血栓性	起始部血栓による分枝粥腫型梗塞
	塞栓性	微小塞栓，主幹動脈に一過性の塞栓性閉塞
	血行力学的	主幹動脈から皮質枝近位側の狭窄～閉塞（深部型）

*同一機序

3. MRI撮影法のポイント

　　MRI撮像に当たっては，必要以上に撮像時間の短縮を優先して画質を落とすよりも，到着後に必要最低限の診察および採血後，速やかに撮像開始することが重要である．

1）非可逆的組織障害の検出

　　拡散画像で既に非可逆的な障害組織，すなわち細胞性浮腫を検出する．細胞性浮腫は拡散強調像で高信号，ADC（apparent diffusion coefficient）画像で低信号（ADCの低下）を示す．発症直後はまだ細胞性浮腫はなく，拡散強調像といえども異常信号は出現しない．動脈閉塞部位に近い部位，側副循環代償を受けにくい部位，虚血強度の最も強い部位（虚血中心；ischemic center）から拡散異常が出現し，灌流異常域内を拡大していく．脳梗塞超急性期の拡散低下領域は既に非可逆的である．頻度は低いが早期に再灌流が得られると拡散低下が正常に回復し（拡散強調像高信号が完全に消失），最終梗塞に至らず可逆性なことがあるが，臨床的には超急性期に出現した拡散低下は非可逆的で最終梗塞に至ると考えるべきである．

　　主幹動脈から皮質動脈近位側閉塞症例の発症直後～24時間以内においては，拡散低下領域よりも広い範囲に灌流異常領域がある可能性がある．

　　急性発症の神経症状を有し，拡散強調像で高信号，T2強調像でまだ信号変化がなければ細胞性浮腫で，脳梗塞超急性期を第一に考える．逆に急性の神経症状を有しながらT2強調像で高信号，拡散強調像で信号変化が乏しければADCが上昇している病態で，血管性浮腫を来す病態，すなわち，PRES（posterior reversible encephalopathy syndrome）や高血圧性脳症，静脈性浮腫などが考えられる．

2）閉塞動脈の診断と灌流異常領域の予測

　　拡散異常域の診断のみでは脳梗塞超急性期の病態の全体像を評価したとはいえない．rt-PA（アルテプラーゼ）静注療法適正治療指針 第二版（以下「指針」）[1])では「アルテプラーゼ静注療法の対象は，全ての臨床カテゴリーの虚血性脳血管障害患者である」とし，その適応決定においては「CTやMRによる脳血管評価は必須ではない」とされているが，rt-PAが最も有効な症例は皮質枝近位側閉塞で広範囲にischemic penumbraを有する症例，すなわちdiffusion-perfusion mismatchが存在する症例である．「指針」でも「しかしながら，アルテプラーゼ静注療法の治療効果は血管閉塞部位ごとに異なるので，慎重投与例などでの適応決定において重要な情報となることがある」と記載されている．発症直後の超急性期の拡散異常は虚血中心に限局しており，さらに広い範囲に灌流異常域が存在し，いわゆるdiffusion-perfusion mismatch領域が存在する可能性がある（時間が経過すれば拡散低下領域

表7　血栓溶解療法の適応外（禁忌）事項と慎重投与項目の要約（文献1）より抜粋して転載）

適応外（禁忌）事項	慎重投与（適応の可否を慎重に検討する）
既往歴	年齢81歳以上
● 非外傷性頭蓋内出血	既往歴
● 1か月以内の脳梗塞（一過性脳虚血発作を含まない）	● 10日以内の生検・外傷
● 3か月以内の重篤な頭部脊髄の外傷あるいは手術	● 10日以内の分娩・流早産
● 21日以内の消化管あるいは尿路出血	● 1か月以上経過した脳梗塞（特に糖尿病合併例）
● 14日以内の大手術あるいは頭部以外の重篤な外傷	● 3か月以内の心筋梗塞
臨床所見	神経症候
● くも膜下出血（疑）	● NIHSS値26以上
● 急性大動脈解離の合併	● 軽症例や症候の急速な軽症化
● 出血の合併（頭蓋内，消化管，尿路，後腹膜，喀血）	● 痙攣（既往歴からてんかんの可能性が高ければ適応外）
● 収縮期血圧（降圧療法後も185mmHg以上）	臨床所見
● 拡張期血圧（降圧療法後も110mmHg以上）	● 脳動脈瘤・頭蓋内腫瘍・脳動静脈奇形・もやもや病
血液所見	● 胸部大動脈瘤
● 血糖異常（＜50mg/d*l*，または＞400mg/d*l*）	● 消化管潰瘍・憩室炎，大腸炎
● 血小板 100,000/mm^{3}以下	● 活動性結核
血液所見：抗凝固療法中ないし凝固異常症において	● 糖尿病性出血性網膜症・出血性眼症
● PT-INR＞1.7，aPTTの延長（前値の1.5倍を超える）	血栓溶解薬，抗血栓薬投与中（特に経口抗凝固薬投与中）
CT/MR所見	月経期間中
● 広汎な早期虚血性変化	重篤な腎障害
● 圧排所見（正中構造偏位）	コントロール不良の糖尿病

NOTE

❷ 一過性脳虚血発作（TIA）を画像診断でどう扱うか

　一過性脳虚血発作（transient ischemic attack；TIA）は，神経症状が一過性で発症24時間以内に消失し，脳梗塞を伴わないものと定義される．TIAの症状としては内頸動脈系では，視力低下，構音障害，脱力，巧緻運動障害，片側性の感覚障害，失語などがあり，椎骨・脳底動脈系では運動障害，感覚障害，体幹腫脹，回転性めまい，複視，嚥下障害などがある．24時間以内と定義されているが，そのほとんどは15分以内に消失する．しかし，その診断の実際は各施設によって異なる．初期の画像診断をCTで施行するか拡散画像で施行するかで，小梗塞の検出率が異なる．画像診断法の選択により実際は小さな脳梗塞を有しながら，TIAと診断されることがありうる．また，神経内科専門医，脳神経外科専門医が診察しなければ，来院時にはほとんど症状が消失しているので，TIAの診断もされないことがありうる．いずれにしても臨床的問題となるのはTIA後の脳梗塞への移行，脳梗塞の再発である．TIAは虚血性心疾患でいえば不安定狭心症と同じであり，TIAでは脳梗塞と同様の背景因子があるので，脳梗塞に準じて予防的抗血栓療法が必要となる．したがって，緊急でなくてよいので（発症後48時間以内には施行するように），TIAに対する画像診断はMRIが第一選択となり，急性期の小梗塞がなくても脳梗塞に準じて，発症機序，臨床病型まで診断する必要がある（症例によっては，頸動脈のTOF-MRAも追加する）．

参考文献

1) 日本脳卒中学会 脳卒中医療向上・社会保険委員会 rt-PA（アルテプラーゼ）静注療法指針改訂部会：rt-PA（アルテプラーゼ）静注療法適正治療指針 第2版．2012年10月（2016年9月一部改訂）．
2) 日本脳卒中学会，日本脳神経外科学会，日本脳神経血管内治療学会：経皮経管的脳血栓回収用機器適正使用指針，第2版．2015年4月．

くも膜下出血
subarachnoid hemorrhage

（内山史也，生田修三，井田正博）

症例1：70歳代，女性．突然発症の後頭部痛があり，その後，意識障害．

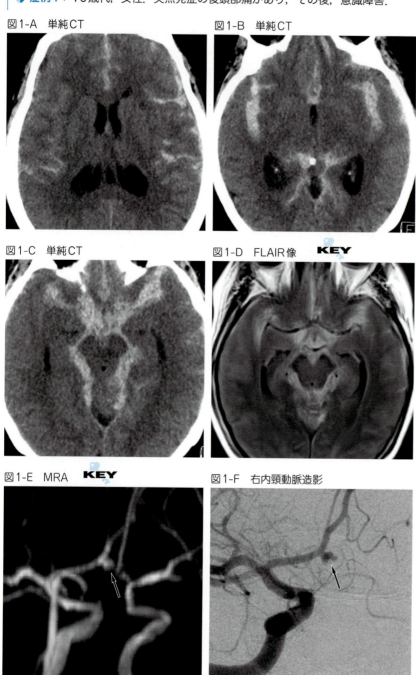

図1-A　単純CT　　図1-B　単純CT
図1-C　単純CT　　図1-D　FLAIR像　KEY
図1-E　MRA　KEY　図1-F　右内頸動脈造影

単純CTで大脳縦裂，大脳谷槽，Sylvius裂，迂回槽に両側対称性に高吸収域を認める（A～C）．FLAIR像（D）では高信号域として描出されている．広範囲に急性期くも膜下出血を認めるが，大脳縦裂前半部に出血を認めることから，前交通動脈瘤破裂を第一に考える．MRAにて右前大脳動脈A1-前交通動脈分岐部に脳動脈瘤を認める（E；→）．右内頸動脈造影でも，同部に血行力学的な囊状動脈瘤を認め（F；→），先端部にはbleb形成があり，破裂動脈瘤と考える．

診断名 前交通動脈瘤破裂によるくも膜下出血（急性期）

症例2: 40歳代, 女性　今まで経験したことのない突然の激しい頭痛. 発症1時間.

図2-A　単純CT 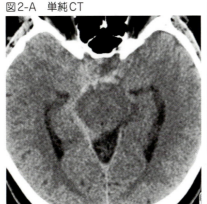　　図2-B　単純CT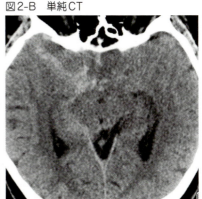

図2-C　右内頸動脈造影 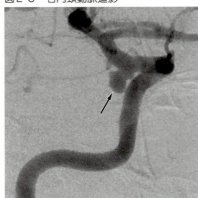　　図2-D　右内頸動脈造影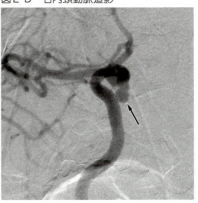

単純CTで鞍上槽から右大脳谷槽, 右迂回槽, 橋前槽に高吸収域を呈する急性期くも膜下出血を認める. 血腫の局在から右内頸動脈-後交通動脈分岐部動脈瘤破裂によるくも膜下出血を考える (A, B). 右大脳半球には軽度脳腫脹を認める. 右内頸動脈造影で, 右内頸動脈-後交通動脈分岐部に有茎性の嚢状動脈瘤を認め (C, D ; →), 表面に不整形状の微小なblebがあることから, 破裂動脈瘤と診断した.

診断名　内頸動脈-後交通動脈分岐部動脈瘤破裂によるくも膜下出血 (急性期)

くも膜下出血の一般的知識と画像所見

　　くも膜下出血は, 早期治療が予後に大きく影響する緊急性の高い救急疾患で, その原因としては, 外傷性を除くと, 嚢状動脈瘤 (saccular aneurysm) の破裂が最多であり, 解離 (dissection) がこれに次ぐ. 典型例では突然の激烈な頭痛で発症する. 50～70歳代に好発し, 女性が約7割を占める. 動脈瘤破裂によるくも膜下出血 (図1, 2) は生命予後に関与し, 発症直後の突然死がありうる. 発症直後の数日間は二次的にびまん性脳腫脹と循環不全, 脳動脈攣縮による脳虚血を合併する頻度が高く, 厳重な管理が必要になる. 一方で, 初回破裂が軽微で少量の出血のみの症例では, 一過性の軽い頭痛のみの場合があり, 初期症状 (警告頭痛) を見逃さないことが重要である (p.44-45「脳動脈瘤切迫破裂」参照).

画像所見

1) 急性期くも膜下出血の診断

　　高吸収域を呈するCTがgold standardで第一選択となる. 出血は徐々に脳脊髄液によって洗い出され, 24時間以降は徐々に血腫が等吸収～低吸収域化し, 診断が困難になる. また, 吸収値はヘモグロビン量, ヘマトクリット値に比例して低下するので, 重度貧血があると典型的な高吸収域を示さない. CTによる急性期～亜急性期のくも膜下出血の検出診断には, 高

吸収域の出血をみつけるだけではなく，正常の脳脊髄液濃度（低吸収域）を呈する脳槽ひとつひとつを確認し，正常の脳槽構造がみえない場合は，くも膜下出血を疑う（図3）．亜急性期（発症後数日〜1週間程度）以降は，CTよりもFLAIR像がくも膜下出血の検出に有用で，高信号を呈する[1]．

2）破裂動脈瘤の診断

脳動脈瘤は血行力学的な剪断力により，主幹部から皮質枝近位側の分岐部に好発する．頻度の高い破裂動脈瘤の部位と，くも膜下出血の局在を図4に示す．破裂動脈瘤の診断および術前精査には，造影CTAや血管造影を行うが，どちらを選択するかは施設によって診断プロトコールが異なる．両者ともに30g以上のヨード含有量を投与するので，同時に行うことは避けるべきである．単純CTでも，図4のように血腫の局在から，破裂動脈瘤の局在の推定は可能で，filling defect signを認めることがあるが（▶NOTE），非侵襲的に非造影下で診断するには，MRAを含めたMRIの撮像が有用である．

3）慢性期くも膜下出血の診断

慢性期では脳表軟膜に付着したヘモジデリンが，T2強調像，T2*強調像，磁化率強調像で磁化率変化を反映して，軟膜に沿った低信号として認められる（superficial siderosis）．

4）動脈瘤以外の原因

頭部外傷では，外傷性くも膜下出血が好発する（くも膜下出血単独のこともあるが，急性硬膜下血腫や脳挫傷と合併する）．脳動脈瘤破裂による意識障害で転倒することもあり，頭部外傷の症例でも動脈瘤破裂を否定できない場合は，MRAなどを行う．表1に非外傷性のくも膜下出血の原因疾患を示す．

鑑別診断のポイント

動脈瘤は圧倒的に血管分岐部に多く，動脈瘤の好発部位を理解しておくことで，くも膜下出血の局在から破裂動脈瘤部位を推定することができる．

 くも膜下出血急性期

図3-A　単純CT　　図3-B　FLAIR像　　図3-C　MRA　　図3-D　右内頸動脈造影

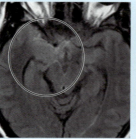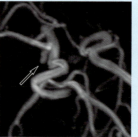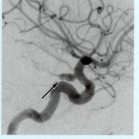

40歳代，女性．テニス中に突然の頭痛，ふらつき．
CTにて，鞍上槽から右側大脳谷槽に脳実質と等吸収の異常濃度が認められ，同部位の脳脊髄液の濃度が左側と比べて消失している（A；○印）．急性期くも膜下出血としては低吸収であり，背景に貧血があるか，亜急性期の出血か，もしくは髄膜腫などの腫瘍性病変が鑑別に挙がる．両側側脳室下角の拡大は認めない．MRIでは，FLAIR像において鞍上槽右側から右大脳谷槽にかけて軽度高信号が認められ（B；○印），くも膜下出血の所見と考えられる．CTでの等吸収は背景に貧血（実際Hb 8程度）が存在していた．またMRAでは，右内頸動脈-後交通動脈分岐部に，背側鞍上槽右側方向に突出する形状不整な7mm大の囊状動脈瘤が認められ，先端にはbleb形成が疑われる（C；→）．今回の責任病巣と考えられる．血管造影（digital subtraction angiography；DSA）でも同部位に動脈瘤の描出がみられている（D；→）．

くも膜下出血　27

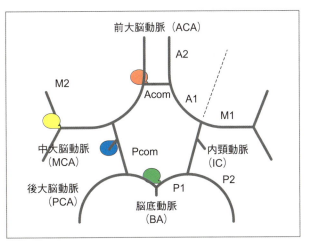

表1　非外傷性くも膜下出血の原因
- 脳動脈瘤破裂
- 脳動静脈奇形
- 脳動脈解離破裂
- もやもや病
- 硬膜動静脈奇形
- 静脈洞血栓症による静脈うっ滞
- 脳血管炎
- 感染性の動脈瘤破裂
- 脳アミロイドアンギオパチー
- PRES
- 可逆性脳血管攣縮症候群
- 脳腫瘍（神経膠芽腫，脈絡叢乳頭腫，下垂体腺腫，転移性脳腫瘍など）
- 凝固異常症

図4　動脈瘤の好発部位と，くも膜下出血の局在の関係
- ●：前交通動脈瘤：大脳縦裂，（両側対称性）脚間槽～迂回槽
- ●：内頸動脈-後交通動脈分岐部：同側の鞍上槽～迂回槽
- ●：中大脳動脈分岐部動脈瘤：同側のSylvius裂
- ●：脳底動脈先端部：橋前槽，（両側対称性）脚間槽～迂回槽

その他，椎骨動脈や後下小脳動脈の動脈瘤では，延髄前槽から橋前槽に出血が局在する．

NOTE　破裂動脈瘤を示すくも膜下出血内の"filling detect sign"[2)3)]

くも膜下出血の内部に，破裂動脈瘤自体ないしは動脈瘤内の凝固していない血液を反映した相対的低吸収域が観察されることがあり，filling defect signと呼ぶ．くも膜下出血の分布・血腫の局在とともに，filling defect signの検出は破裂動脈瘤の部位同定の予測に役立つが，観察される相対的低吸収域が必ずしも動脈瘤ではないことに留意が必要である．

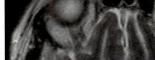

図5-A　単純CT　　図5-B　T2強調像（出血発症前）

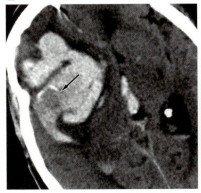

単純CTで右Sylvius裂に大量の急性期血腫を認める．内部に円形の相対的な低吸収域があり，動脈瘤を示唆する（A；→，filling detect sign）．出血発症前に撮像されたT2強調像で，CT所見と一致して，右中大脳動脈分岐部にflow voidを呈する動脈瘤を認める（B；→）．

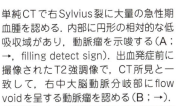
診断名　右中大脳動脈分岐部動脈瘤破裂によるくも膜下出血

参考文献
1) Ogawa T, Inugami A, Shimosegawa E, et al: Subarachnoid hemorrhage: evaluation with MR imaging. Radiolody 186: 345-351, 1993.
2) 篠原祐樹，久家圭太，三好史倫・他：くも膜下出血のCT・MRI診断．画像診断34: 1438-1448, 2014.
3) Noguchi K, Ogawa T, Fujita H, et al: Filling defect sign in CT diagnosis of ruptured aneurysm. Neuroradiology 39: 480-482, 1997.

脳梗塞(超急性期)
hyperacute cerebral infarction

(内山史也,生田修三,井田正博)

> **症例**:60歳代,女性.突然の右片麻痺と失語.発症後2時間.NIHSS 24点.

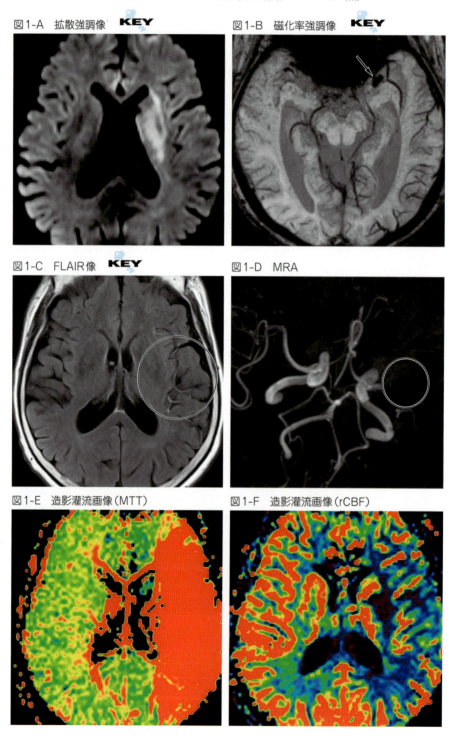

図1-A 拡散強調像
図1-B 磁化率強調像
図1-C FLAIR像
図1-D MRA
図1-E 造影灌流画像(MTT)
図1-F 造影灌流画像(rCBF)

NIHSS:National Institutes of Health Stroke Scale

症例続き 血栓溶解療法施行第2病日.

図1-G　MRA

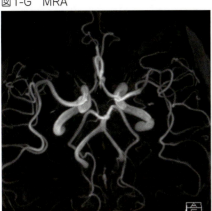

図1-H　磁化率強調像

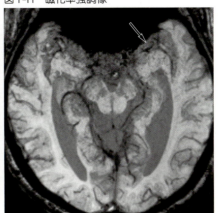

図1-I　拡散強調像

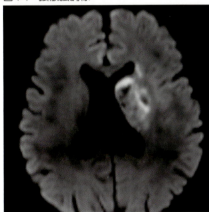

図1-J　造影CT

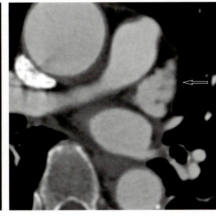

拡散強調像（A）で左中大脳動脈外側線条体動脈領域に拡散制限を認め，脳虚血超急性期の細胞性浮腫で，非可逆的な組織障害を示す．磁化率強調像で，左中大脳動脈M1近位側にbloomingを呈する限局性の低信号を認め（B；→，susceptibility sign），塞栓子である．さらに左中大脳動脈皮質枝に連続性にFLAIR intraarterial signalを認め，低灌流状態を示す（C；○印）．MRAで，左中大脳動脈M1近位側にTOF信号の欠損を認める（D；○印）．以上の所見から，左中大脳動脈皮質枝領域にdiffusion-perfusion mismatch領域があることが示唆される．造影灌流画像では皮質枝領域全体にMTT-diffusion mismatchを認め（E），循環予備能によりrCBVが維持され（非提示），rCBFの低下は軽度にとどまる．拡散強調像で高信号を呈する外側線条体動脈領域のrCBFは0である（F）．3か月以内の梗塞や出血性変化は認めないことから，血栓溶解療法の適応となりうる．
血栓溶解療法施行第2病日のMRAで左中大脳動脈M1に再開通がみられ（G），磁化率強調像でも塞栓子の消失を認める（H；→）．再開通により外側線条体動脈領域の最終梗塞に少量出血と軽度の血管性浮腫が認められるも，mismatch領域は梗塞巣には至らず，片麻痺と失語も改善した．造影CT（J）では，左心耳に残存血栓は認められなかった．

診断名 心原性塞栓性脳梗塞（超急性期）

脳梗塞の一般的知識と画像所見

　　　脳梗塞は発症機序から①塞栓性，②血栓性，③血行力学性，④細小動脈硬化に大別され，病型としては①心原性，②動脈原性，③アテローム血栓性，④境界領域，⑤分子粥腫型，⑥微小塞栓性に分類される．それぞれの病型に合った適切な抗血栓療法（抗血小板療法，抗凝固療法，線溶療法）を選択するため，おのおのの画像診断で発症機序や病型を診断する必要がある．特に主幹部の心原性塞栓は血栓溶解療法や血栓回収療法の適応となり，最終梗塞の局在と進展範囲，主幹動脈から皮質枝近位側の閉塞の有無，可逆的脳組織障害であるdiffusionperfusion mismatch(ischemic penumbra)領域の評価が必要となる[1]．時期を逸した再開通療法は，障害組織（血液脳関門が破綻している組織など）への再灌流により，重篤な血管性浮腫や出血性梗塞の原因となりうる．

画像所見 脳梗塞超急性期の画像診断の4つのポイントは，①頭蓋内の急性期出血の否定，②非可逆的組織障害の局在と進展範囲，③主幹動脈から皮質枝閉塞の有無，④mismatch領域の灌流状態の評価である[2]．

1) 頭蓋内急性期出血の除外

脳梗塞超急性期の診断においては，急性期出血を鑑別する必要がある．急性期出血の診断のgold standaradはCTで，くも膜下出血や実質内出血，硬膜下血腫などを完全に除外する．ただし，MRでも脳出血超急性期の診断は可能である．超急性期の血腫内のオキシヘモグロビンは反磁性物質で磁化率効果を示さないが，水分含有量の増加を反映して，発症直後からT2強調像およびFLAIR像で高信号を呈する．また，血腫の粘稠度増加を反映して拡散強調像で高信号，ADC低下を示す．

2) 非可逆的組織障害の早期検出（拡散強調像）

脳虚血超急性期の神経組織障害は細胞性浮腫を反映して，拡散強調像で高信号，ADC低下を示す．CTでもearly CT sign（灰白質濃度の低下，灰白質/白質コントラストの低下）を示すが，拡散強調像の方が検出感度が高く，確実に診断が可能である（図2）．

3) 閉塞動脈の同定（MRA，FLAIR像）

MRAでは閉塞動脈の信号途絶を認め，末梢皮質枝の描出がみられない．
FLAIR像では閉塞動脈ないし灌流圧低下領域の動脈はflow voidが消失し，intraarterial signalがみられる（▶NOTE）．

4) 塞栓子（磁化率強調像）

塞栓子自体がT2*強調像，磁化率強調像で低信号に描出される（susceptibility sign）．また，還流静脈内のデオキシヘモグロビン濃度上昇を反映して低信号が目立つ（misery perfusion）．

5) mismatch領域の循環動態の評価（造影灌流画像）

主幹部から皮質枝に閉塞があり，予測される灌流異常域と比較して拡散異常が限局している症例では，diffusion-perfusion mismatchが存在する可能性があり，造影灌流画像による脳循環動態の評価の対象となる．図3に虚血中心と灌流異常域の関係を示す．到達時間（TTP）および平均通過時間（MTT）延長域は最終梗塞の最大範囲を示す．特にMTT-diffusion mismatch領域内に再灌流療法により神経学的に予後改善が期待できる可逆的なpenumbraが存在する．一方で，局所脳血液量（rCBF）の著明な低下域はすでに非可逆的な虚血領域で，拡散異常を来し，血栓溶解療法の適応とはならない．時期を逸した非可逆的領域（脳血液関門が破綻している）への再灌流療法は，血管性浮腫の増悪や出血性梗塞の合併を招く．

鑑別診断のポイント

急性発症の神経症状を有し，拡散強調像で高信号，ADC低下を来す病態は，脳梗塞超急性期を第一に考える．

脳梗塞の原因として，大動脈解離や進行性の悪性腫瘍もある．これらは血栓溶解療法の禁忌である．

参考症例　脳梗塞超急性期の拡散画像とearly CT signの比較

図2-A　拡散強調像
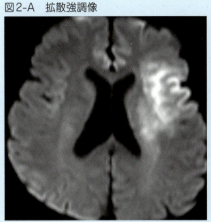

図2-B　CT
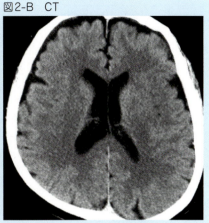

70歳代，女性．心原性塞栓性梗塞発症2時間．右片麻痺，失語，左共同偏視あり．拡散強調像（A）では左中大脳動脈皮質枝領域に高信号を認める．CT（B）でも，同領域の灰白質濃度の軽度低下が認められるが，確定診断には拡散強調像が有用である．

図3　diffusion-perfusion mismatchの概念

①広義のmismatch（①-④）
　到達時間（TTP）の延長
②回復可能なpenumbra
　（②-④：狭義のmismatch）
　平均通過時間（MTT）の延長
　局所脳血液量（rCBV）軽度増加
　局所脳血流量（rCBF）維持から軽度低下
③すでに非可逆的なmismatch領域（③-④）
　rCBV維持から軽度低下
　rCBF低下
　ADC正常ないしは軽度低下
④虚血中心core（＝梗塞）
　rCBV，rCBF著明に低下
　ADC低下

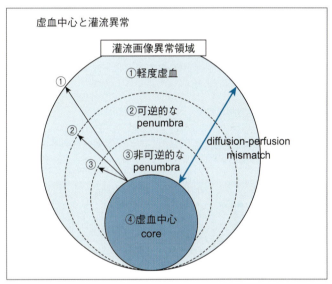

TTP：time of peak, MTT：mean transit time, rCBV：regional cerebral blood volume, rCBF：regional cerebral blood flow, ADC：apparent diffusion coefficient

> **NOTE**　**FLAIR intraarterial signal**
>
> 　FLAIR像では超急性期から，flow void消失と血液のT1短縮により，低信号の脳脊髄液の中に閉塞した皮質枝が高信号に描出される．完全閉塞のみならず血流遅延や側副血流も反映する．閉塞・狭窄後の血液遅滞や側副血流を反映するため，動脈閉塞や狭窄を過大評価するが，分布範囲は灌流異常域にほぼ一致する．皮質枝閉塞を陽性所見として描出するので，T2強調像（flow voidの消失）やMRA（TOF信号の消失）といった陰性所見よりも検出しやすい．TOF信号の消失は急性閉塞のみならず，慢性閉塞でも認められるが，脳梗塞急性期のFLAIR intraarterial signalは急性期のみに認められる所見である．

参考文献

1) 井田正博：脳虚血超急性期 diffusion-perfusion mismatch 1. 青木茂樹, 相田典子, 井田正博・他（編）；よくわかる脳MRI, 第3版．学研メディカル秀潤社, p.256-257, 2012.
2) 井田正博：Ⅳ章 脳梗塞．脳梗塞急性期の画像診断のポイント．ここまでわかる頭部救急のCT・MRI．メディカル・サイエンス・インターナショナル, p.222-225, 2013.

椎骨動脈解離
vertebral artery dissection

（内山史也，生田修三，井田正博）

> **症例1**：70歳代，男性．5日前からのふらつきが増悪し，左半身感覚障害も出現した．

図1-A 拡散強調像 **KEY**　　図1-B T2強調像　　図1-C 造影MRA元画像 **KEY**

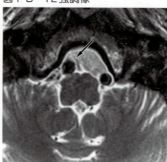
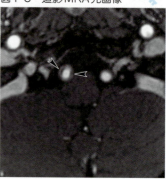

拡散強調像で，延髄右外側方に高信号（A；→），ADC低下を呈する領域（非提示）を認めるが，T2強調像（B）では同部に信号変化を認めず，延髄外側梗塞超急性期である．T2強調像では右椎骨動脈V4にアテローム硬化性の軽度の拡張を認めるが，intimal flapや血栓を示唆する異常信号は認めない（B；→）．造影MRA元画像では右椎骨動脈V4内腔に三日月状の造影欠損と外膜の異常造影増強効果を認め（C；▷），解離腔の血栓化である．椎骨動脈解離に合併した延髄右長回旋枝起始部閉塞に起因した延髄外側梗塞急性期である．解離腔の血栓化はデオキシヘモグロビンが主体で，T2強調像で低信号を呈するため，真腔のflow voidと識別できず，T2強調像ではintimal flapも同定できない．

診断名 椎骨動脈解離に合併した延髄外側梗塞急性期

> **症例2**：60歳代，男性．突然発症の項頭部痛と嘔気・嘔吐にて来院．

図2-A MRA　　図2-B FLAIR像 **KEY**　　図2-C 右椎骨動脈造影

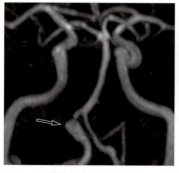
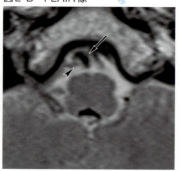
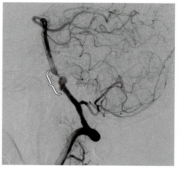

MRAで右椎骨動脈遠位側に蛇行，口径不整がみられる（A；→）．延髄前槽を主体として脳槽には広範囲にFLAIR高信号を認め，くも膜下出血の所見である（B）．右椎骨動脈にflow voidを呈する真腔（B；→）と血栓化解離腔（B；▶）を認める．右椎骨動脈造影にて，同部位はpearl and strings様変化を認める（C；⌢）．

診断名 椎骨動脈解離に合併したくも膜下出血急性期

表 延髄外側梗塞と内側梗塞の比較

	延髄外側梗塞	延髄内側梗塞
好発年齢	若年成人〜高齢者，特に若年成人	高齢者
責任血管	後下小脳動脈から分岐する延髄の短回旋・長回旋動脈の閉塞	椎骨動脈から分岐する延髄傍正中動脈閉塞
原因	椎骨動脈解離	アテローム硬化性変化
神経症状	Wallenberg症候群	皮質脊髄路障害による片麻痺

参考文献
1) Hosoya T, Watanabe N, Yamaguchi K, et al: Intracranial vertebral artery dissection in Wallenberg syndrome. AJNR 15: 1161-1165, 1994.
2) 井田正博：ここまでわかる頭部救急のCT・MRI．メディカル・サイエンス・インターナショナル，p.360, 2013.

椎骨動脈解離の一般的知識と画像所見

　脳動脈は中膜が薄く，外弾性板を欠き外膜結合組織が疎であるため，内弾性板が断裂すると内・中膜にわたる全層性亀裂が起き，血液が動脈壁内に侵入することで，動脈解離が発生する．椎骨動脈解離は，硬膜貫通部から頭蓋内V4近位側に好発し，若年者～高齢者までみられ，項部痛やめまいなど非特異的な症状を来す．解離腔が外膜側で破綻するとくも膜下出血として発症し，分枝動脈の起始部に狭窄を来すと脳幹梗塞［典型的には延髄回旋枝狭窄による延髄外側症候群（Wallenberg症候群）］で発症する．延髄外側症候群（Wallenberg症候群）を来す延髄外側梗塞の原因として，椎骨動脈解離がある[1]．椎骨動脈解離は，頸部の軽微な外傷や回旋運動による発症が報告されているが，誘因のない特発性もある．その他，基礎疾患として，血管壁の脆弱性を来すfibromuscular dysplasia, Marfan症候群, Ehlers-Danlos症候群などの関与が知られている．

　画像所見　図3に，動脈解離のMRI所見（T2強調像と造影MRA元画像）の経時的変化を示す[2]．

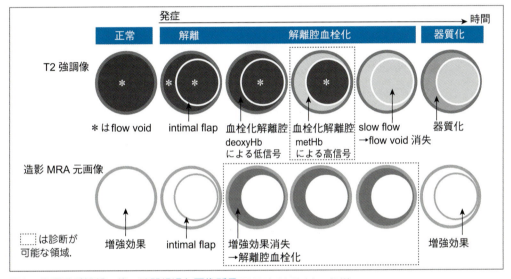

図3　椎骨動脈解離の後の時間経過と画像所見（文献2）より改変して転載）

　解離の診断には，真腔と偽腔，およびintimal flapを同定する．血管造影では間接所見として，血管の拡張と広狭不整，狭窄（pearl and string sign, 図2-C）があるが，これだけでは確定診断に至らない．MRIでは解離を直接描出することができ（double lumen sign），T2強調像と造影MRA元画像が有用である．intimal flapの同定が確定診断になるが，解離腔が血栓化していないと薄いflapの同定は困難である．解離腔が血栓化すると，時間経過でデオキシヘモグロビン（T2強調像で低信号）→メトヘモグロビン（T1強調像で高信号）と変化する．また真腔も狭小化すると，徐々にflowが低下する．解離腔の検出には，真腔とのコントラストが関連する．T2強調像ではデオキシヘモグロビンやヘモジデリンは低信号を呈するため，flow voidの消失と識別できない．T2強調像よりも造影MRA元画像の方が感度，特異度ともに高い（図3；▭）．造影MRA元画像では，急性期はflapや外膜に造影効果を認めることがある．

鑑別診断のポイント

　発症6時間以内の延髄梗塞は拡散変化に乏しく，Wallenberg徴候がある時は椎骨脳底動脈解離の精査も行う．後頭蓋窩にくも膜下出血を認める時は，椎骨動脈解離も鑑別する．

1. 脳血管障害

高血圧性脳出血
hypertensive cerebral hemorrhage

（内山史也，生田修三，井田正博）

◆ **症例1**：40歳代，男性．発症2時間．突然発症の右共同偏視，左片麻痺，構音障害．高血圧あり．

図1-A　T2強調像　**KEY**　　図1-B　単純CT

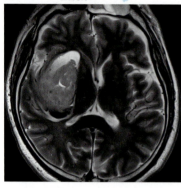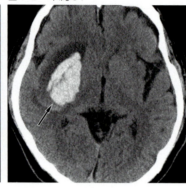

心原性塞栓性梗塞の臨床診断により，MRIが第一に施行された．右被殻，右中大脳動脈外側線条体動脈領域にT2強調像（A）で中等度信号を呈する動脈支配域に一致しない病変を認め，オキシヘモグロビンを主体とした超急性期の血腫と診断できる．周囲には高信号を呈する浮腫性変化を認める．脳室穿破は指摘できないが，左に向かう軽度の大脳鎌下ヘルニアを来している．T1強調像（非提示）で，メトヘモグロビンを疑う高信号域は認めない．CTでも高吸収域を呈し（B；→），高血圧性被殻出血と確認できる．

診断名　高血圧性被殻出血（超急性期）

◆ **症例2**：80歳代，男性．発症2時間．突然発症の右片麻痺．高血圧あり（200/100mmHg）．

図2-A　T2強調像　**KEY**　　図2-B　単純CT

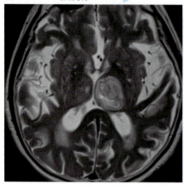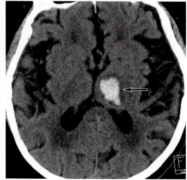

左視床に高吸収域を認め（B；→），高血圧性視床出血である．T2強調像（A）で低信号を呈しており，オキシヘモグロビンを主体とした超急性期血腫と考える．周囲には浮腫性変化を認める．脳室穿破は指摘できない．T1強調像（非提示）で，メトヘモグロビンを疑う高信号域は認めない．

診断名　高血圧性被殻出血（超急性期）

◆ **症例3**：60歳代，女性．発症4時間．ふらつき，呂律不良があり，左上下肢筋力低下としびれが出現．

◆ **症例4**：70歳代，女性．突然発症のめまい，小脳失調症状．

図3-A　単純CT矢状断像　　図3-B　T2強調像　**KEY**　　図4　T2強調像　**KEY**

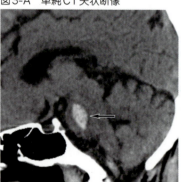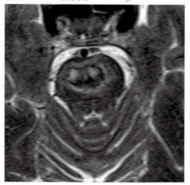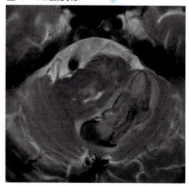

橋正中部に，頭尾方向に進展する高吸収域がみられ（A；→），高血圧性橋出血急性期の所見である．T2強調像（B）では低信号と高信号の混在がみられ，オキシヘモグロビンとデオキシヘモグロビンの混在による．周囲には軽度の浮腫（高信号）を認める．二次性出血を示唆する腫瘍性病変や血管奇形は認めない．

診断名　高血圧性橋出血（急性期）

左歯状核〜小脳虫部にかけて超急性期血腫（オキシヘモグロビン，デオキシヘモグロビン）が認められ，第四脳室および橋を圧排している．

診断名　小脳出血（超急性期）

もやもや病（Willis動脈輪閉塞症）の一般的知識と画像所見

　　もやもや病（Willis動脈輪閉塞症）は内頸動脈終末部（眼動脈分岐部より遠位側）の慢性進行性狭窄であり，Willis動脈輪の動脈閉塞および側副路として脳底槽に発達・形成される異常血管網（もやもや新生血管）を特徴とする疾患で，本邦に多い．血管造影で異常血管網がタバコの煙の"もやもや"と立ち上る様子に似ていることから命名された（moyamoya disease）．もやもや病の疾患感受性遺伝子としてRNF213（ring finger protein 213）が同定され，本症の80～90%が保有している．もやもや病は約15%に家族歴がみられる．

　　初発症状により臨床的には，①TIA（transient ischemic attack）型，②TIA頻発型（月2回以上の発作），③梗塞型，④出血型，⑤てんかん型，⑤頭痛型，⑥無症状型，⑦その他に分類されている．一般に，小児ではTIA型，梗塞型の虚血症状で発症する例が多く，激しく啼泣，運動，呼吸をこらえて一気に吹きかける動作（例：ハーモニカを吹く），過換気（熱いラーメンを食べる）などで意識消失発作，麻痺様の脱力発作を生じる．一方，成人では出血発症例が多く，くも膜下出血や実質内出血（脳室内出血単独もありうる）を来す．

　　Willis動脈輪閉塞は，前方循環系，特に内頸動脈末梢から中大脳動脈，前大脳動脈に好発し，後方循環系の頻度は低い．内頸動脈近位側（C4やC5）から高度狭窄，閉塞を来す症例もある．Willis動脈輪閉塞の診断には脳動脈造影がgold standardになるが，初期診断および経過観察には高精細MRAで十分である．

画像所見

1) **Willis動脈輪の閉塞**：前方循環系に好発し，MRAで内頸動脈遠位部から中大脳動脈起始部に高度狭窄から閉塞を来す．MRAが施行されていなくてもT2強調像で鞍上槽から大脳谷槽の中大脳動脈M1のflow voidが両側とも確認されなければ，もやもや病の可能性がある．

2) **もやもや新生血管**：MRAで閉側断端の穿通枝から大脳谷槽にもやもや新生血管を認める．眼動脈の篩骨枝末梢から前大脳動脈皮質枝への吻合にも新生血管を認めることがある．T2強調像では微細なflow voidとして認められる．

3) **側副血行路**：脳表の皮質動脈末梢側に血流速度の遅延した髄軟膜吻合（leptomeningeal anastomosis）が発達し，FLAIR像で高信号となる（ivy sign）[1]．残存する後大脳動脈皮質枝から髄軟膜吻合を介する側副循環供給がなされるので，これら動脈は相対的に拡張し，TOF信号も増強して末梢まで描出される．外頸動脈の中硬膜動脈から皮質動脈に吻合形成されることもある．

4) **出血や梗塞**：若年性のくも膜下出血や脳梗塞，皮質動脈末梢側の灰白質優位の虚血強度の弱い脳梗塞をみたら，本症を疑う．

鑑別診断のポイント

　　若年者の脳梗塞や，皮質動脈末梢側の灰白質優位の虚血強度の弱い脳梗塞では本症を考える．本症における脳虚血初期では灰白質のみ虚血が限局し，灰白質の軽度の浮腫性変化のみのことがある．ただし，灰白質の軽度の浮腫性変化があると灰白質内部の髄質静脈に狭窄が生じ皮質下白質の髄質静脈に静脈うっ滞を来し，皮質下白質がT2強調像で低信号を来すことがある（subcortical low intensity）[2]．

参考文献

1) Maeda M, Tsuchida C: "Ivy Sign" on fluid-attenuated inversion-recovery images in childhood moyamoya disease. AJNR 20: 1836-1838, 1999.
2) Ida M, Mizunuma K, Hata Y, et al: Subcortical low intensity in early cortical ischemia. AJNR 15: 1387-1393, 1994.

二次性脳出血　脳腫瘍
brain tumor

（内山史也，井田正博）

症例1：60歳代，男性．肺癌．

図1-A　単純CT　　　図1-B　T2強調像　KEY　　　図1-C　造影T1強調像

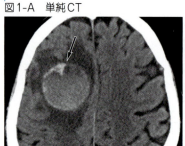
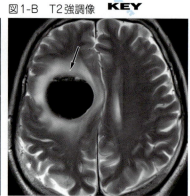
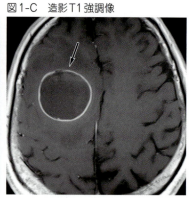

右前頭葉，右側脳室前角周囲深部白質に長径53mmの腫瘤性病変がみられる．単純CTで一部高吸収域を含み（A；→），T2強調像では，内部は大部分が低信号だが，一部不均一な高信号の混在がみられる（B；→）．周囲に強い浮腫性変化を伴うことからも，出血を来した腫瘤性病変を第一に考える．造影T1強調像では，腫瘍辺縁部にリング状の異常造影効果を認める（C；→）．

診断名 転移性脳腫瘍（肺癌原発）

症例2：60歳代，男性．肺腺癌．

図2-A　単純CT　　　図2-B　T2強調像　KEY　　　図2-C　磁化率強調像

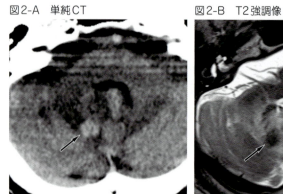
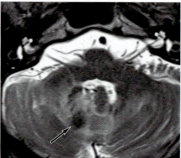
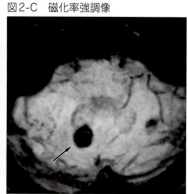

小脳右歯状核領域やや背側にCTで高吸収域（A；→），T2強調像で低信号（B；→）を呈する領域がみられ，磁化率強調像で低信号（C；→）を呈する結節状病変を認める．その周囲には，浮腫性変化が広がる．転移に伴う二次性の出血と考えられる．

診断名 転移性脳腫瘍（肺腺癌原発）

症例3：30歳代，女性．物がみえにくい．

図3-A　単純CT　　　図3-B　T2強調像　KEY

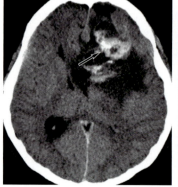
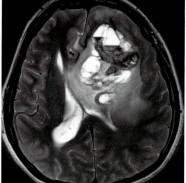

左前頭葉深部白質に，高吸収を呈する形状不整な出血を認める（A；→）．若年者で好発部位ではなく，血腫周囲には広範囲に低吸収域があり，非高血圧性脳出血と考えられる．T2強調像（B）で腫瘍内部に多房性の嚢胞変性が認められ，嚢胞内には，高信号と低信号の液面形成があり，低信号部分はデオキシヘモグロビンを主体とした出血である．

診断名 退形成性乏突起神経膠腫の内部の変性，出血

脳腫瘍の一般的知識と画像所見

非高血圧性脳出血の原因のひとつとして，実質内腫瘍性病変に合併した出血がある．悪性度の高い腫瘍からの出血合併が多く，特に発生頻度の高い転移性脳腫瘍に合併する出血例が多い[1]．原発巣としては頻度の高い肺癌や消化器癌からの出血例が多く，その他，発生頻度は低いが多血性を呈する腎細胞癌や肝細胞癌，絨毛癌，悪性黒色腫からの転移では易出血性である（表）．出血は実質内出血のパターンをとるが，くも膜下腔や硬膜下腔に穿破することもある．また，実質外腫瘍でも腫瘍内の出血を来すことがある．

臨床的には，既知の実質内腫瘍性病変に出血を合併して局所症状や頭蓋内圧亢進症状を来すか，もともとの腫瘍占拠効果が大きいと内部に出血を合併しても症状の増悪をみない一方で，腫瘍内出血を合併して初めて神経症状を来し，腫瘍性病変が診断されることもある．

画像所見 腫瘍内出血はCTで高吸収域，MRIでは血腫の時相により高血圧性脳出血と同様の信号変化を来す．T2強調像や造影T1強調像では血腫周囲に腫瘍実質を認めることから，比較的診断は容易であるが（図3），単純CTでは血腫の高吸収域と周囲の浮腫性変化のみが前面に立ち，本体の腫瘍構造が不明瞭なことがある（図2）．高血圧性脳出血の好発部位ではなかったり，周囲の浮腫性変化が強い出血症例では，腫瘍に合併した出血を鑑別に考える．消化管の粘液性腺癌からの転移では，蛋白濃度の高い粘液成分を含有するため，出血がなくてもT2強調像で低信号を呈する（図4）．後頭蓋窩では転移性腫瘍の他に，血管芽細胞腫が腫瘍内出血を来すことがある．また実質外腫瘍として，内耳道から小脳橋角部に進展した神経鞘腫内部に囊胞変性を来し，この囊胞内に出血を来すことがある（囊胞内にfluid-fluid levelを形成する）．

鑑別診断のポイント

血腫がそれほど大きくないにもかかわらず周囲の浮腫性変化が強い症例，血腫内部もしくは周囲に石灰化や囊胞構造，隔壁様構造，fluid-fluid levelを形成した症例では，脳腫瘍からの出血を考える．転移性脳腫瘍は皮髄境界に好発するので，高血圧性皮質下出血と近似する場所に出血を来す．鑑別点としては，高血圧性脳出血が高齢者に多く，しばしば大きな血腫を形成するが，浮腫性変化やmass effectに乏しいことに対して，転移性脳腫瘍からの出血では腫瘍の大きさ，内部の出血の大きさと比較して，周囲の浮腫性変化が強いことが多い．

非高血圧性脳出血の鑑別診断として，アミロイドアンギオパチー，脳動静脈奇形，静脈洞血栓症，凝固異常症，血管炎が挙げられる．

表 出血を来しやすい腫瘍

- 神経膠芽腫
- 退形成性神経膠腫
- 転移性脳腫瘍：原発巣を問わず，出血を来す可能性がある
    頻度が高い転移として肺癌，消化管癌，乳癌
    易出血性として，腎細胞癌，絨毛癌，悪性黒色腫，肺癌，肝細胞癌，甲状腺癌
- 上衣腫（ependymoma）
- 血管芽細胞腫
- 前庭神経腫瘍

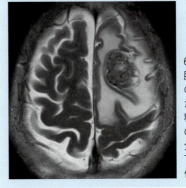

参考症例 転移性脳腫瘍，非出血例（結腸癌）
図4 T2強調像

60歳代，女性．腫瘍内に出血の合併はないが（非提示），転移は蛋白濃度の高い粘液成分を反映して，T2強調像で低信号を呈する．

参考文献

1) Wakai S, Yamakawa K, Manaka S, et al: Spontaneous intracranial hemorrhage caused by brain tumor: its incidence and clinical signifcance. Neurosurgery 10: 437-444, 1982.

二次性脳出血 脳動静脈奇形
arteriovenous malformation (AVM)

（内山史也，井田正博）

症例1：9歳，男児．突然発症の頭痛．痙攣の既往歴あり．

図1-A　単純CT

図1-B　T2強調像　**KEY**

図1-C　MRA　**KEY**

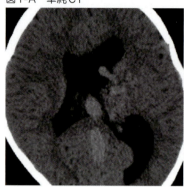
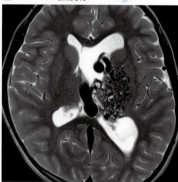
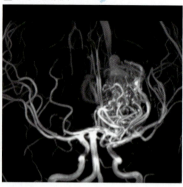

左側脳室内には蛇行した高吸収構造が認められ，Galen静脈洞に連続する（A）．左基底核領域には不整形な淡い高吸収域が認められ，T2強調像（B）ではflow voidを呈する．導入動脈は左中大脳動脈からの左外側線条体動脈（B，C）や後大脳動脈への穿通枝（B）である．nidusは左淡蒼球，左視床前核から視床全体に認められ，大きさは5cm（2点），eloquent area（1点）である．導出静脈はGalen静脈から直静脈洞に還流する（0点）．

診断名 脳動静脈奇形 Spetzler-Martin分類3点（2＋1＋0）

症例2：40歳代，男性．意識障害．

図2-A　単純CT

図2-B　T2強調像

図2-C　造影MRA元画像　**KEY**

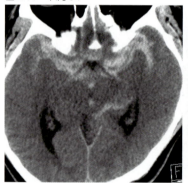
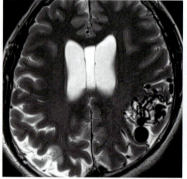
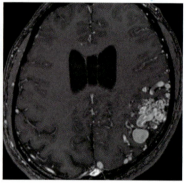

図2-D　造影MR-DSA

図2-E　血管造影

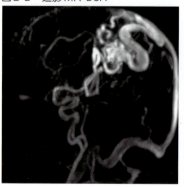
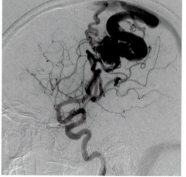

脳底槽から両側Sylvius裂，迂回槽に広範なくも膜下出血急性期がみられる（A）．左頭頂葉，中心後回領域に表在性にnidusがあり，T2強調像でflow void（B），造影MRA元画像で血液プール造影効果を呈する（C）．大きさは32mm（2点），中心後回をinvolvedしており，eloquentである（1点）．導入動脈は左中大脳動脈皮質枝 middle trunkでシャント血流はhigh flowを示す（D，E）．還流静脈は表在性である（0点）．

診断名 脳動静脈奇形 Spetzler-Martin分類3点（2＋1＋0）

脳動静脈奇形の一般的知識と画像所見

胎生期の血管形成過程で発生する先天奇形で，毛細血管が欠損し脳動脈-静脈間に短絡吻合を形成する．脳動静脈奇形は導入動脈（feeding artery），ナイダス（nidus），導出静脈（drainage vein）からなる．動脈系からの血流は脳実質への循環供給，栄養供給に寄与せず，静脈系に直接短絡する．動脈からの圧較差を補正できないので，静脈系に動脈圧が直接かかるため，nidusの拡張，還流静脈圧の上昇，静脈径の拡張を来す．

画像所見 CTでは，血液濃度（上矢状静脈洞と同程度の吸収値）を呈する蜂の巣状のnidus構造と，連続して拡張した流出静脈が認められる．MRIではT2強調像でnidus，流出静脈ともflow voidを呈する．nidus周囲にはグリオーシスを認めることもある．後天的に発育する腫瘍性病変とは異なり，正常組織を置換するように病変が存在するので，mass effectは来さない．高灌流の脳動静脈奇形（high flow AVM）ではMRAのTOF効果がnidusや還流静脈まで流入するが，MRのz軸方向に対して複雑な走行をとるため，nidusや還流静脈の全走行が描出されることはない．造影MR-DSAでは動脈血流の短絡状態の評価に有用で，nidusが小さくても動脈相で早期の還流静脈描出が認められる．造影MRA元画像（3D GRE T1強調像）では，血液プール造影効果により，脳動静脈奇形の全体を描出することができる．

脳動静脈奇形で問題となるのは，①短絡による周囲脳実質の脳虚血症状（痙攣や片麻痺）と，②未熟な奇形血管からの出血で，実質内出血やくも膜下出血，脳室内出血を来す．出血は，動脈血流が短絡した壁の薄い静脈からの出血や，導入動脈に合併した動脈瘤からの出血がある．特に前者では，出血量は高血圧性の脳出血や脳動脈瘤破裂によるくも膜下出血ほど大量出血を来すことは少なく，機能的予後不良を来す可能性はあるものの，生命予後に関わることは少ない．少量の出血であれば無症状のこともある．

Spetzler-Martin分類に基づいて重症度を判定する（表）[1]．nidusの大きさ，周囲脳の機能的重要性および導出静脈の還流様式を評価する．grade 1および2では外科的切除が，grade 3では外科的切除または血管内治療による塞栓術後の外科的切除が推奨されている．grade 4および5では出血例，動脈瘤合併例，症状進行例以外は保存療法が推奨されている．最大3cm以下の症例や，手術リスクが高い症例，痙攣発作の症例では，定位放射線治療の適用となる．

表 脳動静脈奇形（AVM）の重症度分類（文献1）より改変して転載）

特徴		点数
大きさ	小（〜3cm）	1
	中（3〜6cm）	2
	大（>6cm）	3
周囲脳の機能的重要性	重要でないnon-eloquent	0
	重要であるeloquent	1
導出静脈の型	表在性のみ	0
	深在性	1

重症度（grade）は各項目の合計点数とする．
重症度（grade）＝（大きさ）＋（機能的重要性）＋（導出静脈）
　　　　　　　＝（1, 2, 3）＋（0, 1）＋（0, 1）

eloquent areaとは，Broca言語野，Wernicke言語野，運動野〜皮質脊髄路，感覚野，視覚中枢，大脳基底核，視床〜視床下部，脳幹，深部小脳核など機能的に重要な領域を指す．

鑑別診断のポイント

CTやT2強調像でnidusと導出静脈を同定する（導出静脈は導入動脈より拡張している）．nidusが小さくても出血を合併する可能性がある．小児の頭蓋内出血ではもやもや病と並んで本症を鑑別する．

参考文献

1) Spetzler RF, Martin NA: A proposed grading system for arteriovenous malformations. J Neurosurg 65: 476-483, 1986.

二次性脳出血 静脈洞血栓症
venous sinus thrombosis

（内山史也，井田正博）

症例1：50歳代，女性．後頭部痛．

図1-A 単純CT　**KEY**

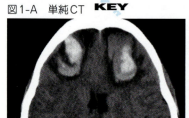

図1-B 造影MRA元画像　**KEY**

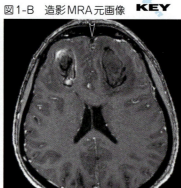

図1-C 右内頸動脈造影側面像

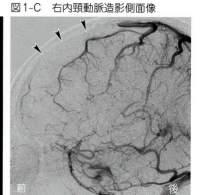

単純CTで両側前頭葉皮質下出血急性期がみられる（A）．造影MRA元画像で上矢状静脈洞に血液プール造影欠損があり（B；►），静脈洞血栓症の所見である．血管造影でも同様に上矢状静脈洞前半部に血流欠損があり（C；►），静脈洞血栓症である．

診断名 静脈洞血栓症，静脈性出血

症例2：20歳代，女性．経口避妊薬内服中，頭痛．

図2-A 単純CT

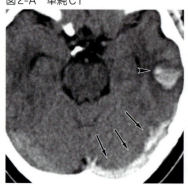

図2-B PC-MRV　**KEY**

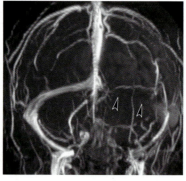

左横静脈洞に単純CTで広範な高吸収域が認められ（A；→），横静脈洞血栓症の所見である．側頭葉に横静脈洞血栓症に伴う静脈性出血を認める（A；►）．PC-MRVで左横静脈洞～S状静脈洞の描出がみられない（B；►）．造影MRA元画像で同部に血液プール造影欠損を認めた（非提示）．

診断名 静脈洞血栓症，静脈性出血

症例3：70歳代，女性．緩徐に進行する右上肢不全麻痺．

図3-A FLAIR像　**KEY**

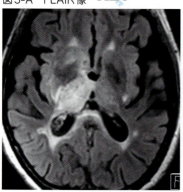

図3-B 磁化率強調像　**KEY**

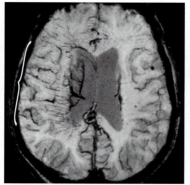

図3-C 造影MRA元画像　**KEY**

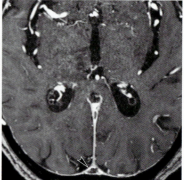

右視床に広範なFLAIR高信号がみられ（A），静脈性梗塞の所見である．磁化率強調像では静脈うっ滞を反映したデオキシヘモグロビン濃度上昇を認める（B；⌒）．造影MRA元画像で，Galen-直静脈洞，上矢状静脈洞に血液プール造影効果欠損域を認める（C；►）．

診断名 静脈洞血栓症，静脈性梗塞

静脈洞血栓症の一般的知識と画像所見

　静脈洞血栓症は，硬膜静脈洞およびそれらに還流する皮質静脈の血栓症を生じ，静脈還流障害を来す病態である．好発部位は，①横静脈洞，②上矢状静脈洞，③内大脳静脈およびそれに還流する皮質ないし髄質静脈である．原因としては，感染症，炎症症状，凝固異常症，悪性腫瘍，外傷や開頭術，妊娠などがあるが，ほとんどの場合，原因不明で特発性である．血液検査としてはD-dimerの上昇がみられる．好発年齢は特になく，小児から高齢者まで発症しうる．

　その病態は，①静脈洞閉塞→②皮質静脈の逆流性静脈圧上昇，静脈うっ滞→③静脈性血管性浮腫→④静脈性梗塞，静脈性出血，と多段階的に進行する．多くの症例では静脈性梗塞や静脈性出血を来した時点で診断されることが多い．特に，両側からの静脈還流が合流する上矢状静脈洞やGalen静脈洞，直静脈洞の閉塞では，両側性に病変を形成する．動脈性閉塞では動脈支配域に限局する障害のみであるが，静脈性閉塞では還流域が多岐にわたるため，出血，梗塞が広範囲に進展し，予後不良なことが多い．血栓症自体の急性期症状は非特異的であり，神経学的な診断は困難である．初期症状として軽微な頭痛や痙攣を呈し，静脈内圧がさらに上昇すると，頭蓋内圧亢進症状，精神症状，意識障害など生じうるが，症例により様々である．特に若年者で，急性発症の精神症状，人格変容を認める時は，本症を疑う必要がある．

　画像所見　画像診断の目的は，静脈性出血，静脈性梗塞を来す前に本症を診断し，早期の抗血栓療法に結びつけることである．

1） **静脈血栓**：急性期血栓はCTで高吸収を呈し，造影CTでは造影欠損を呈するが，CTのみでは診断が困難である．phase contrast法MR venography（PC-MRV）では静脈信号が欠損するが，先天的な静脈欠損との鑑別が困難である．FLAIR像では高信号を呈し，拡散強調像でも高信号を呈することがある．造影MRA元画像（3D GRE T1強調像）では血液プール造影欠損を呈し，確定診断となる[1]．

2） **静脈性浮腫**：静脈還流域はT2強調像で軽度高信号，ADC上昇となる．磁化率強調像では，静脈還流障害を反映して皮質静脈内のデオキシヘモグロビン濃度上昇がみられる．

3） **静脈性梗塞，静脈性出血**：静脈還流域に一致した病変分布を呈する．

4） **硬膜動静脈瘻の有無**：静脈洞血栓症が慢性化，器質化する過程で硬膜動静脈瘻を合併することがある．硬膜静脈洞壁に硬膜枝からの異常な血管網を形成し，動静脈シャントを来す．好発部位は，横静脈洞からS状静脈洞，海綿静脈洞，上矢状静脈洞である．臨床的には拍動性の耳鳴りを呈する．シャント量が多いと，静脈洞内圧が亢進して逆行性に皮質静脈へのうっ滞が生じる．MRAでは静脈洞内に動脈血流流入を反映した信号がみられ，進行すると静脈性浮腫や静脈性梗塞，静脈性出血を合併することがある．

鑑別診断のポイント

　本症の診断のgold standardは脳動脈造影であるが，初期診断や経過観察はMRIで行う．静脈洞血栓急性期はT2強調像でflow voidの消失を示すが，血栓自体はデオキシヘモグロビンが主体のことが多く，T2強調像のみでは血栓の診断が困難なことが多い．FLAIR像では正常の静脈洞はflow voidで低信号を呈するが，急性血栓症では高信号となり，診断に有用である．静脈洞閉塞を来しても側副路が発達した場合には，出血，梗塞を発症せず慢性経過となる場合があるが，静脈内圧の上昇が長期的に持続すると，広範囲の慢性循環不全，グリオーシスを来し，認知症の原因になる．

参考文献

1） Lettau M, Laible M, Barrows RJ, et al: 3-T contrast-enhanced MR angiography with parallel imaging in cerebral venous and sinus thrombosis. J Neuroradiol 38: 275-282, 2011.

脳動脈瘤切迫破裂
impending rupture of cerebral aneurysm

（内山史也，井田正博）

症例1：70歳代，女性．軽度の頭痛と嘔気．血圧200mmHg以上．

図1-A 単純CT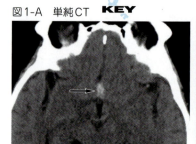

図1-B MRA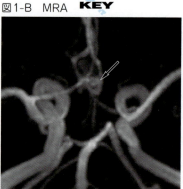

図1-C T2強調像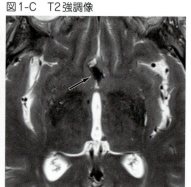

単純CTで大脳縦裂に高吸収域がみられる（A；→）．MRAで左前大脳動脈A1は低形成で，右前大脳動脈A1-前交通動脈分岐部に長径6mmの囊状動脈瘤が認められ（B；→），T2強調像でデオキシヘモグロビンを主体とする急性期出血が少量認められ（C；→），少量の警告出血型と考える．

診断名 前交通動脈瘤切迫破裂による微量のくも膜下出血

症例2：50歳代，男性．突然発症の右眼瞼下垂．2日前から軽度の頭痛．

図2-A FLAIR像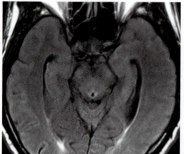

図2-B MRA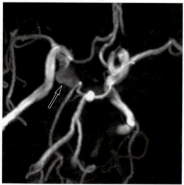

図2-C T2強調像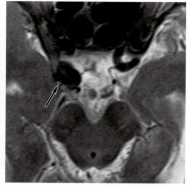

FLAIR像（A）で両側後頭領域くも膜下腔に高信号が認められ，少量のくも膜下出血亜急性期の所見である．脳底槽にはくも膜下出血は認めない．MRAおよびT2強調像で右内頸動脈-後交通動脈起始部に，内側後方に突出する不整形状の囊状動脈瘤が認められ（長径12mm．B，C；→），右動眼神経圧排を来していると診断した．脳底動脈先端部にも形状整な囊状動脈瘤が認められる．

診断名 右内頸動脈-後交通動脈起始部動脈瘤切迫破裂による少量のくも膜下出血（亜急性期）と右動眼神経圧排

脳動脈瘤切迫破裂の一般的知識と画像所見

　脳動脈瘤の破裂の前駆として微小破裂による微量出血（警告出血）を来し，軽度あるいは一過性頭痛（繰り返すことがある）や，嘔気，嘔吐を呈することがある．これらは動脈瘤破裂の前の警告症状（警告頭痛）となるため，警告出血の段階で早期の動脈瘤の確実な診断が求められる．一方，脳動脈瘤の急速増大により，脳組織圧迫による神経症状や脳幹圧排による神経症状を呈することがあり，脳動脈瘤の急速増大，破裂の危険の警告症状となる．急速に増悪する脳神経症状や脳幹圧迫症状は，切迫破裂の重要な所見である．片側性の瞳孔散大を伴う動眼神経麻痺の発症やその急性増悪は，内頸動脈-後交通動脈分岐部や脳底動脈先端部の脳動脈

切迫破裂を考える．脳動脈瘤による局所神経症状については表に示す[1]．

画像所見 CTでくも膜下出血が確定診断できなくても，警告症状（警告頭痛，複視）を呈する場合には，緊急MRIの適応になる．

1）微量のくも膜下出血の診断（図1）

警告症状では微量のくも膜下出血や亜急性期の出血も確実に診断する．CTでくも膜下腔のわずかな吸収値上昇や脳溝の不明瞭化，脳室内に沈殿する少量の高吸収域を認めることがある．確定診断にはFLAIR像や磁化率強調像を施行する．

2）脳動脈瘤増大に伴う脳神経，脳幹圧排（図2）

T2強調像やMRA，造影MRA元画像，SSFP像などで動脈瘤による脳神経の圧排を描出する．

鑑別診断のポイント

1）内頸動脈後交通動脈起始部（IC-PC）動脈瘤による動眼神経麻痺

IC-PC動脈瘤による急速発症の動眼神経麻痺は警告症状として重要である．動脈瘤の径増大に伴う後方進展により，同側の動眼神経を圧排し，動眼神経麻痺（眼瞼下垂，散瞳，外眼筋麻痺による複視）を来す[2]．特に症状としては散瞳が最も多く，自覚的には複視を訴える．

2）海綿静脈洞部動脈瘤による動眼神経麻痺（図2）

海綿静脈洞部動脈瘤は比較的大きな紡錘状動脈瘤を形成する．動脈瘤径の増大，圧排により，海綿静脈洞近傍を走行する脳神経症状を来す（動眼神経麻痺，外転神経麻痺，Horner症候群）．内側に進展すると，頻度は低いが下垂体柄を圧迫して下垂体機能低下を来すことがある．前方に進展すると，上眼窩裂症候群を来す．さらに，動脈瘤破裂により海綿静脈洞に出血を来すと，頸動脈海綿静脈洞瘻（直接型CCF；carotid-cavernous fistula）を，硬膜下に穿破すると傍鞍部から中頭蓋窩の硬膜下血腫を合併することがある．

3）脳底動脈先端部動脈瘤による動眼神経麻痺

前外方に突出すると動眼神経を圧排する．

表　脳動脈瘤による局所神経症状（文献1）より改変して転載）

部位	病態	神経症状
内頸動脈-後交通動脈分岐部	動眼神経圧迫 大脳脚圧迫による錐体路症状	同側の動眼神経麻痺，複視 対側の片麻痺
内頸動脈-海綿静脈洞部	破裂によるCCF（carotid-cavernous fistula），三叉神経圧排，鞍内進展，上部進展による下垂体圧迫	眼窩部痛，眼球突出，三叉神経障害，下垂体内分泌異常
内頸動脈-眼動脈分岐部	視神経圧迫	同側の視力障害
前交通動脈-前大脳動脈末梢 前交通動脈瘤	大脳縦裂血腫による錐体路症状，前頭葉症状 視交叉圧迫	両側下肢麻痺，精神症状，無動 視交叉症候群
中大脳動脈分岐部動脈瘤	Sylvius裂の血腫	対側片麻痺，左側なら失語
脳底動脈先端部	動眼神経圧迫 視交叉圧迫 大脳脚圧迫による錐体路症状	同側の動眼神経麻痺，複視 視交叉症候群 対側の片麻痺
後下小脳動脈末梢動脈瘤	延髄被蓋，小脳虫部圧迫	非回転性めまい

参考文献

1) 井田正博：Ⅲ章 くも膜下出血．脳動脈瘤の切迫破裂．ここまでわかる頭部救急のCT・MRI．メディカル・サイエンス・インターナショナル，p.186-189，2013．
2) Yanaka K, Matsumaru Y, Mashiko R, et al: Small unruptured cerebral aneurysms presenting with oculomotor nerve palsy. Neurosurgery 52: 553-557; discussion 556-557, 2003.

救急を要する脳疾患総論

（井田正博）

1. 検査法のポイント

1）脳血管障害の可能性が低ければMRIが第一選択

　脳血管障害（脳梗塞，脳出血，くも膜下出血など）や頭部外傷以外の急性症状を有する中枢神経疾患の救急においては，頭蓋内出血の除外診断目的でCTが第一選択となる．ただし，頭蓋内出血急性期を除いては，最終診断に寄与することはほとんどなく，MRI精査が必要となる．したがって，頭蓋内出血の可能性は低く，急速な生命予後にかかわるような病態でない場合はMRIを第一選択とする．時間が経過した梗塞や壊死性病変，腫瘍性病変ではCTでも所見を呈しうるが，最終診断や原因病態の精査，術前精査においてはMRIが必須となるので，単純CTについてもその必要性および診断能の限界を十分認識して施行するようにする（最も危惧することは単純CTで所見がない場合，その先の必要な検査に進まないことである）．

2）拡散強調像は必須

　拡散画像は脳梗塞超急性期の診断のための撮像法と考えられているが，ADCを評価することで，細胞性浮腫と血管性浮腫の鑑別が可能で，脳梗塞の病期判定（表1）や，脳梗塞と高血圧性脳症，PRES（posterior reversible encephalopathy syndrome）の鑑別に有用である（表2）．それ以外にも脳腫瘍に細胞密度の影響（良性悪性の評価），悪性リンパ腫の診断，細胞密度の高い活動性炎症の検出，脳膿瘍の診断，痙攣後脳症のような機能性細胞性浮腫の検出に有用である．したがって，拡散強調像はすべての中枢神経疾患において必須の撮像法である．積算をしても1分程度で撮像が可能であり，撮像するかしないか考えるよりも，ルーチンで全例に撮像すべきである．拡散画像は，MRIのみでしか得られない情報である．拡散画像評価に当たっては細胞性浮腫か血管性浮腫かが問題となるので，拡散強調像のみならずADC画像も提供する．

　中枢神経症状を呈する救急疾患としてしばしば遭遇するのが，低血糖症である．特に高齢者の糖尿病においては血糖コントロールが不良で低血糖症を来すことがある．低血糖症の診断および治療は，救急室での血糖測定および糖補充療法で完治するが，意識障害が遷延，重篤な場合はMRI，特に拡散強調像による評価が必要となる．

表1　脳梗塞におけるMRIの経時的変化

病期		病態	拡散強調像	ADC	T2強調像
発症直後	（〜1時間）	灌流異常	変化なし	変化なし	変化なし
超急性期	（〜1日）	細胞性浮腫	高信号	低下	変化なし
急性期	（〜1週間）	細胞性＋血管性浮腫	高信号	低下	高信号
亜急性期	（〜1か月）	血管性浮腫	高信号	低下	高信号
			等信号化*	等信号化*	高信号
		血管性浮腫の軽減	低信号	上昇	高信号
慢性期	（1か月〜）	瘢痕化	低信号	上昇	高信号

*pseudonormalization；拡散低下から拡散亢進に移行する過程で，正常組織と同等の信号を呈する時期．

表2 ADC低下を来す病変とADC上昇を来す中枢神経救急疾患

ADC低下を来す病変	ADC上昇を来す病変
細胞性浮腫 ・脳梗塞急性期 ・低酸素脳症 ・痙攣後脳症 ・一酸化炭素中毒急性期 ・薬剤性脳症急性期など 粘稠度上昇 ・脳膿瘍 ・脳出血超急性期（オキシヘモグロビン） 細胞密度上昇：炎症 ・Creutzfeldt-Jakob病 ・脱髄疾患急性期 細胞密度上昇：腫瘍 ・Grade Ⅲ以上のグリア系腫瘍 　　退形成性細胞腫，神経膠芽腫 ・悪性リンパ腫 ・細胞密度が高い良性腫瘍 　　髄膜腫	血管性浮腫 ・脳梗塞亜急性期 ・浸透圧性脳症 ・PRES ・静脈性浮腫 　　静脈洞血栓症、硬膜動静脈瘻 細胞密度が低下した状態 ・Grade Ⅰ，Ⅱのグリア系腫瘍 　　びまん性星細胞腫 ・慢性期病変 　　脳梗塞，脳挫傷，脱髄疾患などの慢性期でグリオーシスを来した状態

3）FLAIR像を上手に使う

　脳脊髄液近傍の病変の検出にはFLAIR像が有用である．中頭蓋窩に囲まれた側頭葉の外側から底部の病変や，側頭葉内側，海馬体，海馬傍回の病変検出には，FLAIR冠状断像が必須となる．FLAIR像における高信号の成因は複雑なので，FLAIR像のみで病態を論じることはできないが，救急においては病変を検出することが第一の目的なので，意識障害や痙攣，精神症状を示す症例ではFLAIR冠状断像を撮像する．脳梗塞超急性期においては，皮質動脈の閉塞がFLAIR像で高信号を呈する．また，FLAIR像は静脈洞血栓症の診断にも有用である．上矢状洞や横静脈洞は正常ではFLAIR像でflow voidによる低信号を呈するが，静脈洞閉塞によりこのflow voidが消失する．

4）TOF-MRAを上手に使う

　脳梗塞以外でも動静脈シャントを来す疾患は，静脈内圧を上昇させ，急性の精神症状を来すことがある．また頸動脈動静脈瘻は，球後部の痛みや眼球突出の原因となる．動静脈シャントの直接診断には，造影MRI DSAで腰動脈造影が必要であるが，TOF-MRAにおいて，動脈から直接連続するTOF信号の静脈への流入は動静脈シャントを示すので，診断のきっかけとなる．

2．撮影法のポイント

1）造影CTを上手に使う

　急性期頭蓋内出血の否定のため単純CTを施行することがあるが，それ以上の所見は乏しい．単純CTで所見がないかといってむやみに造影CTを施行することは避ける．造影を施行するならば，造影能が高いMRIでガドリニウム造影T1強調像を施行すべきである．造影CTAや造影CT灌流画像が必要な時以外は，造影CTは避けるべきである．16列以上のマル

チスライスCTでは全身撮像可能であり，ヨード造影剤は頸部・胸部・腹部疾患の精査のために使用すべきで，血液脳関門（blood-brain barrier；BBB）の破綻を評価するだけならば体幹部造影CT後に頭部CTを追加するのが良い．少なくとも一病期にヨード造影剤を頻回に投与し，内容検査法の組み立てが必要である．逆に造影CTAや造影CT灌流画像を施行した場合，高齢者で近々に造影胸腹部CTの施行されていない初診者であれば，続けて造影後の胸腹部CT撮像を考慮すべきである．

2）MRI

脳梗塞超急性期では拡散強調像，T2強調像，FLAIR像（もしくはT2*強調像），MRAがルーチンであるが，その他の急性の中枢神経疾患においては，さらに目的に応じた撮像を追

表3 救急を要する脳疾患のMRI撮像プロトコール

	撮像法	撮像シーケンス	スライス厚	主な診断目的
脳実質	拡散強調横断像 （必要に応じて冠状断像を追加）	SE-EPI	5mm	細胞性浮腫と血管性浮腫の鑑別，細胞密度が上昇した炎症活動性病変，悪性腫瘍
	T2強調横断像	FSE	5mm	血管性浮腫，脱髄疾患，変性疾患
	FLAIR像 （横断像もしくは冠状断像）	FSE	5mm	血管性浮腫，脱髄疾患，側頭葉内側病変
	T1強調像	SE	5mm	淡蒼球のT1短縮など
	T1強調像	3D-IR-GRE	1mm	脳全体の容積評価，developmental anomalyの評価
	高分解能T2強調像	FSE @ 3T	3mm以下	海馬体の評価，灰白質内に限局する病変の評価など，微細構造の評価
	MRA	3D GRE	1mm以下	狭窄，動脈瘤の他に，動静脈シャント
眼窩球後部〜鞍上部病変	脂肪抑制T2強調冠状断像 （STIR像は信号変化が複雑なので用いない）	FSE，CHESS	3mm以下	
	脂肪抑制造影T1強調冠状断像	SE，CHESS	3mm以下	
血液プール造影効果	造影T1強調像	3D GRE		脳神経炎，脳動静脈奇形，静脈奇形，硬膜動静脈奇形の描出 neurovascular compression
	造影MRI DSA	3D GRE		動静脈シャント

> **NOTE** **画像診断および報告書作成の意義**
>
> 「自分が興味ある症例のみを選りすぐって1日数件読影するだけで，あとの時間は論文のための時間に充てる．自分の興味がない症例は"無駄な検査が多すぎる"と文句をいう」．これで給料がもらえれば世の中，こんないい話はない．
>
> 1. 撮影時点での形態学および機能的なデータを客観的に記録し，後にどの医師が画像をみても客観的に所見を再現できる．
> 2. 依頼医と放射線科医によるダブルチェックにより，診断および治療法の選択における自己完結型医療を防ぐ手段となる．
> 3. 放射線科診断専門医による報告書作成およびkey画像の添付は，膨大な画像データの最も効率の良い「データ圧縮法」である．
> 4. 検査目的や臨床情報の記載された画像診断報告書は，担当主治医に変更があっても診療の継続性に役立つ．付随情報のない画像データがよく勝手に一人歩きしているが，その価値は半減する．

加する（表3）．"よくわからない脳梗塞，脳出血以外の急性疾患？"を疑った場合は，上記に加えて少なくとも前頭葉から海馬レベルを中心としたFLAIR冠状断像を追加するだけでも情報量は高い．

3. 診断のピットフォール

1）造影T1強調像

造影後のT1強調像に3D GRE法を用いると，高い空間分解能と良好な血液プール造影効果が得られ，動脈内腔の評価，脳動脈奇形全体像の描出，動静脈シャントの描出，静脈洞および皮質静脈の描出とその血栓症の診断に有用であるが，正常の硬膜内の毛細血管血流も血液プール造影効果を示すため，硬膜が連続性に造影される．この所見を，硬膜炎や低髄液圧症候群の硬膜の異常増強効果と過大評価してはいけない．

2）"視神経炎疑い"症例に撮像は視神経のみで良いか？

球後部視神経炎疑いでは，眼窩内〜傍鞍部，鞍上部から外側膝状体部のthin slice撮像が施行されるが，視神経炎は脱髄疾患の可能性もあり，脳実質全体のスクリーニングが必要である．また視神経周囲へのサルコイドーシス浸潤のことがあり，脳底槽の評価が必要となる．さらに，視野障害，視力異常を来す病態は，球後部視神経から視交叉，視索のみではなく，視覚路は外側膝状体から視放線，後頭葉視覚中枢まで至るので，脳実質全体の評価が必要である（表4，5）．

表4　視野異常，視力異常のMRI撮像プロトコール

1. 脳全体	拡散強調像	
2. 脳全体	FLAIR横断像	
3. Willis動脈輪を中心としたMRA → 動眼神経麻痺を来すような未破裂脳動脈瘤を疑う場合		
		（内頸動脈後交通動脈起始部および脳底動脈先端部動脈瘤精査目的）
4. 眼窩球後部〜傍鞍部	脂肪抑制T2強調冠状断像	
5. 眼窩球後部〜傍鞍部	脂肪抑制造影T1強調冠状断像	
6. 脳全体	造影T1強調横断像	

表5　下垂体および傍鞍部疾患のMRI撮像プロトコール

1. 脳全体	拡散強調像
2. 脳全体	FLAIR像
3. Willis動脈輪を中心としたMRA（初回のみ）	
4. 下垂体	T1強調正中矢状断像
5. 下垂体	T2強調冠状断像
6. 下垂体	造影dynamic T1強調冠状断像
7. 下垂体	造影後平衡相T1強調矢状断像

参考文献

1) Bartynski WS: Posterior reversible encephalopathy syndrome, part 2: controversies surrounding pathophysiology of vasogenic edema. AJNR 29: 1043-1049, 2008.
2) Bartynski WS: Posterior reversible encephalopathy syndrome, part 1: fundamental imaging and clinical features. AJNR 29: 1036-1042, 2008.
3) Pirker A, Kramer L, Voller B, et al: Type of edema in posterior reversible encephalopathy syndrome depends on serum albumin levels: an MR imaging study in 28 patients. AJNR 32: 527-531, 2011.

低血糖脳症
hypoglycemic encephalopathy

(鈴木智大，井田正博)

● **症例1**：70歳代，男性．胃癌に対して胃全摘後．縦隔リンパ節転移，頸部リンパ節に対して放射線治療中．喀血後に意識レベル低下，四肢脱力あり．化学療法中で，脱水による脳梗塞疑い．

図1-A　拡散強調像　**KEY**

図1-B　拡散強調像

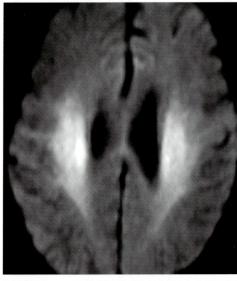
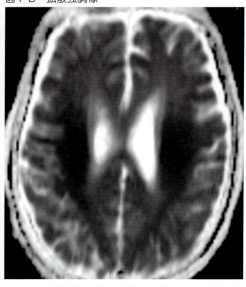

拡散強調像で，両側側脳室周囲深部白質から皮質下白質にかけて，対称性に血管支配域に一致しない高信号を認める．ADCも低下している（非提示）．

診断名 低血糖脳症（血糖値15mg/dℓ）

● **症例2**：60歳代，男性．認知症の既往があり，介護施設で意識障害の状態で発見された．（日本医科大学症例）

図2-A　拡散強調像　**KEY**

図2-B　拡散強調像

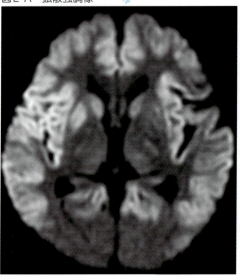
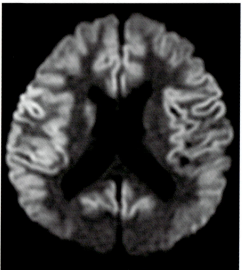

拡散強調像で両側皮質に広がる高信号を認める．

診断名 低血糖脳症（血糖値5mg/dℓ）

低血糖脳症の一般的知識と画像所見

血糖値が低下し，臓器へのエネルギーの供給が不足する結果，生体に出現する種々の反応が低血糖症である．低血糖を定義する血糖値は，成人では60mg/dl以下，成熟した新生児では30mg/dl以下とされている．

新生児低血糖は高頻度にみられ，通常は容易に治療に反応するが，治療が遅れると恒久的障害を残す．高インスリン血症（母体糖尿病児など），血糖貯蔵・提供の不足（子宮内発育遅延など），糖使用の増大（仮死・低体温など）が原因となるが，病態によっては早期の治療にもかかわらず低血糖症を繰り返す．臨床上，低血糖性痙攣が最も重要な症状となる．

画像所見 低血糖による脳の障害（低血糖脳症）は大脳皮質から始まり，遷延すると淡蒼球へと進展していく．新生児においてCT・MRIでは後頭葉から頭頂葉に先行するびまん性の浮腫をみる．MRIではより早期から拡散強調像高信号（図1, 2），ADC低下を示し，有効である．亜急性期には，点状出血，層状壊死，石灰化を反映してT1強調像で皮質を中心に，時に皮質化下白質にも及んで高信号変化を認める．慢性期には嚢胞化や萎縮をみる．

成人の場合，糖尿病治療に伴うものが圧倒的に多く，次いでインスリノーマ，膵外腫瘍，インスリン自己免疫疾患などが原因に挙げられる．大脳皮質，海馬，基底核を中心に広範な障害を呈するが，小脳や脳幹・視床下部は保たれる傾向にある．脳梁膨大部や両側内包後脚に拡散強調像高信号，ADC低下を示すが，この信号変化のみの段階では，疾患特異的ではないが可逆的変化であるとされる[1)2)]．治療が遷延すると重篤な結果を招くため，早期診断の観点から重要である．

鑑別診断のポイント

診断にはCTよりもMRI，中でも拡散強調像が優れている．新生児低血糖脳症については，低酸素性虚血性脳症と画像的に類似して鑑別が難しい．免疫抑制薬を使用した既往のある小児にみられるposterior reversible encephalopathy syndrome (PRES)，尿素サイクルの異常，静脈血栓症なども類似の画像所見を示す．実際には画像単独ではなく，既に明らかな低血糖が背景にある患児に診断されると考えられる．

糖尿病を背景とする異常として，重症糖尿病患者が非ケトン性高血糖状態に陥った際に不随意運動を呈する場合があり，症状と対側の被殻や尾状葉にT1強調像で高信号域を認めることが特徴である（図3）．

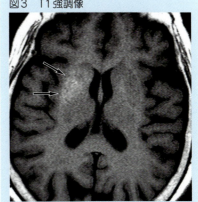

参考症例 高血糖による舞踏病運動
図3 T1強調像

70歳代，女性．20年前から糖尿病に対しインスリン治療中．2週間前より左上肢に不随意運動出現．
T1強調像で右被殻に片側性に高信号域が認められる（→）．空腹時血糖272mg/dl，HbA1c 8.2であった．

参考文献
1) Terakawa Y, Tsuyuguchi N, Nunomura K, et al: Reversible diffusion-weighted imaging changes in the splenium of the corpus callosum and internal capsule associated with hypoglycemia -case report-. Neurol Med Chir (Tokyo) 47: 486-488, 2007.
2) Johkura K, Nakae Y, Kudo Y, et al: Early diffusion MR imaging findings and short-term outcome in comatose patients with hypoglycemia. AJNR 33: 904-909, 2012.

髄膜炎
meningitis

(松井 洋)

症例: 30歳代，女性．1週間以上続く頭痛，発熱にて来院．髄膜炎の疑いでMRI撮像．

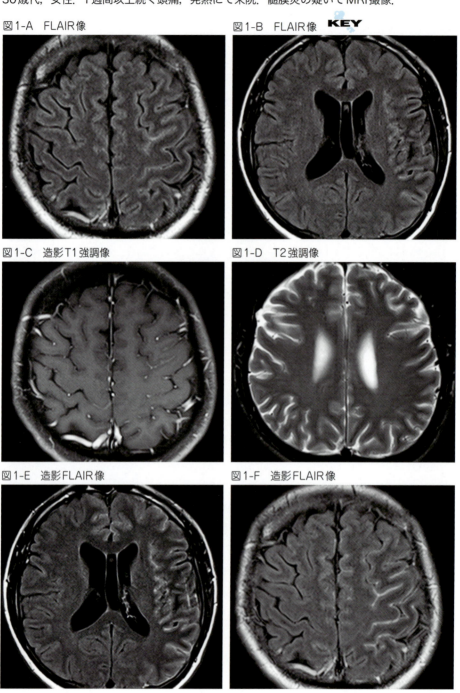

図1-A　FLAIR像
図1-B　FLAIR像　KEY
図1-C　造影T1強調像
図1-D　T2強調像
図1-E　造影FLAIR像
図1-F　造影FLAIR像

FLAIR像（A, B）において左側優位で両側大脳半球脳表に信号上昇がみられ，造影T1強調像（C），造影FLAIR像（E, F）では造影効果を伴っており，髄膜炎の所見である．T2強調像（D）では異常は認めない．同部位の皮質下白質の一部はFLAIR像でやや信号が低く，髄膜病変に伴う，うっ滞や軽度の髄液循環障害の存在が示唆される．

診断名 細菌性髄膜炎

髄膜炎（細菌性髄膜炎）の一般的知識と画像所見

髄膜炎の原因としては，細菌性，ウイルス性，結核性，真菌性などが挙げられる．このうち細菌性髄膜炎とウイルス性髄膜炎は急性の経過を示し，結核性，真菌性は亜急性期から慢性の経過を示す．また，細菌性髄膜炎と比較してウイルス性髄膜炎は，一般的に予後が良好で軽症である．

髄膜は硬膜と髄軟膜により構成されており，髄膜炎はこれらのいずれか，または両方への炎症である．感染経路として，細菌性は血行性感染の他に中耳炎や副鼻腔炎などからの炎症波及，脳外科手術後にみられることがある．

細菌性髄膜炎は，病理組織学的には好中球浸潤を主体とした化膿性髄膜炎で，クリーム状の化膿性滲出物がくも膜下腔に充満し，軟膜やくも膜，時に硬膜が肥厚する．また，炎症は脳実質や血管周囲腔にも及び，これに伴って水頭症，脳炎，脳膿瘍，脳梗塞（動脈性，静脈性），硬膜下蓄膿，化膿性脳室炎などの合併症が約半数の症例に認められる．

診断は，経過や発熱，髄膜刺激症状（頭痛，項部硬直，Kernig sign，Brudzinski signなど）によって疑われ，髄液検査（外観が混濁から膿性，多核白血球優位の細胞増加，糖低下，蛋白質上昇）により確定診断となることが多い．治療としては抗菌薬が投与されるが，小児および新生児においては死亡率も低くなく，重篤な疾患である．

 画像所見 CTでは，病態が進行すると脳室の開大と脳底槽の狭小化や消失がみられ，造影CTでは脳槽，脳溝に沿った髄膜の造影効果を認めるが，MRIと比べると精度は低い．MRIでは，高蛋白質濃度の滲出液がくも膜下腔に充満することによりFLAIR像で脳溝が高信号を示し，造影T1強調像，造影FLAIR像（▶NOTE）で髄膜の造影効果を認める．また，CTやMRIで合併症の検索を行うことも重要で，上述の水頭症，脳炎，脳膿瘍，脳梗塞，硬膜下蓄膿・水腫，化膿性脳室炎などの合併症に注意する．脳梗塞は急性期に多く，穿通枝閉塞による大脳基底核，脳幹のラクナ梗塞がよくみられる．また，硬膜下水腫は経過中にしばしばみられ，インフルエンザ桿菌髄膜炎に多く認められる．合併症の評価には拡散強調像が有用である[1]．

鑑別診断のポイント

髄膜の造影効果を示す鑑別診断としては，癌性髄膜炎やサルコイドーシス，低髄液圧症候群，肥厚性硬膜炎，多発血管炎性肉芽腫症が挙げられるが，細菌性髄膜炎との鑑別は，臨床経過と併せて行う．

> **NOTE** **造影FLAIR像の有用性**[2]
>
> 造影FLAIR像は，SE法T1強調像と比較して，軟膜やくも膜下腔の微細な造影効果の描出に優れ（sulcal hyperintensity），髄膜炎の診断に有用である．造影FLAIR像では正常の皮質静脈が造影されないので，髄膜の異常造影効果が特異的となる．

参考文献

1) 石井 清：細菌感染症．高橋昭喜（編著）；脳MRI 3．血管障害・腫瘍・感染症・他．学研メディカル秀潤社，p.426-432，2010．
2) Lee EK, Lee EJ, Kim S, et al: Importance of Contrast-Enhanced Fluid-Attenuated Inversion Recovery Magnetic Resonance Imaging in Various Intracranial Pathologic Conditions. Kaean J Radiol 17: 127-141, 2016.

単純ヘルペス脳炎
herpes simplex encephalitis

(松井 洋)

症例：70歳代，女性．小細胞肺癌の既往．意識障害にて来院．脳梗塞が疑われ，緊急MRIを施行．

図1-A　FLAIR像
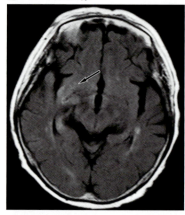

図1-B　FLAIR像
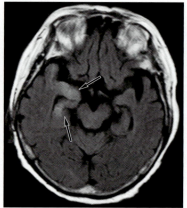

図1-C　FLAIR像　KEY
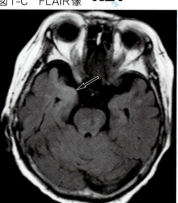

図1-D　拡散強調像
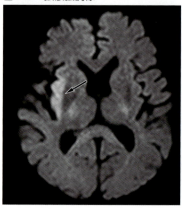

図1-E　拡散強調像
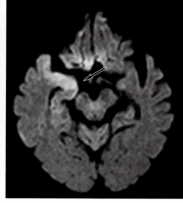

FLAIR像（A～C），拡散強調像（D，E）で右島回から海馬を含む側頭葉外側および尖部に腫脹を伴う信号上昇がみられ，軽度腫大している（A～E；→）．片側性ではあるがヘルペス脳炎が疑われた．髄液からのPCRにて単純ヘルペスウイルス（HSV-1）が検出され，確定診断となった．
本例では，非ヘルペス性急性脳炎（entero/echo/coxsackie virus），小細胞肺癌の既往があることから，辺縁系脳炎が鑑別になった．

診断名 単純ヘルペス脳炎

> **NOTE**
>
> ❶ 辺縁系脳炎（limbic encephalitis）
>
> 辺縁系脳炎は傍腫瘍性と非傍腫瘍性に区別されている．傍腫瘍性辺縁系脳炎は悪性腫瘍の免疫学的機序による神経障害と考えられており，代表的な自己抗体には抗Yo抗体，抗Hu抗体，抗Ri抗体，抗CV2（CRMP-5）抗体，抗Ma-2抗体，抗amphiphysin抗体，抗NMDA受容体複合体抗体などが検出されている．神経症状は亜急性に進行し，腫瘍発見に先行して神経症状を呈する場合もある．原因疾患としては肺小細胞癌が多く，その他に乳癌，子宮・卵巣癌，悪性リンパ腫，卵巣奇形腫が挙げられ，一部は腫瘍摘出で神経症状が改善する．
> 画像所見は，両側あるいは片側の内側側頭葉，海馬，視床，歯状核などにT2強調像/FLAIR像高信号，拡散強調像高信号の出現が特徴とされているが，非典型例も多い．また通常，ガドリニウム造影剤では造影されない．

参考文献

1) Küker W, Nägele T, Schmidt F, et al: Diffusion-weighted MRI in herpes simplex encephalitis: a report of three cases. Neuroradiology 46: 122-125, 2004.

単純ヘルペス脳炎の一般的知識と画像所見

単純ヘルペス脳炎は単純ヘルペスウイルス1型（herpes simplex virus, type 1；HSV-1）によって生じる重篤な急性脳炎である．

単純ヘルペス脳炎は通年性で，あらゆる年齢層に発生し，症状は非特異的ではあるが，発熱，人格変化，痙攣，失語や記憶障害などを呈する．

確定診断は，PCR法による脳脊髄液中のHSV-DNAの検出によって行われる．

治療としては抗ウイルス薬（アシクロビル）が著効する．しかし，発症早期に適切な治療が行われないと7割が予後不良となり，生存例でも重篤な後遺症を残すことが知られており，早期診断・早期治療開始が重要となる疾患である．しかし，検査結果の判明までは数日を要するため，臨床症状，髄液一般検査所見からウイルス性脳炎の可能性が考えられ，単純ヘルペス脳炎の可能性が否定できない場合には，アシクロビルの投与が開始される．

画像所見 急性脳炎，急性脳症を疑う症例では，MRIが第一選択となる[1]．MRIでは病初期から脳回の腫脹などの異常所見がとらえられ，拡散強調像では脳回に沿った高信号が出現する．

単純ヘルペス脳炎は，再活性化したHSV-1が三叉神経節から感覚線維である三叉神経に沿って側頭葉内側部，前頭葉下部を侵し，島回や帯状回を含む大脳皮質へと病変が進展する．MRI所見としてはT2強調像，FLAIR像で島回，眼窩回，角回や帯状回などの前頭葉〜側頭葉，さらに頭頂葉や後頭葉の脳回の腫脹と皮質〜皮質下白質に高信号を呈し，拡散強調像では脳回に沿った高信号，ADC低下を伴う．また，海馬を含めた辺縁系へと病変が進展することもある．

病変は片側性または両側性に認められ，造影効果は病初期には認められないことが多く，亜急性期に出現することがある．また，経過中に病変内に出血を来すこともある．

上述の所見は約1〜2か月の間認められ，慢性期には脳実質の軟化，萎縮，石灰化などが認められる．

鑑別診断のポイント

側頭葉内側，辺縁系にT2強調像で高信号を示す鑑別診断としては，非ヘルペス性急性脳炎，辺縁系脳炎（傍腫瘍性，非傍腫瘍性；▶NOTE 1），神経梅毒，脳腫瘍（神経膠腫やgliomatosis cerebri，悪性リンパ腫），神経Behçet病，橋本脳症が挙がる．

表　急性辺縁系脳炎

1. 単純ヘルペス脳炎（ウイルス直接侵襲による）
2. 単純ヘルペス以外のウイルスによる脳炎（ウイルス直接侵襲による）
3. 傍感染性脳炎もしくは脳症
4. 傍腫瘍性脳炎，脳症
5. 自己免疫疾患（膠原病，橋本病）
6. その他

> **NOTE**
>
> ❷ その他のヘルペスウイルス脳炎
>
> HSVには1型（HSV-1）と2型（HSV-2）の2種類があり，HSV-1は急性口内炎を初感染とし，三叉神経に潜伏し，再活性化により口唇ヘルペスを来す．HSV-2は性器ヘルペスを初感染とし，腰仙髄神経節に潜伏する．HSV-2は反復性髄膜炎，新生児無菌性髄膜炎（産道感染によるもの）や子宮内感染症（TORCH症候群）として脳奇形の原因となる．その他のヘルペスウイルス脳炎として，帯状疱疹ウイルス脳炎（VZV），サイトメガロウイルス脳炎（CMV），ヒトヘルペスウイルス6，7型脳炎（HHV-6, 7）などがある．

Creutzfeldt-Jakob病
Creutzfeldt-Jakob disease (CJD)

(松井 洋, 井田正博)

◆ 症例1：50歳代, 男性. 数週間前から徐々に認知症様症状を呈してきた. （荏原病院症例）

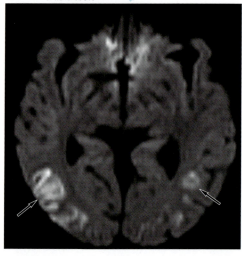

図1-A　拡散強調像　KEY

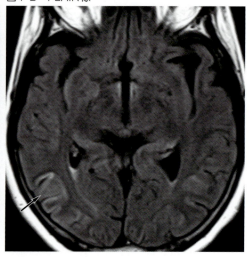

図1-B　FLAIR像

両側側頭葉後半部から後頭葉外側の灰白質に, 連続性に拡散強調像で高信号（ADC低下）を認める（A；→）. 動脈支配域に一致しないこと, また, 灰白質に限局する高信号は梗塞急性期から亜急性期の所見ではない. すでにFLAIR像でも, 拡散強調像の高信号に一致して軽度高信号を認める（B；→）.

診断名 Creutzfeldt-Jakob病（孤発性）

◆ 症例2：50歳代, 男性. 2週間前より運動失調症状および認知症様の症状が認められる. 他院で脊髄小脳変性症の診断. （荏原病院症例）

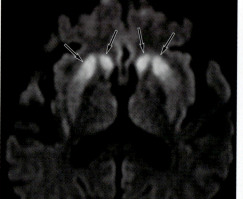

図2-A　拡散強調像　KEY

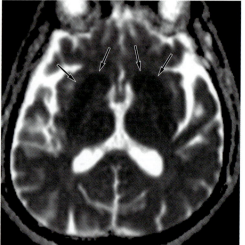

図2-B　ADC画像

拡散強調像で両側線条体（尾状核と被殻）に対称性に高信号（A；→）およびADC低下（B；→）を認める. これら所見は線条体の前半部分に強く, グラデーションを形成して後半に至る.

診断名 Creutzfeldt-Jakob病（孤発性）

Creutzfeldt-Jakob病の一般的知識と画像所見

Creutzfeldt-Jakob病（CJD）はその発症機序から，①原因不明の孤発性（spordic CJD；sCJD），②プリオン蛋白遺伝子変異による遺伝性，③プリオン蛋白伝播による獲得性（硬膜移植後や変異型など）に分類される．孤発性のCJDが最も多く，約85％程度であり，次に遺伝性のCJDが約10～15％とされている．

sCJDは，認知機能低下，ミオクローヌス，周期性同期性放電（periodic synchronous discharge；PSD）を三徴とする．孤発性CJDの診断基準を表に示す[2]．その他のCJDの診断基準は文献[2]に記載されている．

画像所見 拡散強調像で高信号，ADCの低下を示す．FLAIR像やT2強調像でも高信号を呈するが，拡散強調像が最も鋭敏である．病変部位としては，①大脳皮質，②線条体（尾状核と被殻）で，perirolandic areaは保たれる傾向にある．多くは両側性であるが，病初期には片側性のこともある．線条体の異常信号は前方に強い．拡散異常の出現は病状の進行に伴ってミオクローヌスの出現時期とほぼ一致する．

非典型的な所見としては，①perirolandic areaを含む病変，②視床のpulvinar sign，double hockey stick sign，③小脳の拡散異常が報告されている．

最近の報告では，拡散強調像で明らかな異常所見は指摘できないが，感覚運動野のADC異常を呈することがあるとの報告や，辺縁系単独での拡散異常は認めないとの報告も認められる．さらに，拡散高信号域は病勢に伴い増大・増悪していくが，病変が高度となると神経損失などにより脳皮質は萎縮し，拡散高信号が消失する（pseudonormalization）．

PET，SPECTは病初期に高い感度で異常を診断することができるが，特異度が低いために必ずしも必須ではない．

表　孤発性Creutzfeldt-Jakob病の診断基準 （文献2）より転載）

Ⅰ．従来から用いられている診断基準
A．確実例　definite
特徴的な病理所見，またはウエスタンブロットや免疫染色法で脳に異常プリオン蛋白を検出
B．ほぼ確実例　probable
病理所見はないが，以下の1～3を満たす．
1．急速進行性認知症
2．次の4項目中2項目以上を満たす．
a．ミオクローヌス，b．視覚または小脳症状，c．錐体路または錐体外路症状，d．無動性無言
3．脳波上で周期性同期性放電（PSD）を認める．
C．疑い例　possible
上記のBの1および2を満たすが，脳波上PSDを欠く場合．
Ⅱ．拡大診断基準
上記の診断基準のCの疑い例に入る例で，脳波上PSDがなくても，脳脊髄液中に14-3-3蛋白が検出され臨床経過が2年未満の場合，ほぼ確実例とする．

鑑別診断のポイント

灰白質や基底核に拡散強調像高信号を来す疾患の鑑別としては，重度の低酸素脳症，低血糖，脳炎，高アンモニア血症，ミトコンドリア病，静脈血栓症などが挙げられるが，これらは臨床所見や経過から鑑別可能である．

参考文献

1) Fragoso DC, Gonçalves Filho AL, Pacheco FT, et al: Imaging of Creutzfeldt-Jakob disease: imaging patterns and their differential diagnosis. RadioGraphics 37: 234-257, 2017.
2) プリオン病及び遅発性ウイルス感染症に関する調査研究班：プリオン病診療ガイドライン 2014.

Wernicke脳症
Wernicke's encephalopathy

（松井 洋，井田正博）

● **症例1**：40歳代，男性．突然の四肢筋力低下，全身硬直，痙攣，眼球運動障害，呂律不良．（荏原病院症例）

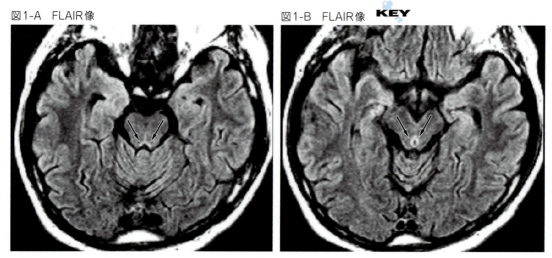

図1-A　FLAIR像　　　図1-B　FLAIR像 **KEY**

FLAIR像で中脳水道周囲から第四脳室周囲橋被蓋に対称性に高信号を認める（→）．

診断名 Wernicke脳症

● **症例2**：60歳代，男性．意識障害で発見される．日頃からアルコール多飲で，数日前から食事をしていないらしい．（荏原病院症例）

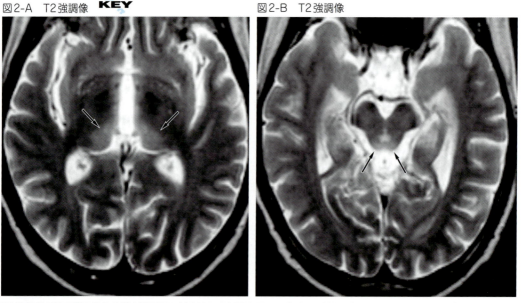

図2-A　T2強調像 **KEY**　　　図2-B　T2強調像

T2強調像で第三脳室から中脳水道周囲に対称性に高信号を認める（→）．両側乳頭体には対称性に高信号が認められない．

診断名 Wernicke脳症

Wernicke脳症の一般的知識と画像所見

Wernicke脳症（WE）の病態はチアミン（ビタミンB_1）の欠乏によって起こる神経障害である．チアミンは浸透圧維持に重要な物質であり，チアミン低下により浸透圧勾配の破綻が生じ，浮腫を生じさせる．WEの原因の多くはアルコール多飲者で起こるが，悪性腫瘍，栄養状態不良，妊娠悪阻，血液透析でも生じる．病理学的には急性期はうっ血，小膠細胞の増殖，点状出血が認められ，慢性期では脱髄，グリオーシス，ニューロピルの消失を認める．また，チアミンによる代謝は脳室周囲で活発とされており，後述の画像所見とも一致する．

WEは早期の確実な診断と治療開始が必要である．治療が遅れるとKorsakoff症候群，昏睡，永続的な脳障害を来し，死亡に至ることがある．欧米の剖検報告では，WEは0.4〜2.8%に，さらにアルコール乱用者では12.5%に認められたと報告されており，多くの患者が潜在的に存在している可能性がある．

WEの症状としては，古典的には①意識障害，②運動失調，③外眼筋麻痺の3徴が知られている．しかし，3徴のすべてがそろう場合は少なく（17%），これらの所見が1つないし2つまたはすべてが欠如する場合（19%）は診断に苦慮する．報告では慢性期に至る前に適切に診断できたのは131例中26例程度と，適切な診断が難しいとされている．最も多い症状としては非特異的な精神状態の変化（82%）とされている．WEの診断にはMRIが第一選択となる．急性発症の精神症状やアルコール依存症の既往などから本症を疑う場合は，直ちにMRIを施行する．

画像所見 第三脳室周囲の視床内側核，視床下部，中脳水道周囲の灰白質〜下丘，乳頭体，第四脳室周囲の橋〜延髄被蓋に両側対称性にT2強調像，FLAIR像で高信号を呈する．大脳皮質にも高信号を呈することがある．拡散強調像ではT2 shine-throughを呈するが，ADCが低下することもある．造影では上述の部位，特に乳頭体に造影効果を認めることが多く，診断の決め手となる．治療による症状の改善に伴い，頭蓋内の信号変化にも改善を認める．また，MRSではlactateの上昇，NAA（*N*-acetyl aspartate）/Creの低下が報告されている．

鑑別診断のポイント

鑑別診断は，メトロニダゾール脳症，Leigh脳症，視神経脊髄炎（neuromyelitis optica；NMO），多発性硬化症などが挙げられる．視床内側部のT2強調像高信号では，Percheron動脈の閉塞による両側視床梗塞，深部静脈血栓症，インフルエンザA脳症，急性散在性脳脊髄炎（acute disseminated encephalomyelitis；ADEM），サイトメガロウイルス，悪性リンパ腫，変異型Creutzfeldt-Jakob病（前項p.56-57参照），West Nile熱が鑑別となる．

> **NOTE** その他のアルコール関連性の脳症
>
> その他のアルコール関連性の脳症としては，①Marchiafava-Bignami症候群（脳梁体部・膝部・膨大部および隣接した白質にT2強調像/FLAIR像高信号），②肝性脳症（基底核，視床下核にT1強調像高信号），③浸透圧性脳症（CPMでは橋正中にT2強調像/FLAIR像，拡散強調像高信号域，EPMでは対称性に視床，基底核，外側膝状体，小脳，大脳皮質にT2強調画像/FLAIR像，拡散強調像高信号域），④アルコール離脱症候群（海馬・側頭葉領域のT2強調像高信号，海馬・側頭葉の萎縮）がある．

参考文献

1) Zuccoli G, Siddiqui N, Cravo I, et al: Neuroimaging findings in alcohol-related encephalopathies. AJR 195: 1378-1384, 2010.
2) Zuccoli G, Santa Cruz D, Bertolini M, et al: MR imaging findings in 56 patients with Wernicke encephalopathy: nonalcoholics may differ from alcoholics. AJNR 30: 171-176, 2009.

低髄液圧症候群
intracranial hypotension syndrome

（菅原俊祐，井田正博）

症例1：60歳代，男性．持続する頭痛を主訴に来院．時にめまいを伴う．

図1-A　FLAIR冠状断像

図1-B　造影T1強調冠状断像（SE法）

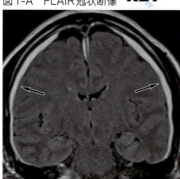
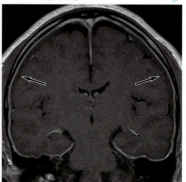

FLAIR像で，硬膜下腔に両側対称性の液体貯留を認める（A；→）．硬膜下液体貯留は高信号を呈し，蛋白濃度の高い硬膜下水腫と考えられる．脳溝，両側の側脳室は全体的に狭小化している．造影T1強調像（SE法）では，大脳鎌を含めた硬膜にびまん性の均一な異常造影効果が認められる（B；→）．

診断名 低髄液圧症候群

症例2：50歳代，男性．

図2　T2強調矢状断像

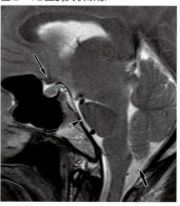

視交叉槽の狭小化，視交叉の下方偏移（→），下垂体の腫大（頭側に凸の形態）を認める．橋前槽の狭小化により，橋腹側の扁平化（▶）と小脳扁桃の下垂を認める（→）．

診断名 低髄液圧症候群

症例3：50歳代，男性．持続する頭痛を主訴に来院．時にめまいを伴う．

図1-A　FLAIR冠状断像

図1-B　造影T1強調冠状断像（SE法）

図1-C　単純CT（第7病日）

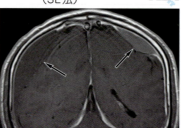
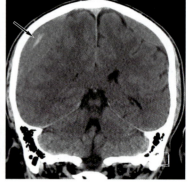

FLAIR像で，硬膜下腔に両側対称性の液体貯留を認める（A；→）．硬膜下液体貯留は高信号を呈し，蛋白濃度の高い硬膜下水腫と考えられる．脳溝，両側の側脳室は全体的に狭小化している．造影T1強調像（SE法）では，大脳鎌を含めた硬膜にびまん性の均一な異常造影効果が認められる（B；→）．起立性頭痛は遷延，増悪し，第7病日の単純CTで両側の硬膜下液体貯留も増量し，右側では内部に高吸収域が認められる（C；→）．その後，両側穿頭ドレナージ術が施行され，症状は改善した．

診断名 低髄液圧症候群に合併した慢性硬膜下血腫

参考文献

1) Mokri B: Spontaneous low pressure, low CSF volume headaches: spontaneous CSF leaks. Headache 53: 1034-1053, 2013.
2) Schievink WI: Spontaneous spinal cerebrospinal fluid leaks and intracranial hypotension. JAMA 295: 2286-2296, 2006.
3) Watanabe A, Horikoshi T, Uchida M, et al: Diagnostic value of spinal MR imaging in spontaneous intracranial hypotension syndrome. AJNR 30: 147-151, 2009.
4) Medina JH, Abrams K, Falcone S, et al: Spinal imaging findings in spontaneous intracranial hypotension. AJR 195: 459-464, 2010.
5) Schievink WI, Maya MM, Tourje J, et al: Pseudo-subarachnoid hemorrhage: a CT-finding in spontaneous intracranial hypotension. Neurology 65: 135-137, 2005.

低髄液圧症候群の一般的知識と画像所見

　低髄液圧症候群は，脳脊髄液（cerebrospinal fluid；CSF）の減少が原因とされる，立位で増悪し臥位で軽快する"起立性頭痛"を特徴とする症候群である[1]．CSFの減少は，脊椎硬膜嚢からのCSF漏出が主たる原因とされているが[2]，CSF漏出を認めない症例もある．男女比は1：2で女性に多く，40歳前後の若年者に好発する[2]．臨床症状は起立性頭痛が最も頻度が高いが，その他の症状として，悪心・嘔吐，脳神経症状（複視，聴力障害，視野欠損など），頸部痛，回転性めまい・耳鳴り，認知機能障害など多彩であり，頻度は少ないが重篤な症例では意識障害を呈する[1)2)]．原因としては，特発性，外傷性，医原性などがある[1)2)]．

　画像所見　画像診断の目的は，1) 低髄液圧症候群の診断と2) CSF漏出の検出である．救急では，1)を目的として頭部および脊椎MRI（造影剤投与を含む）の適用となる．画像所見として，①硬膜のびまん性の肥厚と異常造影効果，②両側対称性の硬膜下液体貯留（水腫もしくは血腫），③脳溝・脳室の狭小化，が挙げられる．特に確定診断には，①が重要であり，約80％の症例で認められる[1)2)]．異常造影効果は円蓋部から大脳鎌，小脳テントに連続性に認められる．②は①とほぼ併行して50〜70％の症例に認められ，T2強調像では高信号を呈するが，高い蛋白濃度（血漿成分）を反映して，FLAIR像で高信号を呈する（図1）．その他のMRI所見として，皮質静脈の拡張や下垂体の腫大・濃染，脳の下垂（視交叉槽の消失に伴う視交叉の下方偏移，橋前槽の消失に伴う橋前面の斜台に平行な扁平化，Chiari type I奇形に類似した小脳扁桃の下方偏移）などがある[1)2)]（図2）．また脊椎MRIでも，脊柱管内の硬膜外静脈拡張，硬膜嚢の虚脱，硬膜外液体貯留，脊椎硬膜のびまん性濃染など，本症に特徴的な所見が認められる[3)4)]（▶NOTE）．

　CTでは，脳溝の狭小化と皮質静脈の拡張により，くも膜下腔に存在する血管が強調され，相対的に高吸収を呈することがあり，くも膜下出血との鑑別が必要となる［pseudo-SAH sign］[5]（図3）．

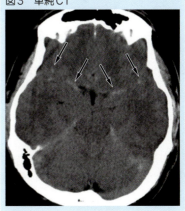

参考症例　pseudo-SAH sign
図3　単純CT

鑑別診断のポイント

　硬膜の異常造影効果は，感染性髄膜炎や癌性髄膜炎が鑑別になるが，本症では広範囲で均一・平滑であることが特徴であり，軟膜には異常造影効果は認められない[1)2)]．本症の硬膜下液体貯留は広範囲に分布し，テント上のみならず後頭蓋窩にも存在する点が，慢性硬膜下血腫との鑑別点となる[2]．本症の治療は保存的加療が第一選択であるが，症状が遷延性でCSF漏出が画像診断で確認された症例においては，漏出部位閉鎖のためのブラッド・パッチ術や局所へのフィブリン糊注入，外科的な漏出部の閉鎖術などが行われる．また，硬膜下液体貯留が遷延すると慢性硬膜下血腫を合併し，脳実質の圧排と症状の増悪を来すことがあり，穿頭ドレナージの適用となる．

> **NOTE**　Monro-Kellieの法則
>
> 　「頭蓋内と脊柱管内の容積は一定である」との仮定に基づき，この容積を構成する「脳実質」＋「脳脊髄液」＋「血液（血管内腔）」の容積は一定である，とするものである[1)2)]．髄液の減少による容積を代償するために頭蓋内・脊柱管内の血管が拡張し，広範囲な硬膜の造影効果を来し，血管が豊富な下垂体も腫大する．さらに硬膜下液体貯留が出現する，と説明されている．

頸動脈海綿静脈洞瘻
carotid cavernous fistula (CCF)

（鈴木智大，井田正博）

症例：70歳代，女性．耳鳴，外転神経麻痺，眼球突出がみられた．

図1-A　T2強調像　KEY

図1-B　MRA　KEY

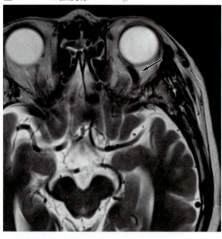
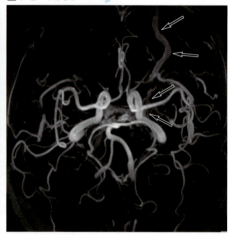

図1-C　MRA元画像

図1-D　左外頸動脈造影

図1-E　左外頸動脈造影

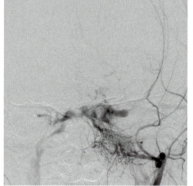
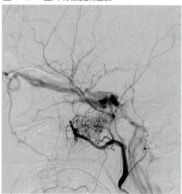

T2強調像では左上眼静脈の拡張が認められる（A；→）．MRAでは左上眼静脈にTOF（time of flight）信号が流入しており（B，C；→），海綿静脈洞のflow-related enhancementが認められる．左外頸動脈造影で左上顎動脈末梢から左海綿静脈洞領域に間接型の内頸動脈海綿静脈洞瘻（CCF）形成を認め，左上眼静脈および下錐体静脈に短絡血流を認める（D，E）．

診断名 左頸動脈海綿静脈洞瘻（外頸動脈からの硬膜動静脈瘻による）

> **NOTE**　静脈洞の血液逆流・停滞
>
> 通常のMRAでは，静脈の狭窄などによって左海綿静脈洞まで静脈血が逆流することや，背臥位のために停滞することがあり，異常信号が紛らわしいことがある[1]．
>
> 図2　静脈洞の血流逆流・停滞
> MRAで左海綿静脈洞から下錐体静脈にTOF信号の流入が認められる．
>
> MRA
>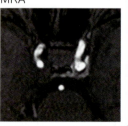

参考文献

1) Paksoy Y, Genç BO, Genç E: Retrograde flow in the left inferior petrosal sinus and blood steal of the cavernous sinus associated with central vein stenosis: MR angiographic findings. AJNR 24: 1364-1368, 2003.

頸動脈海綿静脈洞瘻（CCF）の一般的知識と画像所見

　頸動脈海綿静脈洞瘻（CCF）は，頸動脈と海綿静脈洞の間に短絡を形成した状態をいうが，①内頸動脈と海綿静脈洞が直接短絡した直接型と，②内・外頸動脈の硬膜枝を介して短絡した間接型に分けられる（表）．臨床症状は静脈内圧の上昇，静脈還流障害によって引き起こされる．病変側優位の①眼窩部を中心とする頭痛，②眼球結膜の浮腫や充血，③眼窩周囲や側頭部で聴取できる血管雑音（特に拍動性），④拍動性の眼球突出，⑤眼底所見で乳頭浮腫，⑥外眼筋の腫大・麻痺による複視・視力障害が認められる（②，③，④が本症の3主徴）．時に両側性のこともある．

　直接型には，内頸動脈瘤破裂と外傷性，特発性がある．外傷性では，頭蓋底骨折を伴うような重症例で発生頻度が高く，海綿静脈洞部の内頸動脈が破綻することによって生じる．受傷24時間以内の発生は約3割とされ，2か月以上経って，仮性動脈瘤の破綻によって発症するものも1割程度にみられる．特発性の原因としては，内頸動脈瘤破裂や血管の脆弱性をもつ病態（Ehlers-Danlos症候群などのcollagen-vascular disorders）が挙げられ，動脈瘤の破裂の場合，発症は突然である．

　内頸動脈と海綿静脈洞が硬膜枝を介して短絡した間接型CCFは，硬膜動静脈瘻が海綿静脈洞に生じたものと考えることができる．短絡量や関与血管により症状も様々であるが，海綿静脈洞の拡大や同側上眼静脈拡張がみられて画像的に類似し，正確な鑑別は難しい．

　画像所見 短絡の静脈側（海綿静脈洞）からの主な静脈流出経路は，上眼静脈や上・下錐体静脈洞であり，短絡の描出やこれに伴う流出静脈側の拡張を認める．海綿静脈洞や拡張した静脈はT2強調像でflow voidを呈し，MRAでTOF信号の短絡流入を認める．短絡量が多く皮質静脈の拡張を認める時は，流出静脈圧上昇に伴う頭蓋内出血を起こす可能性があり，注意を要する所見である．

鑑別診断のポイント

　CCFを疑う最も重要なポイントは，外傷などの背景や臨床症状に加えて，患側の海綿静脈洞の外方に膨隆するような拡大や，短絡静脈として同側の上眼静脈の拡張とTOF信号の短絡流入に気づくことにある．CTでは造影剤を使用する必要がある．MRAでは海綿静脈洞内や上眼静脈，錐体静脈内にTOF信号の流入がみられる．薄いスライスで撮影したT2強調像やT1強調像において，患側海綿静脈洞部に短絡した血流によるflow voidがみられれば本症が示唆される．臨床的に本症が疑われる場合には，まずは内頸動脈病変（動脈瘤や頭蓋底骨折による動脈損傷）を除外する．硬膜動静脈瘻には造影MR-DSAも有用であるが，最終的に診断・塞栓術による治療を念頭に，血管造影によって頸動脈と海綿静脈洞の短絡を診断する．

表　頸動脈海綿静脈洞瘻の病態からみた分類

	直接型	間接型
原因疾患	内頸動脈から海綿静脈洞に直接交通 ①外傷性内頸動脈損傷（頭蓋底蝶形骨体部の骨折） ②内頸動脈（C4）動脈瘤破裂	硬膜動静脈瘻からのシャント ①外頸動脈の硬膜枝 ②内頸動脈からの硬膜枝 ③外頸動脈および内頸動脈からの硬膜枝が併発
病態と臨床	動静脈短絡量が多く，血流速度が速い 3主徴が明瞭で，症状は重篤で急速に増悪する	動静脈短絡量は少ない 緩徐に発症する
予後と治療	自然治癒率が低い 経動脈性のバルーン塞栓術など	自然治癒率が高い 経静脈性のコイル塞栓術など

肥厚性硬膜炎
hypertrophic pachymeningitis

(松井 洋)

症例：70歳代，女性．IgG4関連疾患が疑われ，頭部MRIが施行された．

図1-A　FLAIR像

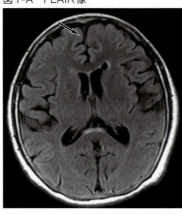

図1-B　FLAIR冠状断像

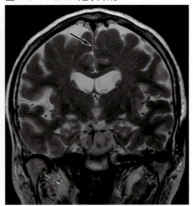

図1-C　脂肪抑制造影T1強調冠状断像　**KEY**

図1-D　脂肪抑制造影T1強調像

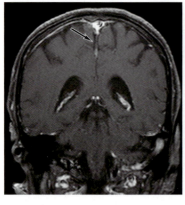

図1-E　脂肪抑制造影T1強調矢状断像

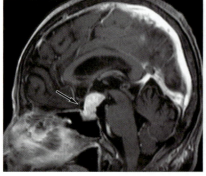

図1-F　脂肪抑制造影T1強調冠状断像（2か月後）

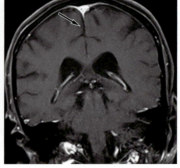

FLAIR像で大脳鎌前下部に硬膜の肥厚（A，B；→）が認められる．
脂肪抑制造影T1強調像では同部位に一致した造影効果（C，D；→）を示している．
脂肪抑制造影T1強調矢状断像では強い造影効果を伴った下垂体腫大が認められ（E；→），下垂体炎に一致する．肥厚性硬膜炎，下垂体炎の所見よりIgG4関連疾患が疑われた．
ステロイドにより治療が行われ，2か月後の脂肪抑制造影T1強調冠状断像では硬膜肥厚が改善している（F；→）．

診断名 肥厚性硬膜炎

参考文献
1) Kazem IA, Robinette NL, Roosen N, et al: Best cases from the AFIP: idiopathic tumefactive hypertrophic pachymeningitis. RadioGraphics 25: 1075-1080, 2005.

肥厚性硬膜炎の一般的知識と画像所見

　肥厚性硬膜炎は，特発性もしくは二次性に発生する脳脊髄硬膜の壊死，線維化を特徴とする慢性炎症性疾患である．特発性肥厚性硬膜炎は除外診断による診断であり，二次性肥厚性硬膜炎の原因としては梅毒，結核，真菌，関節リウマチ，多発血管炎性肉芽腫症，外傷，混合性結合組織病，神経サルコイドーシスなどがあり，IgG4関連疾患にも合併することも知られている．疫学としては20～80歳代に発生し，60歳代で多く，性差では男性に多い．

　症状としては，片頭痛様の慢性的の頭痛が最も典型的で，脳神経麻痺や小脳失調症状，痙攣，視力異常（視野消失，失明，視神経麻痺），乳頭浮腫などを呈することもある．症状の原因は局所の髄膜，硬膜の刺激や肥厚硬膜による神経圧迫，巻き込みなどとされている．

　合併症として，頭蓋底での内頸動脈狭窄・閉塞による脳虚血性変化，静脈洞への進展による静脈洞血栓症，閉塞性水頭症，硬膜動静脈瘻，脳浮腫などがある．また，Tolosa-Hunt症候群（▶NOTE），cranial polyneuritis, multifocal fibrosclerosis, 尿崩症との関連も示唆されている．治療にはステロイド，免疫抑制薬が用いられる．肥厚硬膜により脳神経症状が出現した場合には外科的手術が施行される．特発性では自然消失することもあるが，ステロイド治療後に軽快・再発を繰り返すこともある．

　画像所見　診断にはMRIが第一選択となり，FLAIR像，脂肪抑制造影T1強調像で硬膜の肥厚が明瞭に描出される．また撮像方法としては，横断像のみの撮像ではなく，FLAIR像，脂肪抑制造影T1強調像の冠状断像を加えることで，前頭蓋窩，中頭蓋窩の肥厚や造影効果が診断しやすい[1]．

鑑別診断のポイント

　大脳鎌やテントのびまん性肥厚あるいは硬膜の結節状肥厚を認める．びまん性結節肥厚は後頭蓋窩，頸胸椎領域に認めることが多い．結節状肥厚は傍鞍部や海綿静脈洞部から上眼窩裂，小脳テント，斜台部に認めることが多いが，円蓋部は稀とされる．肥厚した硬膜はT1強調像/T2強調像で低信号，CTでは高吸収として描出され，造影を行うと線維化，壊死，慢性炎症により強く造影増強される．肥厚硬膜は非造影検査でも指摘可能だが，造影を行うことで病変が明瞭となり，早期診断につながるという報告もある．病変辺縁にT2強調像高信号を認めることもあり，これは硬膜の活動性炎症，vascularityを反映しているとされる．また治療評価目的にMRIが撮像されることがあるが，臨床的な改善と画像の改善が一致しないこともある．

> **NOTE**　**Tolosa-Hunt症候群**
>
> 　Tolosa-Hunt症候群は海綿静脈洞に生じる肉芽腫性病変で，診断には海綿静脈洞内およびその周囲に生じるその他の腫瘍性病変や，脳動脈瘤などを除外する必要がある．反復性一側性の有痛性外眼筋麻痺を主症状とし，眼球突出，眼球運動障害（第Ⅲ，Ⅳ神経），三叉神経障害，視力障害（第Ⅱ神経）も呈する．治療にはステロイドが奏効する．
>
> 　診断にはMRIが第一選択となり，特に脂肪抑制T2強調像，脂肪抑制造影T1強調像の冠状断像が海綿静脈洞病変の描出に有用である．画像所見としては，海綿静脈洞外側縁は外方へと突出がみられる．さらに海綿静脈洞から上眼窩裂，眼窩内にかけて肉芽腫病変を反映したT1強調像で等信号，T2強調像で等～高信号域が認められ，造影を行うと同部位に一致して著明な造影効果を示す．
>
> 　海綿静脈洞に発生し，除外しなければならない疾患としては，以下のものが挙げられる．
> 　　①**腫瘍性病変**：悪性リンパ腫，髄膜腫，神経鞘腫，転移性腫瘍
> 　　②**血管性病変**：動静脈瘻，海綿状血管腫
> 　　③**肉芽腫性病変**：サルコイドーシス，多発血管炎性肉芽腫症

一酸化炭素中毒
carbon monoxide intoxication

（井田正博）

◆ **症例1**：20歳代，男性．練炭自殺未遂1週間後．軽度の意識障害があったが，現在は回復している．

図1-A　T2強調像

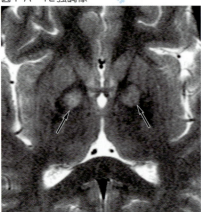

図1-B　T2強調像（5週間後）

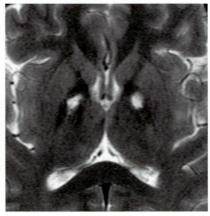

T2強調像で両側淡蒼球全体に対称性に高信号が認められ，軽度の腫脹を伴う（A；→）．本例では内部に出血は認めない．5週間後，両側淡蒼球の選択的壊死によるグリオーシス，囊胞変性により，淡蒼球は萎縮している（B）．
本例では遅発性障害は認めなかった．

診断名 一酸化炭素中毒急性期の両側淡蒼球選択的壊死

◆ **症例2**：40歳代，男性．練炭自殺未遂．急性期に数日間の意識障害の後に発見される．他院に搬送．入院後に症状が改善したため，高気圧酸素療法を施行せず退院となった．受傷3週間後に再度意識障害が出現し精神科専門病院に搬送される．病歴から一酸化炭素中毒間欠型の可能性が考えられ，当院に搬送される．本例では，急性期に画像上は淡蒼球の壊死やその他の低酸素脳症の所見は認めていない．

図2-A　FLAIR像

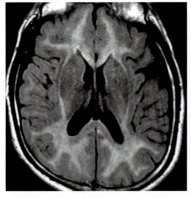

図2-B　FLAIR像

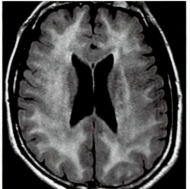

図2-C　拡散強調像

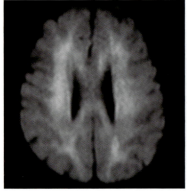

図2-D　ADC画像

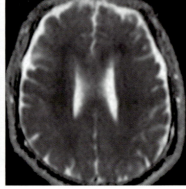

FLAIR像で，両側大脳半球の両側側脳室周囲深部白質〜皮質下U線維直下に至るほぼ対称性の高信号が認められ（A，B），軽度の腫脹を伴う．内包後脚や外方にも高信号が認められる．この時点でも両側淡蒼球には明らかな異常は認めていない．白質病変は拡散強調像で高信号を呈し（C），ADCの低下を認める（D）．
その後，画像上も白質病変は増悪し意識障害は改善せず，重篤な高次機能障害に至った．

診断名 一酸化炭素中毒遅発性障害（間欠型）

一酸化炭素中毒の一般的知識と画像所見

　ヘモグロビンには複数の結合部位があり，酸素と結合して（オキシヘモグロビン）血流によって酸素分圧の低い末梢組織に運搬され，そこで酸素を解離して放出する．不完全燃焼で発生した一酸化炭素中毒は換気が悪い状態で濃度上昇し，吸入された一酸化炭素が血中のヘモグロビンと結合する．その結合能は酸素の200倍以上も強く，複数の結合部位のうち一部に一酸化炭素を結合したヘモグロビンは，他の結合部位に酸素を有していても安定化によって酸素を解離しにくくなるため，末梢組織で酸素供給不足になる．一酸化炭素による中枢神経障害には，①急性障害と，②遅発性障害（間欠型）がある．画像診断ではMRIが必須である．

1) 急性障害（図1）：臨床的には，軽度の頭痛，嘔気嘔吐，眩暈，易疲労感といった非特異的な症状から，傾眠傾向，意識障害，昏睡に至るまで，その重症度は様々である．血中のCOHb濃度が高いと急性期の神経症状が強い．中枢神経症状以外にも代謝性アシドーシスや肺水腫，心不全を来す．急性期死亡例では，びまん性の脳腫脹や広範囲な低酸素脳症を呈するとされているが，このような症例が画像診断検査に至ることは稀である．急性期の生存例では，両側淡蒼球から中脳黒質にかけて壊死性病変を生じ，T2強調像，FLAIR像で高信号，T1強調像で低信号を呈する（ただし発症直後は異常を来さない）．急性期においては，拡散強調像で高信号，ADC低下を示す．また，壊死性病変内部に出血を来すこともある．淡蒼球全体が壊死に陥り，数日間で急速に萎縮を来すので，亜急性期以降の画像では，両側淡蒼球に対称性に結節状ないしは点状の病変となる．その他，低酸素脳症として大脳辺縁系や大脳灰白質，脳幹，小脳半球に細胞性浮腫を来すことがある．

2) 遅発性障害（間欠型）（図2）：重症例では急性症状から増悪，持続し高次機能障害を来すが，中程度以下の症例では，急性期の神経症状は1～2週間程度で改善をみて社会復帰が得られる．しかし，そのような症例の中に，寛解期を経て3週間～1か月以降に遅発性の大脳白質障害を来す例がある．臨床的には完全に回復しても遅発性に再発し，段階的に増悪する意識障害および非可逆的な高次機能障害（認知症症状，精神症状，パーキンソニズム，昏睡状態）を来す．両側側脳室周囲深部白質～皮質下白質U線維直下に至る，外包や内包後脚にも高信号を認めることがある．境界不鮮明な淡い高信号を呈する．軽度の浮腫性変化（容積増大）も認められる．遅発性障害初期においては，拡散強調像で高信号，ADC低下も認められる．その後，慢性期にかけて萎縮が進行する．どのような症例が遅発性障害を発症し予後不良となるかは，急性期の段階では完全には予測できない．急性期に画像上で選択的淡蒼球壊死や低酸素脳症を来さない症例でも，遅発性障害を来すことがある．急性期のCOHb濃度とは関係ないという報告があるが，経験的にはCOHb濃度が高く，代謝性アシドーシスがあり，急性期に適切な高気圧酸素療法を施行されていない症例などに，遅発性障害を来す危険性が高いようである．

鑑別診断のポイント

　病歴でのみ一酸化炭素への曝露が明確ではなく，急性期症状が軽微で一酸化炭素中毒の診断がされず，高気圧酸素療法など適切な治療を受けないまま亜急性期以降に遅発性障害で発症，診断される症例もある．遅発性障害はきわめて予後不良で，この段階で高気圧酸素療法を施行しても十分な予後改善が認められないことから，急性期での確実な診断と適切な処置が必要である．

参考文献
1) Prockop LD, Chichkova RI: Carbon monoxide intoxication: an updated review. J Neurol Sci 262: 122-130, 2007.
2) Stoller KP: Hyperbaric oxygen and carbon monoxide poisoning: a critical review. Neurol Res 29: 146-155, 2007.

PRES
posterior reversible encephalopathy syndrome

（大森裕子，井田正博）

症例：10歳，男児．頭痛，間代性痙攣，鮮血尿で受診．血圧170/100mmHg，antistreptolysin O（ASO）およびantistreptokinase（ASK）高値，低補体血症を認め，急性溶連菌感染後糸球体腎炎であった．

図1-A　T2強調像

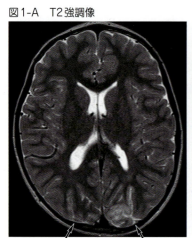

図1-B　FLAIR像

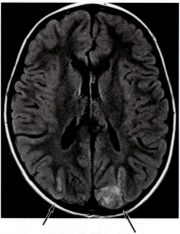

図1-C　ADC画像

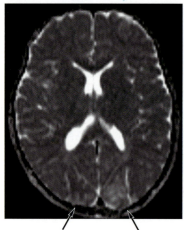

図1-D　T2強調像（第7病日）

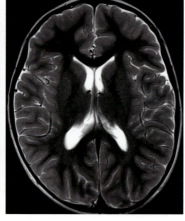

T2強調像（A）およびFLAIR像（B）で，両側頭頂後頭葉皮質下白質に非対称性に高信号を認める（A，B；→）．ADCは上昇し，細胞性浮腫ではなく，血管性浮腫の所見である（C；→）．第7病日には信号変化は消失し，可逆性であった（D）．

診断名 急性糸球体腎炎による腎性高血圧に合併したposterior reversible encephalopathy syndrome（PRES）

表　PRESを来す原因疾患

基礎疾患関連群	薬剤関連群
• 高血圧性脳症 • 妊娠高血圧性症候群（子癇，子癇前症） • HELLP症候群 • 急性・慢性腎疾患（急性糸球体腎炎など） • 膠原病・自己免疫性疾患（SLE，強皮症，多発血管炎性肉芽腫症，結節性多発動脈炎など） • 血液疾患（溶血性尿毒症症候群，血栓性血小板減少性紫斑病，特発性血小板減少性紫斑病） • 急性間欠性ポルフィリン症 • 感染症・敗血症（全身性炎症反応症候群，多臓器不全など） • 移植（臓器移植，造血幹細胞移植） • 悪性腫瘍 • 外傷，手術後	• 抗痙攣薬（カルバマゼピンなど） • 免疫抑制薬（シクロスポリン，タクロリムス水和剤など） • 抗悪性腫瘍薬（シタラビン，シスプラチン，ゲムシタビン，チアゾフリン，ベバシズマブ，キナーゼ阻害薬など） • 副腎皮質ステロイド • 抗ウイルス薬（アシクロビル，ガンシクロビルなど） • 免疫グロブリン製剤 • エリスロポエチン • インターフェロンα • 覚醒剤 • 造影剤

HELLP：hemolysis, elevated liver enzymes, low platelet（溶血，肝酵素上昇，血小板減少），SLE：systemic lupus erythematosus（全身性エリテマトーデス）

PRESの一般的知識と画像所見

posterior reversible encephalopathy syndrome(PRES)は，①高血圧・高灌流状態(高血圧や血圧変動)および②血管内皮障害(化学療法薬,免疫療法薬など細胞毒性物質,子癇および子癇前症,敗血症,自己免疫性疾患など)があり，両病態が併存することもある[1)2)]．急激な血圧上昇や薬剤による血管透過性亢進や血管内皮細胞障害などによって，自動調節能不全による血管性浮腫を来す急性脳症で，高血圧性脳症や子癇，尿毒症，シクロスポリンやタクロリムスなどの免疫抑制薬投与などが原因となる[3)](表)．小児では，本例のように糸球体腎炎に合併した腎性高血圧が原因となることが多い．

脳動脈には，全身の血圧変動に対して脳循環を一定に保つように細小動脈から毛細血管に自動調節能がある．血圧上昇に対して脳動脈は自動的に収縮するが，過度の急激な血圧上昇が起きると，血管内皮細胞が障害され自動調節能が不全に陥る．そのため，細小動脈や毛細血管での代償性調節が障害されて，局所脳血流の増加(高灌流状態)，うっ血状態を引き起こす．さらに，血管壁の透過性が異常に亢進し，血管性浮腫を来す(breakthrough theory, hypertension / hyperperfusion theory)．

血管性浮腫が病変の主体であり，ほとんどが可逆的である．痙攣を主症状として，意識障害，視力障害，片麻痺，失語など非特異的な症状を来す．

画像所見 大脳半球，基底核，視床，脳幹，小脳に両側性に対称性もしくは非対称性に病変を認める．特に，自動調整能の低い椎骨脳底動脈系(後頭葉など)に病変を生じやすく，典型的にはT2強調像，FLAIR像で，頭頂後頭葉優位分水嶺領域の皮質下白質や基底核を主体に高信号域を認める(図1)．病変はほぼ両側性に分布するが，片側性の症例もある．

本症では痙攣を来すものの，MRIの信号変化や病変分布に比較して，全身症状および神経症状は比較的軽度である．特に脳幹病変では，横断像で脳幹のほぼ全体に高信号を来すにもかかわらず，症状は軽度なことが多く，橋梗塞や脱髄病変との鑑別になる．

急激な血圧上昇や血管内皮の障害により脳動脈攣縮を来し，低灌流状態，脳虚血を起こすことがある．脳虚血が重度であると，細胞性浮腫を合併して非可逆的な細胞性浮腫を合併する(hypoperfusion / vasoconstriction theory)．

また，15〜20%の症例に出血合併を来す．病変実質内に微量な点状出血,病変周囲に少量のくも膜下出血を合併する症例がある．高血圧が顕著な例や凝固療法中の症例に合併率が高い．さらに，静脈洞血栓症を合併することがある．

鑑別診断のポイント

脳梗塞急性期との鑑別が重要である．PRESでは，①血管性浮腫が主体で，ADCは上昇する．②多くは可逆性である．ただし，組織障害が強いと病変中心部でADC低下を来し，非可逆的なことがある．③大脳半球の皮質，皮質下から深部白質に両側，ほぼ対称性に病変が分布し，動脈支配域に合致しない．④基底核，視床，橋，小脳にも病変を来すことがあり，一元的には動脈支配域では説明できない．⑤病変分布や程度に比較して,症状が比較的軽度である．

参考文献

1) Bartynski WS: Posterior reversible encephalopathy syndrome, part 2: controversies surrounding pathophysiology of vasogenic edema. AJNR 29: 1043-1049, 2008.
2) Fischer M, Schmutzhard E: Posterior reversible encephalopathy syndrome. J Neurol 264: 1608-1616, 2017.
3) Bartynski WS: Posterior reversible encephalopathy syndrome, part 1: fundamental imaging and clinical features. AJNR 29: 1036-1042, 2008.

可逆性脳血管攣縮症候群
reversible cerebral vasoconstriction syndrome (RCVS)

（大森裕子, 井田正博）

症例：30歳代, 男性. 突然発症の激しい頭痛. 3日間にわたり断続的に繰り返す. 神経症状なし. 髄液所見に異常なし.

図1-A　FLAIR像

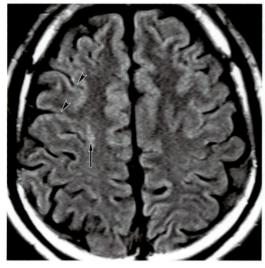

図1-B　MRA

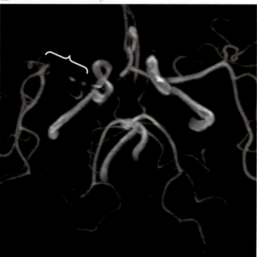

図1-C　選択的右内頸動脈造影（DSA）

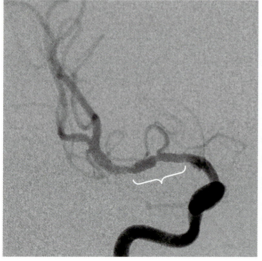

図1-D　MRA（第9病日）

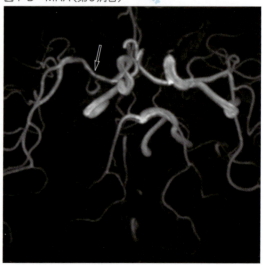

若年者にもかかわらず, FLAIR像で右側脳室体部周囲深部白質に陳旧性の小梗塞が認められる（A；→）. さらに, 右中大脳動脈皮質枝領域の軟膜に沿って線状の高信号が認められ, 軟膜動脈レベルでのslow flowを示唆する（A；▶）. MRAでは, 右中大脳動脈M1にstring and beads様の広狭不整と信号低下が認められる（B；⌒）. 右中大脳動脈M2以降皮質枝の順行性のTOF信号は保たれているが, 左側に比べて軽度低下しており, 軽度の灌流圧低下が示唆される. 造影灌流画像（非提示）では, 右中大脳動脈皮質枝からの髄膜動脈レベル（右側脳室周囲深部白質）に平均通過時間（mean transit time；MTT）の延長が認められ, 灌流圧の軽度低下に対し, 循環予備能による毛細血管拡張があると考えられる. 同日に施行された選択的右内頸動脈造影でも, 右中大脳動脈M1に広狭不整, 限局性の狭窄が認められる（C；⌒）.
第9病日のMRAでは, 中大脳動脈M1に軽度の広狭不整が残存するも狭窄は改善し（D；→）, M2以降皮質枝のTOF信号も回復している.

診断名　可逆性脳血管攣縮症候群

可逆性脳血管攣縮症候群の一般的知識と画像所見

　可逆性脳血管攣縮症候群（reversible cerebral vasoconstriction syndrome；RCVS）は，内頸動脈系や椎骨脳底動脈系の主幹部遠位側から皮質枝近位側に可逆性の脳動脈攣縮を来し，頭痛や痙攣を伴う症候群で，予後は良好な疾患である．

　突然発症の頭痛（雷鳴様頭痛）を特徴とする（典型的な頭痛がないこともある）．脳動脈攣縮は可逆的で，頭痛や痙攣発作は一過性で可逆的である．ただし，脳動脈攣縮が持続している期間は頭痛の寛解，再発を繰り返すことがある．多くは神経症状を伴わないが，皮質枝や穿通動脈レベルに梗塞を合併し，不全麻痺などの局所症状を来すことがある．若年成人で女性に多い．

　病因は解明されていないが，①原因を特定できない特発性，②妊娠・産褥期，③高カルシウム血症，④薬剤性（ブロモクリプチン，コカイン，エルゴタミン，アンフェタミンなど），⑤脳動脈に対する手術的な操作などが誘因となる．

　同時に冠動脈攣縮を来すこともあるので，狭心症症状にも注意する［可逆性全身性血管攣縮症候群（reversible systemic vasoconstriction syndrome）とする考え方もある］．

　また，PRES，HELLP症候群，片頭痛や薬剤性血管炎などに合併することがあり，血管自動調節能不全や血管内皮細胞障害などの機序を共有した重複する疾患概念と考えられている．

　画像所見　突然の頭痛で発症するため，第一にCTもしくはMRIで，くも膜下出血や脳実質内出血などの急性期脳血管障害を鑑別する．脳動脈攣縮は前方循環系に多く，主幹部遠位側から皮質枝近位側に単発性もしくは多発性に認める．MRAや脳動脈造影では，string and beads様の分節状の広狭不整と軽度の狭窄を来すが，数日〜数週間で脳動脈攣縮は消失，回復する（図1）．脳動脈攣縮により灌流圧は低下し，一過性脳虚血発作（transient ischemic attack；TIA）や，脳動脈支配領域末梢や深部白質，境界領域に梗塞を合併するが，脳梗塞を合併しない症例もある．少量のくも膜下出血や実質内の小出血を合併する症例も報告されている[1)2)]．

鑑別診断のポイント

　脳梗塞急性期との鑑別が重要である．RCVSでは，①突然発症の頭痛（雷鳴様頭痛）を特徴とする．②皮質枝に可逆性の脳動脈攣縮を来す．③限局性の虚血性変化を来すことがあるが，区域性の梗塞は来さない．

> **NOTE**　**家族性片麻痺性片頭痛（familial hemiplegic migraine；FHM）**
>
> 　前兆症状として，片頭痛様の頭痛を伴う一過性の片麻痺の再発と寛解を繰り返す遺伝性疾患である．常染色体優性遺伝形式で，1親等もしくは2親等以内に同様の症状を有する患者がいる．欧州での報告があるが，国内ではきわめて稀と考えられている．
>
> 　可逆性の脳動脈攣縮を生じ，その寛解拡張過程において生じると考えられている．Caチャネルの遺伝子（*CACNA1A*）の変異，Na-ATPaseの遺伝子（*ATP1A2*）の変異，神経電位依存性のNaチャネルの遺伝子（*SCN1A*）変異が報告されている．明らかな家族歴のない孤発性もある．

参考文献
1) Miller TR, Shivashankar R, Mossa-Basha M, et al: Reversible cerebral vasoconstriction syndrome, part 1: epidemiology, pathogenesis, and clinical course. AJNR 36: 1392-1399, 2015.
2) Miller TR, Shivashankar R, Mossa-Basha M, et al: Reversible cerebral vasoconstriction syndrome, part 2: diagnostic work-up, imaging evaluation, and differential diagnosis. AJNR 36: 1580-1588, 2015.

脳膿瘍
brain abscess

（大森裕子，井田正博）

症例：40歳代，男性．自室にて倒れているところを発見される．前日までは様子に変わりなし．左片麻痺あり．

図1-A　T2強調像

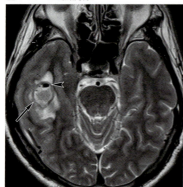

図1-B　造影T1強調像

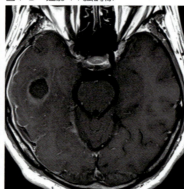

図1-C　拡散強調像 **KEY**

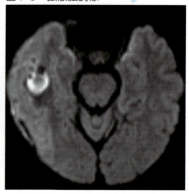

図1-D　ADC画像 **KEY**

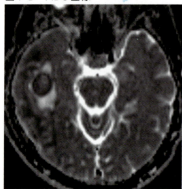

図1-E　側頭骨CT

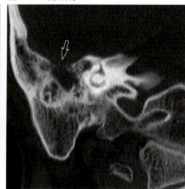

T2強調像で右側頭葉下側頭回白質に，周囲に浮腫性変化を伴う限局性病変を認める（A；→）．造影T1強調像（B）でリング状造影効果を呈する被膜形成が認められる．被膜内容は，拡散強調像（C）で著明な高信号，ADC低下（D）を示すことから，脳膿瘍と診断される．造影T1強調像（B）で膿瘍被膜と連続して硬膜および軟膜肥厚を伴っており，髄膜炎も合併している．T2強調像で膿瘍内部に認める点状低信号（A；▶）は，気泡であることがCTでも確認されている（非提示）．右側頭骨乳突蜂巣には，慢性乳突洞炎が認められる．脳膿瘍，髄膜炎と接する乳突蜂巣天蓋骨皮質に，溶骨性変化，骨欠損を認める（E；→）．慢性中耳炎，慢性乳突洞炎から直達経路で頭蓋内に進展した髄膜炎，脳膿瘍である．**診断名** 頭蓋底からの炎症波及による脳膿瘍

参考症例 脳膿瘍と鑑別を要する疾患：転移性脳腫瘍と神経膠芽腫

図2-A　造影T1強調像

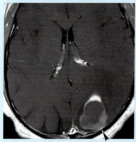

図2-B　ADC画像

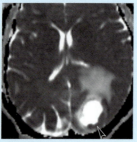

図3-A　造影T1強調像

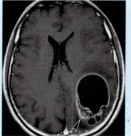

図3-B　ADC画像

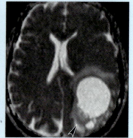

図2，図3とも50歳代，男性．左後頭葉に腫瘍性病変を認める．
いずれも造影T1強調像でリング状の造影効果を呈し，神経膠芽腫や転移性脳腫瘍，脳膿瘍が鑑別になる．拡散強調像で内部は低信号（非提示），ADC上昇を示し，脳膿瘍は除外される．壁在の造影効果を示す充実性部分は，拡散強調像で高信号，ADC低下を示し，悪性腫瘍の所見である（▶）．周囲の浮腫性変化は，ADC上昇を示す．
診断名 図2：転移性脳腫瘍（原発は肺癌），図3：神経膠芽腫

脳膿瘍の一般的知識と画像所見

脳膿瘍は，脳実質内への細菌感染により，内部に組織壊死，膿貯留，被膜形成を来した脳実質の限局性化膿性炎症状態である．起炎菌としては，レンサ球菌，黄色ブドウ球菌，肺炎球菌がある．また，抗菌薬投与の普及によって，グラム陰性菌（大腸菌，インフルエンザ菌，緑膿菌，$Proteus$ など）の頻度が上昇している．

頭蓋内への感染経路としては，①他部位の感染巣からの血行性感染，②頭蓋底部の炎症性病変からの直達感染（副鼻腔炎，中耳炎・乳突蜂巣炎），③髄膜炎，硬膜下膿瘍からの二次的波及，④開放性頭部外傷からの直達波及がある．

血行感染の原因として，静脈系からの炎症が右左シャントを通じて脳組織に至ることがあり，肺動静脈瘻や心房中隔欠損，卵円孔開存など右→左シャントを来す疾患について精査する必要がある．また，免疫抑制状態は脳膿瘍の発生の背景因子となる．

画像所見 脳炎から脳膿瘍の形成過程は，病理組織学的に化膿性脳炎→被膜形成期へと進行する．化膿性脳炎早期では，多核白血球の浸潤，浮腫，うっ血を反映して，CTでは等吸収〜軽度低吸収，T2強調像では軽度高信号，T1強調像で軽度低信号を呈するも，拡散異常は認めない．化膿性脳炎後期では，限局性炎症の中心部に組織壊死が生じ，CTで軽度低吸収，T2強調像で高信号，T1強調像で低信号を呈する．また，炎症細胞浸潤による血液脳関門（blood brain barrier；BBB）の破綻および血管新生により，限局性の異常造影効果を伴う．被膜形成期では，中心部が液化壊死を来し，その周囲に被膜が形成される．被膜は線維化を反映してT2強調像で低信号，T1強調像で軽度高信号を呈し，明瞭なリング状の造影効果を示す．

脳膿瘍の液化壊死腔内容は，粘稠度の上昇を反映して拡散強調像で著明な高信号，ADC低下を示し，脳膿瘍に特異的な所見である[1)2)]．膿瘍内は重力により，粘稠度の異なる内容が分離して層状の液面形成を呈することもある．

脳膿瘍がくも膜下腔に穿破すると，拡散強調像高信号が髄液腔に穿破して認められる．また，皮質静脈や静脈洞に炎症が進展して，静脈洞血栓症を合併することもある．

鑑別診断のポイント

脳膿瘍は，被膜のリング状の造影効果が特徴である．リング状造影効果を来す疾患としては，脳腫瘍の他に神経膠芽腫，転移性脳腫瘍，亜急性期血腫，免疫不全状態の悪性リンパ腫，結核腫，脱髄疾患，進行性多巣性白質脳症などがある．脳膿瘍では，均一な薄い被膜を形成することが多く，臨床経過やMRI所見から鑑別が可能であるが，膿内容は拡散強調像でべったりとした高信号，ADCの著明な低下を示し，確定診断となる．ADCの低下は膿内容の比重により段階的に液面形成を呈することもある．転移性脳腫瘍や神経膠芽腫の中心部変性壊死は，拡散強調像で低信号，ADC上昇を示す（図2，3）．部分的にADC低下を来すこともあるが，リング状の内部全体がADC低下を示すことはない．

参考文献

1) Xu XX, Li B, Yang HF, et al: Can diffusion-weighted imaging be used to differentiate brain abscess from other ring-enhancing brain lesions? A meta-analysis. Clin Radiol 69: 909-915, 2014.
2) Rath TJ, Hughes M, Arabi M, et al: Imaging of cerebritis, encephalitis, and brain abscess. Neuroimaging Clin N Am 22: 585-607, 2012.

下垂体卒中
pituitary apoplexy

（大森裕子，井田正博）

症例1：30歳代，男性．突然発症の激しい頭痛と嘔吐，複視．左外転神経麻痺を認めた．

図1-A　T1強調矢状断像 　　図1-B　T2強調冠状断像

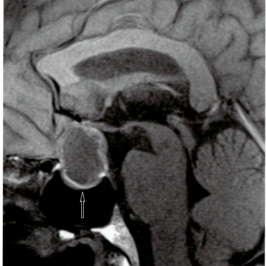

図1-C　造影T1強調冠状断像　　図1-D　単純CT冠状断像

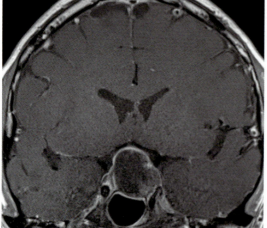
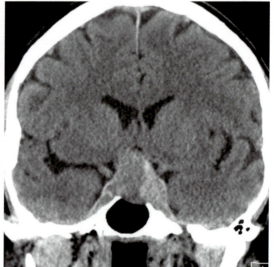

トルコ鞍にballoon状の拡張が認められ，トルコ鞍内から鞍上部に膨隆性に進展する下垂体腺腫（macroadenoma）が認められ，視交叉を圧排している．腫瘤内部はほぼ全体的に囊胞状を呈しており，T1強調像およびT2強調像で低信号を示し（A，B；→），デオキシヘモグロビンを主体とした急性期の腺腫内出血，および液化・囊胞化している所見である．造影T1強調像（C）では腺腫辺縁部に造影効果を認めるが，内部には造影効果を認めない．単純CT（D）で内部は高吸収を呈する．

診断名　下垂体卒中（急性期）

参考文献
1) Glezer A, Bronstein MD: Pituitary apoplexy: pathophysiology, diagnosis and management. Arch Endocrinol Metab 59: 259-264, 2015.
2) Briet C, Salenave S, Bonneville JF, et al: Pituitary apoplexy. Endocr Rev 36: 622-645, 2015.

症例2：60歳代，男性．失神あり．低血圧，低血糖，低Na血症，LH・TSH・コルチゾール低値を認めた．

図2-A　T1強調像　　　図2-B　T2強調像

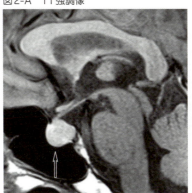
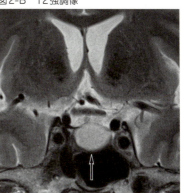

トルコ鞍内に下垂体腺腫（macroadenoma）が認められる（→）．腫瘍内部は囊胞状を呈しており，T1強調像およびT2強調像で高信号を示し，メトヘモグロビンを主体とした亜急性期の腺腫内出血の所見である．

診断名　下垂体卒中（亜急性期）

下垂体卒中の一般的知識と画像所見

　下垂体卒中は，下垂体腺腫（macroadenoma）内部に循環障害が生じて，梗塞や壊死，出血を合併した病態である．さらに，それらに伴う腫瘍増大によるトルコ鞍隔膜や視交叉・視神経，海綿静脈洞および脳神経の圧排により，急性の神経症状を来す．典型的な急性症状は，頭痛や眼窩奥の痛み，片側もしくは両側性の眼球運動障害，視野障害，視力低下である．重篤な症例では内分泌異常や意識障害を来す．これら症状は急性脳血管障害のように突然の激烈な症状を呈するため，下垂体卒中（pituitary apoplexy）という臨床診断名が用いられてきた．しかし，MRI精査が施行されるようになって，典型的な激烈な急性症状に乏しい軽症例や無症状の症例にも，下垂体腺腫内部に出血を検出することがあり，偶発的に診断される腺腫内出血すべてに対して，下垂体卒中という診断名を用いるのは適切ではない．

　下垂体卒中の危険因子として，内分泌負荷試験，分娩産褥，エストロゲン投与，高血圧，糖尿病，抗凝固療法，外傷後，心臓手術後などが報告されている．また，下垂体腺腫の治療に用いるブロモクリプチンは，高頻度に腫瘍内出血を来すことが報告されている．

画像所見　下垂体腺腫内部の出血は，CTで軽度の高吸収域を呈するが，CTのみでは診断は困難なことが多い．出血が大量の症例では，少量のくも膜下出血や第三脳室穿破を合併することもある．

　MRIでは，実質内出血同様，出血の時期により様々な信号を呈する．T2強調像で急性期に低信号（デオキシヘモグロビン）（図1），T1強調像で亜急性期に高信号（メトヘモグロビン）（図2）が特徴的である[1]．腫瘍内変性もしくは壊死による囊胞内に出血した場合は，液面を形成する（fluid-fluid level，T2強調像で高信号／低信号，T1強調像で低信号／高信号）．出血が陳旧化すると，単純な囊胞として認められる．

　非出血性の下垂体梗塞や下垂体壊死は，拡散強調像で高信号，ADC低下を示す[2]．造影T1強調像で内部に造影効果を認めず，辺縁部のみに造影効果を呈する．

鑑別診断のポイント

　鑑別診断としては，ラトケ囊胞や頭蓋咽頭腫，下垂体膿瘍，下垂体転移などがある．突然発症の頭痛や眼窩奥の痛みを伴えば，下垂体卒中の可能性を考える．非出血性の下垂体梗塞や下垂体壊死では拡散強調像で高信号を示し，造影効果を認めない．

視神経炎
optic neuritis

(大森裕子, 井田正博)

◆ **症例1**：30歳代，女性．約10日前より，両側足趾〜足関節にかけての異常感覚が出現．その後，感覚障害は胸部レベルまで拡大し，右眼の霧視も出現した．

図1-A　脂肪抑制
　　　　T2強調冠状断像

図1-B　脂肪抑制造影
　　　　T1強調冠状断像

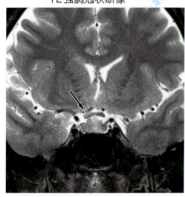

図1-C　頸椎T2強調矢状断像

図1-D　頸椎T2強調像

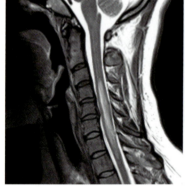
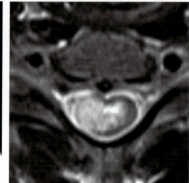

脂肪抑制T2強調像で，右球後部視神経から視交叉右側，右交叉索に軽度の腫脹と内部に高信号を認める（A；→）．造影T1強調像で，同部位に連続性の強い異常造影効果を認め（B；→），活動性視神経炎の所見である．異常造影効果は，視交叉レベルで正中線を越えてわずかに対側に進展している（非提示）．頸椎MRIでは，椎体高位C3/4からTh1レベルに長軸方向に連続する髄内中心性〜両側性，特に右側優位のT2強調像（C，D）で高信号および腫脹が認められる．造影T1強調像で病変内に強い造影増強効果が認められ（非提示），活動性の横断性脊髄炎の所見である．抗AQP4抗体は陰性であった．

診断名 視神経脊髄炎関連疾患 (neuro-myelitis optica spectrum disorders；NMOSD) (▶NOTE)

参考症例 右視神経周囲炎

図2-A　脂肪抑制T2強調冠状断像

図2-B　脂肪抑制造影T1強調像

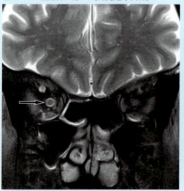
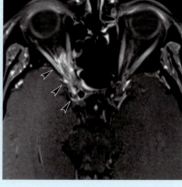

70歳代，女性．右眼痛と右視力低下を主訴に来院．右眼は光覚弁なし．T2強調冠状断像にて右視神経周囲くも膜下腔の拡大が認められ（A；→），造影T1強調像にて視神経周囲，眼窩先端部から海綿静脈洞前部にかけて異常造影効果が認められる（B；▶）．Tolosa-Hunt症候群に合併した右視神経周囲炎の所見である．

視神経炎の一般的知識と画像所見

視神経炎は視神経に生じる炎症性疾患で，急激な視力低下や視野欠損で発症する．原因としては，眼球感染症もしくは副鼻腔炎からの炎症波及や，多発性硬化症（multiple sclerosis；MS）および視神経脊髄炎（neuromyelitis optica；NMO）の初発症状もしくは二次的な病変として認められる．その他，サルコイドーシスや炎症性偽腫瘍，全身性エリテマトーデスや抗好中球細胞質抗体（antineutrophil cytoplasmic antibody；ANCA）関連血管炎などの自己免疫性疾患，ウイルス性感染，神経梅毒が原因のこともある．

多くのMSは寛解再燃型であり，その最初の臨床徴候がclinically isolated syndrome（CIS）suggestive of MSである．CISの代表的な症状は横断性脊髄炎と視神経炎である．MSの視神経炎は急性で発症し，一側性で，痛みを伴うことが多い．一側性の視神経炎は代表的なCIS病変であり，その50%が発症3週～7年の間にMSの脳病変を来すとの報告がある[1]．

視神経炎や視神経周囲炎の評価には，冠状断像での左右差や，視神経周囲の脳脊髄液の拡大をとらえることが有用である．ただし，両側性に侵される場合もあり，その際は外眼筋や眼窩内脂肪織との対比が有効となる．

画像所見 急性期の視神経炎では，MRIが第一選択となる．通常は一側性であり，健側との比較が有用で，冠状断を撮像する．球後部脂肪織とのコントラストを得るため，T2強調像では脂肪抑制法（STIR法あるいはCHESS法）を併用する．視神経の浮腫性の腫大を呈し，大脳白質と比較して高信号を呈する．病変は視交叉や視索に進展することもある．活動期では視神経内に脂肪抑制造影T1強調像で異常造影効果を認める（図1-B）．

炎症の鎮静とともに造影効果は消失し視力は回復するが，重症例では慢性期にも高信号が遷延し，視神経萎縮を来し，視力障害が残存する例もある．

さらに，MSやNMOとの鑑別では，頭蓋内病変や脊椎病変の有無も評価する．MSに伴う視神経病変は，視神経球後部や視神経管レベルを侵すことが多く，視索病変は稀とされる．一方，NMOでは視交叉・視索病変が多いとされ，MSより両側性に侵される[2]．

鑑別診断のポイント

視神経は間脳成分の延長であり，眼窩内においても頭蓋内と同じく髄膜を伴い，硬膜下・くも膜下腔がある．正常でも視神経周囲にくも膜下腔を認めることがあるが，その左右差や経時的変化から視神経の腫大や萎縮を評価する．視神経周囲炎（optic perineuritis, 図2）は臨床的に球後視神経炎と類似し，視神経鞘の腫脹および，T2強調像もしくはSTIR像で高信号，視神経周囲の異常造影効果を認める．視神経自体は保たれることが，視神経炎との鑑別となる．臨床的には，視神経炎に比較して罹患年齢が高め，中心視野は保たれる，ステロイドが著効する（ただし減量に伴い再発することが多い）などが鑑別点である．特発性眼窩炎症の一病態であることが多く，Tolosa-Hunt症候群や多発血管炎性肉芽腫症にて，視神経周囲炎を来すことがある．視神経鞘腫や髄膜腫，髄膜播種，悪性リンパ腫浸潤が鑑別になる．

> **NOTE** **視神経脊髄炎関連疾患（neuromyelitis optica spectrum disorders；NMOSD）**
> 視神経炎や脊髄病変，最後野病変があり，多発性硬化症が除外できる病態にもかかわらず，抗AQP4抗体が陰性の症例をNMOSD（抗AQP4抗体陰性視神経脊髄炎）とする．炎症性脱髄疾患では，抗AQP4抗体の測定は保険適応となっている．

参考文献
1) Grossman RI, McGowan JC: Perspectives on multiple sclerosis. AJNR 19: 1251-1265, 1998.
2) Rison RA, Berkovich R: Teaching neuroimages: hiccoughs and vomiting in neuromyelitis optica. Neurology 75: e70, 2010.

低酸素脳症
hypoxic encephalopathy

（大森裕子，井田正博）

症例1：60歳代，男性．口腔底癌術後性浮腫により，低酸素血症および心肺停止（心停止時間：6分）．受傷2か月後．

図1-A　拡散強調像　**KEY**

図1-B　T2強調像

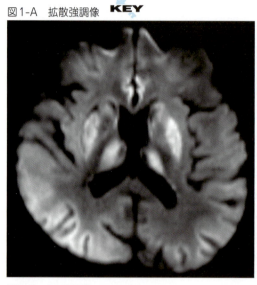
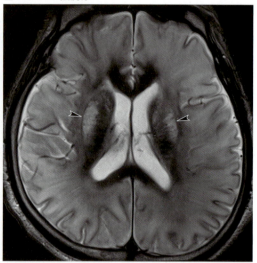

図1-C　T1強調像

図1-D　磁化率強調像

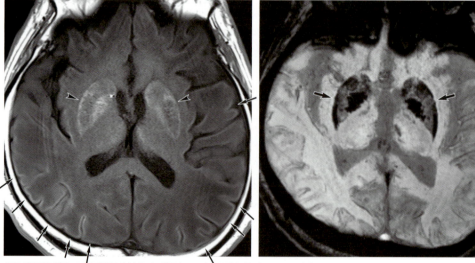

拡散強調像（A）で，両側基底核および視床，両側大脳皮質びまん性に信号上昇を認める．T2強調像（B）で，皮質および白質のコントラストは消失し，びまん性に高信号を呈している．T1強調像で，大脳皮質に沿った弧状の高信号（cortical laminar necrosis）が認められ（C；→），両側基底核は，T2強調像およびT1強調像で高信号を呈する（B，C；▶）．磁化率強調像で，両側中心前回や被殻外側，側脳室上衣下に沿った異常鉄沈着が認められる（D；→）．

診断名 低酸素脳症（慢性期）

参考文献
1) Allen KA, Brandon DH: Hypoxic ischemic encephalopathy: pathophysiology and experimental treatments. Newborn Infant Nurs Rev 11: 125-133, 2011.
2) Bano S, Chaudhary V, Garga UC: Neonatal hypoxic-ischemic encephalopathy: a radiological review. J Pediatr Neurosci 12: 1-6, 2017.

低酸素脳症の一般的知識と画像所見

心停止後蘇生や新生児仮死など重篤な循環不全または呼吸不全により，全般的な低酸素状態や脳灌流障害が引き起こされ，脳組織障害を来した状態を低酸素脳症という．低酸素脳症には，①組織への血流量の低下（虚血）と②血液の酸素運搬能の低下（低酸素血症）の2つの病態が混在しているため，低酸素性虚血性脳症（hypoxic-ischemic encephalopathy；HIE）とも呼ばれる．心停止により脳への酸素供給が途絶えると，意識は数秒以内に消失し，3〜5分以上の心停止では重篤な後遺症（蘇生後脳症）を生じうる．脳組織障害の程度は，脳実質の成熟度や虚血強度，持続時間，体温など多くの因子が関わる．

機序としては，酸素とグルコースの供給不全によるATP産生低下に伴う神経細胞の直接障害，虚血後再灌流により発生する神経伝達物質（興奮性アミノ酸など）の放出やアポトーシス，フリーラジカル産生が関与している[1]．

画像所見 脳実質の中でも特に虚血に脆弱な部分は，小脳のPurkinje細胞と頭頂葉および後頭葉皮質，そして海馬CA1領域の錐体細胞である．低酸素脳症の画像診断は，MRIを第一選択とする．

急性期（発症24時間以内）では，拡散強調像で小脳半球や基底核，後頭・頭頂領域の大脳皮質に高信号（ADC低下）を認める．細胞膜のNa-Kポンプ障害による細胞性浮腫を反映した所見で，視床や海馬を含むこともある．T2強調像およびFLAIR像では淡い高信号を示す．

亜急性期（発症24時間以後）では，血管性浮腫および間質性浮腫の進行によるびまん性の脳浮腫（血管性浮腫）が出現し，T2強調像およびFLAIR像で大脳皮質の信号上昇が増強する．

慢性期（発症2週間以後）では，脳虚血に伴う皮質壊死としてT1強調像で大脳皮質に沿った弧状の高信号域（cortical laminar necrosis）を認めることがある．さらに，大脳皮質のびまん性萎縮と脳室の拡大を認め，両側基底核にT1強調像およびT2強調像で高信号を認める（図1）．また，白質は皮質に比べて低酸素に耐性があるが，ごく稀に慢性期以降で遅延性白質脳症が出現することがある．

CTでは急性期病変の検出能は低く，亜急性期以降でびまん性の脳腫脹と皮髄境界および基底核の不明瞭化を示す．

鑑別診断のポイント

低酸素脳症による高度な脳腫脹に伴い，CTでは脳溝・くも膜下腔の狭小化を来し，脳溝の血管が相対的に高吸収を呈し，急性くも膜下出血に類似した所見となることがある（pseudo-SAH sign, 図2）．さらに，重症例では大脳がびまん性に低吸収を呈し，相対的に小脳や脳幹が高吸収を示したり（central structure preservation sign），皮質と白質コントラストの逆転（reverse gray-white matter density sign）を認めることがある．

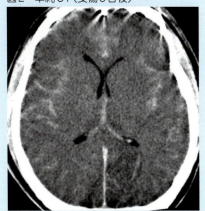

参考症例 pseudo-SAH sign

図2 単純CT（受傷3日後）

20歳代，男性．縊頸による低酸素脳症
単純CTで脳表に広範な高吸収域を認め，びまん性脳腫脹に伴うpseudo-SAH signの所見である．

びまん性軸索損傷／びまん性脳腫脹
diffuse axonal injury (DAI) / diffuse brain injury (DBI)

（原田太以佑，藤間憲幸，工藤興亮）

症例1：20歳代，男性．交通外傷にて救急搬送．受傷時より意識障害を認めた．すぐに精査のためCTが施行されたが，はっきりとした病変は認めなかった．その後も意識障害は回復せず遷延していたため，受傷2日後にさらなる精査としてMRIが施行された．

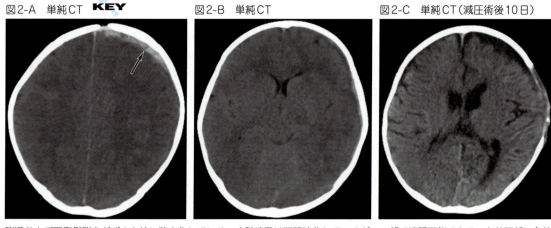

図1-A　FLAIR像　　図1-B　T2*強調像　　図1-C　FLAIR像（Aより尾側）　　図1-D　拡散強調像

左前頭頭頂葉の皮質下白質にFLAIR像で小さな斑状の高信号域を認める（A；→）．それらの一部はT2*強調像で小さな低信号として認められ，出血の合併が示唆される（B；→）．さらに尾側のスライスでは，脳梁膨大部右側にFLAIR像で斑状の高信号域を認める（C；→）．同部は拡散強調像では，より広い範囲の高信号域として描出されている（D；→）．病変の特徴的な分布や，意識障害の遷延という病歴から診断された．

診断名　びまん性軸索損傷（DAI）

症例2：8か月，男児．風呂場にて両親の転倒により頭部を強打．その10分後から意識障害，四肢硬直が出現し救急搬送．

図2-A　単純CT　　図2-B　単純CT　　図2-C　単純CT（減圧術後10日）

脳溝および両側側脳室がびまん性に狭小化している．皮髄境界は不明瞭化しているが，一部で確認可能である．左前頭部に急性硬膜下血腫も認められる（A；→）．びまん性脳腫脹の診断で，すぐに開頭減圧術が施行された．減圧術後10日には脳腫脹は解除され，側脳室，脳溝は拡大しており，萎縮が示唆された（C）．

診断名　びまん性脳腫脹（DBI）

参考文献
1) Smith C, Margulies SS, Duhaime AC: Trauma. In Love S, Perry A, Ironside JW, et al (eds); Greenfield's neuropathology, 9th ed. CRC Press, Boca Raton, p.638-682, 2015.
2) Liu AY, Maldjian JA, Bagley LJ, et al: Traumatic brain injury: diffusion-weighted MR imaging findings. AJNR 20: 1636-1641, 1999.
3) Bouma GJ, Muizelaar JP, Fatouros P: Pathogenesis of traumatic brain swelling: role of cerebral blood volume. Acta Neurochir 71 (Suppl): 272-275, 1998.

びまん性軸索損傷／びまん性脳腫脹の一般的知識と画像所見

1）びまん性軸索損傷（DAI）：頭部外傷の際，脳内に回転加速を伴った衝撃が加わることにより，組織間にずれが生じ剪断性の軸索損傷が起きる．病態は軸索の浮腫と微小出血であり，受傷後数時間～数日で完成するという報告がある[1]．脳内の密度の異なる構造間や，左右を連絡する長い白質組織に生じやすく，皮髄境界（特に傍矢状洞部），脳梁（特に膨大部）に好発する．内包後脚などの基底核周囲の白質，脳幹背外側部，透明中隔，脳弓などにも起きやすい．DAIは病変の4割前後に出血を伴う（出血性DAI）が，特に基底核病変は穿通枝が発達しており，出血性DAIが多い．

画像所見 CTでは軸索の浮腫を示す小さな低吸収域を認め，出血性DAIでは高吸収を示す．ただし，CTの検出力は高くなく，病変を指摘できない場合が多々ある．

DAIの検出にはMRIが有用であり，特に急性期では細胞障害による細胞性浮腫のため拡散強調像で高信号を示す．小さな細胞性浮腫はT1強調像やT2強調像では目立たないことが多く，発症直後～3日程度のDAIの検出には拡散強調像が必須である[2]．急性期中～後期（発症3日目以降），さらに慢性期になると血管性浮腫に移行するため，T2強調像で高信号病変として検出可能である．病変は長円形，円形を示す．FLAIR像では脳弓や透明中隔病変の検出力が特に強い．出血性DAIの場合，T2*強調像や磁化率強調像で明瞭な低信号を示し，特に後者で検出感度が高い．浮腫性変化は概ね2か月以上経つと消褪してくる．

2）びまん性脳腫脹（DBI）：重症頭部外傷に伴って起こる脳腫脹である．原因として脳血管麻痺による血管床の増大が考えられてきたが，最近ではエネルギー代謝障害による細胞性浮腫と脳血管拡張が主因と考えられている．発症直後に脳腫脹がなくても24時間以内に急速増悪することもある[3]．

画像所見 脳溝，脳室系の著明な狭小化を認め，脳底部では迂回槽，四丘体槽が不明瞭化する．皮髄境界が消失し，CTにて大脳がびまん性低吸収域を示す．MRIではT2強調像で高信号を呈するが，明らかな異常を指摘できないことも多い．

鑑別診断のポイント

DAIでは，長幹骨骨折患者の場合，脂肪塞栓との鑑別に苦慮する場合がある．病変そのものは酷似するが，脂肪塞栓は両側半卵円中心を腹背方向に左右対称に分布する場合が比較的多く，DAIの分布と異なる．またDAIの脳梁病変は，軽度な脳挫傷による脳梁病変との鑑別が必要である．主に脳挫傷は脳梁の正中に発生するが，DAIは片方に偏在している場合が多い．ラクナ梗塞とも鑑別が難しい時があるが，病変の分布や拡散強調像の所見から概ね判断可能である．

DBIにおいては，外傷以外の原因（低酸素など）による脳腫脹が同様の画像所見を示すが，画像所見のみでの鑑別は不可能であり，病歴から判断する必要がある．

> **NOTE** **それぞれの診断の注意点**
>
> **びまん性軸索損傷（DAI）**：病歴として，頭部外傷後のCTでは特に異常がなかったが，それにもかかわらず意識障害が遷延している場合にはDAIを考える．意識障害は外傷直後から持続し，意識清明期は基本的にないが，近年，意識消失を伴わない頭部外傷で慢性期に高次機能障害を来す病態であるmild traumatic brain injury（mTBI）の原因がDAIといわれている．
>
> **びまん性脳腫脹（DBI）**：年齢や個人差による脳実質の萎縮の程度は大きく異なり，それゆえ，一見して容易に診断できる症例はともかく，経時的変化を追って初めてDBIが判明する例もあり，注意が必要である．

慢性硬膜下血腫
chronic subdural hematoma (CSH)

（原田太以佑，藤間憲幸，工藤興亮）

◆ **症例1**：60歳代，男性．持続する頭痛にて来院．本人はここ最近で外傷の自覚なし．

図1-A　単純CT

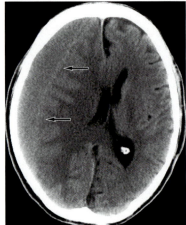

図1-B　T2強調像

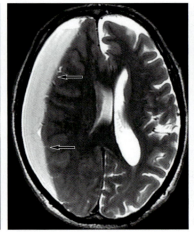

図1-C　FLAIR像　**KEY**

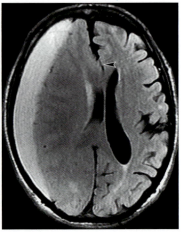

右大脳半球の脳表に三日月状の異常吸収域・異常信号域を認める（A，B；→）．CTでは灰白質とほぼ等吸収，T2強調像やFLAIR像では高信号を示し，画像上は典型的な慢性硬膜下血腫の所見であるが，本人は外傷の自覚がなく，非常に軽微な外傷が原因であったものと推察される．脳溝が狭小化し，軽度の帯状回ヘルニアを認める（C；▶）．

診断名 慢性硬膜下血腫

◆ **症例2**：70歳代，女性．3週間前に転倒して頭部を強打．その際は皮下血腫のみだった．外傷後の経過観察として来院．軽度の頭痛があった．

図2-A　T2強調像　**KEY**

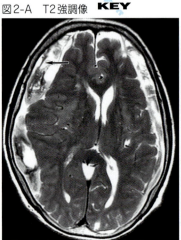

図2-B　FLAIR像

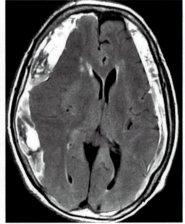

図2-C　単純CT

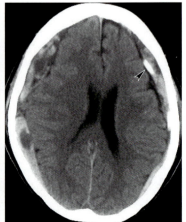

両側大脳脳表に三日月状の異常信号域・異常吸収域を認める．T2強調像，FLAIR像およびCTのいずれもが不均一な信号および吸収を示す（A〜C）．両側性の慢性硬膜下血腫がある．内部は新旧の血腫や引き込まれた脳脊髄液が混在していると考えられる．内部に一部隔壁状の構造を認める（A；→）．右側優位で脳溝，側脳室が狭小化している．なお，左側の高吸収域はドレナージチューブ挿入後である（C；▶）．

診断名 慢性硬膜下血腫

慢性硬膜下血腫の一般的知識と画像所見

　比較的軽微な頭部外傷の受傷後，しばらくの時間（通常3週間以上～数か月）を経過し，硬膜下腔に血腫を形成するものを慢性硬膜下血腫（CSH）と呼び，急性硬膜下血腫の経時的変化とは限らない．比較的軽微な外傷でも起こり，時には本人の自覚がないほど微細なものでも生じることがある．症状は，頭痛や認知症，性格変化，麻痺などで発症することが多い．男性高齢者で脳萎縮を伴う患者に多く，血液疾患や抗凝固療法による出血性素因がある患者，アルコール多飲者にもみられる．

　正確な原因に関しては不明だが，外傷時に脳表と硬膜静脈洞を結ぶ架橋静脈に損傷が生じて起こることが多い．硬膜の内層に血腫が生じ，長い経過で被膜が形成され，浸透圧勾配に従って髄液を引き込む．被膜は血管に富み，これが出血を繰り返し，さらに血腫が増大していくとされている．慢性の経過中に厚い被膜と線維性の壁が形成され，器質化することで石灰化が形成されることもある．硬膜に沿って三日月状の形態を示すことが多いが，隔壁や癒着により半月状や凸レンズ状の形態を示す例もある．硬膜下血腫であるため，骨縫合線を越えて広がる．

　画像所見　CTでは血腫の時期により様々だが，比較的新しい出血部は高吸収を示し，液面形成を伴うことがあり，経過とともに吸収値が低下していく．時に脳実質と等吸収で均一な血腫を形成し，特に両側性の場合は診断に苦慮することもあるが，年齢に比して側脳室の狭小化や大脳脳溝の狭小化，大脳皮質の内側偏位などがあれば疑う契機となる（図3）．

　MRIでは時期により信号が多様である．FLAIR像で明瞭な高信号として描出される場合が多く，検出力の面で優れている．拡散強調像でも血腫が磁化率アーチファクトとして描出され，良好な検出力をもつため，患者が不穏で体動が問題となる時は，拡散強調像での高速撮像が有用である．T2強調像では隔壁構造が明瞭に描出され，造影MRIで強く造影される．画像診断の役割は経時的な変化の観察と，血腫のmass effectの程度を評価することである．周囲脳実質の圧迫の程度，脳ヘルニア［大脳鎌下ヘルニア（midline shift）や下行性テント切痕ヘルニアなど］の有無などが，治療法選択の上で重要な情報となる（p.84-85「脳ヘルニア」参照）．

鑑別診断のポイント

　画像診断において，時に硬膜下蓄膿や硬膜下水腫が鑑別の対象になる場合があるが，臨床経過や症状などから問題になることは少ない．軽微なものでも外傷の既往の有無がチェックポイントとなる．

　硬膜下蓄膿は拡散強調像で高信号を示すが，硬膜下血腫も同様の場合があり，注意が必要である．硬膜下水腫は脳脊髄液とほぼ等信号を示すが，外傷によるくも膜の破綻が指摘できないことが多く，硬膜下血腫が長い経過で分解されて生じることもあり，厳密に鑑別できないことがある．

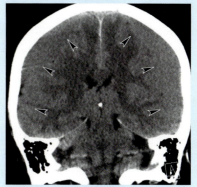

参考症例 灰白質と等吸収域を呈する両側慢性硬膜下血腫（荏原病院症例）

図3　単純CT冠状断像

80歳代，女性．歩行困難．
両側円蓋部に沿って，灰白質と等吸収域を呈する両側慢性硬膜下血腫が認められる（►）．両側大脳半球は同等に圧排されており，正中線の偏位は認めない．

参考文献
1) Le TH, Gean AD: Neuroimaging of traumatic brain injury. Mt Sinai J Med 76: 145-162, 2009.
2) 石井　清: 2-3 急性期頭部外傷の画像診断．2 脳実質外病変．髙橋昭喜（編著）; 脳MRI 2. 代謝・脱髄・変性・外傷・他．秀潤社，p.91-92, 2008.

脳ヘルニア
cerebral herniation

(髙田恵広, 石蔵礼一)

● **症例1**：9歳, 男児. 両親よりの断続的な体罰あり, 意識消失にて当院救急搬送.

図1-A 単純CT（受傷時）　　図1-B 単純CT（受傷時）**KEY**　　図1-C 単純CT（受傷時）**KEY**

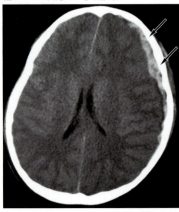

図1-D 単純CT（受傷2日後）　　図1-E 単純CT（受傷2日後）

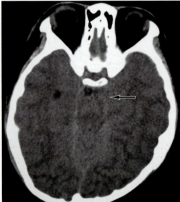

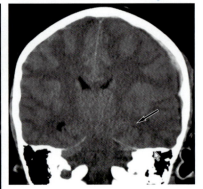

左前頭部に高吸収域を呈する急性硬膜下血腫（A；→）と左大脳半球のびまん性脳腫脹を認め, 右側へのmidline shiftを伴っている. 両側迂回槽が消失しており, 左側頭葉内側部（B, C；→）がテント下へ陥入し, 下行性テント切痕ヘルニアを合併している. 緊急で開頭血腫除去術を施行.
2日後のCTで右側頭葉（D；→）, 右基底核, 左後頭葉（D, E；▶）に低吸収域を認め, 脳虚血性変化と考えられる（左後頭葉の梗塞は, ヘルニアに起因する左後大脳動脈の圧排による）.

診断名 急性硬膜下血腫とびまん性脳腫脹に合併した左側下行性テント切痕ヘルニア

● **症例2**：70歳代, 男性. 転倒し頭部を打撲. 近医での直後のCTでは異常を認めなかったが, 2時間後嘔吐, 意識障害を認め, 当院救急搬送.

図2 単純CT（来院時）**KEY**

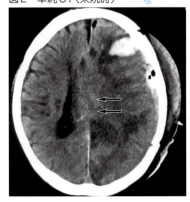

左前頭部に脳挫傷および急性硬膜外血腫を認める. 左大脳半球は全体的に腫脹し, 脳溝は消失している. 正中構造は偏位（→）, 左側脳室は圧排され消失している.

診断名 大脳鎌下ヘルニア

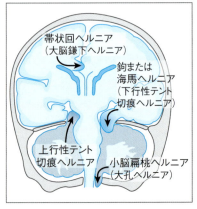

図3 脳ヘルニアの分類

参考文献
1) 太田富雄：2章 頭蓋内圧亢進と脳ヘルニア. §6 頭蓋内圧亢進による頭蓋内組織の機械的偏位と脳ヘルニア, §7 ヘルニアの画像診断. 太田富雄（総編集）；脳神経外科学. 改訂12版. 金芳堂, p.176-186, 2016.
2) 石井 清：ヘルニアによる損傷. 高橋昭喜（編著）；脳MRI 2. 代謝・脱髄・変性・外傷・他. 秀潤社, p.98-100, 2008.

脳ヘルニアの一般的知識と画像所見

脳ヘルニアとは，頭蓋内の病変（脳出血，脳腫瘍，硬膜外血腫，硬膜下血腫，脳挫傷，脳腫脹など）により，頭蓋内圧が亢進し脳が圧迫され，本来脳があるべき場所より偏位してしまった状態である．様々な神経症状が出現し，重篤な後遺症を残すばかりでなく致死的になることも多い．嵌入した局所の障害だけではなく，その部に存在する血管が圧排され，その血管の支配領域の梗塞を来すことがある．

脳ヘルニアは，①陥入する脳，および②脳が大脳鎌，小脳テント，大孔などを介して偏位を起こす部位により分類されている[1) 2)]（図3，表1）．

表1　脳ヘルニアの分類

陥入する脳からの名称（ヘルニア門，偏位を起こす部位からの名称）	ヘルニアの解剖と神経症状
鉤または海馬ヘルニア（下行性テント切痕ヘルニア）	テント上腔の圧が高くなるとテント切痕部の迂回槽内へ側頭葉内側部（鉤回，海馬回）が陥入し，脳幹部（特に中脳）が下方，側方に圧排される（▶NOTE）．CTで同側の鞍上槽が消失し，中脳や橋が側頭葉内側部により圧排される．Kernohan's notchは，偏位した側頭葉により脳ヘルニアと反対側の大脳脚がテント縁に押しつけられて損傷を来すことを指す．この場合，同側の麻痺を来す．さらに，後大脳動脈が逸脱した脳と小脳テント切痕に挟まれて絞扼されると，後大脳動脈の支配領域に脳梗塞を来すことがある．
上行性［逆行性］テント切痕ヘルニア	後頭蓋窩，テント下腔の圧が高くなると，尾側から頭側に向けてテント切痕（四丘体槽）内に小脳の一部（小脳虫部）が陥入する．高度の場合，中脳水道が圧排され閉塞性水頭症を来す．
帯状回ヘルニア（大脳鎌下ヘルニア）	帯状回の一部が大脳鎌下縁を越えて反対側にヘルニアを起こした状態．ヘルニアが高度になると前大脳動脈の遠位部が大脳鎌に圧迫されて閉塞し，その支配領域に脳梗塞を起こす．
小脳扁桃ヘルニア（大孔ヘルニア）	脊椎管内圧に対してテント下腔の圧が高くなり，小脳下部（特に小脳扁桃）が大孔内に嵌入する．大後頭孔部で延髄が小脳扁桃により後方から圧排，損傷され，呼吸麻痺など延髄圧迫症状により死亡することもある．

鑑別診断のポイント

脳幹部周囲に存在する脳槽の有無を確認する必要がある．中脳脚間に存在する脚間槽，中脳周囲を取り巻く垂直方向の迂回槽，四丘体部を覆う四丘体槽の把握が重要である．急性期には経時的な観察が必要である．また，マルチスライスCTによるMPR画像が診断に有用である．

> **NOTE** テント切痕ヘルニアの症状
>
> テント上腔に占拠性病変が発生し，頭蓋内圧が亢進してくると，テント切痕に向けて脳偏位が起こってくる．これが間脳から間脳上部に存在する上行性毛様体賦活系を障害し，意識障害，特に覚醒障害を来す．テント切痕部と病巣の位置関係から，テント切痕ヘルニアでみられる症候群を3つに分類する[1)]（表2）．
>
> ### 表2　テント切痕ヘルニア症候群
>
> | 症候群 | テント切痕部と病巣の位置関係 | 症状 |
> |---|---|---|
> | 遠隔症候群 | 占拠性病変がテント切痕から離れた部分にある場合 | 意識障害が出現する前から対側の巣症状，特に片麻痺が存在する |
> | 側頭葉先端部症候群 | 側頭葉先端部に占拠性病変が発生した場合 | 意識障害がみられる前か，ほぼ同時期に鉤回が内側に偏位し，病側動眼神経麻痺により散瞳し瞳孔不同を来す |
> | びまん性（非限局性）症候群 | テント上腔にびまん性占拠性病変が発生した場合 | 外傷性びまん性脳腫脹，良性頭蓋内圧亢進，中脳水道狭窄などによる水頭症でみられる．間脳が上方より垂直下方に移動するため，意識障害，除皮質あるいは除脳硬直を来し，巣症状はみられない |

小児虐待（1）
child abuse

（髙田恵広，安藤久美子）

症例1：7歳，男児．両親より断続的な体罰があり，意識消失のため救急搬送．

図1　単純CT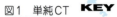

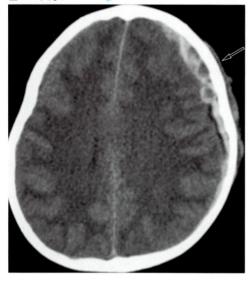

左前頭葉硬膜下に血腫を認める（→）．若干右側への midline shiftを伴っている．

診断名　急性硬膜下血腫

症例2：7か月，女児．ソファーで転倒していることに気づき救急搬送．

図2-A　単純CT　　　図2-B　単純CT　　　図2-C　単純CT

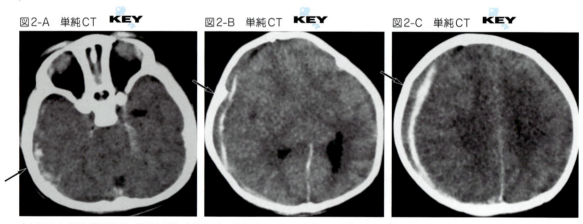

右前頭から側頭部硬膜下に低吸収域と高吸収域の部分がみられる．新旧の硬膜下血腫が存在している（→）．著明な左側へのmidline shiftがみられている．

診断名　慢性硬膜下血腫

小児虐待の一般的知識と画像所見

　虐待は小児医療で日常的な問題となっている．厚生労働省が発表している全国児童相談所の「児童虐待相談の対応件数及び虐待による死亡事例数」の報告では，平成26年度の件数は88,931件と，児童虐待防止法施行前（平成11年度）の7.6倍に増加している．被害者はほとんどが6歳以下で，半数以上が1歳以下といわれている[1]．頭部外傷は虐待児における受傷原

因および死因の大半を占める．

　乳幼児は，自分から虐待を言葉で訴えることができない．虐待の事実を第三者に訴えられることは稀であり，家族からの問診も当然ながら正確な情報を得られない．

　画像診断は，虐待の事実を客観的に知る上で有力な手段となる．虐待が疑われる場合には画像診断が不可欠であり，積極的に行う必要がある[2]．

　虐待により生じる様々な頭部外傷は，その後遺症までを包括してabusive head trauma (AHT) と称される[3]．乳幼児が暴力的な揺さぶり (shaking) を受けた時に起こる硬膜下出血，低酸素虚血性損傷様の実質障害が合併するshaken baby syndrome (SBS) が典型的な損傷とされており，大部分を占めるとみなされている[4]．しかし，受傷の際の打撃の関与，二次性脳損傷（虚血，低酸素）の発生など，SBSのみでは説明できない事象も児童虐待により生じる頭部外傷の要素であり，さらに外傷性てんかん，発達障害など，続発する後遺症も重要である．これら児童虐待の結果生じる頭部外傷，神経学的問題を幅広く包括し，特定の受傷機転を仮定しない用語として，AHTという用語が使用されるようになった[4,5]．AHTとして硬膜下血腫が最も多く，白質裂傷，網膜出血などがみられる[1,3,5,6]．

　画像所見 虐待による頭部外傷の診断においてCTは必須である．特異的所見として，頭蓋内出血（硬膜下血腫，くも膜下出血，脳室内出血），脳挫傷，びまん性脳腫脹がある．特に，大脳鎌に沿ったくも膜下出血，慢性硬膜下血腫などの新旧の出血の存在，新旧の脳損傷があることは特徴的である．他の特徴として，①脳の損傷の約70％は実際に頭蓋骨骨折を伴わず，骨折を伴うのは30％前後である，②骨折では鼻骨骨折が最も多く，眼窩底骨折や頬骨骨折などども経験する[5]．

　虐待を受けた小児の11〜55％に骨折がみられると報告があり，頻度が高い．虐待による骨折では部位に特異性が知られており，骨幹端骨折，肋骨骨折（背部の肋骨脊椎接合部），棘突起骨折，胸骨骨折，肩甲骨骨折などが挙げられる．稀に新旧の骨折が1患児にみられることが特徴である．虐待が疑われる場合には，①2歳以下では全員に全身骨単純X線撮影を行う，②2〜5歳では診察所見で骨損傷の疑いがあれば単純X線写真を撮影すべきといわれ，③年長児では無症状の骨折は経験がないため検査は不要とされている[2]．

鑑別診断のポイント

　外傷が虐待に結びつかないまま局所の診断，治療のみで終わってしまうことも多い．しかし，予後を決定する脳損傷を起こしてから虐待を診断しても遅く，早期に虐待の環境から救出する必要がある．2歳未満での骨折は90％が虐待による骨折といわれている．骨折を早期に診断し，それを契機に最悪の事態を回避することが重要である．

　小児において新旧の出血が頭蓋内に存在していれば，虐待の診断は容易になる．しかし，画像所見のみでは確実に虐待によるものかどうか，診断が困難である場合が多い．

　虐待による頭蓋内病変の診断には小児科医からの情報が不可欠で，総合的に判断し診断する必要がある．特に，乳児や早期幼児が外傷性脳損傷を来している場合，その損傷を説明できるようなエピソードがなく，また，内因性の病態も確認できなければ，AHTが第一義的に考慮すべき疾患となる．

参考文献

次項p.89に一括記載．

小児虐待（2）（shaken baby syndrome）
child abuse (shaken baby syndrome；SBS)

（髙田恵広，安藤久美子）

> **症例**：5か月，女児．夕方ベッドより落ちていることに気がつき，意識障害にて母親が近医受診．痙攣重積，呼吸困難もみられ救急搬送．来院時，大泉門隆起，胸部に紫斑，皮下出血を認めた．再度母親に問診したところ，「昼間にお兄ちゃんが患児の上に乗って遊んでいた」と言い出した．（文献7）より転載

図1-A 単純CT **KEY**

図1-B 単純CT **KEY**

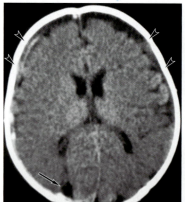
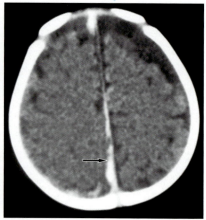

図1-C 胸部単純CT（骨条件） **KEY**

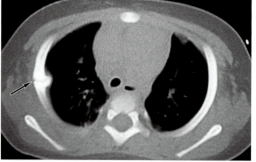

単純CTでは脳は全体的に淡い低吸収域を呈している．右後頭葉には明瞭な低吸収域（A；→）を認め，陳旧性脳挫傷と考えられた．両側前頭部硬膜下には不均一な低～高吸収の慢性硬膜下血腫（A；▶）を伴っていた．また，大脳鎌に沿っても高吸収域（B；→）を認め，硬膜下血腫と考えられる．
胸部単純CTで，右第2，3肋骨および左第9肋骨に骨硬化像を伴った陳旧性の肋骨骨折（C；→）を認めた．また，肺挫傷も伴っていた．

図1-D T1強調像（2か月後）

図1-E T2強調像（2か月後）

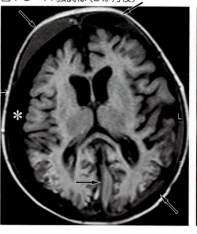
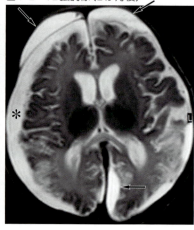

2か月後の頭部MRIでは，脳は全体的に萎縮している．両側前頭部，後頭部硬膜下には慢性硬膜下血腫（D, E；→），硬膜下水腫（D, E；＊）を認める．また，両側大脳半球白質および皮質にもT2強調像で高信号を呈していた．

診断名 shaken baby syndrome (shaken impact syndrome)

shaken baby symdrome(shaken impact symdrome)の一般的知識

　　乳幼児に特有の受傷機転として有名である．小児放射線科医であったCaffeyが，虐待による頭部損傷のひとつの受傷形態として提唱したものである[3)4)]．乳幼児を抱え上げて強く前後に暴力的に揺さぶることで脳に剪断損傷が起こり，硬膜下血腫，軸索損傷などを起こし，外表に打撲痕がない．網膜出血の合併頻度が非常に高く，診断の助けとなる．また，剪断損傷は乳幼児脳では白質裂傷(contusional cleft)を来す[4)〜6)]．乳幼児では髄鞘形成が未熟なこと，脳水分含有量が多く柔らかいため，剪断力に対して脆弱であることから出血を伴って白質が断裂する．白質裂傷の好発部位は，髄鞘化の生理的に遅い前頭葉，側頭葉の皮質下白質で，乳幼児の頭部外傷に特徴的とされている．

　　揺さぶりだけでは頭蓋内の損傷には不十分で，shaken baby syndromeに直達外力が伴ったものをshaken impact syndromeと呼ぶ．

鑑別診断のポイント

　　頭部CTで骨折，頭蓋内出血，特に硬膜下血腫，くも膜下出血，脳浮腫を見逃さないことが大切である．脳実質損傷としては，びまん性脳腫脹，軸索損傷，剪断損傷，原因ははっきりとしていないが脳梗塞様病変，脳挫傷などあらゆる病態がある．脳実質外では，特に大脳鎌に広範に沿った半球間裂の硬膜下血腫はshakingとの関連が非常に強いといわれている．両側硬膜下血腫，特に時間の異なる血腫の存在も虐待を疑う根拠となる．

　　診断の正確さからはMRIが検査の第一選択になるが，ほとんどがCTで診断できる．微小な脳挫傷，軸索損傷を疑う場合はMRIを追加することで診断は容易になる．

　　網膜出血の有無をみるため，眼底検査も重要である．

> **NOTE　虐待を疑ったら**
>
> 　　虐待には，身体的，性的，心理的，ネグレクト（育児放棄）が含まれている．複数の種類の虐待を同時に受ける虐待児が少なからず存在している[2)]．身体的虐待の客観的証拠である新旧の骨折を見逃さないことが必要である．また，一般的に虐待の可能性を疑う病歴として，まず医療機関の受診の遅れがある．その他，外傷の程度が病歴と合わない，受診理由となった以外の新旧の傷の存在，目撃者の不在，保護者が外傷を患児本人，患児の兄弟のせいにする，外傷，救急外来受診の既往，兄弟の突然死の既往などが挙げられる．
>
> 　　児童福祉法（改正：平成17年4月1日法律25号，施行：平成17年4月1日）では，虐待を疑った時点での通報が義務づけられており，主治医との連携が大切である[1)]．

参考文献

1) 工富公子, 大場 洋：頭部外傷, 被虐待児症候群. 小児科診療 71: 485-494, 2008.
2) 日本小児科学会：子ども虐待診療手引き 第2版.（https://www.jpeds.or.jp/modules/guidelines/index.php?content_id=25）
3) ポール・K・クラインマン（編）, 小熊栄二（監修）, 溝口史剛（監訳）；子ども虐待の画像診断, 第3版. 明石書店, p.365-379, 2016.
4) 小熊栄二：児童虐待による頭部外傷(abusive head trauma)の画像診断. 臨床放射線 57: 1273-1286, 2012.
5) 小熊栄二：虐待. 画像診断 33: 21-32, 2013.
6) 相田典子：小児虐待による頭部外傷. 高橋昭喜（編著）；脳MRI 2.代謝・脱髄・変性・外傷・他. 秀潤社, p.101-109, 2008.
7) 石藏礼一, 安藤久美子, 小川理世・他：小児神経疾患の救急と画像. 日本小児神経学会教育委員会（編）；小児神経学の進歩 第37集. 診断と治療社, p.77-90, 2008.

頭頸部総論

(井田正博)

1. 検査法のポイント

　　頭蓋底および顔面頭蓋の外傷，骨折については，頭蓋内と併せてCTが第一選択となる．外傷性病変でも経過観察もしくは眼窩内精査，視神経精査，脳挫傷，軸索損傷の精査目的で，MRIが施行される．

　　頭蓋底，顔面頭蓋以外の頭頸部病変の精査には，比較的状態が安定している症例では濃度分解能の高いMRIが適応となる．特に，深頸間隙病変（傍咽頭間隙，頸動脈周囲腔，咽後間隙，椎前間隙にしている病変）は，MRIによる精査が必要である．しかし，外傷，活動性炎症など救急疾患では，呼吸状態の不良や重度の疼痛が予測され，広範囲な炎症進展，他部位の外傷合併の可能性もあるので，CT firstとなる．また，異物誤嚥や刺入の可能性がある場合は，それらの大部分はX線非透過性なので，CTを施行する（図1, 2）．木製やプラスチック製，ガラス製の食器刺入も，CTで診断が可能である．

2. 撮影法のポイント

1) CT

　　CTでは，唾液腺管石灰化結石の有無，異物進入の有無，舌骨や喉頭軟骨の骨折の有無などをチェックする．ただし，これらは造影後でも評価できるので，被ばく量を考え，単純CTを省略しても構わない．扁桃組織の蜂窩織炎や膿瘍，リンパ節炎の診断には造影CTを追加する．頸動脈病変については造影CTAが有用である．頸部に造影CTを施行する場合は，併せて胸部腹部CTも施行も考慮する．頸動脈狭窄，頸動脈損傷が疑われる症例では，必ず頭部CTも施行する．

2) MRI

　　T2強調像，T1強調像，脂肪抑制T2強調像にて評価を行う．また，活動性炎症，被包化膿瘍などの精査には造影T1強調像が有用である．ガドリニウム造影を施行する際は脂肪抑制法を併用する（表）．造影能はCTよりも優れる．急性化膿性リンパ節炎や膿瘍の診断には拡散強調像が有用である．

3. 診断のピットフォール

　　頭頸部はMRI検査にとって，呼吸，嚥下，頸動脈拍動など不随意な生理的運動の影響の出現しやすい部位で，アーチファクトの原因となる．さらに頭頸部領域は，顔面頭蓋，下顎部，頸部，胸郭入口部が複雑な形状を呈し，また歯科治療既往歴など磁化率変化を来す要因が複数あるため，脂肪抑制が均一にかかりにくい．CTでも耳下腺や甲状腺組織以外は脂肪組織と筋組織の単調なコントラストを呈するので，外傷性の血腫や炎症の診断に難渋することもある．

　　耳下腺，顎下腺，甲状腺病変，リンパ節腫大については，CTやMRIを施行する前に超音波で精査する必要がある．

表　頭頸部救急疾患のMRI撮像プロトコール

撮影法	撮像シーケンス	目的
T2強調像	FSE	頭頸部領域の基本
T1強調像	SEもしくはFSE	出血および脂肪成分の検出（両者の鑑別には脂肪抑制を併用する）
脂肪抑制T2強調像	FSE	病変コントラストの増強，周囲の浮腫性変化の判定
脂肪抑制造影T1強調像	SEもしくはFSE	炎症の活動性，多血性の評価　舌や口腔底，唾液腺病変では造影dynamic T1強調像も有用
拡散強調像	SE-EPI	炎症の活動性，特に膿瘍の検出，病変の良悪性の鑑別，悪性腫瘍浸潤を伴うリンパ節腫大の検出や膿瘍の診断

＊基本的には横断像が中心であるが，口腔底，唾液腺病変については，適宜，冠状断像を加える．
＊咽頭部や咽後間隙病変については，矢状断像を加える．Rosenmüller窩や側壁の病変については，冠状断像も有用．

参考症例　CTが診断に必須な症例

図1　単純CT

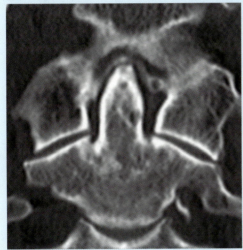

70歳代，男性．突然の頸部痛．NSAIDで症状は軽快．軸椎歯突起周囲の横靱帯に石灰化を認める．
診断名 crown dense症候群

図2　単純CT

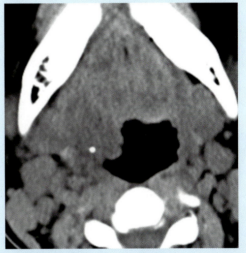

10歳代後半，女性．食後から右咽頭痛．右口蓋扁桃に腫脹と魚骨の刺入を認める．
診断名 魚骨刺入による扁桃膿瘍

参考文献

1) Vellin JF, Crestani S, Saroul N, et al: Acute abscess of the base of the tongue: a rare but important emergency. J Emerg Med 41: e107-e110, 2011.
2) Lee WT, Eliashar R, Eliachar I: Acute external laryngotracheal trauma: diagnosis and management. Ear Nose Throat J 85: 179-184, 2006.

頭頸部異物
foreign body in the head and neck

（菅原俊祐）

症例：3歳，女児．割り箸をくわえた状態で転倒した．

図1-A　単純CT（WL/WW=50/100）

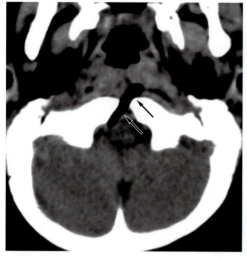

図1-B　単純CT（WL/WW=50/1500）

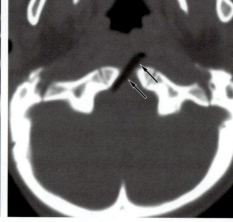

図1-C　単純CT斜矢状断像

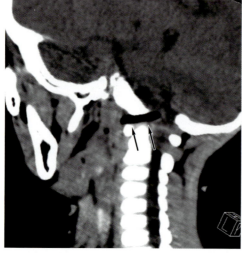

図1-D　T2強調像

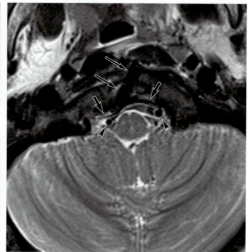

単純CT横断像（WL/WW=50/100）にて，上咽頭後壁の軟部組織に埋没する索状の低吸収域を認める（A；→）．この病変は，連続性に延髄腹側近傍まで認められる．ウインドウ幅を広げて観察すると（WL/WW=50/1500），この病変は空気とは異なる吸収値であり（B；→），迷入した異物（本例では割り箸）である．異物の長軸方向に沿った斜矢状断像を作成すると，異物の全体像（C；→）と周囲臓器との位置関係の把握が容易となる．直後に撮影されたT2強調像では，異物は無信号域として描出される（D；→）．髄内に異常信号はなく，粗大な血腫形成や，近傍を走行する右椎骨動脈V4 segmentのflow voidも保たれている（D；▶）．両側の内頸動脈も，異物の進入経路を示す無信号域の長軸方向からは外れており，重大な血管損傷もないと考えられる．異物を示す無信号域と頭蓋脊柱管内との間には硬膜を示す低信号域が認められ（D；→），異物は硬膜外腔に留まる．

診断名 咽頭後間隙〜硬膜外腔の異物（割り箸）

頭頸部異物の一般的知識と画像所見

頭頸部領域の異物は，事故や外傷などにより皮膚や粘膜を貫通して異物が体内に迷入する場合（箸，鉛筆，縫い針，魚骨など）と，小児や高齢者，精神疾患患者などが異物（硬貨や義歯など）を誤嚥，鼻腔などへ誤挿入する場合とがある[1]〜[4]．急性期における画像診断の役割は，①異物の存在する部位を特定し，除去術のための適切なアプローチ経路の決定に寄与すること，②重要臓器損傷の有無（特に内頸動脈，椎骨動脈，静脈洞などの血管構造，視神経を含めた中枢神経）を評価すること，の2点にある[1]．異物が迷入してから時間が経過している場合には，上記の他に膿瘍形成など感染の合併や，瘻孔形成（気管食道瘻や大動脈食道瘻など）の有無についても評価する必要がある[4]．

画像所見 頭頸部領域の異物の精査には，CTが第一選択となる[2]．単純X線写真は，硬貨や金属製の義歯など比較的サイズが大きく，X線透過性の低い異物の存在と位置を同定することは可能であるが，前述の目的のための精査には不十分である．CTは，骨折の評価，空気の迷入の評価（気脳症）にも優れている．CTで異物を描出し正確に評価するためには，迷入している異物がどのようなCT値を呈するか，事前に把握しておくことが望ましい．金属異物であればCTで高吸収を呈し，義歯に使用されるアクリルレジン（polymethylmethacrylate；PMMA）はX線透過性であるため低吸収を示す[4]．箸などの木片，竹製品は空気に近い低吸収を呈するが，時間が経過し内部の水分含有量が増加するにつれ，CT値が経時的に上昇する[3]．異物のCT値を把握する最も簡便な方法は，迷入したと考えられる異物と同じ物品を用意し，CTで撮影してみることである．

多方向からの再構成画像は，異物の描出・特定にも有用であり[5]，血管損傷が疑われる症例では，造影CT angiography（CTA）を施行する[2]．CTもしくは単純X線写真で異物が金属ではないことが確認されれば，重要臓器（特に中枢神経系）との位置関係や合併損傷の有無を把握するために，CTより組織コントラストの高いMRIも有用である．MRI撮像は患者の状態と緊急性を考慮した上で施行すべきであるが，異物が磁性体を含む場合には禁忌である[2]．

鑑別診断のポイント

"異物"というキーワードがあれば，診断にはさほど苦慮しない．しかし，時間が経過して異物の可能性を病歴から聴取できない場合，膿瘍や瘻孔形成の原因として異物を指摘することは，特にX線透過性の高い異物では困難なことがある．病歴がはっきりしない場合でも，直線的な構造や正円形の構造など人工物を連想させる病変を認めた場合には，異物の可能性も臨床医に伝え，病歴を再確認する必要がある．

参考文献

1) Pinto A, Muzj C, Gagliardi N, et al: Role of imaging in the assessment of impacted foreign bodies in the hypopharynx and cervical esophagus. Semin Ultrasound CT MR 33: 463-470, 2012.
2) Matsumoto S, Hasuo K, Mizushima A, et al: Intracranial penetrating injuries via the optic canal. AJNR 19: 1163-1165, 1998.
3) Yamashita K, Noguchi T, Mihara F, et al: An intraorbital wooden foreign body: description of a case and a variety of CT appearances. Emerg Radiol 14: 41-43, 2007.
4) Haidary A, Leider JS, Silbergleit R: Unsuspected swallowing of a partial denture. AJNR 28: 1734-1735, 2007.
5) Taniura S, Tatebayashi K, Akatsuka K, et al: Transoral penetration of a half-split chopstick between the basion and the dens. AJNR 25: 871-872, 2004.

眼窩蜂窩織炎
orbital cellulitis

（狩野麻実，尾尻博也）

症例1：70歳代，男性．右上眼瞼痛，眼瞼腫脹が出現した．次第に視力低下，眼球運動障害を来すようになり，造影CTが施行された．

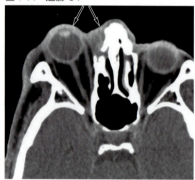

図1-A 造影CT

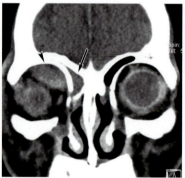

図1-B 造影CT冠状断像

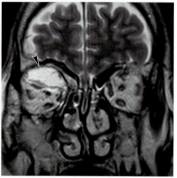

図1-C T2強調冠状断像

造影CTでは右眼瞼から鼻根部右側の炎症性浮腫による軟部組織腫脹（A；→）がある．右眼窩上壁に沿って眼窩内へ膨隆する凸レンズ型の軟部濃度腫瘤を認め（B；▶），T2強調冠状断像では筋円錐外に局在し，高信号域（C；▶）として描出されている．右前頭洞には前頭洞炎を合併している（B；→）．右前頭洞炎からの炎症波及による眼窩骨膜下膿瘍と診断される．膿瘍の形成による眼窩内圧上昇に起因する眼球突出を来している（A）．T2強調像で頭蓋内進展は認めない．その後，緊急手術となり，膿瘍が証明された．

診断名 前頭洞炎に合併した眼窩骨膜下膿瘍（group Ⅲ）

症例2：60歳代，女性．左眼瞼腫脹，発赤，左眼窩部痛み．炎症反応陽性．（荏原病院症例）

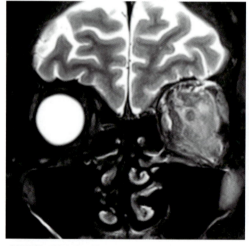

図2-A 脂肪抑制T2強調像

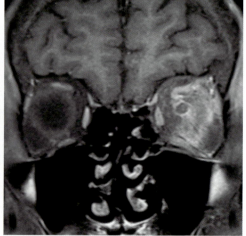

図2-B 脂肪抑制造影T1強調像

球後部筋円錐内脂肪織に脂肪抑制T2強調像では高吸収域，脂肪抑制造影T1強調像では異常造影増強効果を呈する．

診断名 眼窩蜂窩織炎（group Ⅱ）

参考文献
1) Chandler JR, Langenbrunner DJ, Stevens ER: The pathogenesis of orbital complications in acute sinusitis. Laryngoscope 80: 1414-1428, 1970.
2) Vairaktaris E, Moschos MM, Vassiliou S, et al: Orbital cellulitis, orbital subperiosteal and intraorbital abscess: report of three cases and review of the literature. J Craniomaxillofac Surg 37: 132-136, 2009.
3) 尾尻博也：1章 眼窩，2章 鼻副鼻腔．頭頸部の臨床画像診断学，改訂第3版．南江堂，p.14-18, p.90-91, 2016.

眼窩蜂窩織炎の一般的知識と画像所見

眼窩の炎症性疾患は約70％が副鼻腔炎の波及として生じ，骨壁あるいは静脈を介して進展する．副鼻腔炎との関連性を確認することが治療において重要である．炎症の局在や進行程度により，重症度を以下の5つのグループに分類する（表）[1]．

表　眼窩蜂窩織炎の局在・進行度による重症度分類（文献1）を元に作成）

group	局在と進行度	
I	眼窩中隔前部の蜂窩織炎 preseptal cellulitis (inflammatory edema)	軽症
II	眼窩蜂窩織炎 orbital cellulitis	↓
III	眼窩骨膜下蜂窩織炎・膿瘍 subperiosteal cellulitis / abscess	
IV	眼窩膿瘍 orbital abscess	
V	海綿静脈洞血栓症 cavernous sinus thrombosis	重症

眼窩中隔前部の蜂窩織炎（group I）はしばしば遭遇し，涙嚢炎や副鼻腔炎・上気道炎や外傷などが原因になる．臨床所見からの区別は困難だが，眼窩中隔前部の蜂窩織炎と眼窩蜂窩織炎（group II）では予後が違い，より注意深い治療が必要なため，画像上で両者を区別することが望まれる（▶NOTE）．眼窩骨膜下膿瘍（group III）が形成されると眼窩内の構造は圧排され，眼球運動障害，視力障害，眼球の変位・突出を来す．さらに進行すると眼窩内膿瘍（group IV）や海綿静脈洞血栓症（group V）を呈し，頭蓋内への炎症波及を来しうる．

画像所見　CT上，蜂窩織炎では眼窩内脂肪織の混濁，筋・軟部組織の腫脹がみられる．液体貯留を示す低吸収域と周囲の造影効果は膿瘍形成を示唆する．蜂窩織炎はT1強調像で球後部脂肪織内の低信号，脂肪抑制T2強調像で高信号を呈する．膿瘍の診断には脂肪抑制造影T1強調像が有用で，辺縁部の造影効果を示し（被膜），膿瘍内容は著明なADC低下を示す．造影T1強調像では炎症の頭蓋底から頭蓋内進展について評価する．

治療は，蜂窩織炎であれば原則として抗菌薬の投与であるが，膿瘍形成を認める場合は外科的排膿が考慮されるため，蜂窩織炎のみか外科的ドレナージや切開が必要かを判定することが，臨床上重要である[2]．そのため，膿瘍形成，眼窩内圧上昇の有無，また炎症の進展範囲（眼窩内，頭蓋内への進展の有無）や原因病変の有無（副鼻腔，periapical diseaseの有無）を評価する．海綿静脈洞血栓症の診断には，血液プール造影効果を示す造影MRA元画像が有用である．

鑑別診断のポイント

臨床上は後部強膜炎やアレルギーとの鑑別が困難なことがあるが，超音波検査やCTにて除外が可能である．その他の鑑別として，眼窩内腫瘍，炎症性偽腫瘍，サルコイドーシス，リンパ増殖性疾患などが挙げられる．

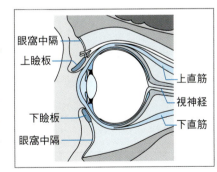

図3　眼窩のシェーマ

> **NOTE　眼窩中隔**
> 眼窩中隔とは，眼窩前方開口部を塞ぐ線維膜で，眼窩縁に付着後，後方の眼窩骨膜へと連続する（図3）．手術の際，炎症が眼窩中隔前に限局するか，中隔後に進展を認めるかで適応や難易度が異なるので，評価の際，重要である．

扁桃周囲膿瘍
peritonsillar abscess

(狩野麻実，尾尻博也)

◆ **症例1**：20歳代，男性．咽頭痛，発熱．扁桃の腫大，発赤．

◆ **症例2**：60歳代，男性．咽頭痛，嚥下困難．

図1-A　造影CT（口蓋裂術後）KEY

図2-A　造影CT

図2-B　造影CT（Aより尾側）KEY

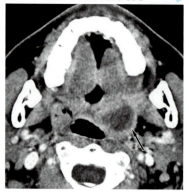
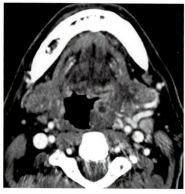
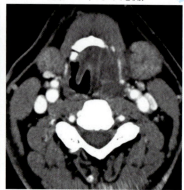

左口蓋扁桃を中心とした軟部組織腫脹と内部に不整形の液体貯留を認め（→），扁桃周囲膿瘍に一致する．傍咽頭間隙への炎症波及はみられない．
診断名 扁桃周囲膿瘍

左口蓋扁桃の腫大と内部の不整形液体濃度領域の混在を認め，扁桃周囲膿瘍と考えられる．Aより尾側の造影CT（B）では，喉頭蓋・喉頭蓋谷の左側，左梨状窩の炎症性浮腫（蜂窩織炎）を伴う．高度の気道狭窄は認められない．抗菌薬およびステロイド治療が施行され，改善した．
診断名 扁桃周囲膿瘍（下極型）

◆ **症例3**：30歳代，女性．3日前から咽頭痛，発熱，徐々に増悪．（荏原病院症例）

図3-A　T2強調像

図3-B　脂肪抑制造影T1強調像　KEY

図3-C　拡散強調像　KEY

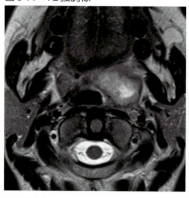
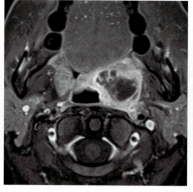
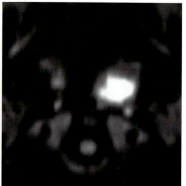

左口蓋扁桃の腫大を認める．T2強調像（A）で高信号を呈する．脂肪抑制造影T1強調像（B）で中心部の液化壊死と被膜の造影効果および周囲の蜂窩織状の造影効果を認める．拡散強調像（C）で著明な高信号（ADC低下）を示し，口蓋扁桃膿瘍と診断できる．
診断名 口蓋扁桃膿瘍

> **NOTE**　**Lemierre症候群**
>
> 　稀な疾患だが急性咽頭炎や扁桃炎に合併する重篤な病態で，感染性血栓性静脈炎，傍咽頭間隙膿瘍，感染性血栓による肺梗塞などを呈する．嫌気性菌（*Fusobacterium necrophorum*）が原因となることが多い．造影CTにて，内頸静脈内の血栓の有無や周囲の炎症の変化の評価が重要である．また胸腹部CTでは，感染性血栓による肺梗塞所見や肝腫大・脾腫大を呈することがある．

扁桃周囲膿瘍の一般的知識と画像所見

　扁桃周囲腔は口蓋扁桃を取り囲む被膜と，これを覆う咽頭収縮筋，頬咽頭筋膜との間に存在する潜在間隙で，扁桃周囲膿瘍は化膿性扁桃炎が原因で生じた扁桃周囲腔の膿瘍である．好発年齢は小児〜30歳代の比較的若年者で，男性にやや多く，発熱，咽頭痛や扁桃の腫脹などを呈する．通常は片側性だが両側の場合もある．起因菌としてはβ-溶連菌，黄色ブドウ球菌，肺炎球菌，インフルエンザ菌などがある．治療は穿刺吸引や切開排膿，場合によって扁桃摘出術を行うことがある．

　炎症の主座により，上極型と下極型に分けられる．多くは上極型で，扁桃の腫大や口蓋垂の偏位などから臨床上も診断は容易である．triangular fold（口蓋舌弓の後縁で口蓋扁桃を前方から覆うヒダで，上2/3と下1/3を分ける）より下方で生じる下極型扁桃周囲膿瘍は稀だが，周囲の炎症波及から急性喉頭蓋炎や咽後膿瘍など重篤な合併症を生じやすく（▶NOTE），気道狭窄によって死亡する可能性もある．さらに進行すると縦隔進展を来すこともある（図3）．

画像所見　画像診断では膿瘍形成の有無と隣接する傍咽頭間隙への炎症波及，気道狭窄の有無の評価が望まれる．特に下極型では臨床所見に乏しく，画像上での診断が重要である[1]．

　造影CTが基本で，膿瘍形成を示す液体貯留と，これを囲む被膜の造影効果として認められる．扁桃自体の炎症の程度により造影効果の亢進が認められる．膿瘍腔は拡散強調像で高信号，ADC低下を呈する．軟部組織への炎症の進展度合や，内頸静脈の血栓の有無や頸動脈鞘への膿瘍の進展などの血管への合併症の評価には，MRIが優れている．

鑑別診断のポイント

　扁桃癌が扁桃周囲膿瘍として現れる報告もある．腫瘍壊死部に感染合併したと考えられる．基礎疾患やリスクファクターのある症例では注意が必要である．

参考症例　扁桃周囲膿瘍の縦隔進展の1例

図3-A　造影CT 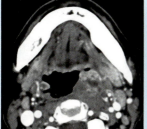　図3-B　造影CT 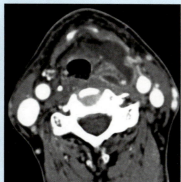　図3-C　造影CT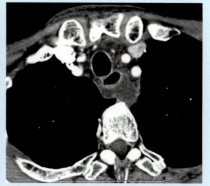

60歳代，男性．左扁桃周囲膿瘍の縦隔内進展は主に臓側間隙を介し，縦隔内，食道周囲に沿って尾側へ進展している．
診断名　左扁桃周囲膿瘍の縦隔内進展

参考文献
1) Su WY, Hsu WC, Wang CP: Inferior pole peritonsillar abscess successfully treated with non-surgical approach in four cases. Tzu Chi Med J 18: 287-290, 2006.
2) 尾尻博也：5章 中咽頭．頭頸部の臨床画像診断学，改訂第3版．南江堂，p.246-249, 2016.

川崎病
Kawasaki disease, mucocutaneous lymph-node syndrome (MCLS)

（大森裕子，井田正博）

症例：7歳，男児．39℃台の発熱，口唇の発赤，頸部リンパ節腫大．炎症反応高値．抗菌薬を投与するも，解熱せず．

図1-A　頸部造影CT

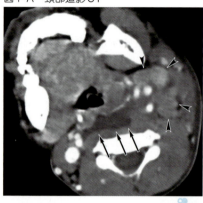

図1-B　頸部造影CT矢状断像

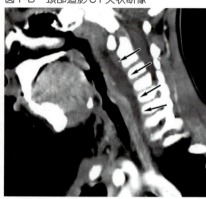

図1-C　脂肪抑制T2強調冠状断像

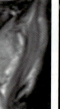

図1-D　脂肪抑制T2強調矢状断像

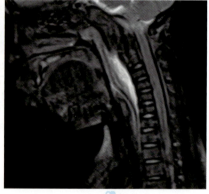

図1-E　T2強調像

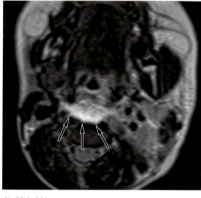

図1-F　ADC画像

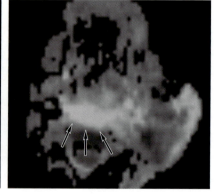

造影CTで，両側，特に左側優位に，頸動脈周囲腔および副神経領域に多発リンパ節腫大を認める（A；▶）．また，咽後間隙に約6cmにわたる液体貯留を認めるが（A，B；→），膿瘍腔を示唆する被膜様構造は認めない．脂肪抑制T2強調像で，腫大リンパ節周囲に浮腫性変化を反映した高信号域を認める（C，D）．咽後間隙の液体貯留は，拡散強調像（非提示）で淡い高信号，ADC低下を認めず，粘稠度の高い膿瘍ではなく，漿液性の液体貯留である（E，F；→）．

診断名　川崎病

参考文献
1) 厚生労働省川崎病研究班：川崎病（MCLS，小児急性熱性皮膚粘膜リンパ節症候群）診断の手引き，改訂5版．（http://www.jskd.jp/info/pdf/tebiki.pdf）
2) 阿部 淳：最近の川崎病の病態と病因．小児科診療 13: 1121-1128, 2001.
3) Aldemir-Kocabaş B, Kıcalı MM, Ramoğlu MG, et al: Recurrent Kawasaki disease in a child with retropharyngeal involvement: a case report and literature review. Medicine (Baltimore) 93: e139, 2014.

川崎病の一般的知識と画像所見

　川崎病は全身に原因不明の血管炎を来す疾患で，5日以上続く発熱，両側眼球結膜の充血，口腔咽頭粘膜発赤，不定形発疹，四肢硬性浮腫，非化膿性頸部リンパ節腫脹を主要症状とする（表）[1]．発症機序として，感染を契機とした血管への自己免疫性反応（炎症性サイトカインの過剰産生，リンパ球系細胞活性化）と推測されている．4歳以下の男児に多く，再発率は2～3%，死亡率は0.05%である．合併症として，冠動脈瘤や心筋梗塞がある．

　急性期における非化膿性頸部リンパ節腫脹や咽後間隙の腫脹は50～70%でみられ，免疫系がより成熟した年長児の初期の主症状となる．非化膿性頸部リンパ節腫脹は，片側性で複数個が集簇することが多い．また，腫大リンパ節周囲の深頸間隙に蜂窩織炎を伴い（図2）[2]，浮腫性変化や炎症細胞浸潤が認められる．咽後間隙に著明な浮腫性腫脹や液体貯留を来すことがある[3]．

　画像所見　非化膿性のリンパ節腫脹はT2強調像で軽度高信号，造影T1強調像で軽度の造影効果を呈し，内部に壊死は認めない．深頸間隙の蜂窩織炎は広範な浮腫性変化や液体貯留を反映し，脂肪抑制T2強調像で高信号を呈する．拡散画像ではADCの上昇を認める．炎症細胞が浸潤した部位は軽度の不均一な造影効果を呈する．

　胸部単純写真では，肺門部間質および気管支血管束周囲の腫脹が認められ，血管炎に伴う浮腫性変化を反映している．ただし，急性ウイルス性気管支炎との画像上の鑑別は困難である．

表　川崎病の診断基準（文献1）より改変して転載）

主要症状
1. 5日以上続く発熱
2. 両側眼球結膜の充血
3. 口腔咽頭粘膜発赤
4. 不定形発疹
5. 四肢硬性浮腫
6. 非化膿性頸部リンパ節腫脹
定型例：5つ以上有するもの
不定型例：4つ＋冠動脈瘤
不全型：疑いあり

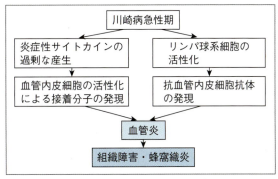

図2　川崎病に蜂窩織炎が合併する機序[2]

鑑別診断のポイント

　感染性の化膿性リンパ節炎では，単発で高度腫大を呈することが多く（次項p.102 図1参照），鑑別のポイントとなる．

　咽後間隙に蜂窩織炎が進展すると，咽後膿瘍との鑑別が問題となる．咽後膿瘍は，咽頭・扁桃炎からの波及や穿通性外傷が原因となり，小児ではリンパ組織の豊富な6歳以下に好発する．川崎病では膿瘍被膜の異常造影効果や貯留内容の拡散低下を認めないことが鑑別のポイントとなる（図1）．ただし，造影CTでは膿瘍被膜の造影効果は軽微なことから，CTでの咽後膿瘍と蜂窩織炎の鑑別は困難であり，CTで膿瘍ドレナージの適応の判断はすべきではない．

　咽後膿瘍の重症例では膿瘍ドレナージ，排膿術の適応となる．川崎病による咽後間隙への炎症波及や石灰沈着性頸長筋腱炎（p.118-119参照）による椎前間隙の炎症ではドレナージの適応がなく，これらとの鑑別は重要である．

急性リンパ節炎
acute lymphadenitis

（大森裕子，井田正博）

> **症例1**：7か月，男児．発熱，右顎下部腫脹．WBC 20,500/μl，CRP 1.67mg/dl．穿刺培養より *Staphylococcus aureus*（黄色ブドウ球菌）が検出された．

図1-A　脂肪抑制T2強調冠状断像　**KEY**

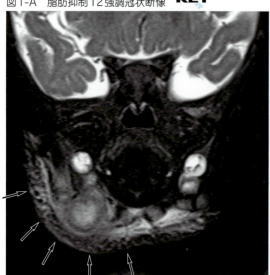

図1-B　脂肪抑制T2強調像　**KEY**

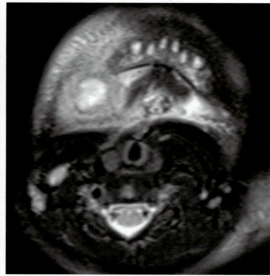

図1-C　拡散強調像

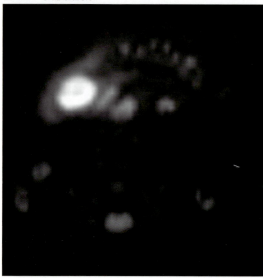

図1-D　ADC画像

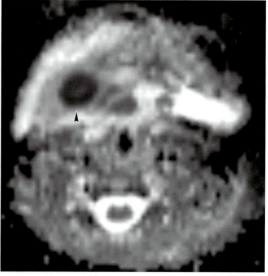

T2強調像（A，B）で右顎下リンパ節に腫大が認められ，周囲に広範囲に浮腫性変化を伴っている（A；→）．腫大リンパ節の中心部分は，拡散強調像で高信号（C），ADC低下を示し（D；▶），液化膿瘍化している．

診断名　急性化膿性リンパ節炎

脊椎硬膜外血腫の一般的知識と画像所見

　脊椎硬膜外血腫（spinal epidural hematoma；SEH）は，原因・誘因が明らかでない特発性硬膜外血腫（SEHの40〜50％を占める）の他に，凝固異常（抗血小板薬や抗凝固薬，血栓溶解薬の使用など），変形性脊椎症，外傷，脊椎外科手術，脊椎・硬膜外麻酔，血管異常（動静脈奇形など）などに関連して生じる[1]〜[3]．

　特発性SEHは，脊柱管占拠性病変の約1％を占める比較的稀な疾患であり，四肢への放散痛（根性痛）を伴った突然の背部痛で発症する[3][4]．血腫の拡大，進展とともに運動障害，感覚障害，膀胱直腸障害などが生じ，約半数の症例では発症から12時間以内に症状が完成するが，約25％の症例では症状の完成までに3日以上を要する[2]．症状が急速に進行する症例では，神経学的な予後が不良である[2]．

　SEHの出血源（責任血管）として，①硬膜外静脈の破綻（咳嗽，くしゃみ，排便，出産時などの腹圧上昇によるBatson静脈叢の破綻など），②硬膜外動脈の破綻，③血管奇形からの出血，が考えられている．SEHは下部頸椎〜上位胸椎レベル，下部胸椎〜上部腰椎レベルの背側領域の硬膜外腔に好発し[2][3][5]，このSEHの好発部位は，硬膜外静脈叢の発達している領域に一致することから，SEHの原因が静脈性出血であるとする仮説を裏付ける根拠のひとつと考えられている．

　画像所見　SEHの診断には，脊椎MRIが有用である[1][2][5]．MRIでは，SEHは背側領域優位に分布する紡錘状もしくは三日月状の硬膜外腔占拠性病変として描出され，頭尾側方向へ連続性に進展する．血腫の信号は時期により異なるため，発症時期と併せた読影が必要となる[1][2]．造影T1強調像では，辺縁に軽度の造影効果を示すことがある[1]．

　背部痛が主訴の場合には，大動脈疾患や尿管結石，膵炎などの腹部病変検索のために腹部CTが先行して撮影されることが多い．CTでは，急性期のSEHは髄液よりも高吸収を呈する紡錘状・三日月状の硬膜外占拠性病変として描出されるが[1]，病変が小さいため，積極的に疑って脊柱管内をチェックしなければ，しばしば見逃される．

鑑別診断のポイント

　MRI所見からは，硬膜外膿瘍，硬膜外脂肪腫症，腫瘍性病変（転移や悪性リンパ腫など），髄外造血などと鑑別する必要がある．硬膜外膿瘍は拡散強調像で高信号を呈し，周囲の炎症を反映して辺縁優位の強い造影効果が認められる．悪性リンパ腫でも内部に均一な造影効果が認められる．硬膜外脂肪腫症は，脂肪抑制画像を併用し内部の脂肪信号を検出することで鑑別が容易である．髄外造血は，硬膜外・傍椎体領域に分布する多中心性の分葉状腫瘤として描出され，慢性貧血の存在も鑑別に有用である．

　また，前述のごとく背部痛を主訴にCTが撮影された場合には，腹部領域だけでなく脊柱管内病変の確認も必要である．

参考文献

1) Braun P, Kazmi K, Nogués-Meléndez P, et al: MRI findings in spinal subdural and epidural hematomas. Eur J Radiol 64: 119-125, 2007.
2) Liu Z, Jiao Q, Xu J, et al: Spontaneous spinal epidural hematoma: analysis of 23 cases. Surg Neurol 69: 253-260; discussion 60, 2008.
3) Holtås S, Heiling M, Lönntoft M: Spontaneous spinal epidural hematoma: findings at MR imaging and clinical correlation. Radiology 199: 409-413, 1996.
4) Liu WH, Hsieh CT, Chiang YH, et al: Spontaneous spinal epidural hematoma of thoracic spine: a rare case report and review of literature. Am J Emerg Med 26: 384 e1-2, 2008.
5) Al-Mutair A, Bednar DA: Spinal epidural hematoma. J Am Acad Orthop Surg 18: 494-502, 2010.

椎体炎・椎間板炎・椎体周囲膿瘍
spondylitis, discitis, paravertebral abscess

（菅原俊祐）

> **症例**：70歳代，女性．椎間板造影を施行後，フォロー中に発熱，腰痛，炎症反応の上昇が認められた．

図1-A　T2強調矢状断像
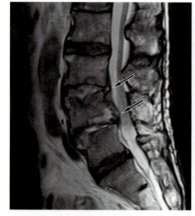

図1-B　T1強調矢状断像　**KEY**
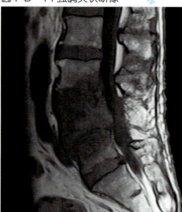

図1-C　脂肪抑制造影T1強調矢状断像
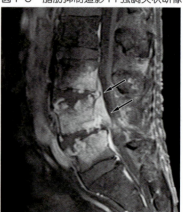

図1-D　T2強調像（L4椎体中央レベル）
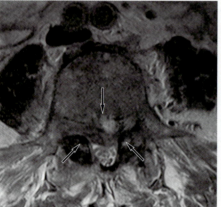

図1-E　脂肪抑制造影T1強調像（L4椎体中央レベル）
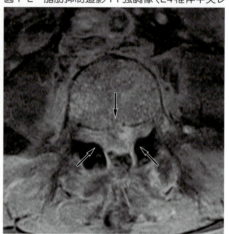

T2強調矢状断像にて，L3/4およびL4/5レベルの椎体間隙の狭小化，椎間板信号の上昇を認める．L4椎体の頭側椎体終板には，皮質の破壊像が認められる．L4椎体背側の硬膜外腔には椎体に沿って軽度の低信号を示す占拠性病変が認められる（A；→）．T1強調矢状断像（B）では，L3椎体からL5椎体にかけて椎体内に低信号域が認められ，終板破壊を示唆する終板の線状低信号の断裂像・不明瞭化も認められる．脂肪抑制造影T1強調矢状断像では，Bで示した椎体の信号変化域に一致して造影効果が認められ，Aで示したL4椎体背側の硬膜外腔に一致しても頭尾側方向に広がる異常造影効果が認められる（C；→）．上記所見から，臨床情報と併せ，L3/4/5レベルの椎体椎間板炎，硬膜外腔への炎症波及と診断した．T2強調像（L4椎体中央レベル）では，硬膜嚢腹側の硬膜外腔に軽度の低信号を呈する占拠性病変を認める（D；→）．同レベルの脂肪抑制造影T1強調像では，椎体の造影効果に加えて，硬膜嚢腹側の硬膜外腔（E；→）と椎体周囲（両側の大腰筋内側領域）にも造影効果が認められ，いずれも炎症の波及を示す．

診断名　L3/4/5レベルの椎体椎間板炎，硬膜外腔への炎症波及

参考文献
1) Cottle L, Riordan T: Infectious spondylodiscitis. J Infect 56: 401-412, 2008.
2) Hong SH, Choi JY, Lee JW, et al: MR imaging assessment of the spine: infection or an imitation? RadioGraphics 29: 599-612, 2009.
3) Ledermann HP, Schweitzer ME, Morrison WB, et al: MR imaging findings in spinal infections: rules or myths? Radiology 228: 506-514, 2003.
4) Dunbar JA, Sandoe JA, Rao AS, et al: The MRI appearances of early vertebral osteomyelitis and discitis. Clin Radiol 65: 974-981, 2010.

椎体炎・椎間板炎・椎体周囲膿瘍の一般的知識と画像所見

　成人の椎間板は血流に乏しく，細菌が侵入すると免疫機構が十分に働かないため，感染の温床となりやすい．椎体炎・椎間板炎の病態の成り立ちは成人と小児でやや異なる[1]．成人では，脊椎領域以外の一次感染巣（泌尿器系，皮膚，呼吸器系，消化器系，口腔内など）から細菌が血行性に播種し，血管の豊富な軟骨下骨に到達した後に，椎体終板から椎間板，近接する椎体，周囲の軟部組織（脊椎硬膜外腔や大腰筋など）へ炎症が波及する[1]．動脈性の細菌播種の他に，骨盤内臓器からは骨盤骨・椎体周囲の静脈叢を介した逆行性の経静脈性細菌播種も生じる[1]．小児では，椎間板への血流が存在するため，細菌が血行性に直接椎間板へ播種される[1]．最終的に病態が完成すると，椎間板とその上下の椎体に炎症が存在することになる．病変は腰椎レベルが最も多く（約半数），胸椎，頸椎レベルがそれに続く．起炎菌としては黄色ブドウ球菌が最も多く，グラム陰性桿菌では大腸菌が最多である[1]．結核性椎体炎の場合には，中位～下位胸椎レベルが好発部位となり，細菌性椎体炎・椎間板炎に比して進展範囲が広いこと（3椎体レベル以上），比較的に椎間板腔が保たれること，合併した膿瘍壁が薄く平滑であること，椎体周囲の炎症性病変の範囲が広いことなどが鑑別点となる[1)2)]．その他の発症形式として，外傷や外科手術，椎間板造影などによる直接的な細菌感染や，近接する傍椎体領域の炎症性病変（結腸憩室炎，虫垂炎，炎症性腸疾患，腎盂腎炎など）からの炎症直接波及などがある．成人では男性優位（対女性比1.5～3倍）であり，糖尿病，免疫抑制状態，アルコール多飲，肝硬変，悪性腫瘍の存在，腎不全などがリスクとなる[1]．

　臨床症状としては急性もしくは慢性的な腰背部痛，限局的な圧痛，発熱，炎症反応の上昇があり，脊髄圧迫が生じれば脊髄症症状が認められる[1]．好発年齢は，小児期と60～70歳代の高齢者である．硬膜外膿瘍を合併した場合の神経学的予後は不良である[1]．

　画像所見　診断にはMRIが第一選択となる．MRI所見は，①椎間間隙の狭小化と椎間板の信号変化（T1強調像で低信号，T2強調像で多くは高信号）および異常造影効果，②病的椎間板に接した上下椎体の信号変化（T1強調像で低信号，T2強調像で高信号）と異常造影効果，終板破壊像，③病的椎間板の周囲組織（硬膜外腔，傍椎体領域軟部組織）への炎症波及（異常造影効果）もしくは膿瘍形成である[1)～3)]．MRIの診断能は，感度93～96％，特異度92.5～97％と高い[1)3)]．半数以上の症例において，感染から2週間以内に典型的なMRI所見が認められるものの，早期には軽度の椎体終板の信号変化のみのため診断が困難なことがあり，臨床的に疑われる場合には経過観察が必要である[4]．CTでは，椎間板腔の狭小化，病的椎間板に接した椎体終板の破壊像，椎体周囲（腸腰筋など）の膿瘍形成が認められる[1]．

鑑別診断のポイント

　MRI所見から鑑別すべき病態として，椎間板・椎体終板の変性（特にModic type I），転移性腫瘍，長期の透析に伴う脊椎関節症，脊髄損傷後の神経原性脊椎などがある[2]．椎体のModic type I変性では，椎体の浮腫性変化，血管の豊富な結合組織の増生を反映してT2強調像で高信号，T1強調像で低信号を呈する．T2強調像において椎間板の信号上昇がないこと，近接する軟部組織病変の欠如，椎間板の変性に伴うvacuum phenomenon（真空現象）の存在などが感染性椎体炎との鑑別となる．脊椎転移性病変では，椎間板は保たれること，病変の進展形式（転移性腫瘍では椎間板を乗り越えて他の椎体へ直接進展しない）が鑑別のポイントとなる．また，転移性病変では，椎体の後方成分（椎弓・棘突起）を侵す頻度が高いことも鑑別点となる．

脊髄硬膜動静脈瘻
spinal dural arteriovenous fistula (dAVF)

(清水哲也)

症例：50歳代，男性．約半年前より繰り返す右背部痛あり．

図1-A　T2強調矢状断像　**KEY**

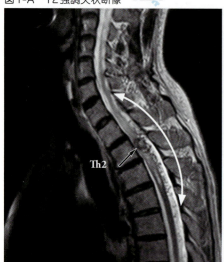

図1-B　T2強調矢状断像（図Aよりやや右側）

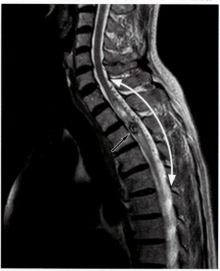

図1-C　T1強調矢状断像

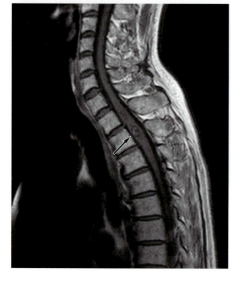

図1-D　T2強調像（Th2レベル）

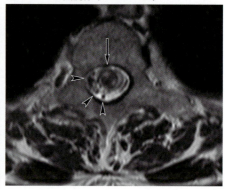

矢状断像では血腫の周囲を中心としたC7〜Th4レベルでの脊髄の腫大およびT2強調像における信号上昇を認める（A，B；↔）．Th2レベルの髄内には限局性の異常信号域を認め，T2強調像で低信号と高信号の混在，T1強調像で一部に軽度の高信号を呈し，血腫が示唆される（A〜D；→）．さらにT2強調像（A，B，D）で，脊髄周囲には右背側優位に多数の管腔様のflow voidが認められ，拡張・蛇行した異常血管を示している（D；▶）．
血管撮影（非提示）では，Th5肋間動脈撮影時に右椎間孔近傍にシャントを有し，上下の拡張した静脈に流入する硬膜動静脈瘻が確認された．

診断名 脊髄硬膜動静脈瘻

参考文献
1) Klopper HB, Surdell DL, Thorell WE: Type I spinal dural arteriovenous fistulas: historical review and illustrative case. Neurosurg Focus 26: E3, 2009.
2) Gilbertson JR, Miller GM, Goldman MS, et al: Spinal dural arteriovenous fistulas: MR and myelographic findings. AJNR 16: 2049-2057, 1995.
3) 柳下　章：第9章 2.脊髄血管奇形（1）脊髄硬膜動静脈瘻．柳下　章（編著）；エキスパートのための脊椎脊髄疾患のMRI，第3版．三輪書店，p.598-609, 2015.

脊髄硬膜動静脈瘻の一般的知識と画像所見

脊髄硬膜動静脈瘻(dAVF)は脊髄血管奇形(▶NOTE)の中で最も多く,約70%を占める.中年以降の男性に後天的に生じ,40歳以下での発症は稀である.多くは頸胸椎移行部以下に認められ,特に下位胸椎から腰椎レベルに好発する[1)2)].シャントは椎間孔あるいは神経根に沿って認められ,流入血管を根動脈の硬膜枝,流出血管を根髄質静脈,脊髄静脈,脊髄冠状静脈叢とする[2)3)].

症状は緩徐に発症する下肢の筋力低下が最も多く,運動により増悪し,安静により軽快する傾向がある.その他,感覚障害,背部痛・腰痛,膀胱直腸障害なども来しやすい.これらの症状は髄内静脈のうっ滞・圧上昇に伴う脊髄の慢性的な静脈性虚血によるものと考えられており,通常は慢性進行性の経過を示す[1)].

画像所見 画像診断は,MRIが第一選択である.dAVFにより静脈うっ滞を来すと,髄内の浮腫によりT2強調像で脊髄の腫大と髄内の信号上昇を認める.治療後,臨床症状が改善するとともに髄内の浮腫が消褪することがある.また,時に脊髄内にも造影効果が認められ,静脈性梗塞を合併することがある.稀ではあるが,髄内出血を来すことがある.T2強調像で脊髄の表面に低信号が認められるとの報告もあり,これはうっ滞した静脈内のデオキシヘモグロビンによるものと考えられている[2)3)].

dAVFは,脊髄周囲に背側優位にflow voidを呈する多数の拡張・蛇行した異常血管として認められる.flow voidと脳脊髄液の拍動のアーチファクトとが区別しにくいことがあるが,その際には拍動のアーチファクトの生じにくいtrue FISPやFIESTAなどのSSFP法での撮像が有用である.造影T1強調像を施行すると感度・特異度はともに上昇し,診断に有用である.異常血管が脊髄背側表面の点状の造影効果としてとらえられる.この際,スピンエコー法での撮像でも異常血管は描出されることが多いが,時に流れの速い血管がflow voidとなり描出されないことがあるため,造影剤がpoolingされるTEの短い3Dグラディエントエコー法での撮像がより有用である.

MRIで本症が診断された場合,治療計画のために瘻孔の位置や流入・流出血管の正確な把握のために脊髄血管造影の施行が不可欠となる.

治療としては,マイクロ手術や血管内治療による塞栓術が行われる.血管内治療はマイクロ手術と比較して合併症のリスクが低い反面,再発のリスクが高いとされている[1)].

鑑別診断のポイント

T2強調像の髄内高信号の鑑別診断は,脊髄炎,脱髄,腫瘍など多岐にわたるが,dAVFも必ず鑑別する.拡張・蛇行した異常血管のflow voidや造影効果によりdAVFを診断することが可能である.ただし全例に異常血管がとらえられるわけではなく,その際には血管造影による精査が必要となる.脊髄血管奇形のうち,脊髄動静脈奇形(intramedullary arteriovenous malformation)はdAVFより頻度は低いが,出血を来し急性発症しやすい点で重要である.髄内にnidusを有する点や,より若年者の頸胸椎レベルに好発する点でdAVFと異なる.

> **NOTE** **脊髄血管奇形の分類[3)]**
>
> 脊髄血管奇形は動静脈瘻(AVF)と動静脈奇形(AVM)に分けられ,さらにAVFは瘻孔の存在部位により硬膜動静脈瘻(dAVF),硬膜外動静脈瘻(extradural AVF),表面動静脈瘻(perimedullary AVF)に,AVMはglomus typeとjuvenile typeに分類される.MRI上,extradural AVFは椎体周囲や硬膜外静脈叢に拡大を伴う点でdAVFと鑑別されるが,perimedullary AVFとdAVFの鑑別には血管造影が必要となる.

脊髄梗塞
spinal cord infarction

（鈴木智大，井田正博）

症例1：80歳代，女性．もともと血栓症の既往と高度の起立性低血圧あり．血圧低下イベントの後，病的反射の錐体路徴候が増強．

図1-A　T2強調矢状断像（初回）　　図1-B　T2強調像（初回）　　図1-C　T2強調像（1か月後）

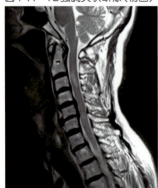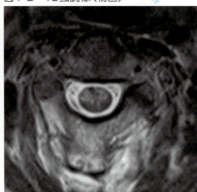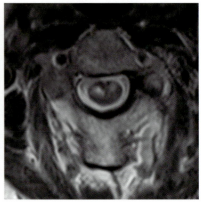

初回の頸椎T2強調像（A，B）では，C2〜Th2椎体レベルに断続的に髄内腹側2/3の高信号域がみられる．
1か月後のT2強調像（C）では，病変レベルの脊髄の腫大は消褪し，高信号域は縮小して明瞭化した．信号変化のレベルは限局化していた．造影（非提示）では髄内の異常造影効果は認めない．

診断名　脊髄梗塞（前脊髄動脈領域）

症例2：60歳代，男性．2日前に突然発症の両側下肢麻痺．

　　　　　　　　　　　　図2-B　T2強調像
図2-A　T2強調矢状断像　　　（Th8レベル）　　　図2-C　T2強調像（脊髄円錐レベル）

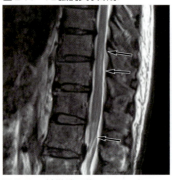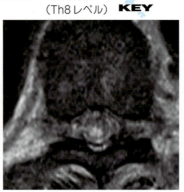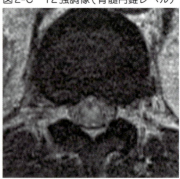

図2-D　拡散強調像
　　　（b＝800s/mm²）　　図2-E　ADC map

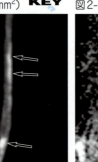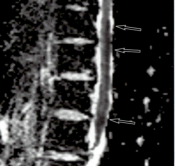

T2強調像で，胸椎Th8〜Th9高位の髄内背側に長軸方向に進展する高信号が認められる（A；→）．また，脊髄円錐にも高信号を認める（A，C）．横断像でTh8〜9レベルでは後脊髄動脈領域に高信号が局在することがわかる（B）．拡散強調像では高信号（D；→），ADC低下（E；→）を示す．

診断名　脊髄梗塞急性期（後脊髄動脈領域および脊髄円錐領域）

脊髄梗塞の一般的知識と画像所見

脊髄梗塞は，血管の閉塞や血流低下などによって起こる脊髄の虚血性壊死である．脊髄は前脊髄動脈および後脊髄動脈の支配を受けるが(図3)，前脊髄動脈の血管支配域である脊髄腹側2/3を病変とする前脊髄動脈症候群(anterior spinal artery syndrome)が大半である．

脊髄梗塞の原因は不明なことが多い．動脈硬化・大動脈手術などによる脊髄の尾側1/3を栄養するAdamkiewicz動脈の血流障害，大動脈・椎骨動脈解離，血管炎，塞栓症(椎間板の軟骨が塞栓子となる線維性軟骨塞栓を含む)，脊髄動静脈奇形，全身低血圧，潜函病，麻酔時の合併症など様々であり[1)2)]，全身疾患の一部分症としての位置づけも重要である．

臨床症状は，脊髄障害領域レベルに一致する急性発症の背部痛や頸部痛が典型的である．ただし，数日間かけて緩徐に症状が進行する例もある．前脊髄動脈症候群では側索と脊髄視床路が障害され，障害部位以下の麻痺，温痛覚の障害，膀胱直腸障害を呈する[1)]．前脊髄動脈の左右中心枝レベルの障害では，Brown-Séquard症候群(障害部位以下の病側運動麻痺，深部感覚障害，反対側の温痛覚障害)を呈する．後脊髄動脈症候群では後索が主として障害され，一側の感覚障害と同側の錐体路徴候を呈する．左右の2本の動脈吻合があるため，後脊髄動脈支配領域全体の梗塞は稀である．

画像所見 急性期には浮腫を伴い，脊髄が腫大する．髄内の血管支配域に概ね一致してT2強調像での高信号域を認め，拡散強調像で高信号を示す．亜急性期にはT2強調像における高信号域が，より限局して梗塞部が造影され，以後数週間持続する．慢性期にかけて脊髄の腫大はみえなくなる．

鑑別診断のポイント

前脊髄動脈症候群の場合，脊髄前角にT2強調像で高信号を示す疾患が鑑別疾患になる．多発性硬化症や横断性脊髄炎は，血管支配領域に一致しない病変分布を示す．

脊髄前角炎は画像上，脊髄梗塞との鑑別は困難であるが，脊髄梗塞の場合は臨床上，通常発熱がみられない．

脊髄梗塞では，同じ分節血管の支配を受ける椎体梗塞を合併することがある[1)]．MRIでは，胸部下行大動脈解離の有無を併せて評価する．

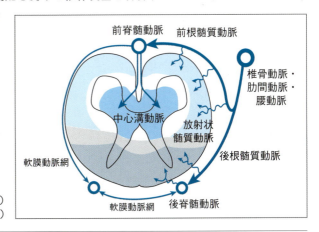

図3 脊髄動脈支配
1. 前脊髄動脈支配
    a. 中心溝動脈領域(　)
    b. 放射状髄質動脈領域(　)
2. 後脊髄動脈支配領域(　)
3. 境界領域
    a. 中心溝動脈-放射状動脈境界(　)
    b. 前脊髄動脈-後脊髄動脈境界(　)

参考文献

1) Novy J, Carruzzo A, Maeder P, et al: Spinal cord ischemia: clinical and imaging patterns, pathogenesis, and outcomes in 27 patients. Arch Neurol 63: 1113-1120, 2006.
2) Cheshire WP, Santos CC, Massey EW, et al: Spinal cord infarction: etiology and outcome. Neurology 47: 321-330, 1996.

石灰沈着性頸長筋腱炎
calcific tendinitis of the longus colli muscle

（大森裕子，井田正博）

症例：30歳代，男性．左側優位な頸部痛．

図1-A　脂肪抑制T2強調矢状断像

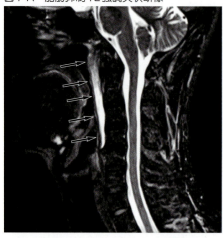

図1-B　脂肪抑制造影T1強調矢状断像

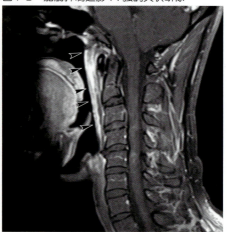

図1-C　脂肪抑制造影T1強調像

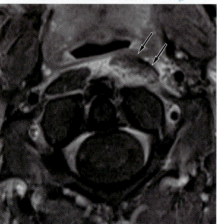

図1-D　頸部単純CT

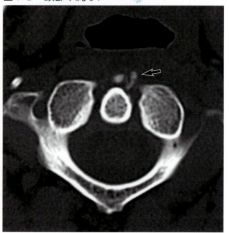

図1-E　頸部単純CT矢状断像

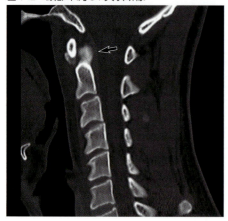

脂肪抑制T2強調像で頭蓋底部から椎体高位C5/6レベル，披裂部レベルまで連続する，椎前間隙もしくは咽頭後間隙の液体貯留を認める（A；→）．脂肪抑制造影T1強調像で，同部に不均一な異常造影効果を認め（B；▶），炎症性浮腫性変化の所見である．ただし，膿瘍に典型的な被膜様の辺縁部造影効果やADC低下は認めない（非提示）．左頸長筋に腫脹を認め，筋膜に沿った異常造影効果を伴っている（C；→）．頸部単純CTで，両側，特に左側優位に，頸長筋環椎停止部近傍に石灰沈着を認める（D，E；➜）．

診断名　石灰沈着性頸長筋腱炎

参考文献
1) Wakabayashi Y, Hori Y, Kondoh Y, et al: Acute calcific prevertebral tendonitis mimicking tension-type headache. Neurol Med Chir (Tokyo) 52: 631-633, 2012.
2) Patel TK, Weis JC: Acute neck pain in the ED: Consider longus colli calcific tendinitis vs meningitis. Am J Emerg Med 35: 943. e3-943.e4, 2017.

石灰沈着性頸長筋腱炎の一般的知識と画像所見

石灰沈着性頸長筋腱炎は，頸長筋腱組織内，特に環椎前弓前結節に停止する上斜部にハイドロキシアパタイトが沈着し，その吸収過程における炎症反応により，筋腱およびその周囲組織に症状を来す病態である．炎症は環軸椎関節周囲や頸長筋腱に沿って椎前間隙にも進展する．

急性発症の激しい頸部痛，咽頭痛，嚥下困難，炎症反応高値で発症し，頸部可動域制限が認められることから，咽頭扁桃炎，頸部リンパ節炎などと類似する．また，頸椎症症状にも類似することから，整形外科を受診することがある．発症年齢は若年者から高齢者まで広範囲にわたり，男女差は認めない．臨床症状は非特異的で，画像診断が必須となる．

画像所見 CTでは頸長筋腱付着部である環椎前弓前結節からC2椎体前面に淡い石灰化を認め，本症の確定診断となる．その検出には横断像および矢状断像が有用である．MRI所見は非特異的な炎症所見を示すが，炎症の進展範囲の診断に有用である．脂肪抑制T2強調像では炎症性浮腫を反映して石灰化よりも広範囲に高信号を呈する．脂肪抑制造影T1強調像では炎症細胞浸潤を反映して異常造影効果を示す．炎症が椎前間隙に進展すると，C1～C5/C6レベルに浮腫や液体貯留を来す．CTやMRIで咽後膿瘍に類似する所見を呈するが，本症は非ステロイド系抗炎症薬投与や保存的経過観察により完治することから，不必要なドレナージを避けるためにも，CTで石灰化を検出することで確実に診断する必要がある．

その他，椎前間隙もしくは咽後間隙の液体貯留が認められ，びまん性の造影効果が認められることがあるが，膿瘍に典型的な被膜様の辺縁部の造影効果は認めない．化膿性リンパ節炎や静脈血栓症を合併することはない．

鑑別診断のポイント

鑑別疾患には，咽後膿瘍，頸静脈血栓性静脈炎に合併した咽後間隙の浮腫や液体貯留，蜂窩織炎，軟部組織腫瘤（化膿性リンパ節炎など），異物刺入などが挙げられる．

crowned dens症候群は，軸椎歯突起周囲や十字靱帯にピロリン酸カルシウム（CPPD）結晶沈着を来す病態で，誘因なく，急性の頸部痛や頭痛が出現し，発熱や炎症反応を伴う．中年から高齢者に多く，性差はない．非ステロイド性抗炎症薬（NSAIDs）が著効する．CTで，歯突起周囲を取り巻くように石灰沈着が認められる．歯突起に骨びらんを来すこともある（▶NOTE）．

NOTE	塩基性リン酸カルシウム（BCP）結晶沈着症とピロリン酸カルシウム（CPPD）結晶沈着症	
	塩基性リン酸カルシウム（BCP）結晶沈着症（ハイドロキシアパタイト結晶沈着症）	ピロリン酸カルシウム（CPPD）結晶沈着症
病態	BCP結晶が大きな関節周囲の滑液包や腱周囲に沈着して，関節炎，腱炎を生じる	CPPD結晶が関節内もしくは関節外に沈着して炎症を惹起する関節炎で，急激に増悪する関節炎を呈するものを偽痛風と称する（痛風発作に類似する臨床経過を呈する）
好発部位	・肩関節，膝関節，股関節，肘関節，手関節などに石灰化関節周囲炎 ・頸長筋腱付着部に石灰沈着性腱炎	・関節軟骨や線維軟骨（半月板，三角線維軟骨，椎間板線維輪，恥骨結合，仙腸関節など）に石灰化を来す ・歯突起周囲や環軸椎靱帯への沈着→crowned dens 症候群
画像所見	・初期では，関節包や腱内に石灰化が限局する ・進行すると関節破壊を来すことがある	・上記に石灰化を来す ・非荷重関節に変形性関節症様の変化（関節裂隙の狭小化，軟骨下骨硬化，軟骨下囊胞形成）

亜急性連合性脊髄変性症
subacute combined degeneration of the spinal cord

(清水哲也)

> **症例**：50歳代，女性．2か月前より手指の異常感覚あり．1か月前からは両足の異常感覚や両手の力の入りづらさも出現．

図1-A　T2強調矢状断像

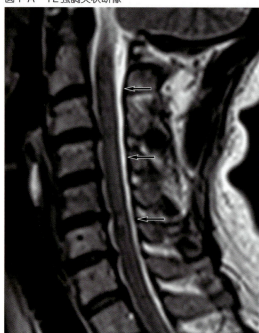

図1-B　T2強調像（C3椎体レベル）

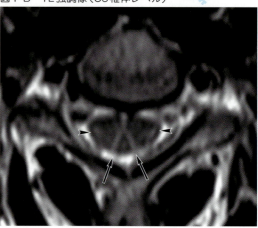

図1-C　T2強調像（C6椎体レベル）

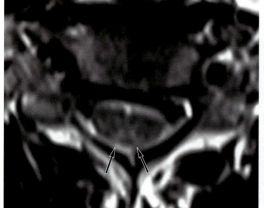

図1-D　T2強調像
　　　（C3椎体レベル，治療開始10か月後）

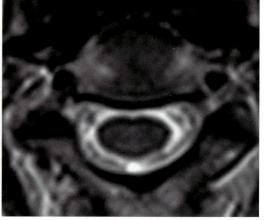

T2強調矢状断像でC2-6椎体レベルの頸髄内背側優位に頭尾側方向に連続する軽度の信号上昇がみられるが，病変の局在は明らかではない（A；→）．T2強調像では両側楔状束に一致して左右対称性の線状の高信号域がみられ（inverted V sign，B，C；→），一部では両側側索に沿った信号上昇も認められる（B；▶）．亜急性連合性脊髄変性症の診断のもとにビタミンB_{12}補充療法が施行され症状は改善し，治療開始10か月後のMRI（D）では頸髄内の異常信号域も消失していた．

診断名　亜急性連合性脊髄変性症

亜急性連合性脊髄変性症の一般的知識と画像所見

亜急性連合性脊髄変性症はビタミンB_{12}の欠乏によって生じる神経学的合併症のひとつで，脊髄の後索・側索の脱髄を特徴とする疾患である[1]．ビタミンB_{12}欠乏の主な原因には吸収不良（悪性貧血，胃切除，腸感染症，Crohn病などによる終末回腸の異常など），膵外分泌機能不全，薬剤（コルヒチン，ネオマイシン，パラアミノサリチル酸など），摂取不足（菜食主義など）などが挙げられ，亜酸化窒素（笑気ガス）による吸入麻酔も原因になることがある[2]．

臨床症状は脱力，異常感覚，振動覚障害，感覚性運動失調などで，亜急性に発症し緩徐に進行する．通常，左右対称性で遠位側から近位側に進行し，治療しなければ対麻痺に至ることもある．診断は特徴的な臨床症状と血清ビタミンB_{12}の低値によるが，血清ビタミンB_{12}の値が境界レベルの場合には，ホモシステインやメチルマロン酸といった代謝物の上昇も指標となる[1]．治療により神経学的な障害が改善しうる疾患であるため，早期の診断・治療が非常に重要である[2]．

画像所見 MRIではT2強調像で脊髄（特に頸髄）の後索に左右対称性の高信号を示す場合が多く，特に楔状束に一致した"inverted V sign"と呼ばれるハの字型の線状の高信号を呈することが多い．T2強調矢状断像では，病変は脊髄背側の頭尾側方向に連続する様々な長さの高信号域としてとらえられる．側索にも高信号を生じることがあるが，側索病変は後索病変に伴って生じることが多く，側索のみに病変が存在することは稀である．病変部に造影効果がみられることもある．早期に治療がなされれば，画像上の脊髄の異常は萎縮を残さずに改善するが，診断・治療が遅れた場合には脊髄の障害は非可逆的になりうる[1,2]．

鑑別診断のポイント

T2強調像で脊髄の後索（楔状束）に一致する左右対称性の線状の高信号域がみられた場合には，まずは亜急性連合性脊髄変性症を考える．

銅欠乏性脊髄症も亜急性連合性脊髄変性症と同様の臨床像および画像所見を呈することがあり，常に鑑別として考慮する[2]．

後天性免疫不全症候群（acquired immunodeficiency syndrome；AIDS）にみられる空胞性脊髄症も同様の臨床症状，画像所見を示しうるが，臨床経過より鑑別可能と考えられる[1]．

多発性硬化症でも後索に病変を生じることがあるが，左右対称のことは稀である．

脊髄梗塞（後脊髄動脈領域）も画像上の鑑別に含まれるが，急な発症様式が異なる．

その他，Sjögren症候群，傍腫瘍性脊髄症，脊髄癆，Charcot-Marie-Tooth病などでも脊髄後索に対称性にT2強調像での高信号を来すことがある（図2）．

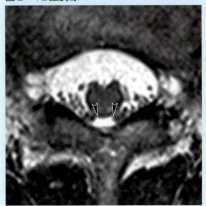

参考症例 両側後索に高信号を来す疾患
図2　T2強調像

60歳代，男性．両側下垂足．下位胸髄levelで，両側後索に対称性に高信号を認める（▶）．
診断名 Charcot-Marie-Tooth病
（荏原病院症例）

参考文献

1) Sun HY, Lee JW, Park KS, et al: Spine MR imaging features of subacute combined degeneration patients. Eur Spine J 23: 1052-1058, 2014.
2) Gürsoy AE, Kolukisa M, Babacan-Yildiz G, et al: Subacute combined degeneration of spinal cord due to different etiologies and improvement of MRI findings. Case Rep Neurol Med 2013: 159649, 2013.

胸部非外傷性救急疾患：心大血管系総論

(高木 亮)

1. 検査法のポイント

　非外傷性の胸部救急疾患の多くは，胸痛や呼吸苦で来院あるいは搬送され，その要因や重症度は多岐にわたるため，多くの疾患を想定しておかなければならない．画像診断が行われる前に，患者の年齢や既往歴，胸痛や呼吸苦の種類，発症からの経過，発熱，咳や痰などの呼吸器症状の有無などから診断がある程度絞り込まれていく．

　画像診断は胸部単純X線検査が基本で，肺炎や気胸，肺水腫など様々な病態の診断に有用である．胸部単純X線検査の診断において注意すべき点は，患者の病態が重篤であればポータブルX線検査で撮像され，一般的な胸部単純X線写真と条件の異なる撮影となり，所見のとらえ方が異なることを理解しておきたい．背臥位で撮像された胸部単純X線写真では縦隔や心陰影が大きくなり，肺血管影は顕在化し，胸水や気胸の分布も立位とは異なる．

　また，高齢者の胸部単純X線写真は，肺炎や胸膜炎の治癒痕，肺気腫などが背景にあることが少なくなく，教科書で示されるような典型的な画像所見とは異なることがあるので注意が必要である．さらに，もともと心機能が低下しているような高齢者では，肺炎によって心不全が増悪するような病態が起こることが少なくなく，肺胞性変化と間質性変化が混在するような画像所見からは，診断をひとつの病態に絞り込むことが難しくなることも知っておきたい．

　胸部単純X線写真で異常所見が指摘され詳細な評価が必要になった場合や，急性発症で重篤な疾患が想定される場合には，胸部CTが施行される．わが国ではCTのアクセスが良いためCTが選択される機会が増え，有効に活用されている．心大血管系の救急領域で押さえておくべき代表的な疾患は，大動脈解離，大動脈瘤の切迫破裂，肺血栓塞栓症である．

2. CT撮像のポイント

　胸部非外傷性救急疾患で胸部CTが施行される際には，どんな疾患を想定してCTを撮像するかをはっきりさせ，これに合わせた撮像プロトコールを選択することが重要になる．しかし，実際の臨床の現場では，高齢者では胸痛や呼吸苦などの症状がはっきりしないことも少なくなく，家族からみて今日は苦しそうで様子がおかしいというような症例の中に，重篤な疾患が潜んでいることがあることに注意しなければならない．

　CT撮像は，はじめに単純CTを撮像することを原則とする．可能であればコンソールのモニターで異常を確認した上で，造影CTの必要性や造影のタイミングを決定する．心大血管系の疾患が疑われた際には造影CTが有用である．過去には，緊急検査としてCTを施行する際には，撮像時間短縮のため造影CTを優先し単純CTを割愛するという方法が推奨される時代があったが，近年MDCT装置の普及により検査時間は大幅に短縮され，単純CTと造影CTの双方を撮像しても大きな時間的ロスにならなくなった．偽腔閉鎖型大動脈解離や大動脈瘤切迫破裂では，単純CTで偽腔や大動脈瘤周囲の高吸収域の有無を評価することが診断する上で重要となり，最近では単純CTの重要性が強調されている．また，大動脈解離の症例では，

急性肺血栓塞栓症の一般的知識と画像所見

　肺血栓塞栓症（pulmonary thromboembolism；PE）は，肺の機能血管である肺動脈が塞栓子により閉塞する疾患である．深部静脈血栓症（deep vein thrombosis；DVT，▶NOTE）と深い関連があり，90％以上の塞栓源が下肢の深部静脈血栓とされるため，最近では肺血栓塞栓症・深部静脈血栓を静脈血栓塞栓症（venous thromboembolism；VTE）と総称している．術後，肥満，妊娠，下肢骨折，悪性腫瘍，長期臥床などがリスクファクターとなるが，臨床症状は呼吸困難，胸痛，失神，咳，喀血など多彩で非特異的であることから，疑わなければ決して診断できない疾患であることを念頭に置く必要がある．臨床検査では，動脈血ガス分析で低O_2血症，低CO_2血症を呈することが多い．また，D-dimerは特異度が低いが感度は高く，正常であれば肺血栓塞栓症を否定できる．

　画像所見　肺血栓塞栓症の診断にはCTが第一選択となる[1]．単純CTで新鮮血栓が高吸収として指摘可能なこともあるが，造影CTが必須であり，肺動脈内の造影欠損を認めた場合，本症と診断される．急性血栓は紐状であり，血管壁と遊離していることが多い．また，両側主肺動脈に騎乗して存在する（saddle embolization）こともある（図1）．特徴的な所見としては，血栓が肺動脈内に浮遊し，周囲に造影剤が認められる状態（railway track sign）や肺動脈壁に付着した壁在血栓（mural defect）などがある．併存する右心負荷の所見や，時にみられる右心内血栓の存在（図2）にも留意する必要がある．注意すべきポイントとして，肺動脈周囲間質やリンパ節が肺動脈の血栓と鑑別困難となることがある．また，末梢の微小塞栓は不適切なウインドウ設定により指摘困難となることがあり，モニターを調整しながら診断することが重要である．

鑑別診断のポイント

　症状が多彩で非特異的であることから，臨床的には胸部症状を呈するあらゆる疾患が鑑別の対象となる．リスクファクターの存在や血液ガス分析，D-dimer高値は鑑別に有用であり，造影CTを施行すれば診断は比較的容易であるが，初期に診断されないと予後不良なことがあり，積極的に疑って検査を進めることが重要である．

NOTE　**深部静脈血栓症（deep vein thrombosis；DVT）の診断[2]**

　肺血栓塞栓症の原因の大部分はDVTであるため，肺血栓塞栓症と診断された場合には，速やかにDVTの検索が必要である．検査法としては，超音波検査，造影CT，MRV，静脈造影などが挙げられ，肺血栓塞栓症を疑って胸部造影CTを行う場合には，胸部造影CT撮像の直後に骨盤・下肢の静脈相を撮像することにより，塞栓源検索が1回の造影で可能となる．CTでは静脈内の造影欠損を認めることにより診断するが，急性例では，血管の拡張，静脈周囲の脂肪濃度の上昇，静脈壁のリング状濃染，患肢の腫脹などの変化にも注意する．

参考文献

1) Stein PD, Fowler SE, Goodman LR, et al: Multidetector computed tomography for acute pulmonary embolism. N Engl J Med 354: 2317-2327, 2006.
2) 安藤太三, 伊藤正明, 應儀成二・他: 循環器病の診断と治療に関するガイドライン. 肺血栓塞栓症および深部静脈血栓症の診断, 治療, 予防に関するガイドライン（2009年改訂版）. (http://www.j-circ.or.jp/guideline/pdf/JCS2009_andoh_h.pdf)

心不全（心原性肺水腫）
heart failure (cardiogenic pulmonary edema)

（日高史貴）

◆**症例1**：40歳代，女性．全身性エリテマトーデス（SLE）で加療中であるが，1週間前から労作時呼吸苦あり来院．胸部単純X線写真にて異常影を認めたため，精査目的で胸部CTが施行された．

図1-A　単純CT（肺野条件上肺野）　　　　　図1-B　単純CT（肺野条件中肺野）

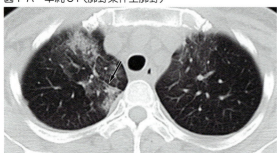 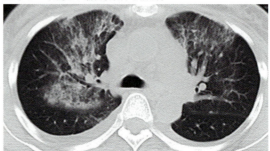

図1-C　単純CT（肺野条件下肺野）　　　　　図1-D　単純CT（縦隔条件）

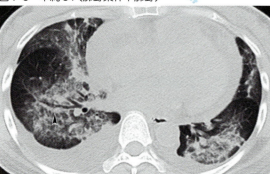 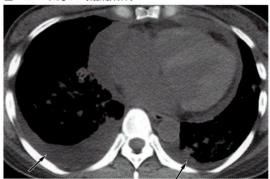

肺野条件（A～C）では，両側肺に肺門部優位のびまん性浸潤影がみられ，末梢側の含気は保たれている．小葉間隔壁の肥厚（A；→），気管支壁の肥厚（C；▶）もみられ，肺水腫と診断できる．縦隔条件（D）では，心拡大と心嚢水，両側胸水貯留（→）がみられ，皮下は全体的に浮腫状であり，心不全が示唆される．

診断名　うっ血性心不全（心原性肺水腫）

◆**症例2**：90歳代，女性．3日前より呼吸困難感が徐々に増悪．尿量減少，顔面うっ血あり．（荏原病院症例）

図2-A　胸部単純X線写真（ポータブル撮影）　　　　図2-B　単純CT

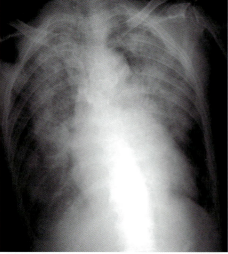 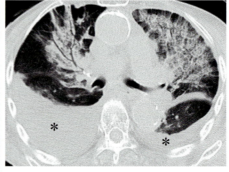

胸部単純X線写真（A）で右側に中程度量の胸水貯留を認める．左心系，右心系とも容量負荷は著明ではないが，両側上葉血管の拡張，両側肺門中心性肺水腫を認める．CTで右側に中程度量，左側に少量の胸水貯留が認められる（B；＊）．肺門部優位に両側性に浸潤影を認め，いわゆる蝶形陰影を呈している．

診断名　うっ血性心不全（心原性肺水腫）

心不全(心原性肺水腫)の一般的知識と画像所見

心不全とは，心臓の血液拍出が不十分であり，全身が必要とするだけの循環量を保てない病態を指し，一般に心臓超音波検査によって診断される．超音波検査によって心不全の原因疾患の検索がなされ，心臓の動きは十分か，拍出量がどの程度かなどを定量的に把握することができる．しかし，心臓超音波検査で典型的な心不全の所見が得られなかったり，心臓超音波検査が技術的に困難であったり，臨床所見が非典型的である場合には，その診断に苦慮することが少なくなく，胸部単純X線写真やCTの所見が，その可能性を強く示唆する根拠となることもある．

CT画像においては，主に心不全に伴う二次的所見から心不全の可能性を探ることとなる．心不全に伴う二次的の肺病変として，肺静脈性高血圧から間質性肺水腫，さらに肺胞性肺水腫へと段階的に進行する．肺水腫とは，肺静脈圧上昇や血管透過性の亢進により血管内から肺胞壁，小葉間隔壁，気管支血管周囲間質などの間質や肺胞腔内へ水分が漏出し，貯留する状態である．原因疾患は多岐にわたり，心筋梗塞，左心機能不全，過剰輸液，尿毒症肺，ALI/ARDS (acute lung injury / acute respiratory distress syndrome)など様々である．病態生理学的分類としては，水力学的肺水腫(hydrostatic pulmonary edema)，透過性亢進型肺水腫(permeability pulmonary edema)，およびこれらの混合型に大別できる．左心機能不全や過剰輸液によるものは水力学的肺水腫と呼ばれ，肺静脈圧が15〜25mmHgで間質に液体成分の漏出が始まり(間質性肺水腫)，25mmHgを超えると肺胞内に液体成分が貯留する肺胞性肺水腫が生じる．心不全時には，左室，左房の拡大を主体とする心拡大がみられる．尿毒症肺やALI/ARDSなどの血管透過性亢進によるものは，透過性亢進型肺水腫と呼ばれる．

画像所見 間質性肺水腫にみられる肺野異常所見は，単純X線写真ではKerley線の出現や血管陰影の不鮮明化，peribronchial cuffingによる気管支壁肥厚などがある．胸部CT肺野条件では小葉間隔壁の肥厚，気管支壁の肥厚と血管の腫大(広義間質の肥厚)，肺野の淡い高吸収域などがみられる．肺胞性肺水腫では，肺胞内に漏出した液体によるすりガラス影や浸潤影がみられる．細葉性陰影や小葉性陰影，あるいはこれらの融合した陰影で，既存の肺疾患がない限りは，CTでは肺の構造改変はみられない．典型的には肺門部近くにその程度が強く，蝶形陰影(butterfly shadow)のパターンを示すが，蝶形陰影は急性左心不全などの心原性肺水腫にみられやすいとされている[1]．

鑑別診断のポイント

間質性肺水腫の鑑別には，肺炎と癌性リンパ管症が主に挙げられる．癌性リンパ管症との鑑別点は，心臓の大きさは正常であること，悪性腫瘍の既往があること，通常は間質性肺水腫のようにびまん性ではなく，リンパ節腫大がみられることが多いことなどである．間質性肺水腫との鑑別が問題となる肺炎には，ウイルスやマイコプラズマが原因となることが多く，通常発熱があり，心臓の大きさは正常である．通常，胸水はみられない．

肺胞性肺水腫の鑑別には，ALI/ARDS，肺炎，肺出血，肺胞蛋白症，急性好酸球性肺炎などが挙げられる．

参考文献
1) 酒井文和, 鎌田憲子, 牛見尚史・他: 肺水腫. 画像診断 24: 17-26, 2004.

急性心筋炎
acute heart failure with myocarditis

（天野康雄）

症例：20歳代，男性．上気道炎の既往．胸痛，呼吸困難および心筋逸脱酵素の上昇を認めた．

図1-A　脂肪抑制T2強調像
　　　　（心電図同期，急性期）

図1-B　遅延造影MRI（急性期）

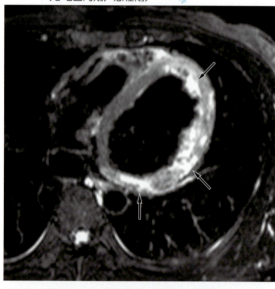
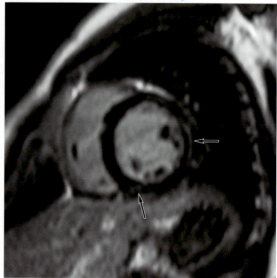

図1-C　脂肪抑制T2強調像（心電図同期，慢性期）

図1-D　遅延造影MRI（慢性期）

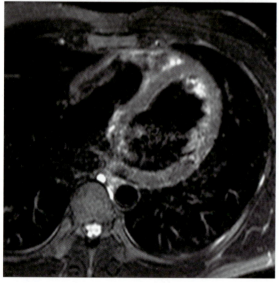
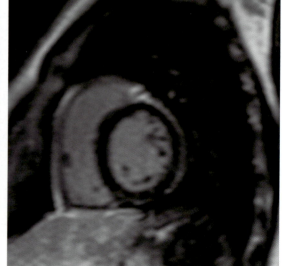

急性期のT2強調像では，左心室の側壁から心尖部の心筋に高信号域が認められ（A；→），急性の炎症や浮腫が示唆される．遅延造影MRでは，心外膜側を中心とする線状の造影効果を認める（B；→）．臨床経過，高度の浮腫を示すT2強調像の所見や冠動脈支配と合わない心筋の異常造影所見から，急性心筋炎と診断できる．炎症所見が鎮静化した時点でのT2強調像（C）および遅延造影MRI（D）では，心筋に異常所見を認めない．ただし，MRIや超音波検査により，左室駆出率の改善は軽度であり，本例の心機能の改善も軽度であった．

診断名　急性心筋炎

急性心筋炎の一般的知識と画像所見

心筋炎は感染症に続発する心筋の炎症性疾患で，その原因として心筋に親和性の高いコクサッキーBウイルスが知られている．また，新型インフルエンザ（H1N1）の合併症としても，心筋炎が報告されている．心筋炎の典型例は，先行感染に引き続き胸痛や浮腫・呼吸困難といった急性心不全を呈する．したがって，若年者や冠動脈疾患のリスクファクターが少ない症例で，典型的な臨床経過を示す場合，心筋炎の診断は比較的容易だが，先行感染の有無が明らかでなく，ST上昇の高度な症例や心筋逸脱酵素の高度上昇を認めた場合は，心筋梗塞が疑われて冠動脈撮影が行われることが多い．

画像所見 心臓MRIは，心筋炎が当初より疑われる症例や，冠動脈疾患が否定された上で心不全・胸痛の原因を特定すべき症例で施行される．急性期では高度の心筋浮腫を反映してT2強調像で高信号域を認め，造影効果を伴うことが多い．これらの異常所見が左室側壁の外膜側にみられることが特徴的であり，MRIにより心筋炎の診断が可能となる．

その治療法は主に心不全に対する対症療法であるが，一時的にペースメーカーやステロイドが使用されることもある．

鑑別診断のポイント

急性心不全は多くの心筋疾患で生じる緊急性の高い病態である．常に考慮すべき原因疾患は心筋梗塞および狭心症であり，生化学・心電図所見および冠動脈撮影で診断される．また，弁膜疾患や心外膜炎の診断には心エコーが有用である．

心臓MRIは上記の疾患が除外された後，あるいは心筋炎を含む心筋疾患が強く疑われる場合に有用である．T2強調像では心筋内の急性浮腫が，遅延造影MRIでは心筋細胞の壊死や組織の瘢痕化，炎症が把握できる（▶NOTE）．これらの異常所見の心室内での広がり，心筋内での位置および形状を元に読影する．心筋炎では心外膜側で広範囲・びまん性の浮腫や異常造影を観察できるのに対し，心筋梗塞の浮腫や造影域は冠動脈支配に一致し，虚血に対して脆弱な内膜側優位の分布を示す．心筋症では浮腫は目立たず，重症例で心筋に限局性の造影効果を認める．心サルコイドーシスの病変は多彩だが，境界は明瞭で心室中隔に好発する．

> **NOTE　心筋疾患における遅延造影MRIの有用性**
>
> 心筋疾患の診断には，造影剤静注後10～15分後から撮影を開始し，inversion recovery法を用いて正常心筋の信号を抑制する遅延造影MRが有用である．遅延造影MRIは，他の検査では認識困難な心内膜下の梗塞，心筋症の線維化および心筋炎を明瞭に描出する．遅延造影MRIを用いると，急性期の心筋疾患の診断に有用なだけでなく，慢性期の不整脈の合併や心機能の低下などの可能性も予測できる．

参考文献

1) Abdel-Aty H, Boyé P, Zagrosek A, et al: Diagnostic performance of cardiovascular magnetic resonance in patients with suspected acute myocarditis: comparison of difference approaches. J Am Coll Cardiol 45: 1815-1822, 2005.

心臓腫瘍（血管肉腫）による心タンポナーデ
cardiac tamponade with cardiac tumor (angiosarcoma)

（天野康雄）

症例：30歳代，女性．出産後の急な呼吸困難とうっ血．心エコーで心嚢液の増加を認めた．

図1-A　造影CT（緊急時，全身）

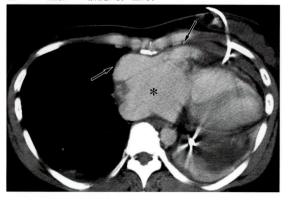

図1-B　T2強調像　KEY

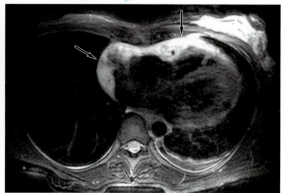

図1-C　T1強調像

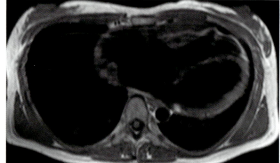

図1-D　造影T1強調像　KEY

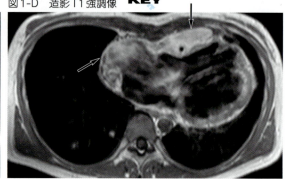

図1-E　造影CT（再検，心臓）

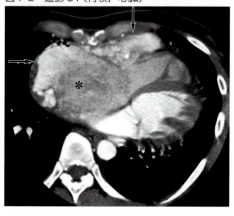

緊急時の造影CT（A）では右心房内に腫瘤性病変は指摘できない．心嚢水ドレナージ後でドレナージカテーテルが留置されている．T2強調像では右心房内に境界明瞭な高信号の腫瘤性病変を認める（B；→）．T1強調像（C）では筋組織よりも低信号，造影T1強調像では著明な造影効果を呈しており（D；→），血管肉腫と診断された．病変の局在，大きさ，進展範囲，栄養血管の評価には，心電図同期造影CTが有用である．Aでは腫瘍の造影効果（→）と右心房内の血液プール（*）の濃度が同等であったため，病変を指摘困難であったと考えられる．なお，心臓に撮影範囲を限定した造影CTでは，腫瘍（E；→）は右心房（E；*）内の血液よりも高い造影効果を示しており，腫瘍の大きさ，範囲，栄養血管の評価および質的診断に造影CTは有用であった．

診断名　心臓腫瘍（血管肉腫 angiosarcoma）による心タンポナーデ

心臓腫瘍の一般的知識と画像所見

最も頻度の高い心臓腫瘍は転移性腫瘍である．原発性の心臓腫瘍としては粘液腫が1/3〜1/2を占めて最も多く，その他に脂肪腫，横紋筋腫，血管肉腫，未分化肉腫および悪性リンパ腫などが挙げられる．心臓腫瘍による心腔の圧迫所見や心嚢液の増加に伴う心タンポナーデをみた場合は，悪性腫瘍を疑うべきである．

鑑別診断のポイント

心臓腫瘍の鑑別に最も重要なのは，発症年齢，好発部位および浸潤傾向である．例えば血管肉腫や横紋筋腫は乳幼児に圧倒的に多い．成人の心臓腫瘍で最も多いのは転移性腫瘍だが，原発性腫瘍では粘液腫が最も多く，ほとんどが心房中隔に好発する．右心房付近で浸潤傾向を示す腫瘍としては血管肉腫と悪性リンパ腫，左心房では未分化肉腫が挙げられる．心エコーでこれらの所見を把握できるが，広い観察視野で腫瘍の進展範囲を決定するには造影CTやMRIが有用である（▶NOTE）．また，腫瘍の造影効果や信号強度，石灰化の有無などの所見は心臓腫瘍の鑑別に有用であり，右心房付近でT2強調像で高信号を示す腫瘍であれば血管肉腫を疑うのに対し，低〜中等度信号であれば悪性リンパ腫が考慮される（表）．原発性の心臓悪性腫瘍の治療の基本は手術療法であるが，その予後は一般的に不良である．

表　成人の心臓腫瘍のMRI所見

	好発部位	T1強調像	T2強調像	造影効果	浸潤傾向
転移性腫瘍	心室＞心房	低信号	軽度高信号	不均一	あり
粘液腫	左心房＞右心房（心房中隔）	低信号	著明な高信号	比較的高度	なし
血管肉腫	右心房周囲	低信号	著明な高信号	高度	あり
悪性リンパ腫	右心房周囲	低信号	軽度高信号	軽度・均一	あり
未分化肉腫	左心房	低信号	軽度高信号	不均一	あり
脂肪腫	心房中隔	高信号	高信号	なし	なし

NOTE　心臓腫瘍におけるCTとMRIの使い分け

緊急度の高い症状を呈する症例では，検査時間が短く撮影範囲の広いCTが有用である．CTのデメリットは，造影剤の使用が必須であることである．また撮影・読影上の注意点として，心腔内の造影剤と腫瘍の造影効果との区別に注意すべきことや，濃い造影剤からのアーチファクトがみられることが挙げられる．よって造影CTを施行する際は，必ず冠動脈が強く造影される時相と，心腔が均一に造影される時相を撮影し，少なくともどちらかの時相では心臓領域に絞った撮影を行う必要がある．

MRIは高い組織コントラストにより，心臓腫瘍の組織性状を把握することが可能である．通常はT1強調像，T2強調像を心電図同期下で撮像し，造影剤を注入して複数の断面のT1強調像を撮像する．ただし，心タンポナーデを生じている段階では，心臓MRIの検査時間の長さと頻繁な呼吸停止が欠点である．

参考文献

1) Sparrow PJ, Kurian JB, Jones TR, et al: MR imaging of cardiac tumors. RadioGraphics 25: 1255-1276, 2005.

呼吸器領域総論

(芦澤和人)

はじめに

　呼吸器領域の非外傷性の救急疾患でみられる症状としては，胸痛や呼吸困難，血痰・喀血，喘息・喘鳴などが挙げられる．中でも呼吸困難を来す肺疾患は，感染性，気道性，腫瘍性，アレルギー性など種々のカテゴリーが含まれ多岐にわたり（表），さらに血管病変や縦隔，胸膜病変でも認められる．実臨床では，年齢，症状の発症形式，発熱や咳嗽・喀痰などの呼吸器症状の有無，既往歴や職歴，薬剤使用歴などから，総合的に診断を進めていくことになる．本来は，カテゴリー別に鑑別診断を考えていくことが重要であるが，画像診断上は，肺感染症と非感染性肺疾患に分けて考えると理解がしやすい．

1. 検査法のポイント

　画像検査としては，通常，まず胸部単純X線撮影が施行される．ただし，救急疾患では臥位でのポータブル撮影が施行されることも多く，立位の画像との違いを認識しておく必要がある．臥位では，縦隔や心陰影が拡大してみえ，また肺血管も頭尾方向での重力の影響を受けず，上肺野と下肺野で血管影の太さが同じ（肺血管のequalization）になる．心不全や肺うっ血と誤診しないように注意が必要である．胸水や気胸の分布も立位と異なり，また，皮膚の皺

表　呼吸困難を来す主な肺疾患

肺感染症		市中肺炎（細菌性肺炎，肺膿瘍） オウム病 水痘肺炎 インフルエンザウイルス肺炎 レジオネラ肺炎 敗血症性肺塞栓症 誤嚥性肺炎 日和見感染（IPA，PCP，CMV肺炎） 肺・気管支結核，非結核性抗酸菌症	非感染性肺疾患	肺血管性	肺血栓塞栓症，肺梗塞 肺高血圧症 肺水腫 急性呼吸窮迫症候群（ARDS） 肺動静脈瘻
非感染性肺疾患	腫瘍性	肺門型肺癌 気管・気管支腫瘍 癌性リンパ管症 血管内リンパ腫（IVL） 肺腫瘍塞栓微小血管症（PTTM）		吸入性	塵肺，溶接工肺，石綿肺
				アレルギー性	過敏性肺炎 急性好酸球性肺炎 慢性好酸球性肺炎 好酸球性多発血管炎性肉芽腫症
	気道性	肺気腫・慢性閉塞性肺疾患（COPD） 閉塞性細気管支炎		代謝性	肺胞蛋白症 肺アミロイドーシス
				間質性肺炎	特発性肺線維症（IPF） 非特異性間質性肺炎（NSIP） 特発性器質化肺炎，急性間質性肺炎 膠原病肺 薬剤性肺障害
				肉芽腫性	Langerhans細胞組織球症 多発血管炎性肉芽腫症
				その他	リンパ脈管筋腫症

ARDS：acute respiratory distress syndrome, CMV：Cytomegalovirus（サイトメガロウイルス）, COPD：chronic obstructive pulmonary disease, IPA：invasive pulmonary aspergillosis（侵襲性肺アスペルギルス症）, IPF：idiopathic pulmonary fibrosis, IVL：intravascular lymphoma, NSIP：nonspecific interstitial pneumonia, PCP：*Pneumocystis jirovecii* pneumonia（ニューモシスチス肺炎）, PTTM：pulmonary tumor thrombotic microangiopathy

が気胸と紛らわしい場合がある．肺水腫や通常の市中肺炎などを除いては，単純X線撮影に引き続いて胸部CTが施行されるが，呼吸器領域では通常，単純CTが選択される．

　肺感染症において，通常の市中肺炎の診断は多くの場合，単純X線撮影のみで可能である．しかし，重症の市中肺炎や治療抵抗性の肺炎，院内肺炎・日和見感染症の診断には，CTまで施行されることが多い．肺感染症におけるCTの適応としては，①単純X線写真で通常の肺炎としては非典型的な所見（すりガラス影，結節影，空洞性病変，びまん性陰影など）を呈する場合，②肺膿瘍や膿胸などの重篤な合併症の把握，③臨床的に肺炎が強く疑われるが単純X線写真で異常が指摘できない場合，④治療に対する反応が乏しく非感染性疾患を鑑別する必要がある場合が挙げられる[1)2)]．

2．読影のポイント

　肺感染症は，同一の起因病原体であっても宿主の免疫能などの影響で異なる病態を呈し，それが画像所見に反映される．したがって，画像所見は非常に多彩であり，鑑別すべき非感染性肺疾患も多数存在する．呼吸器領域の画像診断においては，画像所見を代表的なパターンに分類し，パターンごとに肺感染症と非感染性肺疾患の鑑別疾患を挙げ，臨床所見などを考慮して総合的に診断を進めていくことが重要である．

　以下，画像所見を，①限局性浸潤影・すりガラス影，②びまん性浸潤影・すりガラス影，③びまん性粒状影，④結節・腫瘤影／空洞性病変の4つのパターンに分類し，救急の場で重要な疾患を挙げて概説する．

1）限局性浸潤影・すりガラス影

a．肺感染症

　あらゆる病原体がとりうるパターンであるが，重症の市中肺炎としては肺炎球菌，肺炎桿菌やレジオネラが重要である．病理学的に肺胞性肺炎の進展形式をとり，病変は非区域性分布を示し，早期から融合傾向をもつ比較的均一な浸潤影がみられる．肺胞性肺炎が肺葉全体に広がったものは，大葉性肺炎と呼ばれる．院内肺炎としては，免疫不全患者の日和見感染や誤嚥性肺炎があるが，多くは気管支肺炎の進展形式をとり，病変は区域性分布を示し，CTでは小葉中心性粒状影～小葉性陰影が多発性に認められることが特徴である．誤嚥性肺炎には，従来市中肺炎として扱われてきた患者群の中に，院内肺炎の病態に近い，介護を必要とする高齢者肺炎の一群に相当するものが含まれ，"医療・介護関連肺炎"と呼ばれるようになった．高齢者や免疫不全患者にみられる肺結核では，一次結核様の所見がみられる．結核性肺炎（乾酪性肺炎）はその1型であり，画像上は区域性の均一な浸潤影がみられ，内部には気管支透亮像や多発空洞を伴うことが多い．細菌性肺炎と鑑別が困難な場合も少なくない．

b．非感染性肺疾患

　細菌性肺炎との鑑別が最も重要な疾患として，特発性器質化肺炎と慢性好酸球性肺炎が挙げられる．いずれも，胸膜下に非区域性の浸潤影が多発性にみられることが多く，肺胞性肺炎との鑑別は画像のみでは困難なことが多い．抗菌薬に抵抗性の場合は，強く疑うべき疾患である．高齢者の繰り返す肺炎では，安易に市中肺炎と診断せずに，肺門型肺癌による閉塞性肺炎の可能性を念頭に置く必要がある．

2) びまん性浸潤影・すりガラス影
a. 肺感染症

市中肺炎では，インフルエンザウイルスに代表される呼吸器ウイルスやオウム病，レジオネラでびまん性陰影がみられる．ウイルス肺炎では，細気管支炎による気管支壁肥厚，小葉中心性粒状影に，肺胞内の出血やびまん性肺胞障害が混在し，両側性に斑状の浸潤影やすりガラス影がみられる．

院内肺炎では，免疫能が低下している宿主が多く，広範な陰影を呈する頻度が高い．細菌，ウイルス，結核，真菌，ニューモシスチス (*Pneumocystis jirovecii*) が挙げられるが，ニューモシスチス肺炎の典型例でみられる胸膜下が温存され，かつ小葉単位の濃淡（モザイクパターン）を伴うびまん性すりガラス影は，他感染症でみられることは稀で，特徴的である．初期には単純X線写真で異常が指摘できないことが少なくなく，臨床的に存在が強く疑われるようであれば，CT撮影が必要である．ウイルス性ではサイトメガロウイルスが重要で，移植や化学療法施行の患者に発生する頻度が高い．

b. 非感染性肺疾患

急性発症するびまん性の浸潤影・すりガラス影では，急性呼吸窮迫症候群 (acute respiratory distress syndrome；ARDS)，心原性肺水腫，急性好酸球性肺炎，急性間質性肺炎，慢性間質性肺炎の急性増悪，びまん性肺胞出血，薬剤性肺障害などが，非感染性の重要な鑑別疾患である．これらの画像所見の特徴に関しては，本章の各論を参考にしていただきたい．

3) びまん性粒状影
a. 肺感染症

このパターンの代表は粟粒結核であり，結核菌が血行性に全身に広がり，肺に粟粒のびまん性病変を来す．初期には単純X線写真では異常を指摘できないことがあるが，典型例では，径1〜2mmの均一な粒状影（粟粒影）が認められる．CTでは，肺の二次小葉と無関係にランダムに分布するびまん性粒状影が特徴である．水痘，麻疹やサイトメガロウイルスなどのウイルス感染症や，真菌ではカンジダ，稀だがクリプトコックス (*Cryptococcus neoformans*) やニューモシスチスでも，びまん性粒状影が認められることがある．

b. 非感染性肺疾患

びまん性粒状影を来す非感染性肺疾患は多岐にわたるが，救急の現場で鑑別を要する疾患は限られる．過敏性肺炎，重症の細気管支炎（マイコプラズマ細気管支炎），稀だが急速に呼吸困難が進行するものとして，血管内リンパ腫 (intravascular lymphoma；IVL) や肺腫瘍塞栓微小血管症 (pulmonary tumor thrombotic microangiopathy；PTTM) がある．後者の血管性の病変は異常を認めないことも少なくないが，典型例ではいずれの疾患も小葉中心性の粒状影ないし分岐状影がみられ，ランダムパターンを呈する肺感染症とは画像所見が異なる．

4) 結節・腫瘤影／空洞性病変
a. 肺感染症

肺結核や非結核性抗酸菌症，真菌症，肺膿瘍，特殊なものとして，敗血症性肺塞栓症が挙げられる．多くのものは囊胞・空洞を伴う．典型的な二次結核症は上葉や下葉S^6に好発し，CTでは，小葉中心性粒状影・分岐状影 (tree-in-bud appearance)，結節やそれらの融合像，

空洞がみられる．しかし，免疫能低下患者では，病変の広がりが広範囲で，浸潤影やその内部に多発空洞がみられることが多い．

侵襲性肺アスペルギルス症（invasive pulmonary aspergillosis；IPA）では，好中球減少時にCT halo sign，好中球回復期に壊死病巣の中心部が分離し，周囲に三日月状の透亮像（air crescent sign）がみられる．

敗血症性肺塞栓症は，病原体が血行性に散布され肺末梢に塞栓が生じる病態である．黄色ブドウ球菌が多いが，真菌のこともある．肺末梢に多発性に結節や楔状影がみられ，空洞をしばしば伴う．

b. 非感染性肺疾患

結節・腫瘤影/空洞性病変を来す非感染性疾患も，腫瘍性，肉芽腫性，肺血管性，外傷性など非常に多岐にわたる．しかし，鑑別すべき疾患はきわめて限られており，多発血管炎性肉芽腫症，悪性リンパ腫や進行した転移性腫瘍などが挙げられるが，臨床症状や病歴などが鑑別のポイントとなる．

参考文献

1) American Thoracic Society; Infectious Diseases Society of America: Guidelines for the management of adults with hospital-acquired, ventilator-associated, and healthcare-associated pneumonia. Am J Respir Crit Care Med 171: 388-416, 2005.
2) 日本医学放射線学会(編); 3 胸部．CQ38 成人市中肺炎と非感染性疾患の鑑別にCTは有用か？ 画像診断ガイドライン 2016年版．金原出版, p.164-165, 2016.

急性呼吸窮迫症候群
acute respiratory distress syndrome（ARDS）

（福島 文，芦澤和人）

症例1：50歳代，女性．2日前からの発熱にて受診．インフルエンザA陽性にて加療中，呼吸困難となり搬送される．来院時のPaO₂ 58.7mmHg．

図1-A　胸部単純X線正面像

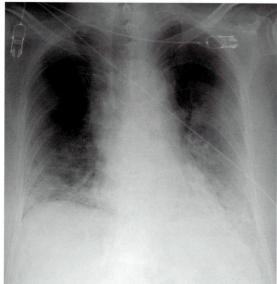

図1-B　薄層CT（上肺野）

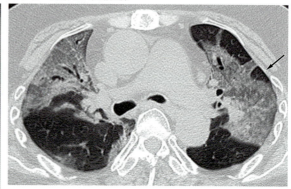

図1-C　薄層CT（中肺野）　KEY

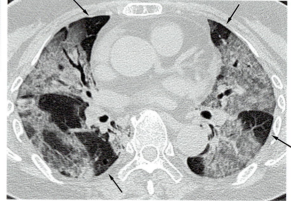

図1-D　薄層CT（下肺野）

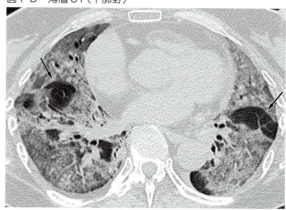

胸部単純X線正面像（A）では，両側中下肺野に浸潤影を認める．薄層CT（B～D）では，両肺野びまん性にすりガラス影，一部浸潤影が広がっている．すりガラス影内部にはair-bronchogramや網状影がみられる．すりガラス影は小葉単位で陰影の乏しい領域（spared region）がみられる（B～D；→）．また，すりガラス影内部には気管支拡張が出現しており，後述する増殖期に相当する画像所見である．

診断名 インフルエンザ肺炎に伴う急性呼吸窮迫症候群

◆ **症例2**：40歳代，男性．Crohn病の患者．発熱，血圧低下がみられ，カンジダ性敗血症と診断された．その後，意識レベルの低下，急性呼吸不全となった．

図2-A　胸部単純X線正面像

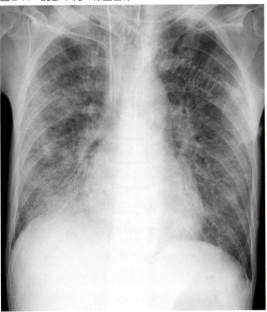

図2-B　薄層CT

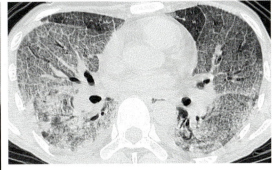

図2-C　CT冠状断像

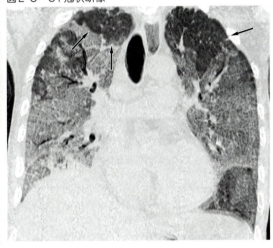

胸部単純X線正面像（A）では両肺広範にすりガラス影を認め，中下肺野優位の分布を示している．心拡大は認めない．薄層CT（B）では両肺びまん性にすりガラス影がみられる．肺門から末梢までほぼ均等なすりガラス影を示しているが，背側の荷重部の吸収値が高く，腹側では一部陰影が乏しい領域（spared region）がみられる．すりガラス影内部には網状影を認め，軽度の細気管支拡張を認める．CT冠状断像では中下肺野優位にすりガラス影を認め，肺尖部で病変が乏しい領域がみられる（C；→）．細気管支拡張も認められる．

診断名 敗血症に伴う急性呼吸窮迫症候群

急性呼吸窮迫症候群の一般的知識と画像所見

　急性呼吸窮迫症候群（ARDS）は，先行する基礎疾患・外傷をもち，急性（1週間以内と定義される）に発症した低酸素血症で，胸部単純X線写真上で両側性の肺浸潤影を認め，かつその原因が心不全，腎不全，血管内水分過剰のみでは説明できない病態の総称である[1]．

　ARDSの本態は，肺胞領域の非特異的炎症に伴う透過性亢進型肺水腫であり，広範な肺損傷がその特徴とされる．病理像はびまん性肺胞障害（diffuse alveolar damage；DAD）に対応する．

　ARDSの原因疾患としては，肺内を原因とする直接損傷と，肺外を原因とする間接損傷に分類される．直接損傷では，重症肺感染症（図1），誤嚥性肺炎，有毒ガスの吸入，脂肪塞栓，胸部外傷，放射線肺障害，溺水などがあり，間接損傷の原因として，敗血症（図2），ショック，外傷，薬物中毒，急性膵炎，輸血関連急性肺損傷などがある．

　画像所見　ARDSの画像所見は病理学的な経過と良好に対応している[2]．滲出期（急性期：発症から1～7日以内）には浮腫を主体とし，発症早期の胸部単純X線写真では，原

患以外の異常陰影はとらえられないことも多い．薄層CTではびまん性のすりガラス影を示す．病変が進行するに伴い，両肺びまん性の浸潤影，すりガラス影を呈し，内部にair-bronchogramを伴う．心拡大は伴わない．増殖期（器質化期，亜急性期：発症後7～21日）では，すりガラス影内部に網状影が出現し，肺の器質化，線維化による細気管支拡張が出現する．線維化期（慢性期：発症から3～4週間以降）には，病理学的には末梢気腔の構造改変と線維化の進行を反映し，細気管支の拡張に加え中枢側の気管支の拡張がみられ，容積低下を認める．浸潤影内部には粗大な網状影と囊胞状変化が出現する．気管支拡張や細気管支拡張の広がりは独立した予後因子である．

診断基準として，胸部単純X線写真で両側性の浸潤影があるが，必ずしも左右対称性ではなく，上下肺野でもある程度の差がみられることも多い．また，びまん性肺胞障害では，肺野全体で病期が必ずしも均一に進行するのではなく，領域ごとに病期が混在するのが特徴である．間接損傷では肺の浸潤影は背側優位なことが多いが，直接損傷では浸潤影が荷重部以外にも分布する傾向がある．

鑑別診断のポイント

急性発症するびまん性の浸潤影が鑑別疾患として挙げられる．心原性肺水腫，慢性間質性肺炎の急性増悪，急性間質性肺炎，びまん性肺胞出血，誤嚥性肺炎を含む感染性肺炎，粟粒結核，特発性器質化肺炎，薬剤性肺障害，急性好酸球性肺炎などがある．

心原性肺水腫を除外することが第一であり，心拡大や右優位の胸水貯留の有無，胸部単純X線写真でのKerley lineやcuffing sign，薄層CTでの小葉間隔壁肥厚や気管支血管周囲側の腫大などの間質性肺水腫による所見の有無が重要である．ただし，急性左心不全でもこれらの所見はみられないことがあり，またARDSは心筋障害による心不全を合併することがあるので，年齢や心不全，冠動脈疾患の既往を確認するなど，総合的な判断が必要となる．診断カテゴリーを満たした場合は，鑑別疾患のすべてがARDSと診断されうる．明確な蜂窩肺があれば，慢性間質性肺炎の急性増悪の可能性が考えられる．

> **NOTE** **急性肺障害（ALI）**
>
> 　従来のARDSの診断基準（American-European Consensus Conference；AECCの定義，1994年）において急性肺障害（acute lung injury；ALI）を，
> 　　PaO_2/F_IO_2（動脈血酸素分圧／呼気酸素分画）$\leq 300mmHg$
> の軽症例と定義していたが，現在（Berlin定義，2012年）ではARDSを
> 　　重症（$PaO_2/F_IO_2 \leq 100mmHg$），
> 　　中等症（$100 < PaO_2/F_IO_2 \leq 200mmHg$），
> 　　軽症（$200 < PaO_2/F_IO_2 \leq 300mmHg$）
> と分類し，ALIはそのうち軽症に組み込まれており，ALIというカテゴリーはなくなった．

参考文献

1) 3学会合同ARDS診療ガイドライン2016作成委員会（編）；ARDS診療ガイドライン2016．日本呼吸器学会，日本呼吸療法医学会，日本集中治療医学会，2016．
2) Ichikado K, Suga M, Gushima Y, et al: Hyperoxia-induced diffuse alveolar damage in pigs: correlation between thin-section CT and histopathologic findings. Radiology 216: 531-538, 2000.

肺水腫
pulmonary edema

(福島 文, 芦澤和人)

● **症例1**：40歳代, 女性. 2週間前より息切れ, 倦怠感あり. 心エコーにてびまん性の壁運動低下を認めた.

図1-A　胸部単純X線正面像　**KEY**

図1-B　薄層CT（気管分岐部レベル）

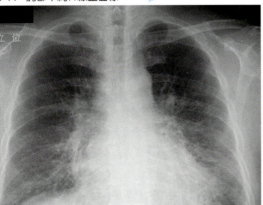
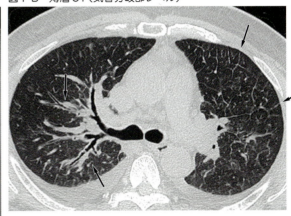

図1-C　薄層CT（下葉レベル）

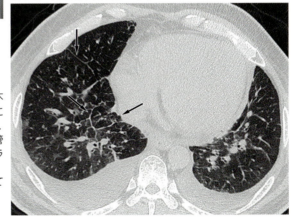

胸部単純X線正面像（A）では心拡大がみられ，肺門血管影の不鮮明化（hilar haze）および左中肺野にKerley A line，下肺野にKerley B lineを認める．肺門周囲にはすりガラス影がみられる．両側胸水を認める．薄層CTでは小葉間隔壁の肥厚と気管支血管周囲束の腫大がみられ（B, C ; →），中枢側優位に淡いすりガラス影も認める．右優位の胸水貯留がみられる．
心機能検査にて左室収縮能（EF）30％, 心臓カテーテル検査にて3枝病変を認めた．

診断名 虚血性心筋症による肺水腫

肺水腫の一般的知識と画像所見

　　　　肺水腫は，肺の血管外の水分量が異常に増加した状態である．肺水腫には，心不全を代表とする静水圧性肺水腫（hydrostatic edema）と急性呼吸窮迫症候群（acute respiratory distress syndrome ; ARDS）でみられる透過性亢進型肺水腫（increased permeability edema），またはその両者の混合型に分けられる．

　　静水圧性肺水腫は，その病態から心原性肺水腫ともいわれ，急性心筋梗塞による左心不全や僧帽弁膜症などが原因となり，肺毛細血管静水圧が上昇した状態である．加えて，過剰輸液や循環血液量の増加と膠質浸透圧の低下による腎性の肺水腫も含まれる．機序としては，初期には，静水圧の上昇により肺血流の再分布（redistribution）がみられる．いわゆる肺うっ血（pulmonary congestion）の状態である．この後，血液成分が間質に漏出し間質性肺水腫（interstitial pulmonary edema. 図1）を来し，その後，水腫液が肺胞腔にも広がると肺胞性

症例2：70歳代，男性．3日前より呼吸苦が出現し，救急搬送される．心エコーにて，心尖部の壁運動低下が疑われた．

図2-A　胸部単純X線正面像 KEY

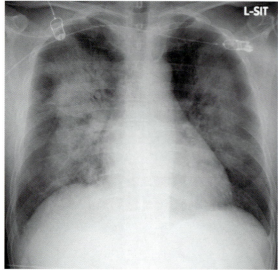

図2-B　薄層CT（上葉レベル）

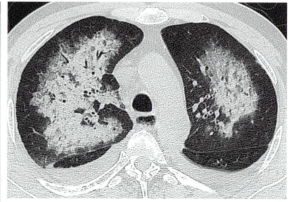

図2-C　薄層CT（下肺静脈レベル）

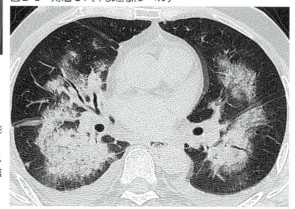

単純X線写真（A）では，両側肺門周囲を主体とした浸潤影（蝶形陰影）を認める．心拡大は軽度．
薄層CT（B，C）では，両肺の中枢側優位に浸潤影とすりガラス影を認め，内部にair-bronchogramを含む．末梢胸膜下では陰影はspareされている．両側胸水も認める．

診断名　急性心筋梗塞による肺胞性肺水腫

肺水腫（alveolar pulmonary edema．図2）となる．間質性肺水腫と肺胞性肺水腫は混在することも少なくない．症状は呼吸困難や頻脈で，起坐呼吸を呈することもある．

透過性亢進型肺水腫は，肺毛細血管の透過性亢進により生じる．ARDSの滲出期にみられる．心原性肺水腫と対比して非心原性肺水腫とも呼ばれる．

画像所見　胸部単純X線写真では，肺うっ血の状態では上肺野の血管が下肺野の血管よりも太くみえ（肺血流の再分布），心拡大，特に左心系の拡大がみられる．間質性肺水腫に移行すると，肺門血管陰影は不明瞭となり（hilar haze），Kerley line，peribronchial cuffing sign（▶NOTE），葉間胸膜の肥厚などがみられる．肺胞性肺水腫では内部にair-bronchogramを伴う浸潤影，すりガラス影が肺門周囲に広がる（蝶形陰影：butterfly shadow）．心拡大，胸水貯留も認められるが，急性心筋梗塞の場合は心拡大を伴わないことも多い．

胸部単純X線写真のみで診断は可能であるが，薄層CTでは，小葉間隔壁や気管支血管周囲束の肥厚などの間質の浮腫を反映した所見が認められる．肺胞性肺水腫が混在すると，びまん性のすりガラス影や浸潤影を認める．肺胞性肺水腫の場合，小葉内に貯留した液体の重力

効果を反映して背側優位なすりガラス影（tea cup sign様）を示すこともある．肺のリンパ流は肺門部で悪く胸膜下では良好なため，肺門中心の浸潤影となると考えられている．反応性の縦隔リンパ節腫大もしばしば認められる．

鑑別診断のポイント

急性の経過をとる両側性の浸潤影，すりガラス影を来す疾患が鑑別の対象となる．広範に広がる感染性肺炎や急性好酸球性肺炎，薬剤性肺障害，肺出血などが挙げられる．陰影の左右対称性や非区域性，循環動態の変化を示す所見があるかどうかで鑑別される．びまん性すりガラス影を呈する疾患で最も頻度が高いという報告もみられる[1]．

> **NOTE**
>
> ### Kerley lineとperibronchial cuffing sign
>
> Kerley lineは小葉間隔壁の浮腫性肥厚による．septal lineとも呼ばれる．肺門から上外側に延びる比較的長い線状影をA line，下肺野外側で水平に走る短い線をB lineという（図3）．間質性肺水腫で多くみられ，その他，急性好酸球性肺炎などでもみられる．
>
> peribronchial cuffing signは気管支周囲間質の浮腫性肥厚による．正切像で気管支壁の肥厚と辺縁の不鮮明化としてみられる（図4）．肺水腫における浮腫でもみられる他，間質への細胞浸潤や線維化でもみられる．
>
>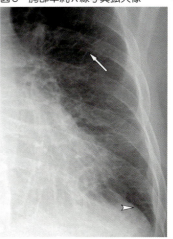
>
> 図3　胸部単純X線写真拡大像
>
> 左上肺野にKerley A line（⇨），左下肺野にKerley B line（▷）を認める．
>
>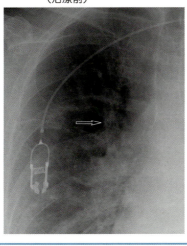
>
> 図4-A　胸部単純X線写真拡大像（治療前）
>
>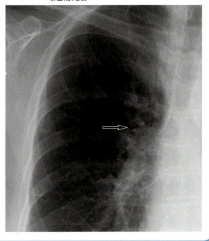
>
> 図4-B　胸部単純X線写真拡大像（治療後）
>
> 右B^{3}bの正切像にて，気管支壁の肥厚所見（peribronchial cuffing sign）がみられる（A；→）．両側肺門部血管陰影の不鮮明化も認められる（hilar haze）．心不全の治療後，気管支壁の肥厚は軽減している（B；→）．

参考文献

1) Hewitt MG, Miller WT Jr, Reilly TJ, et al: The relative frequencies of causes of widespread ground-glass opacity: a retrospective cohort. Eur J Radiol 83: 1970-1976, 2014.

急性好酸球性肺炎
acute eosinophilic pneumonia (AEP)

（福島 文，芦澤和人）

● **症例1**：40歳代，女性．2週間前より呼吸苦を自覚．その後，徐々に増強し，発熱，夜間の乾性咳嗽が出現したため受診．約10年前より禁煙していたものの，最近喫煙を再開していた．

図1-A　胸部単純X線正面像　　　図1-B　薄層CT

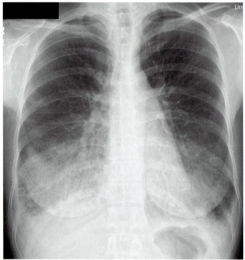

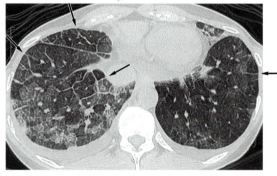

図1-C　薄層CT

胸部単純X線正面像（A）では，両側中下肺野にすりガラス影や網状影がみられ，両下肺野外側にはKerley B lineもみられる．両側に胸水を少量認める．薄層CTでは下肺野優位にすりガラス影が広範囲にみられ，小葉間隔壁の肥厚が目立つ（B，C；→）．胸水も認められる．心拡大は認めない．気管支鏡が施行され，気管支肺胞洗浄液中の好酸球が71％，TBLB（経気管支肺生検）にて肺胞組織への好酸球やマクロファージの浸潤がみられた．

診断名　急性好酸球性肺炎

● **症例2**：20歳代，男性．1日前から労作時呼吸困難，発熱あり．10日前より初めて喫煙を開始した．

図2-A　薄層CT（中間気管支幹レベル）　　図2-B　薄層CT（下葉レベル）

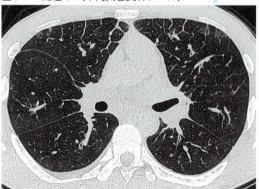
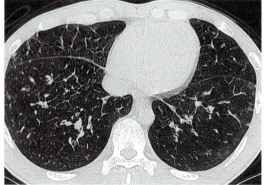

薄層CT（A，B）では，腹側主体に小葉間隔壁の肥厚がみられる．すりガラス影は強くない．急性好酸球性肺炎の中でも，特に小葉間隔壁の肥厚が目立つ症例．気管支肺胞洗浄液にて好酸球50％であった．

診断名　急性好酸球性肺炎

急性好酸球性肺炎の一般的知識と画像所見

急性好酸球性肺炎は、喫煙や薬剤、粉塵などに対する急性過敏性反応によって生じる。わが国では喫煙による若年成人の発症が多く報告されている（図1、2）、好酸球性肺疾患の病型のひとつである（▶NOTE）。急性の発熱、咳嗽、低酸素血症などで発症し、これらの臨床症状が1週間以内に急速に進行する。喫煙を始めて1～2週間で発症する例が多く報告されている。時に重篤となり、人工呼吸器管理を要することもある。診断は気管支肺胞洗浄液中の好酸球の著増（診断基準は25％以上）、病理学的に好酸球性肺炎の所見（好酸球の肺胞壁や肺胞腔、気管支血管周囲間質、小葉間隔壁、胸膜下間質への浸潤を伴う高度の浮腫）がみられる。末梢血の好酸球は急性期には必ずしも増多しない。感染や喘息、アトピー性皮膚炎との関連はない。治療はステロイドに速やかに反応し、予後は良好で、再発は稀である。

画像所見 胸部単純X線写真では、両肺にびまん性のすりガラス影や浸潤影、網状影を認める。肺水腫に類似するが心拡大はみられない。下肺野外側にKerley B line、肺門外側にKerley A lineを認める。全体に肺血管の辺縁は不明瞭となる。胸水がみられることが多い。

胸部CT（薄層CT）では、すりガラス影と小葉間隔壁の肥厚が代表的な所見である[1]。すりガラス影や浸潤影は比較的末梢肺にびまん性にみられるが、胸膜直下は病変が乏しいことも多い。結節影やそれらの融合影などもみられる。間質の肥厚を反映して小葉間隔壁や気管支血管周囲束の肥厚がみられる。胸水を伴うことも多く、軽度のリンパ節腫大もみられる。

鑑別診断のポイント

浸潤影やすりガラス影が主体の場合は心原性肺水腫、ウイルス性肺炎、急性間質性肺炎などが鑑別診断として挙げられる。小葉間隔壁の肥厚などの間質性陰影が主体の場合は、間質性肺水腫、癌性リンパ管症、サルコイドーシスなどが挙げられる。画像のみでの鑑別は難しいが、急性発症のびまん性の陰影を来す疾患で、喫煙歴や薬剤使用歴などの病歴をきちんと聴取することが診断に到達する大きな鍵となる。

NOTE　好酸球性肺疾患

好酸球性肺疾患は、肺に異常陰影がみられ、末梢血あるいは局所に好酸球増多を認める疾患の総称。単純性肺好酸球増多症（いわゆるLöffler症候群）、急性好酸球性肺炎、慢性好酸球性肺炎、好酸球増加症候群（hypereosinophilic syndrome；HES）などが挙げられる[2]。単純性肺好酸球増多症は症状が軽度で、無治療で消褪するself-limitedな病態で、画像所見は慢性好酸球性肺炎と似る。慢性好酸球性肺炎は、日常最もよく遭遇する好酸球性肺炎で、喘息の既往があることが多く、末梢血の好酸球の増多がみられる。画像所見は末梢優位の浸潤影やすりガラス影が認められる。肺水腫のネガ像が典型的（photographic negative of pulmonary edema pattern）であるが、頻度は高くない。HESは6か月以上持続する末梢血好酸球数増加（$1500/mm^3$以上）があり、アレルギー疾患、寄生虫疾患などの二次性好酸球増多を来す疾患が除外され、病理学的に好酸球浸潤による臓器障害がみられる場合に診断される。HESの約40％に肺病変がみられ、CTでは限局性やびまん性のすりガラス影、結節などを認める。結節周囲にはすりガラス影（halo）を伴うこともある。約半数に胸水を認めるが、心不全による変化が含まれていることも多い。

参考文献

1) Daimon T, Johkoh T, Sumikawa H, et al: Acute eosinophilic pneumonia: thin-section CT findings in 29 patients. Eur J Radiol 65: 462-467, 2008.
2) Jeong YJ, Kim KI, Seo IJ, et al: Eosinophilic lung diseases: a clinical, radiologic, and pathologic overview. RadioGraphics 27: 617-637, 2007.

間質性肺炎
interstitial pneumonia

（林 秀行，芦澤和人）

> **症例1**：70歳代，男性．約5年前から間質性肺炎の診断で，外来受診していた．今回，労作時呼吸困難を自覚し，救急外来を受診した．

図1-A　胸部単純X線正面像（ポータブル撮影，仰臥位）　図1-B　薄層CT

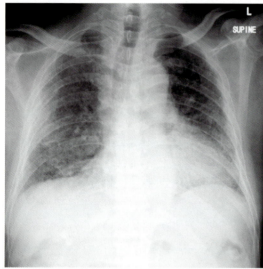

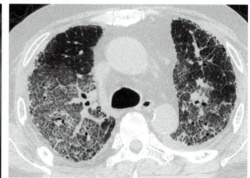

図1-C　薄層CT

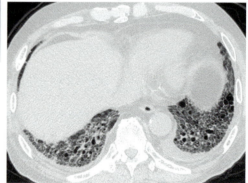

胸部単純X線正面像（A）で，両側肺野びまん性にすりガラス影を認める．薄層CT（B，C）でみられる牽引性気管支拡張や胸膜下の囊胞性変化は既存の間質性変化と考えられる．間質性肺炎の急性増悪の診断で，ステロイド投与にて改善した．

診断名　特発性肺線維症（IPF）の急性憎悪

間質性肺炎の一般的知識と画像所見

　　間質性肺炎は，肺胞隔壁を病変の場とするびまん性炎症で，しばしば線維化のプロセスをとるとされる[1]．原因不明の間質性肺炎を特発性間質性肺炎（idiopathic interstitial pneumonias；IIPs）と呼び，最新のIIPsの分類では，major IIPsは，慢性線維性（IPF，NSIP），喫煙関連（RB-ILD, DIP），急性・亜急性期（AIP, COP）に分類される．このうち，今回のテーマである救急の場で問題となるのはAIP，それからIPFの急性増悪が挙げられ，これらについて概説する．

　画像所見　AIPは，基礎疾患がなく，慢性間質性肺炎を伴わない比較的健康な人に発症する原因不明の急速進行性間質性肺炎である．CTでは，両側肺野にびまん性に広がるすりガラス影，浸潤影であり，時相は均一である．

　一方，特発性肺線維症（idiopathic pulmonary fibrosis；IPF）の急性増悪（表）は，IPFの慢性経過中に新たなすりガラス影や浸潤影が出現し，画像上も，背景に蜂巣肺や網状影といった慢性線維性間質性肺炎の像に加えてすりガラス影，浸潤影が出現する[1]（図1）．

鑑別診断のポイント

前述の疾患以外にも，びまん性にすりガラス影を呈する疾患として，膠原病関連の間質性肺炎，薬剤性肺障害（図2），びまん性肺胞出血，感染症としてはニューモシスチス肺炎，サイトメガロウイルス肺炎などが挙げられる．背景肺の変化を画像上で見極めるのが重要であるが，基礎疾患の有無，臨床所見による絞り込みが必要となる．

表　特発性肺線維症（IPF）の急性増悪：診断基準（文献1）より改変して転載）

1. 過去にIPFと診断されているか，増悪時にIPFと診断される．
2. 30日以内の経過で原因不明の呼吸困難の増強がみられる．
3. HRCTで，UIP patternに一致する蜂巣肺や網状影を背景として，新たに両側性のすりガラス影や浸潤影が出現する．
4. 気管内吸引や気管支肺胞洗浄液の検索で明らかな感染症を認めない．
5. 左心不全，肺塞栓，急性肺障害を引き起こす原因を含む，他の原因が除外される．

以上の5つすべて満たすもの，ひとつでも欠ける場合は"疑い"とする．

参考症例　薬剤性肺障害

図2-A　胸部単純X線正面像（ポータブル撮影，座位）

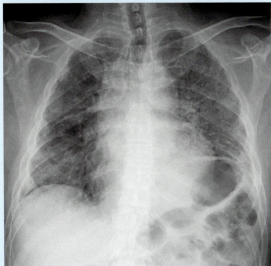

図2-B　薄層CT

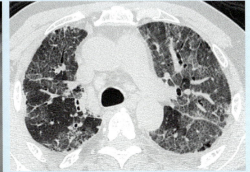

図2-C　薄層CT

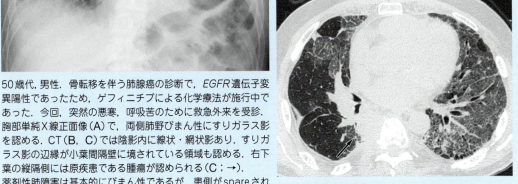

50歳代，男性．骨転移を伴う肺腺癌の診断で，EGFR遺伝子変異陽性であったため，ゲフィチニブによる化学療法が施行中であった．今回，突然の悪寒，呼吸苦のために救急外来を受診．胸部単純X線正面像（A）で，両側肺野びまん性にすりガラス影を認める．CT（B，C）では陰影内に線状・網状影あり．すりガラス影の辺縁が小葉間隔壁に境されている領域も認める．右下葉の縦隔側には原疾患である腫瘍が認められる（C；→）．薬剤性肺障害は基本的にびまん性であるが，患側がspareされる傾向にある．

参考文献

1) Collard HR, Moore BB, Flaherty KR, et al: Acute exacerbations of idiopathic pulmonary fibrosis. Am J Respir Crit Care Med 176: 634-643, 2007.

過敏性肺炎
hypersensitivity pneumonia (HP)

（林 秀行，芦澤和人）

● **症例1**：50歳代，女性．咳嗽，呼吸困難にて発症．症状出現の前に自宅内の清掃を行い，荷物の入れ替えや畳の張り替えを行っていた．

図1-A　胸部単純X線正面像

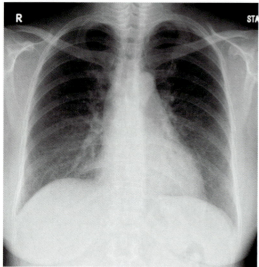

図1-B　薄層CT KEY

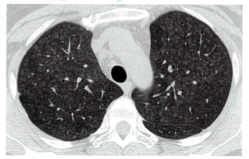

図1-C　薄層CT

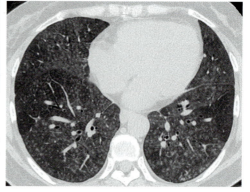

胸部単純X線正面像（A）で，両肺びまん性に微細粒状影あり．CT（B，C）では，小葉中心性の微細な淡い粒状影がみられる．

診断名 亜急性過敏性肺炎

過敏性肺炎の一般的知識と画像所見

　過敏性肺炎は，吸入抗原に対するアレルギー反応により引き起こされる疾患である．抗原としては，風呂場のカビや，鳥の排泄物，羽毛布団や化学物質が挙げられる．急性，亜急性，慢性の3型に分けられる[1]．

　急性過敏性肺炎（acute HP）は比較的多量の抗原を断続的に曝露した際に急激に発症するとされるが，稀な病態である．最も頻度の高い亜急性過敏性肺炎（subacute HP）は少量の抗原に断続して曝露した際に生じ，症状は緩徐に進行する．その画像診断は，気道周囲の炎症を反映して，小葉中心性の粒状影やすりガラス影がみられる（図1, 2）．粒状影は1〜3mm大で，比較的淡くその辺縁は不明瞭である．呼気CTにてair trappingがみられることも知られている（▶NOTE）．

　慢性過敏性肺炎（chronic HP）は，抗原曝露からの隔離を試みても進行性に進行し，肺の線維化や気腫化のために呼吸不全となる予後不良な疾患である．小葉中心性の粒状影，すりガラス影もみられるが，線維化を反映して，小葉間隔壁の肥厚，牽引性気管支拡張，蜂巣肺もみられ，特発性間質性肺炎と類似の画像を呈することもある．このため，本人に抗原曝露の自覚がない場合には，徐々に進行する症状，画像所見から特発性肺線維症（idiopathic pulmonary fibrosis；IPF）との鑑別が問題となる．また，病理学的にもchronic HPとIPFの鑑

◆ **症例2**：70歳代，男性．約5年前より寛解増悪を繰り返す咳嗽がみられる．各種抗体は陰性，自宅近所にニワトリ小屋あり．

図2-A　胸部単純X線正面像

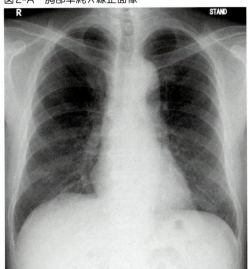

図2-B　薄層CT

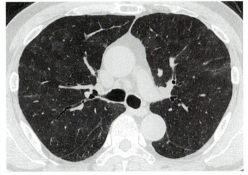

図2-C　薄層CT

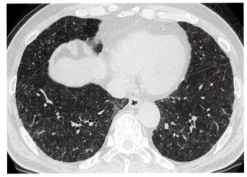

胸部単純X線正面像（A）で，両肺びまん性に淡いすりガラス影がみられるのに加え，肺底部胸膜側に軽度の線状影がみられる．CT（B, C）では，小葉中心性の微細な淡い粒状影と胸膜直下の線状・網状影が認められる．

診断名 亜急性過敏性肺炎

別は時に難しく，臨床情報を併せた診断が重要である．

鑑別診断のポイント

画像上の鑑別点としては，上肺野優位，気道周囲に沿った所見もみられる点が挙げられる．境界不明瞭な小葉中心性の淡い粒状影が存在すると鑑別に有用である．類似の所見を呈する症例として，respiratory bronchiolitis-interstitial lung disease（RB-ILD）やnon-specific interstitial pneumonia（NSIP），desquamative interstitial pneumonia（DIP）が挙げられるが，RB-ILDは肺気腫の所見，喫煙歴が，NSIPやDIPはすりガラス影が主体で粒状影は乏しい点や，呼気CTでのair trappingの有無が鑑別に有用である．

> **NOTE**　**air trapping**
>
> CTの肺野条件で，肺野にすりガラス影と相対的に吸収値の低下した領域が地図状に混在したものをmosaic patternと呼ぶ．mosaic patternは，感染症や間質性肺炎，肺胞出血などにより病的なすりガラス影を呈する場合と，吸収値の低下した領域の方が異常な場合があることを理解しておく必要がある．後者の中にも，肺高血圧に代表される肺の血管床の違いによるmosaic perfusionと，閉塞性細気管支炎や過敏性肺炎など，呼気CT時に二次小葉単位でのmosaic patternが明瞭化する場合があり，これはair trappingを反映している．

参考文献

1) Hirschmann JV, Pipavath SN, Godwin JD: Hypersensitivity pneumonitis: a historical, clinical, and radiological review. RadioGraphics 29: 1921-1938, 2009.

特発性食道破裂
spontaneous rupture of the esophagus

（林　秀行，芦澤和人）

症例1：70歳代，男性．冷水を飲んだ直後に嘔吐，その後も複数回の嘔吐の後，胸痛を生じ近医を受診した．

図1-A　胸部単純X線正面像
　　　　（ポータブル撮影，仰臥位）

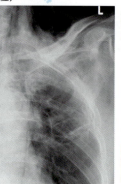

図1-B　薄層CT

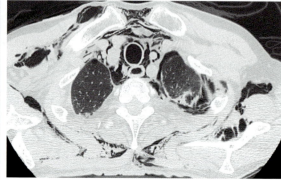

図1-C　薄層CT

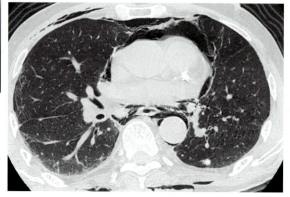

胸部単純X線正面像（A），CT（B，C）にて著明な縦隔気腫，皮下気腫，左気胸が認められる．
内視鏡にて食道胃接合部の近傍に穿孔を認め，緊急手術（穿孔部縫縮弓隆部被覆＋縦隔ドレナージ）が施行された．

診断名　特発性食道破裂

特発性食道破裂の一般的知識と画像所見

　特発性食道破裂は1724年にHermann Boerhaaveが最初に報告し，Boerhaave症候群とも呼ばれる．比較的稀な疾患であるが，診断の遅れは縦隔炎や膿胸を来し重篤な転機をたどる可能性があり，その認識は重要である．

　発生機序は，嘔吐による食道内圧の急激な上昇，食道胃協調運動の失調，解剖学的抵抗減弱部位の存在が考えられている．特に飲酒後の嘔気，嘔吐などの食道内圧の急激な上昇を契機として食道全層が断裂する．初期症状としては，胸痛，腹痛，呼吸困難などが挙げられる．

画像所見　画像所見は，縦隔気腫，皮下気腫，気胸，縦隔陰影の拡大，胸水貯留が知られている．これらは高度な変化の場合は単純X線写真でも診断可能であるが，軽微な変化の評価にはCTが有用である[1]．このため，飲酒後の嘔気，嘔吐を契機として急激に発症した上腹部痛，胸痛などを訴える救急患者では，早期にCT検査を行うことが推奨されている．

　一方，異物誤嚥による食道穿孔の原因として，有鉤義歯，魚骨，PTP（press through

package) シートが挙げられる．直接的な損傷，あるいは異物除去時の穿孔を起こすこともある．

鑑別診断のポイント

臨床的に鑑別すべき疾患として，急性胃腸炎や胃十二指腸潰瘍，大動脈解離，心筋梗塞など様々な疾患が挙げられるが，発症機転と症状から本疾患を疑い，早急に前述のような画像所見を確認することが重要である．

> **NOTE** **特発性縦隔気腫**（図2）
>
> 縦隔気腫の分類では，特発性食道破裂は続発性に分類される．特発性縦隔気腫は健康な人に何の誘因もなく発症する縦隔気腫と定義されたが，発症時に何らかのエピソードがある場合も多く，今日では基礎疾患のない健康人に突然発症した縦隔気腫を指す場合が多い．発症機序は肺胞内圧の上昇で肺胞が破裂し，血管周囲間質から肺門，縦隔に達し，縦隔気腫，皮下気腫を形成する．若年に発症することが多く，経過観察で軽快することが多い．

参考症例　特発性縦隔気腫

図2-A　胸部単純X線正面像

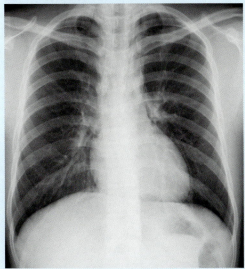

図2-B　胸部CT

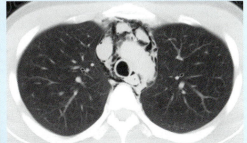

図2-C　胸部CT

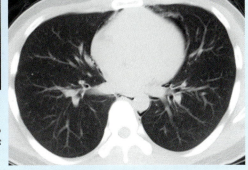

20歳代，男性．前日の夜から，特に誘因なく胸痛および両肩痛を生じ，近医を受診した．
胸部単純X線正面像（A）では，縦隔内と心左縁をはじめとする縦隔の辺縁部に沿って細長く連続するガス像が認められる．胸部CT（B，C）で縦隔気腫が確認できる．

参考文献
1) White CS, Templeton PA, Attar S: Esophageal perforation: CT findings. AJR 160: 767-770, 1993.

市中肺炎 細菌性肺炎・肺膿瘍
bacterial pneumonia, lung abscess

（筒井 伸，芦澤和人）

症例1：50歳代，男性．発熱，咳嗽，喀痰で来院．

図1-A 胸部単純X線正面像

図1-B 胸部CT KEY

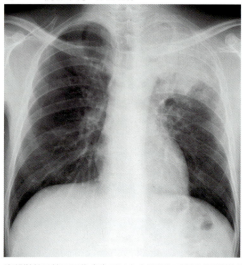
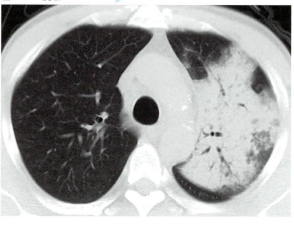

胸部単純X線正面像（A）では左上肺野に広範な浸潤影が認められ，内部に気管支透亮像を伴う．CT（B）では，左上葉に気管支透亮像を伴う広範な浸潤影が非区域性に広がっている．周囲には境界不鮮明なすりガラス影も認められる．
尿中肺炎球菌抗原陽性で，肺炎球菌性肺炎と診断された．

診断名 肺炎球菌性肺炎（肺胞性肺炎）

症例2：70歳代，男性．全身倦怠感，呼吸苦，発熱で来院．

図2-A 胸部単純X線正面像

図2-B 薄層CT KEY

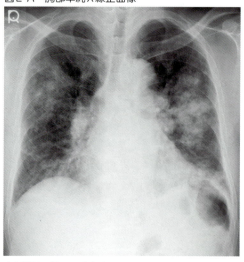
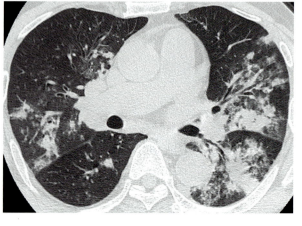

胸部単純X線正面像（A）では，両肺野に粒状影や結節影が癒合したような浸潤影が広がる．薄層CT（B）では，両肺の気管支周囲を主体に小葉中心性粒状影および小葉性陰影，浸潤影が認められる．
喀痰培養で，インフルエンザ桿菌が検出された．

診断名 インフルエンザ桿菌性肺炎（気管支肺炎）

◆ **症例3**：60歳代，男性．発熱で近医受診，胸部単純X線写真で異常影を指摘され，来院．

図3-A　胸部単純X線正面像

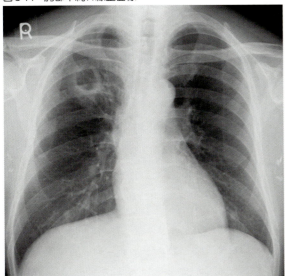

図3-B　薄層CT

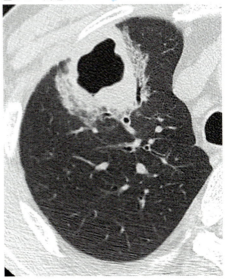

胸部単純X線正面像（A）では，右上肺野に壁の厚い空洞性病変が認められる．薄層CT（B）では，右上葉に空洞性病変が認められる．空洞壁は比較的厚く内側の辺縁は平滑で，周囲にすりガラス影を伴う．
喀痰培養で，インフルエンザ桿菌が検出された．

診断名 肺膿瘍（インフルエンザ桿菌による）

細菌性肺炎・肺膿瘍の一般的知識と画像所見

　肺炎は患者の免疫状態や基礎疾患によって起因病原体の頻度が異なり，同一の起因病原体であっても，宿主の免疫能などの影響で異なる病態を呈し，それが画像所見に反映される[1]．その鑑別において，肺胞性肺炎（≒大葉性肺炎）と気管支肺炎（≒小葉性肺炎）という画像および病理・病態学的な分類は重要である．

1）肺胞性肺炎（大葉性肺炎）：病原体が呼吸細気管支から肺胞道，肺胞に達すると，反応性に炎症性浮腫が生じ，肺胞腔内は滲出液で充満する．滲出液は既存の末梢気道，および肺胞－肺胞間のKohn孔，肺胞－終末細気管支や呼吸細気管支間のLambert管などの側副換気路を介して周囲へと速やかに進展していくため，気道区域を越えて広範囲に広がっていき，非区域性の分布を呈する．肺葉全体に進展すると大葉性肺炎となる．多量の滲出液が貯留すると肺葉は拡張し，葉間部分では胸膜が圧排され，いわゆるbulging fissure signを呈する．

　画像所見 CTでは肺胞内が滲出液で充満されると浸潤影を呈し，内部に開存した気管支は気管支透亮像として認められる（図1）．また，周囲の肺胞腔内充填に乏しい領域はすりガラス影を呈する．

　肺胞性肺炎を発症する起炎菌として，肺炎球菌（*Streptococcus pneumoniae*），肺炎桿菌（*Klebsiella pneumoniae*），レジオネラ（*Legionella pneumophila*）が代表的である．

2）気管支肺炎（小葉性肺炎）：病原体が経気道的に吸引された後，終末細気管支や呼吸細気管支などの気道粘膜が傷害され，好中球など多くの炎症細胞が浸潤する．ただし，滲出液は少ないため，終末細気管支や呼吸細気管支周囲に病変は限局し，区域性の分布を呈する．病変が

さらに進展すると小葉全体に波及し，小葉性肺炎となる．

画像所見 CTでは小葉中心性粒状影・小葉性陰影が多発性に認められ，それらが融合した浸潤影や気管支壁肥厚を伴うことも多い（図2）．

気管支肺炎を呈する起炎菌としては，インフルエンザ桿菌（*Hemophilus influenzae*）や黄色ブドウ球菌（*Staphylococcus aureus*），モラクセラ・カタラーリス（*Moraxella catarrhalis*），緑膿菌（*Pseudomonas aeruginosa*），マイコプラズマ（*Mycoplasma pneumoniae*）など，あらゆる細菌が挙げられる．

3）肺膿瘍： 起炎菌として口腔内や上気道に常在する嫌気性菌によるものが多く，好気性菌としては黄色ブドウ球菌や肺炎桿菌，緑膿菌および大腸菌（*Escherichia coli*）などが挙げられる．化膿性病原菌による菌自体，または白血球の分解酵素による肺実質への直接傷害により，肺実質が融解壊死に陥り，壊死物質が気管支を介して排出されて空洞を形成する．周囲には肉芽腫性あるいは線維性の壁を有する．

画像所見 CTでは，空洞壁は比較的厚く内側の辺縁は平滑で，内部に液面形成を伴うことが多い（図3）．周囲に肺炎を示唆する浸潤影やすりガラス影を伴うこともある[2]．また膿胸を合併し，胸水や胸膜肥厚を伴うこともある．空洞を形成した肺癌との鑑別点としては，肺癌の空洞壁が厚く内腔面が不整なことが多いのに対し，肺膿瘍の壁は平滑なことが多い点が挙げられる．

鑑別診断のポイント

細菌性肺炎において起炎菌を推定することは，的確な治療を行う上で重要である．肺胞性肺炎（大葉性肺炎）と気管支肺炎（小葉性肺炎）という画像パターンに加えて，患者背景を考慮することも必要となる．

参考文献

1) Franquet T: Imaging of pneumonia: trends and algorithms. Eur Respir J 18: 196-208, 2001.
2) Groskin SA, Panicek DM, Ewing DK, et al: Bacterial lung abscess: a review of the radiographic and clinical features of 50 cases. J Thorac Imaging 6: 62-67, 1991.

市中肺炎 ウイルス性肺炎（インフルエンザウイルス）
viral pneumonia (influenza virus)

（筒井 伸，芦澤和人）

● **症例1**：40歳代，男性．発熱を主訴に来院．

図1-A　胸部単純X線正面像（座位）

図1-B　薄層CT

図1-C　薄層CT **KEY**

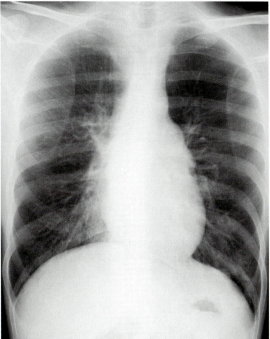
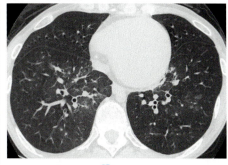
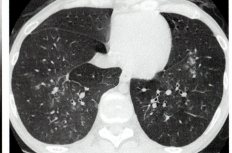

胸部単純X線正面像（A）で両肺は過膨張であり，中下肺野に淡い粒状影・網状影を認める．薄層CT（B，C）では両肺に小葉中心性の粒状影やすりガラス影を認め，気管支壁肥厚を伴う．
インフルエンザウイルスA型抗原陽性であり，臨床的にインフルエンザウイルス肺炎と診断された．

診断名 インフルエンザウイルス肺炎

● **症例2**：50歳代，女性．脱力感と嘔気・嘔吐，呼吸困難感で来院．

図2-A　薄層CT **KEY**　　　図2-B　薄層CT **KEY**

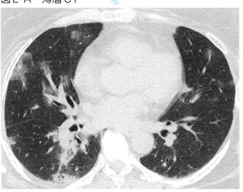
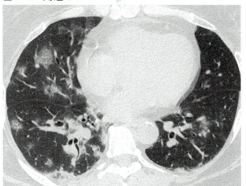

薄層CT（A，B）では，両肺に汎小葉性もしくはそれらが癒合したようなすりガラス影が多発し，一部浸潤影も混在している．すりガラス影の一部には内部に小葉内網状影を伴い，crazy-paving appearanceを呈している．
インフルエンザウイルスA型抗原陽性であり，臨床的にインフルエンザウイルス肺炎と診断された．

診断名 インフルエンザウイルス肺炎

◆ **症例3**：60歳代，男性．関節痛，発熱，呼吸困難で来院．

図3-A　胸部単純X線正面像（仰臥位）　　　図3-B　薄層CT

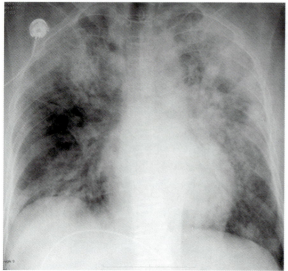
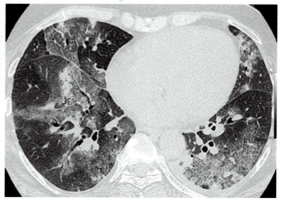

胸部単純X線正面像（A）では，両肺びまん性に内部に気管支透亮像を伴う濃淡のある浸潤影が広がっている．薄層CT（B）では両肺に地図状にすりガラス影が広がり，一部浸潤影が混在している．すりガラス影の一部には内部に小葉内網状影を伴い，crazy-paving appearanceを呈している．インフルエンザウイルスA型抗原陽性であり，臨床的にインフルエンザウイルス肺炎と診断された．

診断名 インフルエンザウイルス肺炎

ウイルス性肺炎（インフルエンザウイルス）の一般的知識と画像所見

インフルエンザ肺炎は，インフルエンザウイルス感染に関連する肺炎の総称であり，純ウイルス性肺炎と，インフルエンザウイルス感染により気道上皮が損傷を受けることで細菌に感染する二次性細菌性肺炎，インフルエンザウイルスと細菌が同時に肺炎を起こす細菌混合性肺炎に分類される．

純ウイルス性肺炎では，炎症が気管支・細気管支から気管支周囲の間質や小葉間隔壁に波及し，さらに肺胞へと進展する．病理学的に，気管支・細気管支炎と種々の程度のびまん性肺胞損傷（diffuse alveolar damage；DAD）が特徴とされる．

画像所見　胸部単純X線写真では，初期には線状・網状影や気管支周囲の淡いすりガラス影がみられ，進行すると境界不明瞭な斑状の浸潤影が急速に融合する．

CTでは，初期には気管支壁肥厚や小葉中心性陰影，汎小葉性陰影がみられ（図1），その後，DADを反映して両側に広範なすりガラス影が広がる．すりガラス影の内部には網状影が混在し，"crazy-paving appearance"（▶NOTE）を呈することも多い[1) 2)]（図2, 3）．

なお，二次感染，混合感染の起炎菌としては，肺炎球菌，黄色ブドウ球菌，インフルエンザ桿菌が重要である．

鑑別診断のポイント

　インフルエンザ肺炎の純ウイルス性肺炎では，気管支炎，細気管支炎および気管支肺炎の所見を呈することが多く，進行するとDADを反映し，両側に広範な陰影が広がる．細菌の混合感染を来すと，気管支肺炎のパターンを呈することが多い．

NOTE

crazy-paving appearance

　すりガラス影内に小葉間隔壁肥厚や小葉内網状影がみられる所見に対して使用され，"マスクメロンの皮様所見"とも表現される．当初は肺胞蛋白症に特徴的と報告されたが，その後，非常に多彩な病態で認められることが明らかとなった．病理学的には，肺胞性病変，間質性病変のいずれでも呈しうる所見であり，この所見による鑑別診断は困難である．

図4-A　薄層CT　　　　　　図4-B　薄層CT

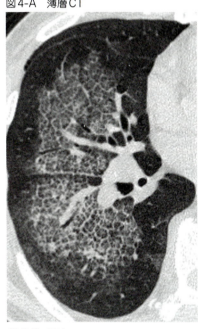
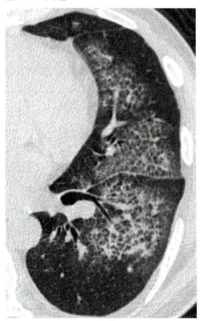

40歳代，男性．
薄層CT（A，B）では両肺にすりガラス影が広がり，内部に小葉間隔壁肥厚や小葉内網状影がみられ，crazy-paving appearanceを呈している．胸膜直下は陰影が乏しい．

診断名 ANCA関連血管炎に伴うびまん性肺胞出血

参考文献

1) Kim EA, Lee KS, Primack SL, et al: Viral pneumonias in adult: radiologic and pathologic findings. RadioGraphics 22: S137-S149, 2002.
2) Tanaka N, Emoto T, Suda H, et al: High-resolution computed tomography findings of influenza virus pneumonia: a comparative study between seasonal and novel (H1N1) influenza virus pneumonia. Jpn J Radiol 30: 154-161, 2012.

日和見感染症　肺真菌症（侵襲型肺アスペルギルス症など）
pulmonary mycosis

（松山直弘，芦澤和人）

症例：30歳代，男性．急性骨髄性白血病（AML）の導入療法の血球減少期に発熱．その後，血球回復期に解熱傾向あり．

図1-A　胸部単純X線正面像

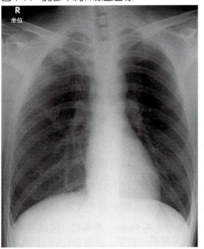

図1-B　胸部単純X線正面像　**KEY**

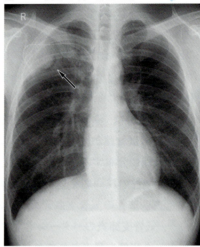

AML導入療法の血球減少期の胸部単純X線正面像（A）では，右上肺野に浸潤影を認める．血球回復期の胸部単純X線正面像では，右上肺野の浸潤影の内部に曲線状の低吸収域を認め，"air crescent sign"である（B；→）．胸部CTでは，右上葉の浸潤影内の"air crescent sign"が明瞭に描出されている（C, D；→）．

診断名　侵襲型肺アスペルギルス症（血管侵襲型）

図1-C　薄層CT

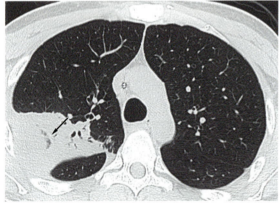

図1-D　胸部CT冠状断像

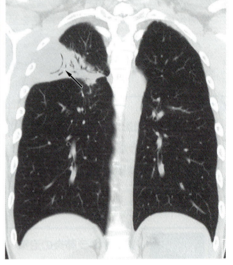

肺真菌症の一般的知識と画像所見

　肺真菌症は健常人でもみられるが，免疫不全患者での日和見感染症として重要である．また，宿主の免疫状態により病態が異なる．起炎菌として，アスペルギルス，クリプトコックス，カンジダ，ムーコル，ニューモシスチス（次項p.166-167参照）などがある．

1）肺アスペルギルス症（pulmonary aspergillosis）：主な起炎菌は*Aspergillus fumigatus*である．

　①侵襲型肺アスペルギルス症（invasive pulmonary aspergillosis；IPA）

　　血液悪性腫瘍や造血幹細胞移植後，免疫抑制薬やステロイド投与中など重度の免疫不全患者にみられ，500/μl未満の高度好中球減少で生じやすい．血管侵襲型（angio-invasive）と，気道侵襲型（airway-invasive）に分けられる．

血管侵襲型は，単純X線写真で孤立・多発性の結節や浸潤影，CTで斑状または区域性の浸潤影や結節，腫瘤としてみられる．その周囲にすりガラス影を伴うことが多い（CT halo sign）．また，2～3週間後の好中球数が回復する時期には，内部の凝固壊死巣に接する組織へ好中球が浸潤し，弧状の膿瘍形成が起こる．三日月状の空洞は，"air crescent sign"と呼ばれる．好中球が回復しない患者では"air crescent sign"はみられず，予後不良の徴候とされる．気道侵襲型のCT所見は，小葉中心性粒状影や気管支周囲の浸潤影などの気管支肺炎のパターンである．

② 慢性肺アスペルギルス症（chronic pulmonary aspergillosis；CPA）

1か月以上の経過を呈する肺アスペルギルス症である[1]．

a. 単純性肺アスペルギローマ（simple pulmonary aspergilloma；SPA）

宿主の免疫能は正常だが，肺構造の器質的破壊による局所の免疫低下状態に生じる．肺結核後遺症の空洞性病変によるものが最も多いが，慢性閉塞性肺疾患や間質性肺炎の蜂巣肺などにも生じる．単一の空洞内に菌球を形成したものをSPAと診断する．胸部単純X線写真およびCTで，通常は上葉の空洞内に円形や卵円形の菌球がみられる．空洞壁と菌球の間に三日月状の透亮像がみられ，"meniscus sign"といわれる．

b. 慢性進行性肺アスペルギルス症（chronic progressive pulmonary aspergillosis；CPPA）

アルコール中毒者，ステロイド長期投与患者，糖尿病，低栄養など慢性的な軽度の免疫能低下患者に生じる．増悪，寛解を繰り返すことが多い．活動性炎症を伴うものや，病変が複数の空洞に存在するものがある．慢性壊死性肺アスペルギルス症（CNPA）と，慢性空洞性肺アスペルギルス症（CCPA）に分類される．しかし，両者は臨床的に区別することが難しく，治療には明確な違いがない．CNPAはsemi-invasive aspergillosisとも呼ばれる．画像上は，病変は上葉に認められ，継時的に拡大する薄壁空洞性病変が特徴である[2]．空洞内の菌球の有無は問わない．その他，周囲の肺実質に浸潤影，膿瘍の形成を来す．胸膜肥厚や胸水などもみられる．

2）肺クリプトコックス症（pulmonary cryptococcosis）：*Cryptococcus neoformans*の感染による．免疫能が正常の人に生じるものと，細胞性免疫の低下した人に生じるものに分類される．CTでは，肺野末梢に単発または多発の結節としてみられることが多く，単発の際には原発性肺癌との鑑別が難しいことがある．多発結節の症例では同一肺葉内に多発する傾向がある．基礎疾患を有する場合は血行散布のため，CTではランダム分布のびまん性粒状影がみられる．

3）肺カンジダ症（pulmonary candidiasis）：主な起炎菌は*Candida albicans*である．中心静脈カテーテルの長期留置，糖尿病，血液悪性疾患患者など免疫不全患者でみられる．感染経路は，血行性散布と経気道性散布がある．CTでは両肺に多発する結節や粒状影を認め，小葉中心性，ランダム分布いずれもみられる．

4）肺ムーコル症：血液悪性腫瘍や造血幹細胞移植後，免疫抑制薬やステロイド投与中，糖尿病などの免疫不全患者に生じる．血管侵襲性が強いため，血管内に侵入し，血管炎や血栓形成による梗塞を来す．胸部単純X線写真およびCTでは，浸潤影や結節など侵襲型肺アスペルギルス症に類似しており，画像での鑑別は困難なことが多い．

鑑別診断のポイント

侵襲型肺アスペルギルス症でみられる"CT halo sign"は，カンジダ，ムーコルなどの真菌症や，サイトメガロウイルス肺炎，多発血管炎性肉芽腫症，血管肉腫の肺転移など様々な疾患で報告されており，総合的な診断が必要である．"air crescent sign"も特徴的な所見であるが，肺癌や硬化性血管腫などでもみられることがある．慢性進行性肺アスペルギルス症では，結核，非結核性抗酸菌症，放線菌症や肺癌などが鑑別診断として挙がる．

参考文献

1) 田代将人，泉川公一：深在性真菌症の診断・治療ガイドライン2014－慢性肺アスペルギルス症の概念の変化を中心に．分子呼吸器病 20: 64-66, 2016.
2) Schweer KE, Bangard C, Hekmat K, et al: Chronic pulmonary aspergillosis. Mycoses 57: 257-270, 2014.

日和見感染症 PCP, CMV肺炎
pneumocystis pneumonia, cytomegalovirus pneumonia

（松山直弘，芦澤和人）

●症例1：60歳代，女性．関節リウマチに対し生物学的製剤にて治療中．数日前より発熱，咳あり．

図1-A　胸部単純X線正面像（2か月前）　図1-B　胸部単純X線正面像（受診時）

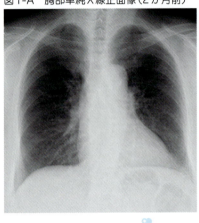
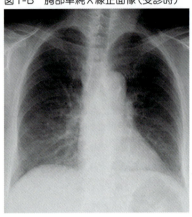

図1-C　薄層CT（受診時）　KEY

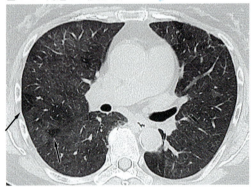

2か月前の胸部単純X線正面像（A）では肺野に異常はみられない．受診時の胸部単純X線正面像（B）はsubtleな所見であるが，2か月前と比較するとびまん性のすりガラス影が認められる．CTではびまん性すりガラス影があり，胸膜側には非病変部と直線状の明瞭な境界を呈し，mosaic patternとなっている（C；→）．

診断名　ニューモシスチス肺炎

PCP, CMV肺炎の一般的知識と画像所見

1）ニューモシスチス肺炎（pneumocystis pneumonia；PCP）（図1）

　　真菌の一種である*Pneumocysitis jirovecii*による肺炎である．免疫能の正常な人体内には存在せず，日和見感染症のみでみられる．
　　放射線化学療法，免疫抑制療法，臓器移植患者などの免疫低下患者に多く発症する．後天性免疫不全症候群（acquired immune deficiency syndrome；AIDS）患者では，CD4陽性リンパ球が$200/mm^3$以下で発症頻度が高くなるとされている．通常は，幼少時の不顕性感染が宿主の免疫低下により顕在化することで発症する．稀だが，人から人への気道感染を呈することもある．症状としては，発熱，呼吸困難，咳嗽，低酸素血症などを来す．サイトメガロウイルス肺炎との合併もみられる．診断は，気管支肺胞洗浄液や経気管支肺生検で得られた検体の染色診断か，PCR法による遺伝子診断による．臨床的には$β$-D-グルカン高値も診断に有用である．
　　単純X線写真では初期には異常が指摘できないこともあり，臨床的に肺炎症状があれば，

◆**症例2**：50歳代，男性．成人T細胞白血病にて化学療法中．

図2-A　胸部単純X線正面像　　図2-B　薄層CT

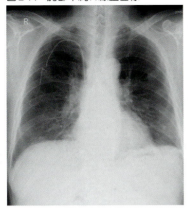
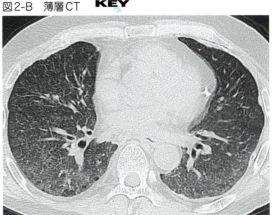

胸部単純X線正面像(A)では，両下肺野主体のすりガラス影がみられる．CT(B)では，両側下葉を主体に広範なすりガラス影と多発粒状影がみられる．

診断名　サイトメガロウイルス肺炎

CTでの評価が必要である．典型的には，両側肺門を主体としたびまん性のすりガラス影や線状，網状影としてみられる．CTでは，両側性のびまん性すりガラス影がみられる．上肺野主体のことが多い．末梢の胸膜下には正常部分が一部残存し，病変部と直線状の明瞭な境界がみられるのが特徴的で，いわゆるmosaic patternを呈する[1]．すりガラス影の中に網状影がみられ，crazy paving appearanceを呈することもある．浸潤影や粒状影の所見は乏しい．AIDS患者では上肺野に壁の薄い囊胞を生じることがあるとされ，気胸の原因となる．

2）サイトメガロウイルス肺炎（cytomegalovirus pneumonia；CMV）（図2）

サイトメガロウイルスはDNAウイルスで，多くは幼少期に感染し，不顕性感染として存在する．免疫能が著明に低下した場合に発症する．免疫能低下の原因としては，臓器移植や癌などの化学療法，進行したHIV（human immunodeficiency virus）感染などがある．診断は一般的にCMV抗原の測定が行われるが，組織学的診断が必要となることもある．

単純X線写真では，びまん性のすりガラス影を呈する．CTでは病変は両肺にみられ，すりガラス影，浸潤影，多発小結節の所見が混在することが多い．病変の分布としては下肺優位である．

鑑別診断のポイント

ニューモシスチス肺炎とサイトメガロウイルス肺炎は，いずれも免疫低下患者で発症する重篤な感染症である．両者が合併することもあるが，CTではそれぞれ特徴がみられる．ニューモシスチス肺炎では肺尖部主体の分布，mosaic pattern，均一なすりガラス影が特徴とされ，サイトメガロウイルス肺炎では小結節や境界不明瞭なすりガラス影，浸潤影が典型的な所見とされている[2]．また，びまん性すりガラス影を来すものとして，感染性疾患の他に，肺水腫，薬剤性肺障害，急性呼吸窮迫症候群（acute respiratory distress syndrome；ARDS），びまん性肺胞出血との鑑別も必要である．

参考文献

1) Reittner P, Ward S, Heyneman L, et al: Pneumonia: high-resolution CT findings in 114 patients. Eur Radiol 13: 515-521, 2003.
2) Vogel MN, Brodoefel H, Hierl T, et al: Differences and similarities of cytomegalovirus and pneumocystis pneumonia in HIV-negative immunocompromised patients thin section CT morphology in the early phase of the disease. Br J Radiol 80: 516-523, 2007.

肺結核症
pulmonary tuberculosis

（松山直弘，芦澤和人）

● 症例1：60歳代，男性．胸部異常陰影の精査．

図1-A　胸部単純X線正面像　　図1-B　薄層CT

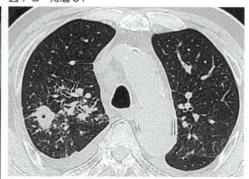

図1-C　薄層CT（Bの尾側）　　図1-D　薄層CT冠状断像

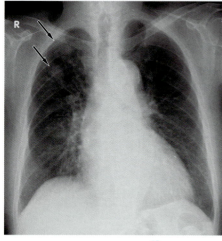

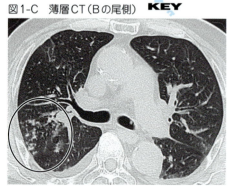

胸部単純X線正面像では右上葉に2つの結節があり（A；→），右肺には広範に粒状影もみられる．CT（B）では右上葉に結節がみられ，空洞を伴っている．周囲には，境界明瞭な小葉中心性の粒状影を伴っている．また小葉中心性の粒状影に加え線状分岐状影も伴い，tree-in-bud appearanceを呈している（C；○印）．CT冠状断像では右上葉に2つの結節があり，小葉中心性の粒状影，線状分岐状影もみられ，tree-in-bud appearanceである（D；○印）．

診断名 肺結核

肺結核症の一般的知識と画像所見

　　　　　肺結核症は，結核菌（*Mycobacterium tuberculosis*）による感染症である．肺結核は人口10万対の登録者数で14.4と過去数年減少傾向ではあるが，欧米先進国に比べ，いまだ高い状況である．新規患者の58.9％が70歳以上であり，高齢者に多くみられる[1]．また，若年者では外国籍の患者も多い．現在でも結核患者を診ることは稀ではなく，結核の可能性を常に念頭に置き，doctor's delay（診断の遅れ）を来さないようにすることが重要である．

　　　肺結核の画像所見は宿主の免疫状態により異なる．免疫能の正常な患者では，活動性病変の好発部位は上葉（S^1，S^2，S^{1+2}），下葉（S^6）である（図1）．胸部単純X線写真では，肺尖部から上肺野，肺門部周囲に粒状影，結節〜斑状影，浸潤影などがみられ，空洞を伴うことが多

◆ 症例2：50歳代，男性．アルコール性肝障害，意識障害．

図2-A　胸部単純X線正面像

図2-B　薄層CT **KEY**

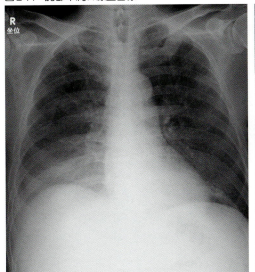
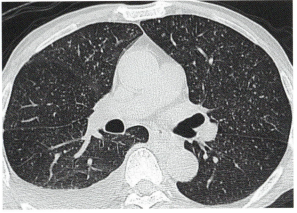

胸部単純X線正面像（A）では，両側肺野にびまん性の粒状影あり．右胸水もみられ，右下肺野の透過性も低下している．CT（B）では両側肺にランダム分布のびまん性粒状影あり．右胸水も伴っている．

診断名　粟粒結核

い．CTでは，呼吸細気管支とその末梢気道内の乾酪壊死や気道周囲の肉芽腫を反映して，小葉中心性の粒状影と分岐状影がみられ，いわゆる"tree-in-bud appearance"を呈する．粒状影は境界明瞭であることが，結核として特徴的である．その他，結節，腫瘤，浸潤影などがみられ，空洞を伴う頻度も高い．結核は長い経過をたどり，陳旧性結核として瘢痕像などを残し，病変が必ずしも活動性であるとは限らない．非活動性結核では線維性病変，気管支血管構造のゆがみ，肺気腫，気管支拡張が多くみられる．

　免疫能低下患者では肉芽腫の形成が阻害され，病変が広範囲に広がり多発空洞や浸潤影を来すことが多く，リンパ行性や血行性の全身播種の頻度も高いとされている．リスクファクターとして，高齢，アルコール依存，低栄養，糖尿病，悪性腫瘍，HIV感染，慢性腎不全腎/透析，ステロイド，TNF-α阻害薬などがある．糖尿病患者では非区域性の分布を呈し，浸潤影の内部に小空洞が多数みられる．小空洞は気管支末梢の乾酪壊死が潰瘍を形成し，周囲の肺組織に直接貫通するためと考えられている．

　粟粒結核は血行散布性結核であり，病変が肺に存在しているが，全身性散布の意味から肺外結核として扱われている[2]（図2）．粟粒結核は，早期蔓延型と晩期蔓延型に分けられる．前者は初感染に引き続いて起こり，若年者が中心である．後者は陳旧性病変が再燃して活動性となり，免疫能の低下した成人に多い．

　粟粒結核の病初期には，胸部単純X線写真では微細で異常を指摘できないが，3〜6週後では1〜3mm大の粒状影が全肺野にびまん性にみられる．CTでも1〜3mm大の粒状影がみられ，ランダムな分布を呈する．その他，すりガラス影，小葉間隔壁の肥厚，小葉内網状影などもみられることがある．また，急性呼吸窮迫症候群（acute respiratory distress syndrome；ARDS）を合併することがあり，広範な浸潤影やすりガラス影を伴う．肺水腫を合併すると，ARDSとの鑑別が難しくなる．

参考文献

1) 公益財団法人結核予防会結核研究所疫学情報センター：平成27年度結核年報速報．(http://www.jata.or.jp/rit/ekigaku/)
2) 赤川志のぶ：粟粒結核－多彩な画像と臨床像－．日呼吸会誌 2: 513-520, 2013.

誤嚥性肺炎
aspiration pneumonia

（荻原幸宏，芦澤和人）

症例1：90歳代，男性．介護施設に入院中，夕食後に発熱を認めた．

図1-A　胸部単純X線正面像

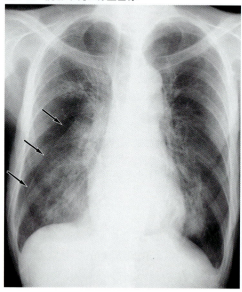

図1-B　薄層CT

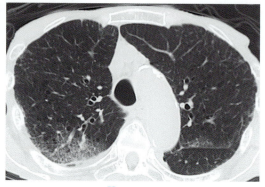

図1-C　薄層CT

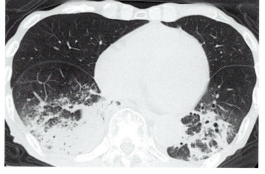

胸部単純X線正面像で，両側中下肺野内側に浸潤影が認められる．右大葉間裂が明瞭にみられ（A；→），右下葉の容積減少が示唆される．CTでは，両肺底部背側に浸潤影が認められ，両側上葉背側にもすりガラス影がみられる（B，C）．

診断名 誤嚥性肺炎

症例2：50歳代，男性．食事摂取が困難で発熱が続くため，近医で精査が行われ，進行食道癌の診断となり，化学放射線療法目的で当院へ紹介された．

図2-A　食道造影　　図2-B　薄層CT　　図2-C　薄層CT

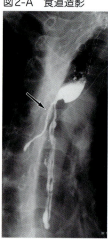 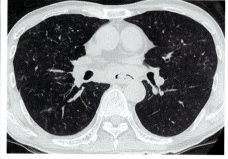 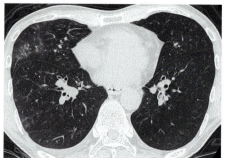

食道造影で気管への造影剤の流入が認められる（A；→）．CTで両肺びまん性に小葉中心性の淡い粒状影が認められる（B，C）．

診断名 食道癌，食道気管瘻に伴うびまん性嚥下性細気管支炎（DAB）

誤嚥性肺炎の一般的知識と画像所見

　嚥下性肺疾患は，明らかな誤嚥（顕性誤嚥）の確認，あるいは誤嚥が強く疑われる病態（嚥下障害）の確認と肺の炎症所見の確認によって診断され，誤嚥物の性状，量，分布などにより，人工呼吸器関連肺炎（ventilator associated pneumonia；VAP）やMendelson症候群，誤嚥性肺炎，びまん性嚥下性細気管支炎（diffuse aspiration bronchiolitis；DAB）に大きく分類される[1]．

　誤嚥を来しやすい病態としては，神経疾患，寝たきり状態，口腔の異常，胃食道疾患，睡眠薬や経管栄養といった医原性のものなどがある．健常人でもごく少量の口腔内容物を気道へ誤嚥することはあるが，肺炎を来すほどの誤嚥はまず起こさず，少量の場合には，正常な気道防御機構が働けば，誤嚥性肺炎を起こすことは稀である．

　誤嚥性肺炎は嚥下機能障害により，夜間を中心に口腔内の分泌物を不顕性に誤嚥することよって起きることが多い．食道気管瘻や食道気管支瘻，嘔吐などで起こることもある．起炎菌は口腔内細菌，特に嫌気性菌の頻度が高い．胸部CTでは境界不明瞭な浸潤影が荷重部位である上葉背側，下葉の上区域，肺底部背側に好発し，特に右側に多い（図1）．しばしば両側性に起こる[2]．

　人工呼吸器関連肺炎（VAP）は，気管挿管や人工呼吸器装着後48時間以降に新たに発生した肺炎と定義される．口腔・咽頭に存在する細菌が気管チューブに沿って気管内へ侵入することで起こると考えられている．誤嚥性肺炎と同様の画像所見を呈する．

　Mendelson症候群は胃内容物を多量に吸引して起こる重篤な肺合併症で，本態は化学性肺炎である．画像所見は急性呼吸窮迫症候群（acute respiratory distress syndrome；ARDS）に似たびまん性，斑状の浸潤影を認める．

　びまん性嚥下性細気管支炎（DAB）は不顕性誤嚥を反復することにより引き起こされた，細気管支炎の慢性炎症反応である．胸部CTでは，びまん性に分布する小葉中心性粒状影を認める（図2）．

　誤嚥性肺炎の治療は，急性期における誤嚥物質の除去，抗菌薬の投与，誤嚥予防対策が重要である．誤嚥性肺炎を発症させる基礎疾患は完治しがたいものが多いため，しばしば再発を繰り返す．

鑑別診断のポイント

　誤嚥性肺炎は肺の荷重部位に浸潤影が好発し，陰影の分布が鑑別に有用である．誤嚥を伴わないその他の肺炎が鑑別となるが，嚥下機能評価などと併せ，臨床的に診断される．

参考文献
1) 日本呼吸器学会 呼吸器感染症に関するガイドライン作成委員会：成人院内肺炎診療ガイドライン 2008年版．日本呼吸器学会, p.60-65, 2008.
2) 芦澤和人：3. 肺感染症．コンパクトX線シリーズ Basic 胸部単純X線アトラス vol.1肺．ベクトル・コア, p.60-61, 2006.

敗血症性肺塞栓症
septic pulmonary embolism

（荻原幸宏，芦澤和人）

症例1：60歳代，男性．1週間前より発熱，悪寒があり，来院．WBC 12,200/μl，CRP 21.5mg/dl．静脈血培養でグラム陰性桿菌を検出した．

図1-A　腹部CT　　　　図1-B　胸部薄層CT　　　　図1-C　胸部薄層CT

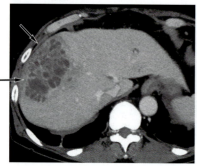
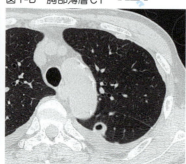
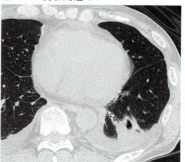

腹部CTでは肝右葉に蜂巣状の液体貯留腔が認められ（A；→），同部に造影効果は認めない．肝膿瘍が疑われる．胸部CT（B，C）では両肺末梢に複数の結節が認められる．一部は内部に空洞形成を伴っている．

診断名　肝膿瘍および敗血症性肺塞栓症

敗血症性肺塞栓症の一般的知識と画像所見

　感染性の塞栓子により肺塞栓を来したものを敗血症性肺塞栓症といい，各種塞栓子により引き起こされる肺塞栓症のひとつに分類される．原因となる塞栓子は，感染性の静脈血栓や菌塊によるものが大部分である．

　病因としては，敗血症性静脈炎，心疾患，妊娠末期や産褥期，咽頭炎や扁桃炎，悪性腫瘍，カテーテル関連血流感染，外科処置後の合併症として起こりうるが，特に右心系弁膜疾患（特に感染性心内膜炎），末梢性静脈炎によるものが多い．稀に咽喉頭部領域の感染性血栓性静脈炎（Lemierre症候群；▶NOTE）に続発することがある．起炎菌では黄色ブドウ球菌が最も多い．臨床症状としては発熱，呼吸不全，血痰，胸痛などを認める．

　画像所見　胸部単純X線写真では，肺野末梢に分布する薄壁空洞を有する結節が特徴とされるが，非特異的な所見しか認めない症例も少なくない．診断には胸部CTが有用であり，末梢性多発結節を高頻度に認め，空洞形成，結節性病変への血管の流入（feeding vessel sign），肺梗塞による胸膜下の楔形病変などを認める．空洞形成の原因は，塞栓により血流が途絶し無菌性壊死を生じることと，塞栓組織に二次的に感染を併発するためといわれており，比較的早期より空洞形成を認める[1)2)]．

　感染と肺塞栓に対する治療が必要となり，抗菌薬や抗凝固薬の投与などを行う．カテーテル感染が疑われる場合にはカテーテルの抜去が必要である．

鑑別診断のポイント

　多発性空洞性結節は肺結核，肺真菌症，転移性肺腫瘍，多発血管炎性肉芽腫症などで認めるが，敗血症の存在と，空洞を伴う末梢性の多発結節を認めた場合は，敗血症性肺塞栓症を疑う．

NOTE Lemierre症候群

咽喉頭部領域の先行感染後に頸部の血栓性静脈炎を来し，他臓器（肺，肝，骨など）に敗血症性塞栓を続発する，稀ではあるが重篤な症候群．若年健常者に多い．起炎菌は主に嫌気性菌で，*Fusobacterium necrophorum* が最多である．造影CTにて頸部の静脈に血栓を認め，敗血症性肺塞栓症の所見や肝脾腫などを呈する（図2）．

参考症例 Lemierre症候群

図2-A　胸部単純X線正面像

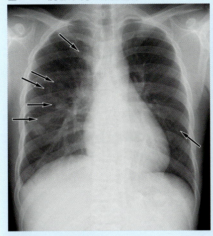

図2-B　頸部造影CT

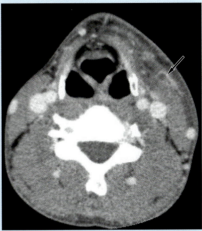

図2-C　胸部薄層CT

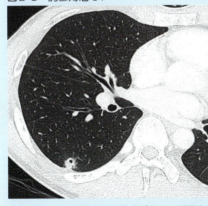

図2-D　胸部薄層CT

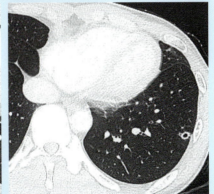

20歳代，男性．咽頭痛，発熱があり，近医を受診．迅速診断は陰性であったがインフルエンザを疑われ，イナビル®が処方された．症状が持続するため2日後に同院を再診し，急性扁桃炎と診断され，抗菌薬内服を開始したが咽頭痛が増悪したため，初診から4日後よりステロイド内服が開始された．その後も症状が増悪し，開口障害が出現したため，1週間後に造影CTを施行したところ，Lemierre症候群が疑われたため，当院へ紹介となった．
胸部単純X線正面像で右側優位の両肺野に多数の結節を認める（A；→）．頸部造影CTで左前頸静脈に血栓と考えられる造影欠損が認められる（B；→）．胸部CTでは両肺末梢に空洞形成を伴う複数の結節が認められる（C, D）．

参考文献
1) Jaffe RB, Koschmann EB: Septic pulmonary emboli. Radiology 96: 527-532, 1970.
2) Kuhlman JE, Fishman EK, Teigen C: Pulmonary septic emboli: diagnosis with CT. Radiology 174: 211-213, 1990.

急性腹症総論

(古川 顯)

1. 検査法のポイント

　急性腹症は急激な腹痛を主訴とし，緊急手術やそれに代わる迅速な初期対応が求められる疾患群であり，その病態・疾患は多岐にわたる（表）[1]．多くは消化器系疾患が占めるが，泌尿器疾患，婦人科疾患，循環器疾患，稀には肺疾患や心疾患などの胸部疾患も含まれる．急性腹症は，急速に進行する病態に対し，時間の制約のもと十分な検査が施行できない状況下で，確定診断が得られないまま対応が求められることから導入された疾患概念である．しかし，可能な限りの正確な診断に基づく適切な治療が重要であることはいうまでもない．

　初診時は，症状，診察所見，血液生化学所見などから診断が行われるが，特異的な所見を得られないことが多く，疾患の特定や詳細な病態評価においては画像診断が果たす役割は大きい．近年，急性腹症に対する画像検査として，腹部単純X線検査に加えて，超音波検査，CT，MRIなどが重要であり，血管性病変の診断やIVR (interventional radiology) 治療が選択される場合には血管造影が用いられる．画像診断の選択は，それぞれの検査の特徴をよく理解し，適切に選択されるべきである[2]．

2. 画像検査のポイント

1）腹部単純X線検査

　急性腹症に対する腹部単純X線検査では，腸管の鏡面像 (air-fluid level) や横隔膜下の遊離ガスを確認するため，仰臥位に加えて立位での撮影が行われ，しばしば立位胸部撮影が追加される（急性腹症シリーズ）．また，立位が困難な場合は側臥位デクビタス（側面AP方向）撮影で代用される．しかし，腹部単純X線写真から得られる情報は限られ，偽陰性が多く，治療方針の決定への寄与度も低い．したがって，盲目的にルーチン検査として行うのではなく，CTや超音波検査が直ちに施行できない場合や，腸閉塞（特に結腸軸捻転症），消化管穿孔，尿路結石，異物，あるいは既知の疾患の急性増悪など，高い陽性診断率が見込まれる場合に施行されるべきである．ただし，食道・胃穿孔や不完全な小腸閉塞症に対する経口造影，大腸閉塞症や直腸・S状結腸穿孔に対する注腸造影，膀胱破裂に対する逆行性の膀胱造影など，造影剤を用いた腹部単純X線検査は有用である．

2）超音波検査

　超音波検査は，放射線被ばくがないことに加え，ベッドサイドでも施行可能であるなど，急性腹症のスクリーニング検査にきわめて適している．特に，胆石や急性胆嚢炎などの胆道疾患，急性虫垂炎や憩室炎などの消化管疾患，水腎症や腎・尿管結石などの尿路疾患，骨盤内感染症，卵巣出血，卵巣茎捻転，異所性妊娠などの婦人科系疾患において診断能が高い．超音波検査は，簡便かつ低侵襲であるため，高い診断能が期待されない疾患も含めて広く適応すべきであり，CTに先立って施行することにより迅速な診断が得られる可能性が期待される．また近年では，一刻を争う救急疾患に対して，生命にかかわる重要な情報を迅速に収集する手法として，FAST (focused assessment with sonography in trauma) に代表される

表　痛みの部位からみた急性腹症（文献1）より改変して転載）

腹部全体の痛み	
血管系疾患	大動脈瘤破裂，大動脈解離，腸間膜動脈・静脈閉塞症
消化器系疾患	消化管穿孔，腸閉塞（絞扼），胃・腸炎，膵炎，臓器破裂
内分泌代謝系疾患	糖尿病性ケトアシドーシス，アルコール性ケトアシドーシス，急性ポルフィリン症
その他	中毒（鉛，ヒ素など），IgA血管炎（Henoch-Schönlein紫斑病），肺炎など

心窩部痛	
消化器系疾患	胆嚢・胆管炎，胆石症，腸炎，憩室炎，虫垂炎，肝膿瘍，胃・十二指腸潰瘍，膵炎
血管系疾患	急性冠症候群，心筋・心膜炎，急性大動脈症候群，上腸間膜動脈解離，上腸間膜動脈閉塞
尿路系疾患	腎結石症，腎盂腎炎，尿管結石，腎・副腎梗塞
その他	呼吸器疾患（肺炎，肺塞栓，膿胸）

右上腹部痛	
消化器系疾患	胆嚢・胆管炎，胆石症，肝膿瘍，胃・十二指腸潰瘍，憩室炎，虫垂炎，大腸炎，膵炎
血管系疾患	急性冠症候群，心筋炎，心膜炎，急性大動脈症候群，上腸間膜動脈解離
尿路系疾患	腎・尿路結石症，腎盂腎炎，腎・副腎梗塞
その他	呼吸器疾患（肺炎，肺塞栓，膿胸，Fitz-Hugh-Curtis症候群）

左上腹部痛	
消化器系疾患	食道（痙攣・炎症・破裂），胃炎・潰瘍，脾（捻転・梗塞・膿瘍・破裂），脾動脈瘤，憩室炎，虚血性腸炎，腸閉塞，左側虫垂炎，膵炎
血管系疾患	急性冠症候群，心筋・心膜炎，急性大動脈症候群，上腸間膜動脈解離，上腸間膜動脈閉塞
尿路系疾患	腎・副腎梗塞，腎盂腎炎，腎・尿路結石
その他	左胸郭内疾患（左下肺炎，左気胸，左膿胸）

右下腹部痛	
消化器系疾患	虫垂炎，憩室炎，大腸炎，炎症性腸疾患，過敏性腸症候群，胆嚢炎，膵炎，鼠径部ヘルニア
尿路系疾患	前立腺炎，精巣上体炎，尿管結石症，尿路感染症
産婦人科疾患	異所性妊娠，子宮内膜症，子宮筋腫，卵巣（出血・捻転・嚢胞破裂），付属器炎・膿瘍，骨盤腹膜炎
血管系疾患	動脈解離，動脈瘤破裂
その他	腸腰筋膿瘍，後腹膜出血

左下腹部痛	
消化器系疾患	便秘，消化管閉塞，炎症性腸疾患，大腸炎（感染性，虚血性），大腸憩室炎
泌尿器科疾患	前立腺炎，精巣上体炎，尿管結石症，尿路感染症
産婦人科疾患	異所性妊娠，子宮内膜症，子宮筋腫，卵巣出血，卵巣嚢胞破裂，卵巣茎捻転，付属器炎・膿瘍，骨盤腹膜炎
血管系疾患	動脈解離，動脈瘤破裂
その他	腸腰筋膿瘍，後腹膜出血

背部痛	
血管系疾患	大動脈瘤破裂，大動脈解離
消化器系疾患	膵炎，胆石症，胆嚢炎，脾梗塞
泌尿器系疾患	腎・尿管結石，腎・副腎梗塞
その他	帯状疱疹，圧迫骨折，腸腰筋膿瘍

様々なfocused ultrasound examinationが救急診療の領域で活用されている[3]．

3) CT

CTは簡便で検査時間が短く，高い診断能と治療方針の決定に重要な役割を果たすため，すべての急性腹症がCTの適応となりうる．しかし，被ばくと造影剤の副作用について考慮し，有益性と危険性とのバランスを適正に判断して適応を決定しなければならない．尿管結石，総胆管結石，急性虫垂炎，憩室炎，腹腔内遊離ガスの有無の評価などは単純CTで可能な場合

が多く，造影剤の必要性は単純CTの結果によって判断されるべきである．一方，腸管虚血，腎・脾梗塞，卵巣茎捻転などのような臓器虚血や，血管閉塞，解離，破裂，動脈瘤の発見や活動性出血の評価など血管病変の診断には，造影CTが必須である．急性膵炎の重症度判定にも造影CTが重要である．

また，造影CTを施行する際，単純CTを省略できる場合もあるが，出血性梗塞による血腫や血管解離の偽腔内血腫の高吸収と，造影剤による増強効果の判別や消化管出血の診断で，造影剤の血管外漏出と高吸収を呈する消化管内容物の鑑別には，単純CTとの比較が必要である．

4) MRI

MRIは，高磁場環境に起因する様々な制限や，撮像の専門性，検査枠などの運用上の事情により，急性腹症の第一選択とはなりにくいが，総胆管結石，急性虫垂炎，急性胆嚢炎，異所性妊娠，卵巣茎捻転，卵巣嚢胞破裂，骨盤内腹膜炎などにおいて高い診断能が認められる．被ばくの回避が求められる場合や，ヨード性造影剤の使用が困難な症例に対し，CTの代替検査として重要な役割を果たす．

5) 血管造影

急性腹症における血管造影の適応は限定的であるが，動脈瘤破裂，腸間膜動脈の閉塞（塞栓症，血栓症）や攣縮（non-obstructive mesenteric ischemia），腸間膜静脈の閉塞（血栓症）などの診断に用いられ，適応症例に対しては，診断に引き続きIVR治療が施行される．

3. 放射線被ばくと造影剤の使用に関して

1) 腎機能障害患者に造影剤投与は許容されるか

ヨード造影剤には腎機能障害の危険性があり，その詳細や対応については『腎障害患者におけるヨード造影剤使用に関するガイドライン2012』[4]を参照されたい．急性腹症においては，生命にかかわる疾患の診断のために既知の腎機能障害患者や腎機能障害の有無が不明な患者に対して造影剤の投与を求められる場合がある．代替検査の可能性を含め，造影CT検査を行うことの有益性が確認された場合には，腎機能障害患者にも造影剤の投与は許容されるが，その際には造影剤の使用量や投与前後の補液など，十分な対策を施すことが重要である．ガドリニウム造影剤についても『腎障害患者におけるガドリニウム造影剤使用に関するガイドライン』[5]で慢性腎不全患者，急性腎不全患者に対しては原則として使用しないことが推奨されており，投与にあたっては注意が必要である．

2) 被ばくを伴う検査は妊婦に対して許容されるか

胎児は放射線被ばくに対する感受性が高く，胎児奇形や中枢神経障害などの危険性が懸念され，放射線被ばくを伴う検査の適応はより慎重にあるべきである．しかし，受精後11日〜妊娠10週の器官形成期で50mGy未満，妊娠10週降での100mGy未満の放射線被ばくの影響は確認されておらず，撮影回数を制限するなどの注意を払えば，妊婦に対しても代替検査の可能性などを検討の上，必要と判断された場合はCTなど被ばくを伴う検査も許容される．また，小児に対する放射線被ばくによる発がんは，成人に比較してわずかに高いことが知られている．したがって，小児に対する放射線被ばくを伴う検査の適応は慎重である必要があるが，必要と判断された場合は許容される．詳細は『産婦人科診療ガイドライン―産科編2014』[6]を参照されたい．

3）妊婦に対して造影剤を投与することは許容されるか

妊婦への造影剤の投与については，ヨード造影剤，ガドリニウム造影剤のいずれにも胎盤通過性ならびに胎児への移行性が確認されているため，注意が必要である．安全性も確立されていないため原則的には投与は避けるべきであるが，ヨード造影剤については，動物実験，臨床例いずれにおいても有害事象が確認されていないため，代替法がなく必要と判断された場合は許容される．一方，ガドリニウム造影剤については"妊婦に対する潜在的なリスクが存在する"と認識されており，その投与はヨード造影剤より慎重に判断されるべきである．

NOTE　画像診断における適正なウインドウ幅・レベルの設定

PACSにおけるモニター診断では，画像のウインドウ幅やレベルを目的に合わせて自由に調整して診断できるようになった．消化管穿孔の診断などでは脂肪と空気の識別が必須であるため，ウインドウ幅を広げて，わずかな量の消化管外ガスでも腸間膜や後腹膜の脂肪と区別して見逃さないように読影することが重要である（図1）．外傷例では，骨折の有無についても適切にウインドウ幅・レベルを設定して診断することが求められる．

40歳代，女性．腹膜刺激症状を伴う腹痛．
腹部造影CT（A～C：頭尾方向）で，腸管の麻痺（イレウス）と腹水が認められ，腹膜炎によるイレウスと診断できる．腹水内にはbubble状の低吸収域が認められ（B；▶），消化管外ガスと紛らわしいが，ウインドウ幅を広げて観察すると，低吸収域は空気ではなく脂肪の濃度であることがわかる（D；▷）．骨盤腔を観察すると，石灰化と脂肪を含む腫瘤（C；→）が認められ，卵巣の成熟奇形腫の破裂による化学性腹膜炎と診断される．

診断名 卵巣の成熟奇形腫の破裂による化学性腹膜炎

（日本大学病院放射線科　高木　亮先生のご厚意による）

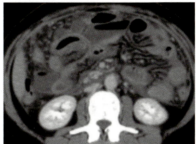

図1-A　腹部造影CT

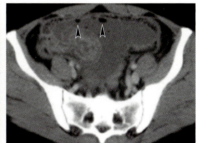

図1-B　腹部造影CT

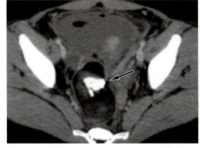

図1-C　腹部造影CT

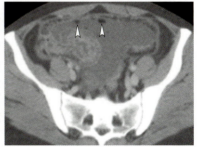

図1-D　腹部造影CT（Bよりウインドウ幅を広げたもの）

参考文献

1) 急性腹症診療ガイドライン出版委員会（編），日本腹部救急医学会（監修）；急性腹症診療ガイドライン2015．医学書院，p.35-38, 2015．
2) 古川　顕，白川崇子，井上明星・他：急性腹症における画像診断の選択．画像診断 36: 1369-1377, 2016．
3) 太田智行，西岡真樹子，中田典生・他：Focused ultrasound examination（的を絞った超音波検査）は日本で普及するか．日臨救急医会（JJSEM）20: 499-507, 2017．
4) 日本腎臓学会，日本医学放射線学会，日本循環器学会（編）；腎障害患者におけるヨード造影剤使用に関するガイドライン2012．東京医学社，2012．
5) 日本医学放射線学会，日本腎臓学会：腎障害患者におけるガドリニウム造影剤使用に関するガイドライン，第2版．2009年9月2日改訂．(http://www.radiology.jp/content/files/649.pdf)
6) 日本産科婦人科学会，日本産婦人科医会（編）；CQ103 妊娠中の放射線被曝の胎児への影響についての説明は？ 産婦人科診療ガイドライン―産科編2014．p.58-61, 2014．(http://www.jsog.or.jp/activity/pdf/gl_sanka_2014.pdf)

絞扼性腸閉塞
strangulated bowel obstruction

(井上明星, 古川 顕)

> **症例**：60歳代, 男性. 約3年前に幽門輪温存膵頭十二指腸切除術を施行. 起床時より左下腹部に腹痛を自覚. 合計3回の嘔吐を認めたため受診. しかし, 症状が改善しており, 外来治療を希望され帰宅となった. 翌日に嘔吐があり, 再度受診した際には強い腹痛を伴っていた.

図1-A　造影CT（門脈相）　　　　図1-B　造影CT（門脈相）

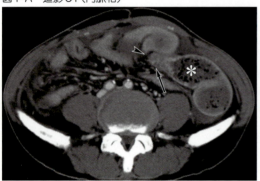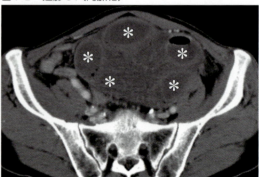

図1-C　造影CT冠状断像（門脈相）　図1-D　手術所見

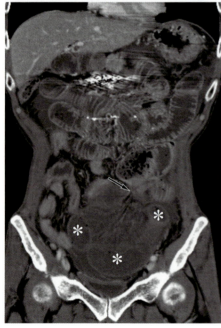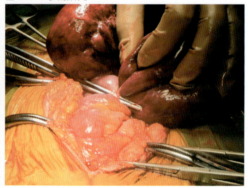

造影CT門脈相で, 小腸内にsmall bowel feces sign（A；＊）と, すぐ肛門側のbeak sign（A；→）を認める. この近傍には, もうひとつのbeak sign（A；▶）を認める. 骨盤内には, 造影効果の消失した小腸（B；＊）と腸間膜の濃度上昇を認める. 冠状断像門脈相で, 骨盤内の小腸（C；＊）は他の腸管と比べて造影効果が減弱し, 1点に収束する腸間膜を認める（C；→）. 小腸を追跡すると, 口側のbeak sign（A；→）, 肛門側のbeak sign（A；▶）の間に, 造影効果の消失した小腸（B；＊）が認められ, closed loopを形成していると考えられた. 開腹所見（D）では中等量の血性腹水と壊死腸管を認めた. 癒着バンドによる絞扼性腸閉塞と診断された. 術後16日目に退院となった.

診断名　絞扼性腸閉塞

表　腸閉塞の原因

壁内要因	炎症（Crohn病, 結核, 好酸球性腸炎など）, 腫瘍［腺癌, 消化管間質腫瘍（GIST）, 悪性リンパ腫など］, 血管病変（放射線腸炎, 虚血など）, 血腫, 腸重積
壁外要因	癒着, 外ヘルニア, 内ヘルニア, 子宮内膜症, 血腫
内腔要因	胆石, 胃石, 食餌, 異物

参考文献

1) Furukawa A, Kanasaki S, Kono N, et al: CT diagnosis of acute mesenteric ischemia from various causes. AJR 192: 408-416, 2009.
2) Silva AC, Pimenta M, Guimarães LS: Small bowel obstruction: what to look for. RadioGraphics 29: 423-439, 2009.
3) Geffroy Y, Boulay-Coletta I, Jullès MC, et al: Increased unenhanced bowel-wall attenuation at multidetector CT is highly specific of ischemia complicating small-bowel obstruction. Radiology 270: 159-167, 2014.
4) 井上明星, 大田信一, 古川 顕：小腸閉塞症を理解する. レジデント 7: 66-74, 2014.

絞扼性腸閉塞の一般的知識と画像所見

　腸閉塞とは，物理的な腸管の狭窄により内容物が停滞した病態を指す．中でも血流障害を伴った腸閉塞は絞扼性腸閉塞と呼ばれ，小腸閉塞症の約10%を占める．正確かつ迅速な診断治療が行わなければ，腸管壊死，穿孔，敗血症から多臓器不全へと進行し，死に至る重篤な病態である．絞扼性腸閉塞に対するCTの診断能は，感度83～100%，特異度61～93%と報告されており，本疾患におけるCT診断の役割はきわめて重要である[1]．

画像所見　腸閉塞のCT診断で評価すべきポイントは，以下の5項目である[2]．

1) イレウスの除外：腸閉塞では，口側の拡張腸管と肛門側の非拡張腸管が閉塞部を境に認められるが，イレウスでは閉塞部はなく腸管全体が拡張する．イレウスが疑われる場合は，原因となる汎発性腹膜炎や癌性腹膜炎などの検索が必要である．

2) 閉塞の程度の評価：口側腸管の拡張および肛門側腸管の虚脱の程度から評価する．

3) 閉塞部の同定：拡張した腸管の径が急に狭くなる部位を検索する．内腔に泡沫状ガスを含む内容物（small bowel feces sign）があれば，ほとんどの場合，その肛門側に閉塞部が存在する．強い狭窄では，閉塞部にくちばし状の腸管の狭小化（beak sign），腸管外からの脂肪の圧迫像（fat notch sign），捻転による渦巻き状に回転した腸管・血管（whirl sign）が認められることがある．

4) 閉塞原因の診断：腸管壁内，腸管内腔，腸管壁外の要因に分類される（表）．先進国における主な原因は，小腸では癒着，Crohn病，腫瘍，大腸では腫瘍，捻転，憩室炎である．

5) 血流障害：通常，絞扼性腸閉塞はclosed loopが形成されることにより発症する．CTでは，closed loopはU字型やC字型を呈する拡張腸管として認められることがあるが，確実にclosed loopを診断するには，MPR（multi planer reconstruction）を用いて多方向から拡張腸管を追跡し，1点で2か所の腸管が収束することを確認することが肝要である．腸管壁の造影効果の減弱あるいは消失が，血流障害の診断に特異的所見とされる．腸管壁の高吸収は出血性壊死を示唆する所見であるが，造影CTのみでは腸管壁の高吸収が造影効果なのか出血なのか鑑別できないため，非造影CTを撮影することが必要である[3]．腸管壁の肥厚，腸管気腫，門脈ガス，腸間膜浮腫，腹水も，非特異的だが絞扼性腸閉塞にしばしば認められ，参考にすべき所見である．

鑑別診断のポイント

　初期のclosed-loop obstructionでは腸管血流が保たれているが（非絞扼期），腸管拡張により閉塞が高度になると，静脈が圧迫され，腸管壁肥厚，腸間膜浮腫および造影効果の減弱を認める（静脈絞扼期）．動脈血流も障害されると，腸管壁の造影効果が消失する（動脈絞扼期）．最終的には出血壊死に至る（壊死期）（図2）[4]．初期の段階で診断するには，closed loopを同定することが重要である．

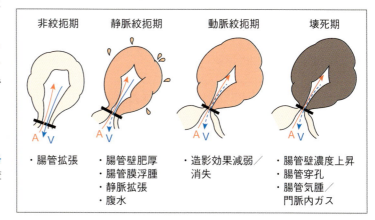

図2　closed-loop obstructionの各段階のシェーマと所見（文献4）より改変して転載）
A：動脈，V：静脈

大腸癌による結腸閉塞症
bowel obstruction with colon cancer

（近藤浩史, 藤田安彦, 高木 亮）

症例：70歳代，男性．1週間前より便秘あり．腹部膨満を主訴に来院．

図1-A 単純CT

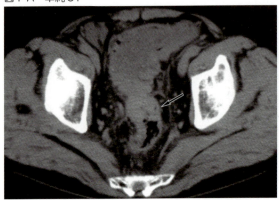

図1-B 造影CT

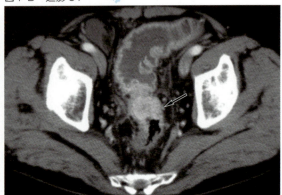

図1-C 造影CT冠状断再構成像

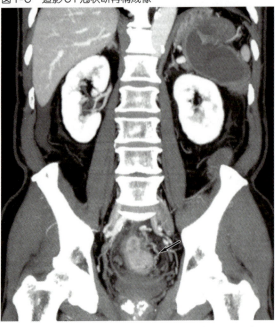

図1-D 造影CT冠状断再構成像

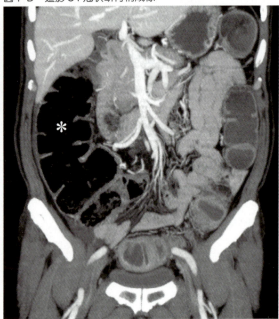

CTにて直腸に全周性の壁肥厚と多血性腫瘤形成を認める（A～C；→）．漿膜側に毛羽立ち様の変化があり，深達度はseと考えられた．造影CT冠状断再構成像では，上行結腸の拡張を認める（D；＊）．

診断名 直腸癌による結腸閉塞症

NOTE 大腸閉塞例における穿孔の危険因子
①盲腸の最大径＞12cm，②壁内気腫，③小腸の拡張を伴わない．

参考文献
1) Biondo S, Kreisler E, Millan M, et al: Differences in patient postoperative and long-term outcomes between obstructive and perforated colonic cancer. Am J Surg 195: 427-432, 2008.
2) 神垣 隆，島田悦司，裏川公章：イレウスをともなう大腸癌の臨床病理学的検討．日消外会誌 26: 76-81, 1993.

大腸癌による結腸閉塞症の一般的知識と画像所見

　大腸癌が結腸閉塞を来す頻度はおよそ8〜29%と報告されている[1]．左側結腸の方が右側結腸に比して頻度が高い．その理由は，内腔が狭いことや，内容物が硬く通過障害を来しやすいからである．大腸癌の約6割は診断時に自覚症状がなく，10〜15%程度は発見時に遠隔転移を認めるとされる．結腸閉塞を伴うような大腸癌の多くは，漿膜下以深への浸潤を伴った全周性の進行癌で，既にリンパ節転移，遠隔転移を伴っている頻度が高い[2]．

　閉塞部口側の消化管が拡張すると，消化液の分泌促進と吸収抑制が起こり，さらなる消化液貯留を来す．消化液の多量分泌は脱水や電解質異常につながり，全身状態を悪化させる．

　治療の基本はステントや人工肛門形成などによる減圧と全身管理になり，根治が望める場合は減圧後に待機的に手術が行われるが，絞扼性大腸閉塞や穿孔などの合併があれば，緊急手術が選択される．

　画像所見　CTでは拡張末端部の限局性壁肥厚として認められるが，拡張を伴っていない場合は，単純CTでの存在診断は必ずしも容易ではない．周囲脂肪織濃度上昇や領域リンパ節腫大などの二次的所見によって疑うことができる．造影CTでは腫瘍が造影効果を伴うため，単純CTに比して存在診断が比較的容易になる（表）．

表　大腸癌による結腸閉塞症の診断手順

1）拡張したoral sideの大腸と虚脱したanal sideの大腸の移行部位に腫瘤形成を検索
2）造影CTでgray patternを示す病変を指摘
3）良性の場合には腫瘤の端に平滑な先細りの形態を示す（例：憩室炎）

鑑別診断のポイント

　大腸閉塞を来す疾患としては，外因性と大腸病変に分類される．外因性としては，癌性腹膜炎，子宮内膜症，腸間膜炎などが挙げられる．大腸病変としては，pseudo-obstruction，大腸癌，大腸絨毛腫瘍，悪性リンパ腫，消化管間質腫瘍（gastrointestinal stromal tumor；GIST）などの粘膜下腫瘍が挙げられる．間葉系腫瘍は，サイズが増大しても腸閉塞を来す頻度は低い．

参考症例　S状結腸癌による結腸閉塞症

図2-A　単純CT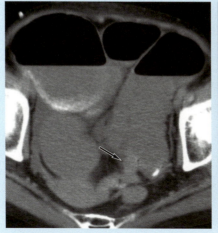

図2-B　単純CT冠状断像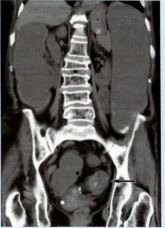

50歳代，女性．腹痛，嘔吐，下血があった．
S状結腸に腫瘤性病変と内腔の狭小化が認められ（→），口側の結腸の著明な拡張とair-fluid levelを認める．

腸重積
intestinal intussusception

（井上明星，古川 顕）

◆ **症例1**：2歳，女児．前日から間欠的な腹痛があり，泣くこともあった．

図1-A　腹部超音波短軸像　**KEY**

図1-B　腹部超音波長軸像　**KEY**

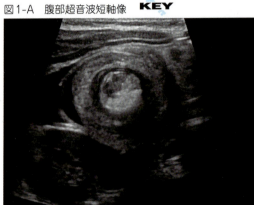
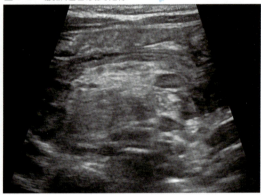

腹部超音波検査では，短軸像にて腸管と腸管内に重積した腸間膜脂肪組織が的状に描出されている（A；target sign）．長軸像では長円形に描出されている（B；pseudo-kidney sign）．
透視下に高圧浣腸を行い，整復された．整復後に少量の血便を認めたが，2日後に退院となった．

診断名 特発性腸重積（回腸結腸型）

◆ **症例2**：50歳代，女性．半年前から腹痛を繰り返していた．

図2-A　造影CT（動脈相）　**KEY**

図2-B　造影CT冠状断像（動脈相）

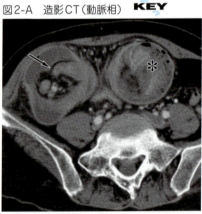
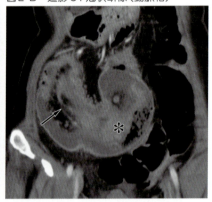

図2-C　術中写真

図2-D　切除標本

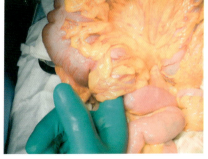
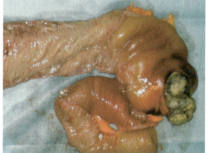

造影CTで上行結腸内に腸間膜と考えられる血管，リンパ節，脂肪織（A，B；→）を認める．肛門側には先進部と考えられる腫瘤（A，B；＊）を認める．横断像（A）で重積部はtarget sign，冠状断像（B）ではsausage patternを呈している（B；→）．開腹所見では，回腸が上行結腸内に嵌入している（C）．右半結腸切除術が施行された．盲腸に潰瘍を伴う腫瘤を認め，周囲には浮腫と発赤を認める（D）．
病理組織診断にて盲腸癌（壁深達度はSS）と診断された．病理学的にはリンパ節転移は認められず，CTで認められたリンパ節は反応性腫大と考えられる．

診断名 大腸癌を先進部とした腸重積（回腸結腸型）

腸重積の一般的知識と画像所見

　腸重積とは，口側の腸管が肛門側の腸管に入り込んだ状態をいう．腸管の嵌入により腸間膜内の血管が圧迫され，絞扼性腸閉塞から腸管壊死に進展する疾患である．腸間膜とともに入り込んだ腸管をintussusceptum（嵌入部），それを包み込む肛門側の腸管をintussuscipiens（嵌入鞘）と呼ぶ．

　腸重積の95％が小児，5％が成人に発症する．発症年齢は10歳未満，特に1歳以下の乳幼児に多くみられ，乳幼児の急性腹症では鑑別に考慮すべき疾患である．腸重積の症状は腹痛，嘔気，嘔吐から始まり，症状の進行に伴い血便が生じる．小児では症状を訴えることが難しいため，不機嫌や活気のなさといった親の直感で発見されることも少なくない[1]．腹部触診では重積部を腫瘤として触知することがある．

　腸重積は部位により，小腸小腸型（enteroenteric type），回腸結腸型（ileocolic type），回腸盲腸型（ileocecal type），結腸結腸型（colocolic type）に分類される．特発性の小児腸重積の90％は回腸結腸型である．さらに原因により，良性，悪性，特発性に分類される．小児例の90％が特発性であるが，成人例では80％が先進部となる器質的疾患を背景に発症する．小腸では良性腫瘍，大腸では悪性腫瘍が原因となる傾向にある[2]．先進部がある場合，症状が持続し再発する傾向にあり，腸閉塞症状を伴いやすく，外科手術を要する．画像検査で先進部の有無の判定が難しい症例も多い．

　画像所見　小児では，超音波検査が最初に行われるべき画像検査である．腸重積は短軸断面では的状像，長軸断面では長円形の腎臓類似の超音波像を呈し，前者はtarget sign，後者はpseudo-kidney signと称される．診断が困難な場合には注腸検査が行われることもあり，適応例には同時に非観血的整復術が可能である[1]．成人では，急性腹症としてCTが選択されることが多い．成人の腸重積では器質的疾患を伴う頻度が高いため，腸重積の部位に加えて，原因となる器質的病変および腸閉塞や腸管虚血の有無を評価する．短軸方向では腸管内の軟部組織と辺縁の脂肪組織から構成されるtarget sign，長軸方向では腸管と腸間膜が平行に認められる"sausage pattern"が認められる．血流障害により浮腫や壁肥厚を伴うと脂肪組織の濃度上昇を呈し，"reniform pattern"となる[3]．

鑑別診断のポイント

　先天性疾患（Meckel憩室，腸管重複症，嚢胞性線維症），良性腫瘍（Peutz-Jeghers症候群，炎症性線維性ポリープ，腺腫様ポリープ，脂肪腫），悪性腫瘍（腺癌，悪性リンパ腫，転移性腫瘍），異所性膵組織，虫垂炎，腸炎，血管性紫斑病，外傷，手術，celiac病，Crohn病などが腸重積の原因となる[3]．異物やイレウス管が腸重積の原因となることもある．

> **NOTE**　**無症状の小腸重積**
> 　画像検査で偶然に小腸重積が発見されることがあるが，口側腸管の拡張を伴わない無症状の空腸重積はself-limitingと報告されている．無症状，重積腸管が3.5cm以下，腸閉塞がない，先進部がない小腸重積では，小腸造影，CT enterographyなどで，先進部となる病変の検索が推奨される[4]．

参考文献

1) 日本小児救急医学会ガイドライン作成委員会（編）；第Ⅵ章 小児腸重積の診断．エビデンスに基づいた小児腸重積症の診療ガイドライン．へるす出版，p.18-27, 2012.
2) Kim YH, Blake MA, Harisinghani MG, et al: Adult intestinal intussusception: CT appearances and identification of a causative lead point. RadioGraphics 26: 733-744, 2006.
3) Baleato-González S, Vilanova JC, García-Figueiras R, et al: Intussusception in adults: what radiologists should know. Emerg Radiol 19: 89-101, 2012.
4) Jain P, Heap SW: Intussusception of the small bowel discovered incidentally by computed tomography. Australas Radiol 50: 171-174, 2006.

外ヘルニア
external hernia

（藤田安彦，高木 亮）

◆ **症例1**：80歳代，男性．施設入所中にトイレに行く際に転倒して右側頭部を打撲して救急搬送されたが，嘔気が持続．

図1-A　造影CT **KEY**

図1-B　造影CT冠状断像

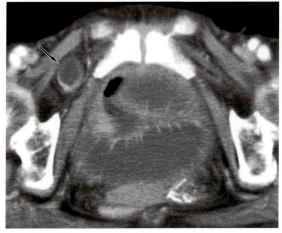
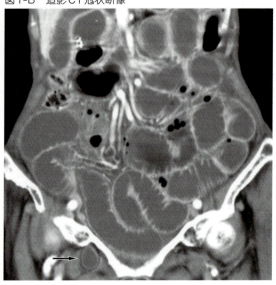

右恥骨筋と外閉鎖筋の間に閉鎖孔から脱出する球状の構造がみられ，回腸が脱出している（→）．口側の小腸には著明な拡張と腸管液貯留を認め，小腸の単純性腸閉塞状態を呈している．

診断名 閉鎖孔ヘルニアによる単純性腸閉塞

◆ **症例2**：90歳代，女性．嘔吐，腹痛で救急車で来院．左鼠径部に腫瘤を認めた．

図2-A　単純CT **KEY**

図2-B　単純CT冠状断像

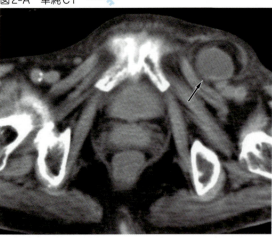
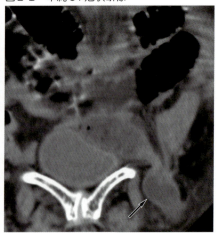

左鼠径部の恥骨筋の外側，大腿静脈の内側に球状の構造がみられる（A；→）．冠状断では大腿輪からの腸管の脱出が認められる（B；→）．　**診断名** 大腿ヘルニア

> **NOTE**　**Richter型ヘルニア**
> 　腸管全体がヘルニア門から脱出するのではなく，腸管の壁の一部が脱出し嵌頓状態に陥ったヘルニアをいう．触知しにくいことや，内腔が開存していることで腸閉塞としての症状が軽微であることなどで診断が遅れることがあり，一般には閉鎖孔ヘルニアのようにヘルニア門が小さな場合に生じるとされる．

外ヘルニアの一般的知識と画像所見

外ヘルニアは腹腔内臓器が腹腔外に脱出した状態をいい，代表的なものとして鼠径ヘルニア，大腿ヘルニア，閉鎖孔ヘルニア，腹壁瘢痕ヘルニアなどが挙げられる．急性腹症で重要な点は，腸管が嵌頓して機械性腸閉塞として発症した場合であり，腸管の血流障害を伴う絞扼性腸閉塞になるため，早期の診断と治療が必要となる．身体的な所見としては，鼠径・大腿ヘルニアはヘルニア嚢が皮下に膨隆するため診断がつきやすいが，高度に肥満した症例では見逃されることも少なくない．また，閉鎖孔ヘルニアでは視診や触診で判定することは難しく，CTが必須となる[1]．

画像所見 画像診断としては，まず腹部単純X線撮影が施行され，多くの脱出腸管が小腸であることから，小腸閉塞の画像を呈する．鼠径ヘルニアや大腿ヘルニアでは骨盤輪の下に異常ガス像が指摘される場合があり，注意深く読影する．絞扼性腸閉塞が疑われた際にCTが施行され，CTの撮像範囲は腸管の全体像を把握するため，横隔膜レベルから坐骨下端まで十分に含めて撮像を行う[1]．小腸が嵌頓することが多いため，小腸の拡張，大腸の虚脱といった閉塞を認めた場合，鼠径部に注目をしてヘルニアの嵌頓の有無に注意して読影するとよい（▶NOTE, 図3）．

1) **閉鎖孔ヘルニア**（図1）：閉鎖動静脈と閉鎖神経を通す閉鎖管を経て腸管が逸脱する．逸脱するのは小腸が大半で，結腸が続く．閉鎖管は細く強靱であるため，頻度は低いがいったんヘルニアが生じると嵌頓する確率は高い．CTでは恥骨筋の背側に脱出腸管と考えられる球状構造やガス像を認める．また，寛骨の内側前面のくぼみ（閉鎖管）には，本来なら脂肪と閉鎖動脈が描出されるが，閉鎖孔ヘルニアでは嵌入した腸管が軟部組織として認められ，左右差に注意して読影を行うことで診断できることがある．

2) **大腿ヘルニア**（図2）：鼠径靱帯の背側から，大腿静脈と大伏在静脈の内側を沿うように腸管が脱出する[2)3)]．中年以降の女性に多く[3)]，鼠径ヘルニアと比較すると頻度は少ないが，脱出経路が屈曲しているため嵌頓する確率は高い．

3) **鼠径ヘルニア**：恥骨筋の前から恥骨の前方にヘルニア嚢を認めることで診断はしやすく，外（間接）鼠径ヘルニアと内（直接）鼠径ヘルニアに分類される．外鼠径ヘルニアは精巣が下降する男児に多く，下腹壁動静脈の外側から精索とともに内側へ下降する．内鼠径ヘルニアでは下腹壁動静脈の内側からまっすぐ下降する．外ヘルニアの頻度としては最多であるが，嵌頓する頻度は高くなく，およそ4％程度と報告されている．

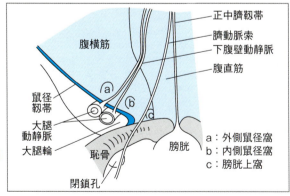

図3 鼠径窩と膀胱上窩[左鼠径部を内面（腹膜側）からみた図]
（文献4）より転載）

参考文献

1) Cherian PT, Parnell AP: The diagnosis and classification of inguinal and femoral hernia on multisection spiral CT. Clin Radiol 63: 184-192, 2008.
2) Hair A, Paterson C, O'Dwyer PJ: Diagnosis of a femoral hernia in the elective setting. J R Coll Surg Edinb 46: 117-118, 2001.
3) Tanaka N, Uchida N, Ogihara H, et al: Clinical study of inguinal and femoral incarcerated hernias. Surg Today 40: 1144-1147, 2010.
4) 荒木 力: II. ヘルニア. ここまでわかる急性腹症のCT 第2版. メディカル・サイエンス・インターナショナル, p.25, 2009.

内ヘルニア
internal hernia

（井上明星，古川 顕）

症例1：80歳代，女性．3日前から腹痛を自覚．単純CTで腸閉塞と診断されたが，症状が改善しており，いったん帰宅となった．腹痛が増悪したため再受診した．（公立甲賀病院 山﨑道夫先生のご厚意による）

図1-A　造影CT（動脈相）　**KEY**

図1-B　造影CT冠状断像（動脈相）

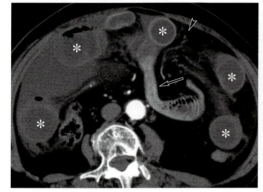
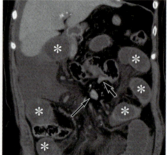

造影CTで腹側に造影効果の減弱した小腸（A, B；＊）と腸間膜浮腫を認める．拡張腸管に隣接して大網と考えられる脂肪組織（A；▶）を認める．横行結腸尾側に空腸（A, B；→）と回腸（B；→）の隣接した狭窄がみられ，closed loopを形成していると考えられる．腹腔鏡下手術が行われ，大網裂孔を開放し，絞扼が解除された．虚血性変化は可逆性であり，腸管は温存された．術後の経過は良好で，9日後に退院となった．

診断名 大網裂孔ヘルニア（transomental type）

症例2：40歳代，女性．腹痛と胆汁様嘔吐で外来を受診．腹部正中に圧痛を認める．

図2-A　造影CT（動脈相）　**KEY**

図2-B　造影CT冠状断像（動脈相）

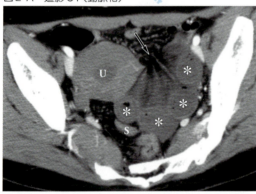
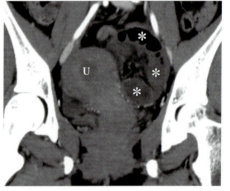

造影CTで，骨盤内左側に腸間膜浮腫を伴う造影効果の乏しい小腸ループを認める（A, B；＊）．腸間膜脂肪および血管の収束（vascular pedicle）を認める（A；→）．子宮（A, B；U）は右側，S状結腸（A；S）は背側右側に圧排されている．手術が行われ，子宮広間膜の両葉に裂孔があり，約20cmの小腸が嵌入していることが確認された．腸管切除は必要ではなく，子宮広間膜の裂孔が修復された．　**診断名** 子宮広間膜ヘルニア（fenestra type）

内ヘルニアの一般的知識と画像所見

　　内ヘルニアとは，腹腔内臓器が腹腔内の正常孔（Winslow孔），腹膜や間膜の欠損部（異常裂孔），陥凹（腹膜窩）を経て，腸管が脱出する病態である．腹部膨満，嘔気，嘔吐，腹痛といった腸閉塞症状で発症する．脱出した小腸はclosed loopを形成するため，血流障害を伴い，絞扼性腸閉塞となりうる危険な病態である．

　　内ヘルニアの原因となるWinslow孔以外の腹膜の欠損や陥凹は，癒合異常や腸回転異常などの先天的要因，外傷，炎症，医原性などの後天的要因により形成される．内ヘルニアの名称は，ヘルニアを生じた裂孔部または腹膜窩の名称を用いて命名される[1]（表）．

画像所見 CTでは，腸閉塞症の読影と同様に腸管の閉塞点やclosed loopを同定する．

小腸のsac-like appearanceや解剖学的構造の著しい圧排所見は，内ヘルニアを疑う糸口となる．腸管および腸間膜の血管がヘルニア門で収束(vascular pedicle)するが，この収束部位と周囲の血管や臓器との位置関係を詳細に評価することで，ヘルニア門の部位を推測できる[2]．

閉塞解除，壊死腸管の切除といった絞扼性腸閉塞に準じた治療に加えて，腹膜の陥凹や異常裂孔が残存していると再発する危険性があるため，腹膜の修復を要する．手術操作などで脱出腸管が自然還納され，腸閉塞が改善した場合，ヘルニア門を詳細に検索しなければ原因を同定できない可能性があるため，術前に内ヘルニアの可能性を指摘することが望ましい．

鑑別診断のポイント

内ヘルニア以外の原因による腸閉塞症との鑑別が問題となる．網嚢内や後腹膜など通常では小腸が存在しない部位に小腸が存在している場合や，正常臓器を著しく圧排している場合には，内ヘルニアを疑う．脱出している小腸が腹膜に覆われている内ヘルニアでは，sac-like appearanceも内ヘルニアを疑う手掛かりとなる(図3)[3]．血管をはじめとした周囲の解剖学的構造との位置関係を，薄いスライスで多方向から詳細に観察することが重要であるが，正確な術前診断が難しいこともある．

表　内ヘルニアとランドマークとなる構造

ヘルニア名称	原因	圧排される臓器	ランドマークとなる脈管
左傍十二指腸	腹膜窩(Landzert窩)	下行結腸：腹側	下腸間膜静脈，左結腸動脈上行枝
右傍十二指腸	腹膜窩(Waldeyer窩)	上行結腸：腹側	上腸間膜動静脈，右結腸動静脈
Winslow孔	正常構造	胃：左側	門脈，総肝動脈，下大静脈
小腸間膜	異常裂孔	なし	空腸動静脈または回腸動静脈
横行結腸間膜	異常裂孔	胃：腹側，横行結腸：尾側	中結腸動静脈
S状結腸間膜			S状結腸動静脈，上直腸動静脈
intersigmoid	腹膜窩	S状結腸：右側	
intramesosigmoid	異常裂孔	S状結腸：左側(右葉欠損)，右側(左葉欠損)	
transmesosigmoid	異常裂孔	なし	
大網			大網動静脈
transomental	異常裂孔	なし	
gastrocolic	異常裂孔	胃：頭側	
傍盲腸	腹膜窩	盲腸：腹側	なし
子宮広間膜	異常裂孔	子宮：ヘルニア門の対側，直腸：背側	子宮動脈および卵巣動脈の卵管枝
膀胱上窩	腹膜窩	膀胱：尾側	なし
傍直腸	腹膜窩	直腸：ヘルニア門の対側	なし

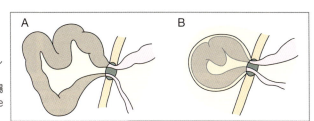

図3　内ヘルニアのシェーマ(文献3)より転載)
A：間膜は2枚の腹膜に覆われているが，2枚とも欠損した場合には脱出腸管は腹腔内に広がる．
B：1枚の腹膜欠損あるいは腹膜陥凹に脱出した場合は，腸管は間膜内に留まり，腹膜に覆われた形態(sac-like apparance)を呈する．

参考文献

1) Doishita S, Takeshita T, Uchima Y, et al: Internal hernias in the era of multidetector CT: correlation of imaging and surgical findings. RadioGraphics 36: 88-106, 2016.
2) Takeyama N, Gokan T, Ohgiya Y, et al: CT of internal hernias. RadioGraphics 25: 997-1015, 2005.
3) 井上明星，大田信一，古川　顕・他：腸回転異常と消化管ヘルニア．画像診断 36: 980-994, 2016.

盲腸捻転
volvulus of the cecum

(近藤浩史)

症例：80歳代，女性．腹痛を主訴に来院．（岐阜赤十字病院　後藤裕夫先生のご厚意による）

図1-A　腹部単純X線正面像（臥位）

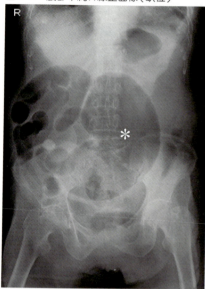

図1-B　造影CT冠状断再構成像

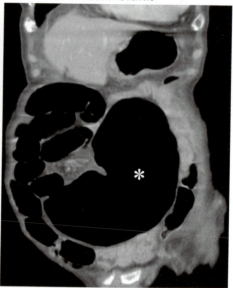

図1-C　造影CT

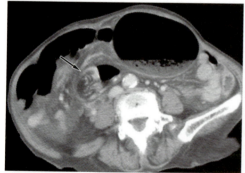

図1-D　造影CT

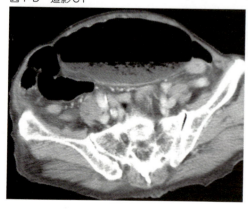

図1-E　造影CT冠状断再構成像

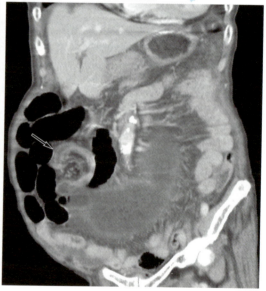

腹部正中に異常ガス像を認める（A，B；＊）．造影CT（C，D）では右下腹部に盲腸を認めず，正中左側寄りに偏位していることがわかる．また，whirl signが明瞭である（C，E；→）．

診断名 盲腸捻転（loop type）

盲腸捻転の一般的知識と画像所見

大腸捻転は，わが国の腸閉塞疾患の7.5%を占める．わが国の報告によるとS状結腸の罹患頻度が最も高く78.6%，盲腸が5.2%，横行結腸が1.0%と報告されている[1]．盲腸捻転では，後腹膜への固定不全が原因として存在することが多い[2]．肛門側腸管の通過障害，便秘，過食，妊娠，腹腔内の癒着など，他の誘因が加わることで発症する．慢性臥床，抗コリン薬などを服用している精神発達遅滞者に多い．

Delabrousseらはその形態から，Type I: 軸捻のみ(axial type)，Type II: 軸捻に加え反転を伴うもの(loop type)，Type III: 反転のみ(bascule type)の3型に分類した(図2)[3]．

1) axial typeは臓器軸性捻転であり，時計軸方向のwhirl signを呈し，拡張腸管は右下腹部に認めることが多い．
2) loop typeはこれに頭側への反転を伴っており，拡張腸管が正中から左上腹部に位置する．
3) bascule typeは前上方向へ折れ曲がり跳ね上がった状態なので，whirl signは呈さない．

拡張した盲腸が特徴的なため盲腸捻転と呼ばれているが，実際に捻転している部位は上行結腸であり，特にaxial typeは上行結腸捻転として報告されている場合がある．

画像所見 最も虚血を来しやすいloop typeでは，径9cmを超えて拡張した盲腸が，正中もしくは左上腹部に偏位し，小腸ガスが拡張した盲腸の右側に認められる(逆Cパターンまたはleft kidney sign)．捻転により，通常盲腸内側に認められる回盲弁は外側に転位する．捻転部近傍の腸間膜にwhirl signを伴い，捻転部より遠位結腸では虚脱が認められることも重要な所見である．

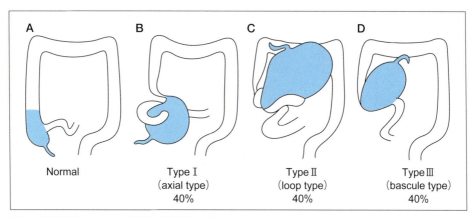

図2 盲腸捻転の3つの病態生理学的タイプ
(文献3)より転載)

参考文献

1) 佐々部生三男: 本邦イレウス症例の統計的観察. 日医大誌 23: 835-840, 1956.
2) 坂本 力, 早川克己, 中島康雄・他(編著); マルチスライスCTによる腹部救急疾患の画像診断. 秀潤社, p.72, 2007.
3) Delabrousse E, Sarliève P, Sailley N, et al: Cecal volvulus: CT findings and correlation with pathophysiology. Emerg Radiol 14: 411-415, 2007.

虫垂炎
appendicitis

(亀井誠二)

▶ **症例1**：50歳代，女性．右下腹部痛を主訴に来院．右下腹部に圧痛を認めるが，反跳痛は認めない．WBC 9800/μl，CRP 2.20mg/dl．

図1-A 単純CT KEY　　図1-B 単純CT KEY

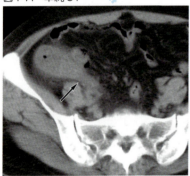
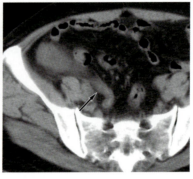

虫垂（→）は腫大し，壁の肥厚を認めるが，周囲の脂肪織の混濁は軽度である．糞石もみられず，保存的治療で軽快した．

診断名　虫垂炎

▶ **症例2**：80歳代，男性．腹痛，食欲不振を主訴に来院．腹部全体に圧痛を認め，右下腹部に反跳痛もみられた．WBC 7000/μl，CRP 4.38mg/dl．(文献1)より転載)

図2-A 単純CT　　図2-B 単純CT 冠状断再構成像 　　図2-C 切除標本

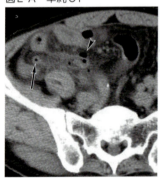
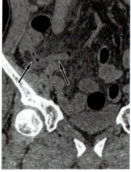
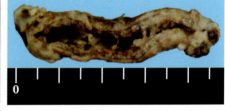

虫垂の拡張は軽度（A, B；→）だが，周囲の脂肪織の混濁，腸管外ガス（A；▷）を認める．横断像では虫垂の全体像はわかりづらいが，冠状断像では明瞭である．
手術が施行され（C），穿孔性虫垂炎と診断された．

診断名　穿孔性虫垂炎

▶ **症例3**：60歳代，男性．数日前からの右下腹部痛を主訴に来院．右下腹部に圧痛を認めたが，反跳痛はみられなかった．WBC 8700/μl，CRP 2.20mg/dl．

図3-A 単純CT KEY　　図3-B 単純CT冠状断再構成像

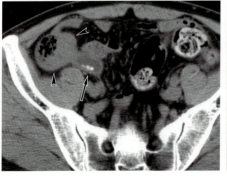
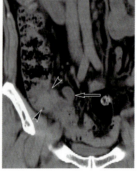

虫垂は拡張し，内腔に液貯留と糞石を認めた（A, B；→）．周囲の脂肪織の混濁は軽度である．虫垂開口部付近の盲腸壁に肥厚がみられる（A, B；▷）．
手術が施行され，虫垂炎および盲腸癌と診断された．

診断名　虫垂炎および盲腸癌

虫垂炎の一般的知識と画像所見

　虫垂炎は右下腹部痛を呈する急性腹症の代表的な疾患で，緊急手術を要することの最も多い疾患である[2]．リンパ濾胞の過形成や糞石などで虫垂起始部が閉塞し，虫垂内圧が上昇し，虚血性変化や感染を生じることにより発症する．

　組織学的に，①炎症が粘膜や粘膜下層に限局するカタル性虫垂炎，②全層に好中球が浸潤するが，層構造は保たれる蜂窩織炎性虫垂炎，③壁に壊死がみられ壁構造が消失する壊疽性虫垂炎，④穿孔を伴う穿孔性虫垂炎に分類される．

　反跳痛を伴う右下腹部痛，筋性防御などが典型的な症状とされているが，初期は心窩部痛，食欲不振，嘔気などの非特異的な症状しか呈さないことも多く，画像検査は不可欠で，CT検査，特にマルチスライスCTの有用性が多く報告されている[3]．

　画像所見 CTの読影では右下腹部痛を呈する他の疾患との鑑別のためにも，虫垂を同定することが不可欠である．虫垂を同定するためには，まず上行結腸をみつけ尾側方向に追い，回腸末端・回盲弁，盲腸を確認する．盲腸の先端から左後方から起始する長さ5〜10cm，径5〜8mm程度の管腔状の構造を同定する．通常はスライス厚5mmの単純CTで同定可能であるが，腹腔内脂肪の少ない患者，腸管ガスが多い患者などで同定困難な場合は，1〜2mmのthin slice像や，冠状断，矢状断などの再構成画像を追加する．

　虫垂炎のCT所見は，①虫垂の腫大（径6〜7mm以上），②虫垂壁の全周性の肥厚（3mm以上），③虫垂壁の濃染，④糞石，⑤周囲脂肪織の混濁などが代表的な所見である．穿孔や腹膜炎を生じた場合は，腸管外ガス，膿瘍形成，周囲腸管の壁肥厚，腹水，麻痺性イレウスなどを伴う．一方，全長にわたって虫垂内腔にガスがみられる場合は，虫垂炎の可能性は低いとされている．虫垂の腫大は重要な所見ではあるが，正常患者でも径6〜10mmに軽度拡張していることは，しばしばみられる．また，穿孔性虫垂炎では腫大が軽度なこと，膿瘍を形成した場合は虫垂の同定が困難なこともあり，虫垂の径にだけ頼るのではなく，その他の所見と併せて診断することが重要である[4]．

鑑別診断のポイント

　右下腹部痛を来す疾患は多岐にわたり，炎症性腸疾患・感染性腸炎，右側結腸憩室炎，大腸癌などの消化器系疾患，子宮付属器膿瘍・付属器炎，卵巣茎捻転などの婦人科疾患との鑑別が重要である．虫垂炎の所見が軽微な場合，その他の部位に脂肪織の混濁や腸管壁の肥厚など，炎症を示唆する所見の有無を詳細に読影する必要がある．MRIの拡散強調像で，虫垂内腔の膿が高信号を呈する[5]ため，子宮付属器炎などとの鑑別の一助となる可能性がある．また，高齢者の虫垂炎では，大腸癌の合併にも注意が必要である．

参考文献

1) 亀井誠二，古川　顕，近藤浩史：急性腹症の検査；画像検査．消化器外科 38: 1556, 2015.
2) 急性腹症診療ガイドライン出版委員会（編）；第Ⅳ章 急性腹症の疫学．急性腹症診療ガイドライン2015. 医学書院，p.19-32, 2015.
3) Keyzer C, Zalcman M, De Maertelaer V, et al: Comparison of US and unenhanced multi-detector row CT in patients suspected of having acute appendicitis. Radiology 236: 527-534, 2005.
4) Pinto Leite N, Pereira JM, Cunha R, et al: CT evaluation of appendicitis and its complications: imaging techniques and key diagnostic findings. AJR 185: 406-417, 2005.
5) Inci E, Kilickesmez O, Hocaoglu E, et al: Utility of diffusion-weighted imaging in the diagnosis of acute appendicitis. Eur Radiol 21: 768-775, 2011.

大腸憩室炎
diverticulitis of the colon

（亀井誠二）

◆ **症例1**：40歳代，女性．右下腹部痛にて来院．右下腹部に圧痛を認めた．WBC 11,000/μl，CRP 1.60mg/dl．

図1-A 単純CT

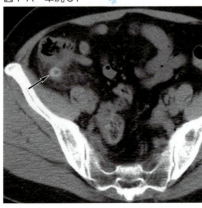

図1-B 単純CT

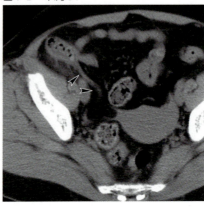

盲腸の背側に憩室を認め，周囲の脂肪織の濃度上昇を認める（A；→）．拡張のない虫垂が同定可能（B；▶）で憩室炎と診断された．

診断名 憩室炎

◆ **症例2**：40歳代，男性．左下腹部痛にて来院．左下腹部に圧痛，反跳痛を認めた．WBC 11,500/μl，CRP 1.38mg/dl．

図2-A 造影CT

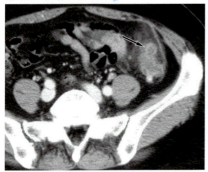

図2-B 造影CT

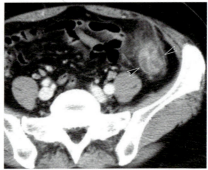

下行結腸に，腹側に壁が厚く増強効果の強い憩室を認める（A；→），周囲の脂肪織の濃度上昇，腹膜の肥厚を伴っている．また，結腸壁には粘膜下の浮腫性の肥厚を認めた（B；▶）．

診断名 憩室炎

◆ **症例3**：40歳代，男性．1～2週間前より右下腹部痛，38℃台の発熱あり．右下腹部に圧痛あり．WBC 11,800/μl，CRP 13.68mg/dl．

図3-A 造影CT

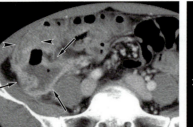

図3-B 造影CT矢状断再構成像

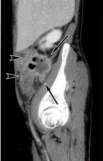

上行結腸（▶）に憩室を認め，周囲に膿瘍腔を認める（→）．

診断名 憩室穿孔による膿瘍形成

大腸憩室炎の一般的知識と画像所見

大腸憩室は，粘膜が筋層を貫き漿膜側へ嚢状に突出した状態で，腸管内圧の上昇や加齢による腸管壁の脆弱化が原因と考えられている．多くは無症状であるが，10～20%程度で食物残渣や糞石が憩室内に停滞し，感染や虚血を生じることで発症する．日本人の場合，盲腸から上行結腸の右結腸型が70%，S状結腸から下行結腸の左結腸型が15%，全結腸型が15%を占める．保存的治療で軽快することが多いが，重篤化すると膿瘍，腹膜炎，周囲臓器との瘻孔を生じ，経皮的ドレナージ術や外科的手術を要する．

症状は腹痛，発熱，嘔気など非特異的で，特に右下腹部痛の場合は，虫垂炎との鑑別が困難なことが多く，画像診断が不可欠である．

画像所見 特にCT検査が有用で，憩室の存在，憩室壁の肥厚と強い増強効果，憩室周囲の脂肪織の濃度上昇（dirty fat sign），大腸壁の浮腫性肥厚が代表的な所見である．穿孔すると腸間膜内に膿瘍や気腫，さらには腹腔内遊離ガスを認めることもある[1)2)]．

鑑別診断のポイント

虫垂炎，進行大腸癌，感染性腸炎，Crohn病，骨盤腹膜炎，子宮付属器炎，虚血性腸炎などが鑑別に挙げられるが，虫垂炎や大腸癌との鑑別に苦慮することがある[1)～3)]．虫垂の走行はバリエーションが多く，憩室炎が疑われる場合でも正常の虫垂が描出されていることの確認を忘れてはならない[1)]．また，憩室炎における壁肥厚は粘膜下の浮腫が主体であり，既存の壁構造が保たれるのに対し，大腸癌の場合，壁構造が破壊される点（▶NOTE）に注目し，詳細な読影をすることが重要である[3)]．

NOTE 腸管壁の3層構造

造影CTにおいて，内層である粘膜層，外層である漿膜下層が高吸収に，中間層である粘膜下層と筋層が低吸収に描出されるため，3層構造が同定可能である．大腸癌では層構造が破壊され不明瞭になる（図4）のに対して，炎症性疾患や虚血性疾患では既存の層構造は保たれ，粘膜層の浮腫が主体であるため，低吸収である中間層が厚くなり，3層構造がより明瞭になる．

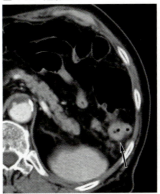

図4-A 造影CT

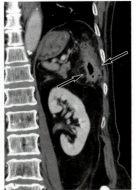

図4-B 造影CT冠状断再構成像

80歳代，女性．憩室炎（図2）による壁肥厚と異なり，層構造は不明瞭で粘膜面から漿膜下層まで均一に増強されている（A，B；→）．

診断名 大腸癌

参考文献

1) Katz DS, Lane MJ, Ross BA, et al: Diverticulitis of the right colon revisited. AJR 171: 151-156, 1998.
2) Ferstl FJ, Obert R, Cordes M: CT of acute left-sided colonic diverticulitis and its differential diagnoses. Radiology 45: 597-607, 2005.
3) Jang HJ, Lim HK, Lee SJ, et al: Acute diverticulitis of the cecum and ascending colon: the value of thin-section helical CT findings in excluding colonic carcinoma. AJR 174: 1397-1402, 2000.

アニサキス症
anisakiasis

（亀井誠二）

> **症例1**：30歳代，女性．サバの刺身を食べた日の夜中より，間欠的だが強い心窩部痛を認めた．心窩部に圧痛あり，反跳痛や筋性防御はみられなかった．WBC 10,300/μl，CRP 0.60mg/dl，好酸球0.3％．

図1-A　単純CT

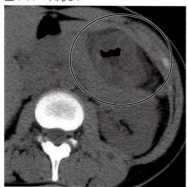

図1-B　単純CT **KEY**

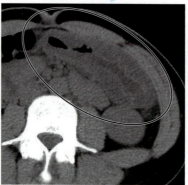

図1-C　上部消化管内視鏡

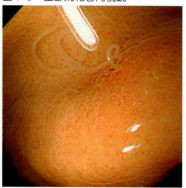

胃壁は，噴門部から前庭部まで全周性に，粘膜下が浮腫性に高度肥厚している（A，B；○印）．内視鏡（C）にて生きたアニサキス虫体が確認，摘出された．

診断名 胃アニサキス症

> **症例2**：60歳代，男性．間欠的な激しい腹痛，腹部全体に圧痛を認め，反跳痛・筋性防御もみられた．1週間前に生サバを食べた．WBC 8700/μl，CRP 0.33mg/dl．（那覇市立病院　又吉 隆先生のご厚意による）

図2-A　造影CT **KEY**

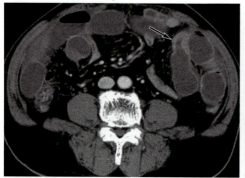

図2-B　造影CT冠状断像

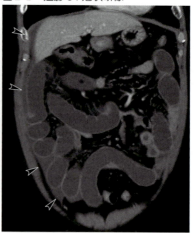

図2-C　摘出標本

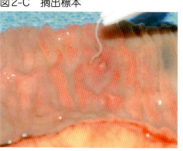

小腸は広範囲に拡張し，内腔には液体が充満している．左下腹部で限局性に粘膜下に浮腫性の壁肥厚がみられ，同部で口径変化（caliver change）がみられた（A；→）．腸管壁に造影不良な部位はみられないが，腹水貯留がみられ（B；▷），腹部症状が強かったことから，緊急手術が施行され，小腸の壁肥厚部粘膜にアニサキス虫体を認めた（C）．

診断名 小腸アニサキス症

アニサキス症の一般的知識と画像所見

　アニサキス（*Anisakis*）はサバ，イワシ，カツオ，サケ，イカ，サンマ，アジなどの魚介類に生息する寄生虫で，これらの魚介類を生食し，幼虫が消化管壁に刺入することで発症する．虫体の刺入部でアレルギー反応が引き起こされ，粘膜下層の浮腫，好酸球性蜂窩織炎を生じ，激痛を伴う．大多数が胃アニサキス症であるが，小腸や大腸などの腸アニサキス症も報告されている[1]．

　アニサキス症の診断には，まず魚介類の生食の既往の有無が重要である．胃アニサキス症は大多数が魚介類の生食後12時間以内に発症するのに対して，腸アニサキス症は12時間～数日後に発症する[2)3)]．時には1週間近くしてから発症することもあるので，問診に際しては注意が必要である．血液検査では白血球やCRP上昇を認めることは多いが，好酸球増加やIgEの上昇は全例でみられるわけではない．また，アニサキス抗体の測定は時間を要するため，急性期の診断には有用性は低い．

　画像所見　CT所見は，胃アニサキス症，腸アニサキス症ともに粘膜下の高度の浮腫が最も特徴的な所見である．粘膜下の浮腫は胃の場合は約半数で胃全体に，腸アニサキス症では限局性のことが多い．また，近傍の脂肪織の吸収値上昇や腹水も高率にみられる．その他，腸閉塞，腸重積，肛門側腸管内腔の液貯留，腸間膜のリンパ節腫大なども報告されている[2)3)]．

　食歴およびCT所見からアニサキス症が疑われた場合，胃アニサキス症では内視鏡にて虫体を確認・摘出を，腸アニサキス症の場合は保存的治療が選択される．

鑑別診断のポイント

　臨床症状からは，胆石症，膵炎，虫垂炎，憩室炎，腸閉塞，消化管穿孔，大動脈解離など様々な疾患が鑑別に挙げられるため，これらの疾患をCTで除外することが必要である．また，CTにて粘膜下の浮腫を呈する疾患には，感染性腸炎，偽膜性腸炎，血管炎，ループス腸炎，Crohn病などが鑑別に挙げられるが，アニサキス症の場合，限局性に強い浮腫がみられることが多い．激しい腹痛症例で，局所的な粘膜下の高度の浮腫および腹水を認めた場合，アニサキス症の可能性を念頭に置き，食歴を確認し，不必要な手術を避けることが重要である．

参考文献
1) 唐澤洋一, 唐澤学洋, 神谷和則・他：最近の消化管アニサキス症について−第2回全国集計報告. 日本医事新報 4386: 68-74, 2008.
2) Shibata E, Ueda T, Akaike G, et al: CT findings of gastric and intestinal anisakiasis. Abdom Imaging 39: 257-261, 2014.
3) Kim T, Song HJ, Jeong SU, et al: Comparison of the clinical characteristics of patients with small bowel and gastric anisakiasis in Jeju Island. Gut Liver 7: 23-29, 2013.

消化管穿孔（1）：上部消化管穿孔

upper gastrointestinal perforation

（谷掛雅人）

症例：30歳代，男性．夕食後からの強い心窩部痛．翌朝救急搬送．腹部板状硬．WBC 13,200/μl，CRP 1.4mg/dl．

図1-A 造影CT（早期相）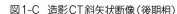

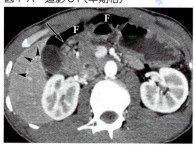

図1-B 造影CT（後期相）

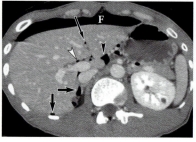

図1-C 造影CT斜矢状断像（後期相）

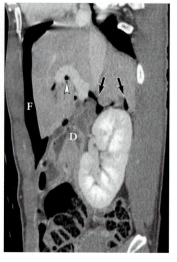

造影CT早期相では腹壁下に腹腔内遊離ガスを認める（A；F）．層構造を保ったまま肥厚した十二指腸球部前壁に，壁を断裂するような低吸収域を認める（穿孔部位の所見，A；→）．肝表面には濃染が認められる（A；▶）．造影CT後期相では，上部消化管穿孔に特徴的な腹腔内遊離ガス；肝円索裂周囲（B；→），Glisson鞘周囲（B，C；▷），網嚢上陥凹（肝尾状葉辺縁，B；▶）を認める．（B，C；→）は一見，後腹膜腔のガスにみえるが，右肝下腔のガスである．F：腹腔内遊離ガス，D：十二指腸球部穿孔部．

診断名 十二指腸潰瘍穿孔，汎発性腹膜炎

表　部位別 消化管穿孔の特徴

	上部消化管穿孔	下部消化管穿孔
頻度の高い原因	十二指腸潰瘍，胃潰瘍，胃癌	憩室，特発性，宿便性，腫瘍
漏出物	空気，胃液，食物残渣	糞便，ガス
含まれる細菌	連鎖球菌，ブドウ球菌 約半数は無菌	クレブシエラ，大腸菌，腸球菌など ガス産生菌が多い
ガスの認められる部位	基本的に腹腔内	腹腔内，後腹膜腔のいずれか，ないし両方 特に結腸間膜内
特徴	発症時の胃内容量による full stomachの状態で穿孔すると，発症早期より大量の遊離ガス・腹水を認める	遊離ガス・腹水は，発症直後は少ないが，ガス産生菌，腹膜炎の進行により，時間経過とともに急速に増加する
特徴的な画像所見	肝円索裂，胆嚢周囲，網嚢内側上陥凹（発症早期）	糞便漏出像，結腸間膜内ガス

参考症例 穿孔部の直接所見

図2 造影CT斜横断像

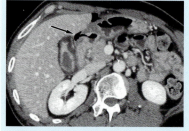

50歳代，男性．
内部から壁外へ連続するガスにより，穿孔部位が描出されている（→）．

診断名 十二指腸潰瘍穿孔

図3 造影CT斜矢状断像

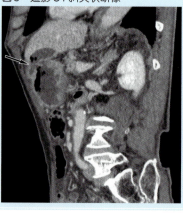

80歳代，男性．
不整で層構造の消失した壁肥厚を前壁から後壁側に認め，菲薄化した小彎側に内腔から肝下面に連続する，液体による低吸収域を認める（→）．

診断名 胃癌穿孔

上部消化管穿孔の一般的知識と画像所見

上部消化管穿孔とは，食道，胃，十二指腸の穿孔を指す．十二指腸穿孔が最も多く，その原因は消化性潰瘍である．この他，胃潰瘍穿孔，胃癌穿孔が挙げられ，近年では内視鏡的治療後の穿孔，穿通も報告されている[1]．消化管穿孔における画像診断の方針は，①消化管外ガスの検出，②穿孔部位の特定，③穿孔の原因診断であり，最終目標は，治療方針の異なる上部消化管穿孔と下部消化管穿孔とを鑑別することである（表）．

1）消化管外ガスの検出： 消化管穿孔の診断の第一歩である．できる限り薄いスライスの画像を用い，ガスと脂肪が鑑別できる条件のウインドウ幅，ウインドウレベルに調整して観察する．各スライスにみえるガス像が消化管内か消化管外かを，上下スライスとの連続性と併せて丁寧に鑑別する．さらに，腹膜腔内か腹膜腔外なのかを鑑別することは穿孔部位の特定に重要である．

〈上部消化管穿孔に特徴的とされる腹腔内遊離ガス像〉

肝円索裂，胆囊周囲，網囊内側上陥凹のガスは，上部消化管穿孔に特徴的とされる．発症直後で腹腔内遊離ガスがまだ少ない状態では，有用な所見である．しかし，時間が経過しガスが多量となると，同部に入り込んでくるため非特異的となる．

2）穿孔部の直接所見： 穿孔部位は消化管壁の全層性の断裂像として観察される．穿孔部の消化管壁は肥厚していることが多く，その壁内に，管腔内から壁外にかけて連続するガス，液体による低吸収域として認められる（図2, 3）．

穿孔部位の直接所見が観察されるためには，いくつか必要な条件がある．まず，穿孔部の孔の径がスライス厚よりも大きいこと，内容物と消化管壁のコントラストがあること，そして孔の長軸方向と画像の断面が一致していることである．したがって，造影CTにてできるだけ薄いスライスで，かつ冠状断，矢状断といったMPR像を活用することが，検出率を上げるポイントである[2]．

3）原因の診断： 穿孔部位の壁は肥厚していることが多い．造影CTにて，穿孔部位の消化管に壁の層構造が残されていれば良性潰瘍，消失していれば悪性腫瘍が原因と推察される．周囲のリンパ節や播種，遠隔転移所見にも留意する．

4）その他（腹膜炎所見）： 上部消化管穿孔は胃液や胆汁，膵液の漏出により，発症早期より化学的刺激による急性腹膜炎を生じる[1]．CTでは腹腔内の脂肪織濃度の上昇や腹膜肥厚，造影動脈相にて肝表面の濃染像といった腹膜炎所見を認める．

鑑別診断のポイント

腹腔内遊離ガスを生じる病態として，下部消化管穿孔，腸管気腫症，消化管以外の臓器穿孔（膀胱穿孔，子宮穿孔）が挙げられる．下部消化管穿孔の診断では，後腹膜腔気腫の有無，結腸間膜内のガスや糞便漏出像が注目点となるが，時に難渋する症例がある．腸管気腫が認められる場合はそこから漏出した可能性を考えるが，臨床像と併せて判断する必要がある．また，消化管に原因を指摘しえない場合，他の臓器由来の可能性に視野を広げて考えていく．

参考文献

1) 大塚耕司，村上正彦，五藤 哲・他：上部消化管穿孔．臨牀消化器内科 27: 843-848, 2012.
2) Oguro S, Funabiki T, Hosoda K, et al: 64-Slice multidetector computed tomography evaluation of gastrointestinal tract perforation site: detectability of direct findings in upper and lower GI tract. Eur Radiol 20: 1396-1403, 2010.

消化管穿孔（2）：下部消化管穿孔
lower gastrointestinal perforation

（藤田安彦）

◆ **症例1**：80歳代，男性．腹痛，嘔吐．筋性防御あり．WBC 13,400/μl, RBC 490×10^4/μl, Hb 14.9 g/μl.

図1-A　造影CT（腫瘍部位）

図1-B　造影CT（穿孔部位）

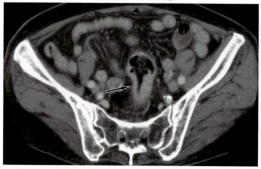
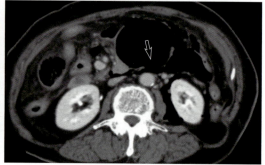

図1-C　切除標本

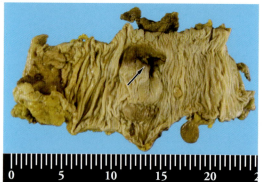

造影CTでS状結腸に癌腫を認め（A；→），口側は拡張している．後腹膜腔に気腫像を認めるが，腹腔内に糞塊の逸脱は認めない．S状結腸間膜内に穿通したため（B；→），後腹膜腔に気腫がみられ，腹水の出現も来さなかったものと推測される．
切除標本で25cmの直腸の肛門側より1cmの位置に5×4.5cm，全周性，type 2〜3の癌腫を認める．癌より口側は拡張し，肛門側より約10cmに4×2.5cmの変性巣があり，穿通を認める（C；→）．結腸ヒモの部位に裂創を認める．

診断名　直腸癌

◆ **症例2**：80歳代，男性．腹痛，嘔吐を主訴に救急搬送．腹部全体硬，著明な圧痛あり．WBC 4090/μl, CRP 1.31mg/dl, RBC 394×10^4/μl, Hb 11.0g/dl.

図2-A　単純CT

図2-B　単純CT矢状断再構成像

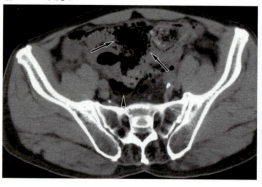
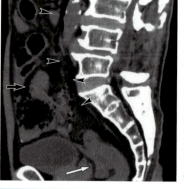

S状結腸の結腸壁に囲まれないair bubbleを含む輪郭鮮明な腫瘤様構造を認める（A；→）．S状結腸の一部には，限局性の浮腫性壁肥厚を認める（B；→）．穿孔部が確認できる．後腹膜腔や骨盤内には腸管外ガスを認める（A，B；▶）．膀胱直腸窩には吸収値の高い腹水を認める（B；⇨）．

診断名　S状結腸穿孔

> **NOTE**　**dirty mass sign**
> 　dirty mass signは消化管穿孔・穿通に特徴的な所見であり，内部に気泡を伴い，腸管壁に囲まれない低吸収域を伴う腫瘤様像をいう[3]．

下部消化管穿孔の一般的知識と画像所見

下部消化管穿孔の原因は，以前は大腸癌が最も多いとされていたが，最近では食生活の欧米化により，憩室炎による頻度が高くなっている[1]．その他の原因としては，炎症性腸疾患，虚血，潰瘍，宿便，外傷，異物，医原性［イレウスチューブ，浣腸，ESD（内視鏡的粘膜下層剝離術）など］が挙げられる．大腸穿孔は一般的に腹腔内への遊離穿孔の形態をとるため，糞便性腹膜炎を来すことが多い．大腸内にはグラム陰性桿菌が多いため，敗血症ショックを来し，急速な多臓器不全や急性循環不全に至るためとされている[2]．穿孔部位が腸間膜内である場合は，腸管内容が間膜内に被覆され腹膜炎を来しにくく，症状が軽微なこともある．宿便性大腸穿孔は，硬い便による腸管壁の圧迫壊死・裂創，排便時の怒責による腸管内圧の上昇，腸管蠕動亢進などが原因として考えられる．

画像所見 画像検査では腹部単純CTが有用であり，腹腔内遊離ガス，air bubbleを伴う低吸収域の腫瘤様像（dirty mass sign；▶NOTE）[3]，腸管壁肥厚，腸間膜脂肪織濃度上昇（fat stranding），腹水，膿瘍形成などを見逃さないことが重要である．

鑑別診断のポイント

消化管穿孔の診断では，単純X線写真や腹部CTなどで遊離ガス像や後腹膜気腫などの腸管外ガスを同定することが重要であるが，病歴や理学所見，検査所見なども併せて診断することが大切である．遊離ガス像の検出率は，単純X線写真よりもCTの方が非常に高い[3]．消化管穿孔を疑う場合には，ガスと脂肪吸収値を見分けられる条件で評価することが重要である．ウインドウ幅・ウインドウ値をそれぞれ600～1000，30～100程度に設定し評価すると，腸管外ガスをみつけやすい．

参考症例　魚骨によるS状結腸穿孔

図3-A　腹部単純CT	図3-B　腹部単純CT矢状断像	図3-C　大腸内視鏡
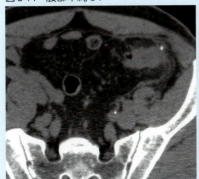	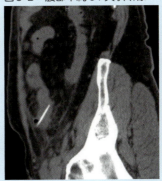	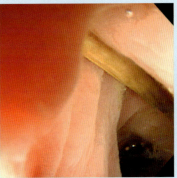

80歳代，男性．左下腹部痛．WBC 9660/μl，CRP 9.96mg/dl．
腹部単純CT（A，B）ではS状結腸に魚骨を認める．このため，S状結腸に穿孔が出現し，腹膜が肥厚し，周囲に脂肪織濃度上昇（fat stranding）を認める．大腸内視鏡（C）ではS状結腸壁に刺さった魚骨を認め，内視鏡的に異物除去を施行した．

参考文献
1) 杉本起一, 小野誠吾, 石山　隼・他：大腸穿孔症例の予後および術後在院期間に関する予測因子の検討. 日腹部救急医会誌 31: 19-27, 2011.
2) 村上義昭, 横山　隆, 檜山英三・他：各種侵襲下におけるサイトカインと臓器障害との関連. Biotherapy 12: 604-606, 1998.
3) Saeki M, Hoshikawa Y, Miyazaki O, et al: Computed tomographic analysis of colonic perforation: "dirty mass", a new computed tomographic finding. Emerg Radiol 5: 140-145, 1998.

腸管気腫症
pneumatosis intestinalis

（谷掛雅人）

▶ **症例1**：80歳代，女性．便秘傾向にて緩下剤服用中．腹部膨満にてCT施行．WBC 7200/μl，CRP 5.1mg/dl，LDH 287IU/l，pH 7.43，乳酸 2.0mg/dl．

図1　造影CT（air window）

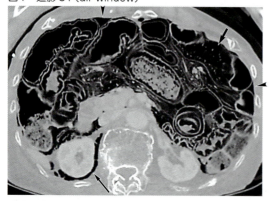

小腸はガスで軽度拡張，広範囲に壁に線状の気腫像を認める．層構造は保たれている．腸間膜（→），後腹膜（→），腹腔内（▶）にも気腫を認める．臨床症状に乏しく，保存的加療にて消失した．

診断名　小腸の腸管気腫（良性）

▶ **症例2**：70歳代，女性．頻尿にて抗コリン薬内服中．腹部膨満．WBC 4300/μl，CRP 0.1mg/dl，LDH 287IU/l，CK 310IU/l．

図2　造影CT（air window）

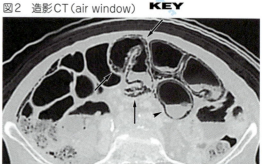

小腸が広い範囲で軽度拡張し，鏡面像形成を認める．小腸壁に嚢胞状気腫（→），一部には線状の気腫（▶）を認める．気腫は厚い壁で囲まれ，ひとつひとつが視認できる．症状に乏しく，経過観察にて軽快した．蠕動低下，内圧上昇に伴った良性気腫と考えらえる．

診断名　小腸の腸管気腫（良性）

▶ **症例3**：90歳代，男性．心不全にて集中治療中，突然ショック状態に陥った．WBC 11,100/μl，LDH 262IU/l，pH 7.27，BE －5.6mmol/l．

図3　造影CT（air window）

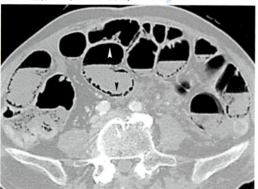

小腸が広範囲で拡張，鏡面像を形成．複数の小腸の壁に嚢胞状の気腫が認められる．鏡面像の液体と接する部分では気腫が認められるが（▶），ガスと接する部分では嚢胞構造が視認できない（▷）．嚢胞壁が薄いことがわかる．

診断名　非閉塞性腸管虚血（NOMI）を背景とした小腸腸管気腫症（致死性）

▶ **症例4**：70歳代，男性．2日前からの腹痛，嘔吐．造影CTにて上腸間膜動脈閉塞．心電図にて心房細動．WBC 16,200/μl，CK 291IU/l，pH 7.44，BE －5.8 mmol/l，乳酸 8.64mg/dl．

図4　造影CT（air window）

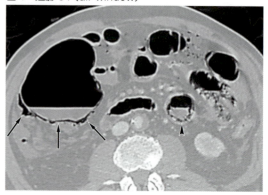

上行結腸が著明に拡張し，壁に気腫を認める（→）．一部小腸にも気腫（▶）が認められる．やはり腹側の内腔のガスと接する部分では気腫が視認できない．

診断名　急性上腸間膜動脈塞栓症を背景とした結腸・小腸腸管気腫症（致死性）

腸管気腫症の一般的知識と画像所見

腸管気腫症は，消化管壁内にガスを認める病態の総称である．腸管気腫を生じる機序は，①機械説：腸管粘膜の破綻，透過性の亢進に内圧上昇が加わって生じる，②細菌説：ガス産生菌が損傷した粘膜から侵入し壁内で気腫を形成する，主にこの2つが提唱されているが，解明はされていない．

臨床像から，腸管虚血など重篤な病態を背景とするlife threatening（clinical worrisome）pneumatosis intestinalis（致死性腸管気腫）と，予後良好で病的意義の低いbenign pneumatosis intestinalis（良性腸管気腫）に分類される[1]．かつては腸管虚血壊死の所見とされていたが，近年はむしろ良性のものをみる頻度の方が高くなった．良性気腫を生じる背景には，ステロイドや免疫抑制薬の使用，抗腫瘍薬，糖尿病薬（αグルコシダーゼ阻害薬）などがあり，これらの治療を受ける患者が増えたこと，CT撮影の機会が増加したことが原因と考えらえる．古くから報告されているトリクロロエチレン曝露に関連する腸管囊腫様気腫症（pneumatosis cystoides intestinalis）は，この良性の腸管気腫の範疇のひとつとなる．一方，致死性腸管気腫において最も重篤な病態は虚血を背景にしたものであるが，気腫を伴った腸管壁は必ずしも全層壊死（貫壁性梗塞：不可逆な状態）に陥っているわけではない．腸管気腫を認めても保存的に軽快する（切除を要しない）症例が存在することから，虚血による障害が生じると比較的早い段階で出現することがある，ということを認識しておく必要がある．

画像所見 表に，文献報告されている主な画像所見を"良性を示唆する所見""致死性を示唆するもの"と区分して記す[1][2]．いずれの所見も，良悪どちらにおいても認められる所見であり，鑑別に決定的なものではない．なお致死性のものは，気腫に加えて腸管虚血において認められる所見（壁の菲薄化，内腔の拡張）が加味されたもの，と考えると理解しやすい．

表　腸管気腫症の主な画像所見

良性を示唆する所見	致死性を示唆する所見	鑑別点とならない所見
・気腫の壁が厚い（air windowにて囊胞ひとつひとつの壁が認識できる） ・消化管の層構造が保たれる ・内腔の拡張なし[*1] ・壁に造影効果あり	・気腫の壁が薄い（air windowにしても壁が観察できない） ・層構造の消失 ・腸間膜の濃度上昇 ・壁肥厚（>0.3cm）	・気腫の形態（囊胞状，層状） ・腹腔内，後腹膜気腫 ・門脈内ガス[*2] ・内腔が拡張している[*1,2] ・壁の造影効果なし[*3] ・腹水

*1 内腔の拡張（小腸>3.0cm，結腸>6.0cm）
*2 どちらかというと致死性を示唆する所見だが，良性でも認められるためこちらに分類
*3 気腫を生じた腸管壁の造影効果は，しばしば評価困難となるため

鑑別診断のポイント

画像診断の役割は本所見の拾い上げと，背景となる急性上腸間膜動脈閉塞症や絞扼性小腸閉塞といった，画像で診断しうる重篤な疾患の有無を診断することである．これらの病態が認められないにもかかわらず，腸管虚血を示唆する重篤な臨床症状が認められる場合は，非閉塞性腸管虚血に伴った腸管気腫を考慮する．

参考文献
1) Lee KS, Hwang S, Hurtado Rúa SM, et al: Distinguishing benign and life-threatening pneumatosis intestinalis in patients with cancer by CT imaging features. AJR 200: 1042-1047, 2013.
2) Goyal R, Lee HK, Akerman, M, et al: Clinical and imaging features indicative of clinically worrisome pneumatosis: key components to identifying proper medical intervention. Emerg Radiol 24: 341-346, 2017

Meckel憩室
Meckel's diverticulum

（金﨑周造）

🔷 **症例 1**：60歳代，男性．血液透析にて通院中．突然の腹痛と下痢を主訴に来院．腹部は平坦で軟，体温 37.4℃，WBC 8700/μl，CRP 8.38mg/dl．原因精査のため CT が施行された．

図1-A 造影CT

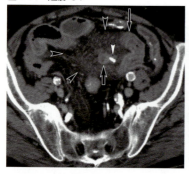

図1-B 造影CT（やや尾側）

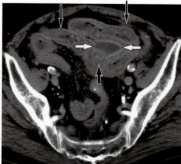

図1-C 造影CT冠状断像

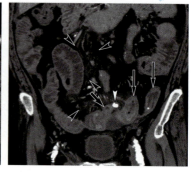

図1-D 単純CT（翌日）

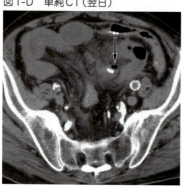

図1-E 単純CT（翌日，やや尾側）

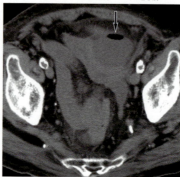

来院時の造影CTでは，回腸に層状の壁肥厚が認められる（A〜C；→）．回腸より突出する盲端様構造（A〜C；➡）が認められ，先端部には高吸収を示す異物（A, C；▷）が認められる．同部付近から周囲に，腸間膜脂肪織の濃度上昇（A, C；▶）と近傍の液体貯留（B；⇨）が認められる．翌日，症状増悪により再度撮像された単純CTで，限局性に認められた液体貯留の増加と，内部にガス（D, E；→）が認められる．

診断名 Meckel憩室炎，小腸炎および穿孔

🔷 **症例 2**：20歳代，女性．4日前から心窩部痛出現．増悪と腹部膨満感にて来院．精査のため CT が施行された．

図2-A 造影CT

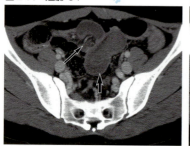

図2-B 造影CT（やや尾側）

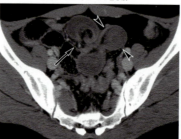

図2-C 造影CT冠状断像

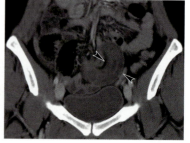

下腹部正中付近に拡張した小腸が認められる．同部には脂肪織と血管様構造物が引き込まれている（A, B；→）．腸間膜および腸間膜動静脈と考えられる．腸管内腔にはターゲットあるいは層状の構造（B, C；▶）が認められる．盲端様構造（A；➡）も指摘できる．

診断名 Meckel憩室が先進部となった腸重積

参考文献
1) Kawamoto S, Raman SP, Blackford A, et al: CT detection of symptomatic and asymptomatic Meckel diverticulum. AJR 205: 281-291, 2015.
2) Clark JK, Paz DA, Ghahremani GG: Imaging of Meckel's diverticulum in adults: pictorial essay. Clin Imaging 38: 557-564, 2014.
3) 呉林秀崇，古谷裕一郎，斎藤健一郎・他：外科的治療を行ったメッケル憩室症の検討．日腹部救急医会誌 35: 715-721, 2015.

Meckel憩室の一般的知識と画像所見

　Meckel憩室は胎生期の卵黄腸管遺残による小腸の先天性真性憩室で、腸間膜対側に発生する。男女比は2.6：1で男性優位に認められる。Meckel憩室は一般に無症状で経過することが多く、何らかの合併症が生ずるのは16〜20％程度とされる[1]。成人では、Meckel憩室は回盲弁から30〜60cm程度の口側部に位置する。3〜5cm程度の指状構造を呈することが多いが、時に5〜10cm程度の嚢状構造を呈することもある。また、異所性胃上皮（20〜40％）、膵組織（5〜9％）を伴うことがあり、これらの組織は潰瘍形成、出血の要因となる[2]。合併症としては、出血、腸閉塞、腸重積、憩室炎、憩室穿孔、腫瘍などが挙げられる。出血については幼少時に発生することが多く、それらの症例では異所性胃粘膜がほぼ全例に認めるとされる。Meckel憩室炎は通常成人に認められる。稀ではあるが、Meckel憩室自体がヘルニア内容になる（Littre's hernia）ことがある（▶NOTE）。異所性胃粘膜を有する憩室では、過テクネチウム酸ナトリウム（^{99m}Tc）を用いたシンチグラフィにて同定できる。

　画像所見 CTでは、合併症を伴っていない小さなMeckel憩室を、正常の小腸と区別することは困難である。既知のMeckel憩室患者において、CTで47.5％指摘できたという報告がある[1]。腹腔内脂肪が少ない場合、CTでの指摘が困難とされる。しかしながら、3cmよりも大きな病変では、液体あるいはガスを内容とする管状の盲端様構造としてとらえられることが多い。また、異物や腸結石を伴っていることもあり、発見の一助となる。

　症候性のMeckel憩室では指摘できることが多く、特にMeckel憩室炎では同部の壁肥厚と周囲の脂肪織濃度上昇、膿瘍形成などが認められる。

　Meckel憩室による腸重積症は、憩室の内翻によるとされる。内翻した憩室は、有茎性ポリープ様となって管腔内で腸重積の先進部となる。内翻の発生原因として、憩室部での腸蠕動の乱れが腸管内からの陰圧を発生し憩室を吸引することや、異所性組織が腫瘤状になることが挙げられる。超音波検査では、double target sign（腸重積のターゲット内にMeckel憩室がターゲット様にみえる）が認められる[3]。症例2のように、消化管に引き込まれるような脂肪と血管がみえることもあるが、重積腸管および腸閉塞の所見しか指摘できないこともある。

　画像診断では、Meckel憩室の様々な合併症の所見はとらえられても、原因であるMeckel憩室が必ずしもとらえられるとは限らないことを頭に入れておかなければならない。

鑑別診断のポイント

　Meckel憩室自体は出血や炎症、腸重積、腸閉塞などの病態を合併しなければ症状を呈さない。よって、炎症性疾患では下腹部痛を伴う急性虫垂炎や憩室炎、腹膜炎など、消化管出血については潰瘍性病変や腫瘍性病変、腸重積や腸閉塞では腫瘍性病変、内ヘルニアなど、それぞれ同様の病態を呈する疾患が鑑別として挙げられる。

> **NOTE** **Littre's hernia**
> 　消化管憩室を内容とする憩室ヘルニアの中で、Meckel憩室をヘルニア内容とするものをLittre's herniaという。非常に稀だが、鼠径ヘルニア、大腿ヘルニアの内容となることがあり、嵌頓することもある。

消化管出血（1）：総論
gastroinstestinal bleeding

（井上明星，古川 顕）

1. 消化管出血概説と検査法のポイント

　消化管出血は，コーヒー様残渣，吐血，下血（黒色便），血便などで発症する顕性出血と，便潜血陽性や貧血を契機に発見される潜在性出血に分類される．救急疾患の対象となるのは顕性出血であり，出血量が多い場合はショックを伴うこともある．

　Treitz靱帯より口側の出血は上部消化管出血，それより肛門側の出血は下部消化管出血と定義されている．臨床症状から出血部位の大まかな推測が可能であり，上部消化管出血ではコーヒー様残渣の嘔吐や吐血，上部消化管から上部小腸の出血では下血（黒色便），下部小腸から大腸の出血では血便を来しやすい．ただし，症状は出血部位のみならず，出血速度からも規定されるため，例外もありうる．急速で大量の上部消化管出血は血便として，右側結腸からの緩徐な出血は下血として発症することがある．

　消化管出血の画像診断には，内視鏡，カプセル内視鏡，CT，血管造影，出血シンチグラフィなどが用いられる（表）[1]．しかし，血管造影は塞栓術を目的として行われることがほとんどであり，カプセル内視鏡や出血シンチグラフィは，他のモダリティで診断できない間欠性出血，慢性出血が適応となる．そのため，急性消化管出血に対して最初に用いられる画像検査は，内視鏡またはCTが一般的である．内視鏡は，診断と同時に止血，時には生検を行えることが利点であるが，大量出血の場合は視野の確保が困難となる．特に下部消化管出血では前処置を要する．遠位十二指腸より肛門側の観察には小腸内視鏡が必要であるが，施設によっては，緊急で行うことが困難である．

　CTは迅速に非侵襲的に施行可能で，後の止血治療に必要な解剖学的情報をもたらす．消化管出血の診断では非造影CTを撮影した後，ヨード造影剤投与後に動脈相，門脈相の3相撮影が基本となる．凝血塊は造影CTよりも非造影CTの方が認識しやすく，造影剤の血管外漏出像（extravasation）を診断するためには非造影CTとの比較が必要であるため，非造影CTは省略すべきでない．メタ解析の結果では，急性消化管出血に対するCTの診断能は感度85.2％，特異度92.1％と報告されている[2]．ただし，放射線被ばくとヨード造影剤の問題があるため，繰り返し行うことは難しい．また，撮影時に活動性出血がなければ，extravasationを描出することができない．発症からCTまでの時間が短いほど，撮影時の血圧が低いほど，extravasationの描出される頻度が高いことが知られている．

　消化管出血のCT所見は，出血自体の所見と出血原因による所見に整理すると理解しやすい．非造影CTでの消化管内腔あるいは消化管近傍の高濃度域は凝血塊を示唆する[3]．しかし，この所見のみでは持続する活動性出血の有無は評価できない．造影CTにみられる病的濃染はcontrast blushingと呼ばれる．そのうち，動脈相から門脈相にかけて造影剤が消化管内に拡大するものはextravasationを示す所見であり，活動性・動脈性出血を意味する．一方，動脈相と平衡相で造影剤の形態が変化しないものは仮性動脈瘤（pseudoaneurysm）を示す所見であり，容易にextravasationに移行しうる危険な状態として，それに準じた対応が必要である．

CTで出血原因を診断できることもある．消化管の壁肥厚，造影効果からは炎症，腫瘍，虚血が考えられる．潰瘍が消化管壁の陥凹として認められることもある．消化管と接する静脈瘤，動脈瘤は消化管出血の原因となりうる．大腸憩室は頻度の高い所見で，単独では出血原因とはいえないが，extravasationを伴っていれば，憩室出血と診断しうる．

2. 原因不明の消化管出血（obscure gastrointestinal bleeding；OGIB）

上部および下部消化管内視鏡検査で原因不明の消化管出血は，obscure gastrointestinal bleeding（OGIB）といわれる．ちなみに米国では，OGIBは上下部消化管内視鏡検査に加えて，小腸造影，小腸二重造影を行っても原因不明の消化管出血と定義されており，日米間で定義が多少異なる．OGIBは顕在性出血が持続しているovert ongoing OGIB，顕在性出血のエピソードがあったovert previous OGIB，そして潜在性のoccult OGIBに分類される．

OGIBは消化管出血の5％を占め，小腸出血の頻度が高いが，初回の上下部内視鏡検査で指摘されなかった十二指腸潰瘍からの出血，胆道出血，憩室出血なども定義からは該当する．なお小腸出血の原因は，Meckel憩室，Dieulafoy潰瘍，NSAIDs潰瘍，血管形成異常（angiodysplasia），腫瘍，炎症性腸疾患などが挙げられる[4]．

表　各種小腸検査法の特徴（文献1）より転載）

	利点	欠点	得意な分野	苦手な分野
カプセル内視鏡検査	侵襲が少なく安全性が高い 微小病変でも高診断能 検査に技術が不用	1.5％程度に滞留 画像読影に時間が必要 治療・生検ができない	血管性病変（小型を含む） 潰瘍性病変 濾胞性リンパ腫	粘膜に異常のない病変 粘膜下腫瘍，憩室
バルーン内視鏡検査	生検・治療・点墨が可能 選択的挿入が可能 大型病変を見落とさない	穿孔・膵炎などの合併症 麻酔などが必要 癒着などで挿入困難	腫瘍性病変 狭窄病変精査 出血している病変	止血小型血管性病変 高度癒着後方病変
小腸造影検査	狭窄・瘻孔も描出可能 小腸全長の評価可能	凹凸がないと描出困難 良好な画像には技術が必要	狭窄を有する病変 Crohn病	血管性病変
血管造影検査	出血性病変の精査・治療 腫瘍性病変の診断	止血時出血源診断困難	出血病変 腫瘍性病変	止血病変 潰瘍性病変
造影CT検査	侵襲が少なく安全性が高い 短時間で検査可能	小型病変の診断困難	腫瘍性病変 出血有無の評価	潰瘍性病変 小型血管性病変
CTバーチャル小腸検査	侵襲が少なく安全性が高い	手技の確立が不十分 施行できる施設はわずか	腫瘍・狭窄の評価 大型病変	小型病変
体外式超音波検査	侵襲がなく安全性が高い	小腸全長の評価困難 手技の確立が不十分	腸閉塞原因検索 Crohn病の狭窄精査	小型病変

参考文献

1) 藤森俊二, 高橋陽子, 江原彰仁・他：原因不明消化管出血. 日内会誌 100: 50-57, 2011.
2) García-Blázquez V, Vicente-Bártulos A, Olavarria-Delgado A, et al: Accuracy of CT angiography in the diagnosis of acute gastrointestinal bleeding: systematic review and meta-analysis. Eur Radiol 23: 1181-1190, 2013.
3) Martí M, Artigas JM, Garzón G, et al: Acute lower intestinal bleeding: feasibility and diagnostic performance of CT angiography. Radiology 262: 109-116, 2012.
4) Sánchez-Capilla AD, De La Torre-Rubio P, Redondo-Cerezo E: New insights to occult gastrointestinal bleeding: from pathophysiology to therapeutics. World J Gastrointest Pathophysiol 5: 271-283, 2014.

消化管出血（2）：各論
gastroinstestinal bleeding

（井上明星，古川 顕）

◆ **症例1**：60歳代，男性．悪性リンパ腫に対する治療中に黒色便が出現した．2日間でHbが7.2から4.0g/dlに低下した．出血源検索のためにCTおよび内視鏡検査が行われた．

図1-A　単純CT

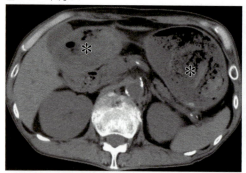

図1-B　造影CT（動脈相）　**KEY**

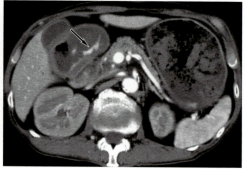

図1-C　上部消化管内視鏡

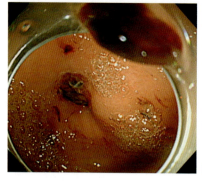

単純CTで胃内に大量の凝血塊を認める（A；＊）．造影CTでは胃前庭部にextravasationを認める（B；→）．上部消化管内視鏡（C）で胃前庭部前壁に胃潰瘍（A1 stage）を認める．引き続き，高周波凝固術，トロンビン散布が行われ，止血を得た．

診断名 出血性胃潰瘍（上部消化管出血）

◆ **症例2**：70歳代，男性．肝障害精査のために肝生検を行った後に吐血．

図2-A　単純CT　**KEY**

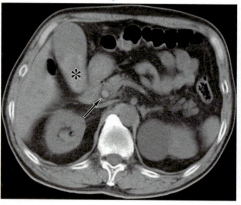

図2-B　造影CT（動脈相）

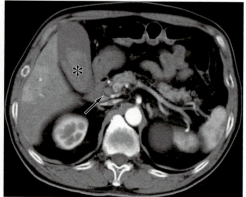

単純CTで胆嚢（A；＊）および総胆管内（A；→）に，凝血塊と考えられる高吸収域を認める．造影CT動脈相では胆嚢の高吸収域（B；＊）と総胆管内の高吸収域（B；→）は単純CTよりも目立たない．造影剤のextravasationは認めない．

診断名 肝生検による医原性胆道出血

● **症例3**：70歳代，女性．数年前から繰り返す血便を自覚していた．大量の血便を認めたため受診．収縮期血圧は60mmHgまで低下．2時間でHbは10.3から6.7g/dlに低下した．Htは27%．

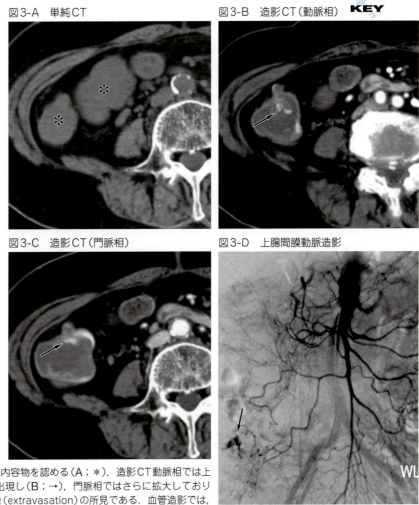

図3-A　単純CT　　　図3-B　造影CT（動脈相）
図3-C　造影CT（門脈相）　　　図3-D　上腸間膜動脈造影

単純CTで上行結腸内に高吸収の内容物を認める（A；＊）．造影CT動脈相では上行結腸憩室を中心に高吸収域が出現し（B；→），門脈相ではさらに拡大しており（C；→），造影剤の血管外漏出像（extravasation）の所見である．血管造影では，回結腸動脈末梢の直動脈からextravasationが認められ（D；→），金属コイルで塞栓された．

診断名　上行結腸憩室出血（下部消化管出血）

消化管出血の一般的知識と画像所見

1）上部消化管出血

上部消化管出血は，Treitz靱帯よりも口側からの出血である．主な原因には，びらんおよび潰瘍（55〜74%），静脈瘤（5〜14%），Mallory-Weiss症候群（2〜7%），血管性病変（2〜3%），腫瘍（2〜5%）がある[1]．消化管出血の約75%を占め，下部消化管出血と比べて出血量が多く，ショックとなりやすい傾向がある．

上部消化管出血に対しては，診断から治療を迅速に行うことができる内視鏡検査が第一選択となりうる．造影CTは，大量の凝血塊のため視野不良，穿孔が疑われる，腫瘍が疑われる場合などに行われる．

> **症例4**：70歳代，男性．黒色便を主訴に受診．上部消化管内視鏡では異常を認めず，下部消化管内視鏡では回腸末端まで観察されたが，さらに口側からの出血を認めた．上下部消化管内視鏡で出血源を特定できないため，overt ongoing OGIB（obscure gastrointestinal bleeding）に該当する．

図4-A　単純CT　　　　図4-B　造影CT（動脈相）

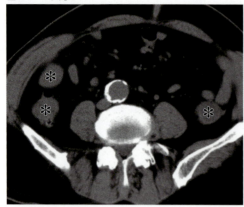
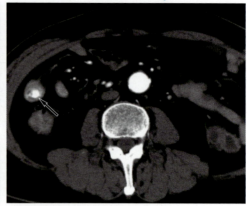

図4-C　血管造影　　　　図4-D　小腸内視鏡

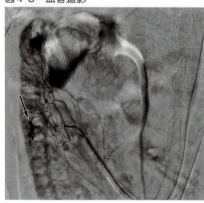
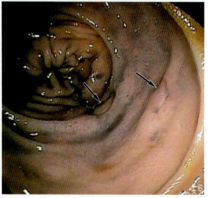

単純CTでは，回腸および大腸内に凝血塊と考えられる高吸収域を認める（A；＊）．造影CT動脈相では，回腸内にextravasationを認める（B；→）．血管造影では，回腸枝の末梢からextravasationを認める（C；→）．金属コイルで塞栓術が行われた．止血後に行われた小腸内視鏡では，多発潰瘍（5か所）を認める（D；→）．
詳細な病歴を確認すると，NSAIDsを大量に内服していたことが判明した．

診断名　NSAIDs潰瘍

　　胆管や膵管を経由して十二指腸乳頭から消化管出血を来す病態（transpapillary hemorrhage）は，それぞれ胆道出血（hemobilia），膵管出血（hemosuccus pancreaticus）と呼ばれる．胆道出血の原因は医原性，炎症，胆囊結石，動脈瘤，静脈瘤，腫瘍であり，膵管出血の原因は動脈瘤，仮性膵囊胞，腫瘍である．内視鏡では，十二指腸乳頭から血液が排出されるタイミングで観察する必要があるため診断率は低く，出血部位や出血原因を特定することは難しい．単純CTでは，胆管または膵管内の血腫が高吸収域として描出される．造影CTを撮影することで，動脈瘤などの出血原因を特定できることがある．

2）下部消化管出血

　　下部消化管出血は，Treitz靱帯よりも肛門側からの出血である．主な原因には，憩室出血（20〜55％），血管形成異常（3〜40％），腫瘍（8〜26％），炎症性疾患（6〜22％），肛門直腸

消化管出血（2）：各論　211

> **参考症例　十二指腸潰瘍からの出血**（徳之島徳洲会病院　藤田安彦先生のご厚意による）
>
> 図5-A　単純CT　　　　　　　　　図5-B　造影CT（動脈相）
>
>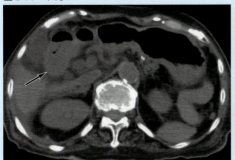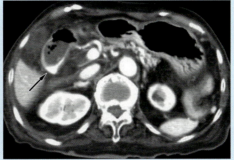
>
> 図5-C　内視鏡（十二指腸球部）　クリップ2か所による止血後
>
>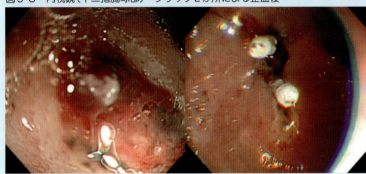
>
> 90歳代，女性．意識障害で来院．下血（黒色便）あり．血圧72/52mmHg．RBC 341万/μl，Hb 10.7g/dl．
> 単純CTでは潰瘍の部位診断は困難であるが，十二指腸内には吸収値の上昇（A；→）を認め，造影CT（動脈相）では血管外漏出（B；→）を指摘できる．内視鏡では十二指腸球部前壁の潰瘍底に露出血管（C）を認め，クリッピングで止血が可能となった．
> 造影CTと内視鏡で十二指腸潰瘍からの出血と診断された．急速で大量の上部消化管出血では下血（黒色便）で発症することがあり，注意を要する．

病変（9〜10％）が挙げられる[1]．消化管出血全体の25％を占め，高齢者に多いとされる．

　上部消化管出血と同様に，内視鏡検査が第一選択となる．ただし，下部消化管内視鏡での出血源の同定率は45〜90％であり，腸管内前処置が不十分な場合は，止血成功率は21％と報告されている[2]．そのため，大量下部消化管出血ではCTを第一に行うべきとの意見もある[3]．各施設の状況に応じて，診断から止血までを迅速に完遂できる方法を選択すべきである．なお，下部消化管出血は間欠的に出血し，自然止血することも多く，造影CT撮影時に活動性出血がなければ，出血源の同定には至らないことがある．

鑑別診断のポイント

1）上部消化管出血の鑑別診断：びらんや潰瘍，静脈瘤，Mallory-Weiss症候群，血管性病変，腫瘍などがある．頻度は低いが，胆管出血，膵管出血の可能性も考慮する．

2）下部消化管出血の鑑別診断：憩室出血，血管形成異常，腫瘍，炎症性疾患，肛門直腸病変などがある．

参考文献

1) Laing CJ, Tobias T, Rosenblum DI, et al: Acute gastrointestinal bleeding: emerging role of multidetector CT angiography and review of current imaging techniques. RadioGraphics 27: 1055-1070, 2007.
2) Kim BS, Li BT, Engel A, et al: Diagnosis of gastrointestinal bleeding: a practical guide for clinicians. World J Gastrointest Pathophysiol 15: 467-478, 2014.
3) Artigas JM, Marti M, Soto JA, et al: Multidetector CT angiography for acute gastrointestinal bleeding: technique and findings. RadioGraphics 33: 1453-1470, 2013.

SLEに合併する腸炎（ループス腸炎）
lupus enteritis

（藤田安彦）

症例：30歳代，男性．皮膚症状（頬部皮疹，光線過敏），腎障害，血液異常，免疫異常，抗核抗体陽性あり，SLEの診断．腎生検にて膜性ループス腎炎（WHO分類Ⅴ型）と診断される．3年前よりプレドニゾロン治療を開始され，dsDNA抗体は陰性化し，治療継続されていた．腹痛，嘔吐，下痢出現．

図1-A 単純CT **KEY**

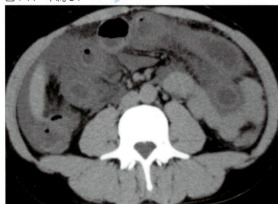

図1-B 造影CT **KEY**

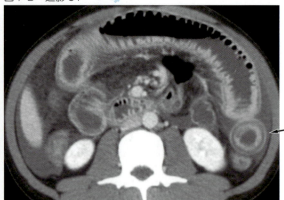

図1-C 単純CT冠状断像

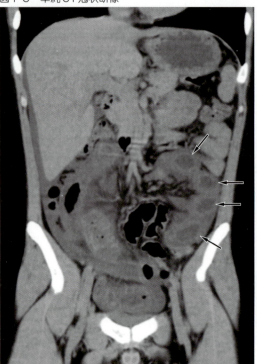

図1-D 造影CT冠状断像

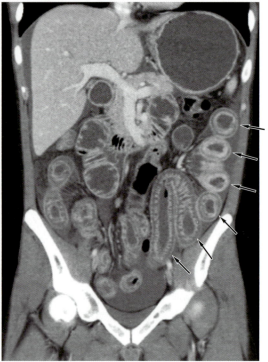

回腸から上行結腸の腸管の肥厚・浮腫像，腹水貯留などを認める（A, C；→）．腸管粘膜は造影され，粘膜下層は造影されず，漿膜は造影されるtarget signあるいはdouble halo signを呈し，典型的なループス腸炎である（B, D；→）．SLEとして経過観察されており，典型的な画像所見が得られたことからループス腸炎と診断し，第2病日よりプレドニゾロン60mg/日の投与を開始した．以後速やかに腹部症状と炎症所見は改善し，第11病日のCT（非提示）では腸管壁肥厚や腹水の所見は消失していた．

診断名 SLEに合併した腸炎（ループス腸炎）

SLEに合併する腸炎（ループス腸炎）の一般的知識と画像所見

ループス腸炎は若年から中年の女性に多くみられ，主訴は腹痛，嘔吐，下痢，発熱，嘔気などである．

全身性エリテマトーデス（systemic lupus erythematosus；SLE）における下部消化管病変は，血管炎に基づくループス腸炎と蛋白漏出性腸症に大別される．ループス腸炎は，小腸を主体とする急性発症の虚血性腸炎型と，大腸が主に罹患する多発潰瘍型に分類される．虚血性腸炎型は小腸の浮腫を主体とし，多発潰瘍型では消化管に打ち抜き様の多発潰瘍が発生する．一方，蛋白漏出性腸症は緩徐に発症し，低蛋白血症と小腸の浮腫像を認める．ループス腸炎と蛋白漏出性腸症はステロイドに良好に反応するが，多発潰瘍型では難治例が存在する[1]．

一般検査では，貧血，白血球減少，高γグロブリン血症，抗DNA抗体高値などが認められる．ループス腸炎の増悪はSLEの活動性に一致してみられることが多い．

治療はステロイドや免疫抑制薬の投与が主体で，出血例では内視鏡治療や血管造影下塞栓術を組み合わせることもある．

画像所見 腹部CTでは腸管の拡張，腸管壁の浮腫性の肥厚が認められ，造影CTでtarget sign（もしくはdouble halo sign；造影されない粘膜下浮腫を挟んで粘膜と漿膜が造影され二重輪郭を形成）を呈する[2]（図1）．小腸ではこの所見を呈しやすいが，直腸においては血行路が複数あるために，あまりみられないとされている．さらに，漿膜側腸間膜静脈周囲の浮腫ないしは炎症細胞浸潤，腹水貯留，リンパ節腫大を来す．

鑑別診断のポイント

塞栓性閉塞や血栓性閉塞の他に，ループス腸炎をはじめとして様々な原発性もしくは続発性血管炎に合併して生じる腸管虚血がある（表）．いずれも腸管壁の肥厚，target sign，腸間膜浮腫，腹水を来し，画像診断のみでは鑑別は困難であるが，それぞれの全身症状や臨床検査所見と併せて診断する．

結節性多発動脈炎では複数の動脈支配域に病変が及び，さらに動脈狭窄や動脈瘤を合併することがある．IgA血管炎（Schönlain-Henoch紫斑病）は乳幼児から小児に多い．

表　血管炎に合併する腸管虚血

1) 主幹動脈に主座のある血管炎：
　　高安動脈炎，巨細胞動脈炎
2) 中程度径の動脈に主座のある血管炎：
　　結節性多発動脈炎，川崎病
3) 小動脈に主座がある血管炎：
　　多発血管炎性肉芽腫症，好酸球性多発血管炎性肉芽腫症，IgA血管炎（Schönlain-Henoch紫斑病），
　　全身性エリテマトーデス（SLE），Sjögren症候群，多発性筋炎・皮膚筋炎，関節リウマチ

SLE：systemic lupus erythematosus

参考文献

1) 城　由起彦, 松本主之, 檜沢一興・他: 全身性エリテマトーデス（systemic lupus erythematosus; SLE）. 胃と腸 38: 513-519, 2003.
2) Kaneko Y, Hirakata M, Suwa A, et al: Systemic lupus erythematosus associated with recurrent lupus enteritis and peritonitis. Clin Rheumatol 23: 351-354, 2004.

感染性腸炎
infectious enterocolitis

（藤田安彦）

> **症例**：40歳代，男性．腹痛と下血を訴え，来院．右側腹部に圧痛がみられるが，反跳痛・筋性防御などはない．WBC 10,200/μl，CRP 3.17mg/dl．

図1-A 単純CT **KEY**
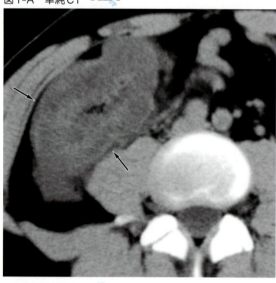

図1-B 単純CT **KEY**
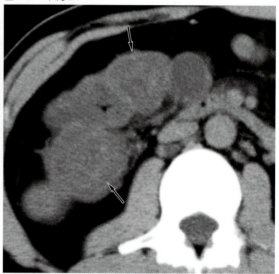

図1-C 造影CT **KEY**
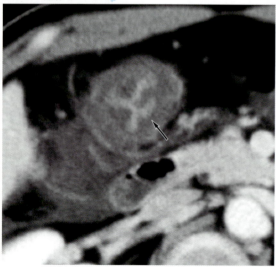

図1-D 造影CT **KEY**
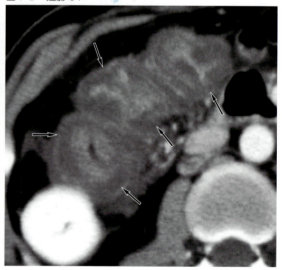

単純CTで，盲腸・回腸末端～上行結腸壁にびまん性に壁肥厚があり，単純であるが層構造は保たれている（A，B；→）．回腸動脈周囲にリンパ節の軽度腫大が散見される．
造影CTで，粘膜と外膜は造影効果を受け（C，D；→），浮腫状の粘膜下層が明瞭でarrowhead signあるいはtarget signを呈している．

診断名 感染性腸炎（病原性腸管出血性大腸菌O-157による）

感染性腸炎の一般的知識と画像所見

　感染性腸炎とは,吐気・嘔吐・下痢・腹痛などの胃腸症状を主とする感染症である.熱を伴うこともあり,嘔吐や下痢を引き起こす感染症の原因はいろいろあるが,病原体の多くはウイルス性のものと細菌性のものとに分類される.細菌性胃腸炎は病原性腸管出血性大腸菌O-157やサルモネラ,腸炎ビブリオなどの細菌が原因になり,特に夏場に食中毒などを引き起こす.ウイルス性腸炎は,ロタ・ノロ・アデノウイルスなどによるもので,冬場に嘔吐や下痢の症状を引き起こしやすい.

　カンピロバクター(図2),サルモネラ,病原性腸管出血性大腸菌,腸炎ビブリオ,黄色ブドウ球菌などの細菌による腸炎は,経口感染して起こる.別名,細菌性食中毒といい,いずれも食物が十分に調理されず,料理人の手洗いがきちんとなされていなかった際に感染する.

　病原性腸管出血性大腸菌O-157は経口的に感染し,3〜10日程度の潜伏期を経て,菌が産生するvero毒素により腸管粘膜損傷を来し,急性腹症症状と下痢,血便で発症する.さらにvero毒素は血管内膜も損傷し,溶血性尿毒症症候群(hemolytic uremic syndrome;HUS)を発症し,黄疸,貧血,血小板減少,腎不全を合併し,重篤化して死亡することもある.HUSは小児や高齢者で合併率が高い.

　画像所見 結腸に連続性に粘膜下浮腫を来し,外膜前漿膜側にも炎症が波及し,少量の腹水貯留を来す.CT所見は他の腸管の炎症性疾患急性期と同様,特異的な所見はないが,右側結腸に好発する傾向にある[1)2)].

鑑別診断のポイント

　いずれの感染性腸炎も非特異的な炎症所見を呈する.腸管壁の粘膜下の浮腫性変化(target sign, arrowhead sign)がしばしばみられ,周囲組織のfat stranding,腸間膜血管の拡張,腹水などを伴うことが多い.O-157による感染性腸炎は右側結腸に多く,虚血性腸炎は左側結腸に好発する.サルモネラは直腸に所見が少なく,腸チフスやエルシニアは右側結腸,回腸終末部に好発する[3)].

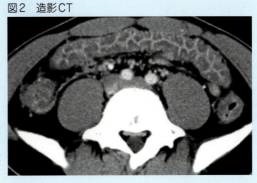

参考症例　カンピロバクター腸炎
(荏原病院症例)

図2　造影CT

10歳代後半,男性.鶏肉の生ユッケ,生レバーを食す.腹痛,水様下痢,血便.
上行結腸〜横行結腸,下行結腸にかけて,連続性に全周性の粘膜下浮腫が認められる.
カンピロバクターは家畜の感染症で,鶏肉の生食などにより食中毒の原因となる.

参考文献

1) Thoeni RF, Cello JP: CT imaging of colitis. Radiology 240: 623-638, 2006.
2) Philpotts LE, Heiken JP, Westcott MA, et al: Colitis: use of CT findings in differential diagnosis. Radiology 190: 445-449, 1994.
3) Horton KM, Corl FM, Fishman EK: CT evaluation of the colon: inflammatory disease. RadioGraphics 20: 399-418, 2000.

小腸閉塞症
small bowel obstruction

(古川 顕)

◆**症例1**：60歳代，男性．腹痛，嘔吐．（康生会武田病院放射線科 金﨑周造先生のご厚意による）

図1-A　造影CT

図1-B　造影CT冠状断像

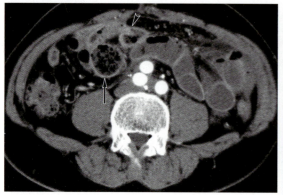
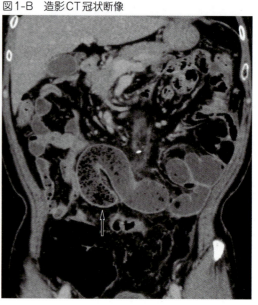

小腸の閉塞部近位側にgas bubbleを伴う大腸内の便塊のような内容物が認められる（intestinal fecal sign．A，B；→）．intestinal fecal signの肛門側に腸管径の狭小化（transition zone）（A；▶）．transition zoneの口側の小腸には拡張が認められるが，より肛門側の小腸，大腸は虚脱する．

診断名 術後癒着性腸閉塞症

小腸閉塞症の一般的知識と画像所見

小腸閉塞症は，小腸内腔の狭窄・閉塞（器質的病変）による通過障害から，口側腸管に腸液やガスが病的に貯留停滞する疾患である．診療に当たっては，類似の病態を呈するイレウス（機能性，▶NOTE）と鑑別を要する．多くの場合は，胃管やlong tubeによる保存的治療により回復するが，保存的治療で改善しないものや絞扼合併例では，外科的手術を要する．致死率は2～8％程度とされるが，絞扼を合併した症例で対処が遅れた場合には25％に達する．小腸閉塞の原因は，先天的要因，後天的要因（腸管壁外要因，腸管壁要因，腸重積，腸管内腔要因）など多岐にわたるが，腸管癒着（腹部手術後）によるものが50～75％と最も多く，ヘルニ

> **NOTE** 腸閉塞とイレウス
>
> わが国では，腸管に内容物が病的に貯留停滞した状態をイレウスと呼び，その原因が器質的狭窄・閉塞に起因する場合は機械性イレウス，消化管の蠕動運動障害に起因する場合は機能性イレウスとすると定義されるが，欧米では前者はbowel obstruction，後者はileusと表現されるため，日本語のイレウスと英語のileusの語意は異なる．また臨床の現場では，機械的イレウスに対して単にイレウスという用語が用いられるなど，不正確な用語の使用もしばしば認められる．『急性腹症診療ガイドライン2015』[1]では，こういった混乱を避けるため，機械性イレウスを腸閉塞，機能性イレウスをイレウスと表現するよう推奨している．したがって，絞扼性イレウスという表現は絞扼性腸閉塞とすることが求められている．本稿ではその推奨に従い，機械性イレウスは腸閉塞，機能性イレウスはイレウス（機能性）と表現する．

ア，腫瘍，Crohn病がそれに続く．

画像所見 小腸閉塞症の診断では，①小腸閉塞症であること［イレウス（機能性）やその他の原因による腹痛との鑑別］，②閉塞部位，③閉塞原因，④絞扼の合併の有無の評価が重要で，造影CTが重要な役割を果たす．

1) 小腸閉塞症の存在診断：小腸内腔の狭窄・閉塞病変の口側に相当する腸管の拡張と，それより肛門側の腸管の虚脱が確認されれば小腸閉塞症の診断が可能で，責任病変が指摘できれば診断はより確実である．小腸閉塞症が疑われる症例では，まず上行結腸，盲腸，終末回腸の拡張の有無をみて，虚脱していれば小腸閉塞症，拡張していればイレウス（機能性）あるいは大腸閉塞症を疑い診断を進めると効率的である．また，小腸閉塞症の存在を示す所見としてintestinal fecal sign（図1）は有用である．これは，小腸にgas bubbleを含む大腸内にみられる便塊のような内容物を認める所見で，閉塞部の口側近傍にしばしばみられる．小腸閉塞症の存在診断のみならず，閉塞部位・原因の検索にも有用な所見である．

2) 閉塞部位の診断：虚脱腸管や拡張腸管の追跡，intestinal fecal signが認められる場合には，その近傍の検索から拡張腸管が虚脱する部位（移行帯：transition zone）を確認する．しかし，実際の診断では，まず鼠径部ヘルニア，閉鎖孔ヘルニア，臍ヘルニア，その他の体幹壁ヘルニアの有無を確認することが効率的である．

3) 閉塞原因の診断：前述のごとく，まず外ヘルニアの有無を確認し，それが認められない場合には閉塞部位を検索・発見し，そこにみられる画像所見から閉塞原因を評価する．腸管壁に限局性肥厚が認められる場合には腫瘍，壁肥厚が区域性で多発する場合などはCrohn病が疑われる．内腔閉塞例では，胃石（胃部分切除例に多い），食餌性（昆布，椎茸，餅，柿種子など：昆布や餅はCTで軽度高吸収を呈する不整形異物），胆石（胆嚢，胆道気腫，閉塞部に石灰化異物，既知の胆石の消失），誤飲異物などがCTで確認される．癒着については，腹部術後症例で最も疑われるが，癒着を示唆する直接所見はCTで指摘できない場合が多く，他の原因が認められない場合に癒着性閉塞が疑われると結論づける場合が多い．腹部手術の既往がなく，その他の原因が明らかでない場合には，内ヘルニアや腸管回転異常に伴う原因（Ladd靱帯や総腸間膜症に起因する小腸軸捻転症など）の可能性を考慮し，評価する必要がある．

4) 絞扼性腸閉塞症の診断：絞扼性腸閉塞は虚血を伴う腸閉塞と定義され，虚血を伴わない単純性腸閉塞に対して複雑性腸閉塞とも呼ばれる．対処が遅れると虚血腸管は壊死，穿孔に発展する上，その経過中にもbacterial translocationから敗血症を来すため，救命には早期診断に基づく迅速な外科的治療を要する．大半の絞扼性腸閉塞症はclosed-loop obstructionの形態をとることから，CT診断では腸閉塞がclosed-loop obstructionか否か，また，腸管壁や腸間膜に，虚血に起因する病態が認められるか否かを評価することが鍵である．さらに，open-ended obstructionの場合においても，腸重積や閉塞性腸炎を来した場合には腸管虚血を発症するので注意を要する．

様々な原因による小腸閉塞症の診断については，該当の項目に委ねる．

参考文献
1) 急性腹症診療ガイドライン出版委員会（編）；急性腹症診療ガイドライン2015. 医学書院, 2015.
2) Furukawa A, Yamasaki M, Furuichi K, et al: Helical CT in the diagnosis of small bowel obstruction. RadioGraphics 21: 341-355, 2001.
3) Boudiaf M, Soyer P, Terem C, et al: CT evaluation of small bowel obstruction. RadioGraphics 21: 613-624 2001.

腹膜垂炎
epiploic appendagitis

（藤田安彦）

> **症例1**：30歳代，男性．3日前から左下腹部痛があり，徐々に増強してきた．当日になって発熱もあり来院．体温38.3℃，左下腹部に圧痛があるが，反跳痛や筋性防御はない．

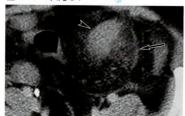
図1-A　単純CT

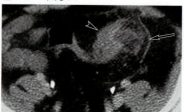
図1-B　単純CT

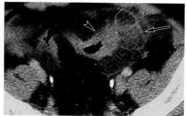
図1-C　単純CT

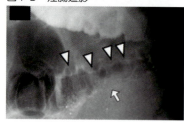
図1-D　注腸造影

S状結腸に接して，高吸収の外縁を伴う卵円形の脂肪性腫瘤（A〜C；→）を認める．隣接するS状結腸には約5cmにわたって壁肥厚が認められる（A〜C；▶）．S状結腸に憩室は認められない．
注腸造影でS状結腸の腸間膜反対側は比較的平滑な粘膜面を示している（D；⇨）が，腸間膜側は拇指圧痕像（thumb printing．D；▷）を呈する．

診断名 腹膜垂炎

> **症例2**：70歳代，男性．4日前に右下腹部痛が出現し，次第に増強したため来院．体温36.5℃，右下腹部に軽度の圧痛があるのみ．（沖縄中部徳洲会病院　堀川義文先生のご厚意による）

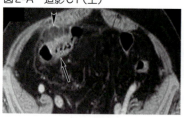
図2-A　造影CT（上）

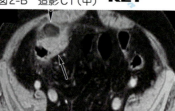
図2-B　造影CT（中）

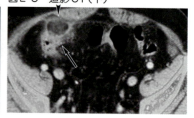
図2-C　造影CT（下）

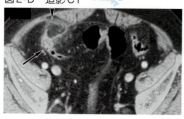
図2-D　造影CT

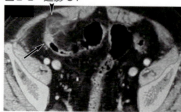
図2-E　造影CT

上行結腸に接して，高吸収の外縁を伴う卵円形の脂肪性腫瘤（A〜E；→）を認める．隣接する上行結腸には約5cmにわたって壁肥厚が認められる（A〜E；▶）．上行結腸に憩室は認められない．病変周囲の脂肪組織には，炎症波及による吸収値上昇や腹膜の肥厚がみられる．

診断名 腹膜垂炎

腹膜垂炎の一般的知識と画像所見

　腹膜垂は，結腸の自由紐や大網紐などから腹腔内に垂れ下がる葉状脂肪組織である．直腸を除いた結腸に存在するが，特に盲腸とS状結腸領域に密集している[1]．

　腹膜垂炎は腹膜垂の急性炎症で，主訴の多くが腹痛であり，憩室炎や虫垂炎などとの鑑別が重要な，稀な疾患である[2]．原因としては，腹膜垂の捻転，血栓による梗塞，直接圧迫による循環障害などが挙げられる．発熱や白血球数増多などは軽度のことが多く，特徴的な臨床症状や検査所見はない．わが国の報告例では，平均年齢は42歳，男性に多くみられ，上行結腸，S状結腸，盲腸に多い[3]．

　治療は保存的に鎮痛薬の投与のみで，1～2週間で改善する場合が多い．疼痛の持続や炎症性癒着による腸閉塞を起こした場合には手術となる．

画像所見　1956年Lynnらが最初に報告した疾患で，炎症を起こした結腸垂はCTで1～4cm大で卵円形の，正常の脂肪より吸収値の高い腫瘤として認められ(central dot sign)，高吸収値の外縁(rimlike zone of hyperattenuation)をもつ．隣接する大腸は部分的に壁肥厚を伴う．大腸の壁肥厚は，多くは5cm以内で，周囲脂肪組織の炎症性浮腫による吸収値上昇や腹膜の肥厚を認める．

　MRIではT1強調像，T2強調像で，中心に点状構造を伴う卵形の脂肪信号を示すmass構造を呈する．脂肪抑制造影T1強調像では辺縁は著明に増強効果を示す[4]．その他，次のような所見も認める．

1) disproportionate fat stranding
　炎症性病巣において，腸管壁の肥厚や濃染の程度に比較して周囲の脂肪織濃度が目立つ所見．

2) 腹膜鼠(peritoneal mouse)
　梗塞に陥った腹膜垂が遊離して異栄養性の石灰化を来したもの．

鑑別診断のポイント

- 右下腹部や左下腹部で結腸前壁に底辺を置く円弧状の脂肪性腫瘤である．
- 高吸収値の外縁を認める．
- サイズは1～4cm大．
- 隣接する結腸に憩室炎を認めない．
- 憩室炎，虫垂炎との鑑別が重要である．

参考文献
1) Legome EL, Belton AL, Murray RE, et al: Epiploic appendagitis: the emergency department presentation. J Emerg Med 22: 9-13, 2002.
2) Almeida AT, Melão L, Viamonte B, et al: Epiploic appendagitis: an entity frequently unknown to clinicians--diagnostic imaging, pitfalls, and look-alikes. AJR 193: 1243-1251, 2009.
3) 岩崎靖士，山田 暢，小熊潤也・他：術前に診断し腹腔鏡補助下に切除したS状結腸腹膜垂炎の1例．日臨外会誌 72: 1181-1185, 2011.
4) Sirvanci M, Balci NC, Karaman K, et al: Primary epiploic appendagitis: MRI findings. Magn Reson Imaging 20: 137-139, 2002.

大網捻転症
omental torsion

(金崎周造)

> **症例**：50歳代，男性．3日ほど前から下腹部全域にズキズキした痛みがあった．鼠径ヘルニアと本人が判断し，受診．外来にて右鼠径部の膨隆が確認され，鼠径ヘルニアの診断で還納され帰宅．翌日，ヘルニア再発と疼痛増悪にて再受診．体温38.1℃，WBC 12,300/μl，CRP 31.01mg/dl，総ビリルビン1.6mg/dl．整復後，CTが施行された．

図1-A 造影CT（平衡相）　　　　　図1-B 造影CT（平衡相）KEY

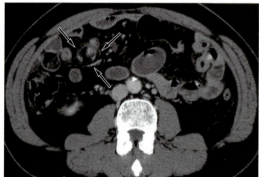
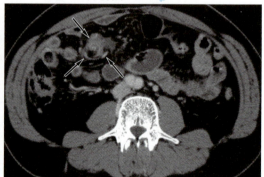

図1-C 造影CT（平衡相）　　　　　図1-D 造影CT（平衡相）

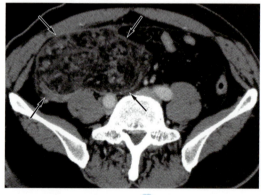

図1-E 造影CT冠状断像 KEY　　　図1-F 造影CT矢状断像

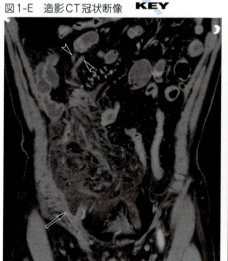
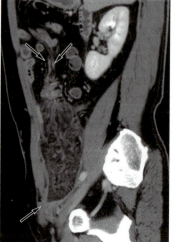

造影CT平衡相では，渦巻き状に集中した脈管構造が認められる（A，B；→）．また，脂肪織内に拡張した脈管構造や浮腫状の高吸収域が認められる（C；→）．右鼠径部に接した脂肪織の高吸収域が広範に認められる（D；→）．骨盤腔内には少量の腹水が認められる（D；▶）．造影CT冠状断像と矢状断像では，脂肪織内に拡張した脈管構造と浮腫状の高吸収域が認められる（E，F；→）．消化管には壁肥厚などの変化は認められない．主病変の頭側に交差するような血管が認められるが（E；▶），丁寧に走行を追跡すると左右の胃大網静脈に連続する．

診断名 鼠径ヘルニアに伴う大網捻転症

大網捻転症の一般的知識と画像所見

　大網捻転症は，大網が何らかの原因で回転し，捻転による血流障害から大網が出血性梗塞を起こす疾患である．Donhauserらは，大網捻転症を器質的原因の有無により特発性と続発性に分類し，さらに続発性を，大網末梢が固定されていない単極性と，固定された双極性に分類した[1]．鼠径ヘルニアに起因する大網捻転症は，この分類に従えば続発性かつ双極性である[2]．続発性大網捻転症の原因としては鼠径ヘルニアが最も多く，その他，大網腫瘍や炎症などによる癒着が原因として挙げられる．また，右側に多く発生するとされ，その要因として，大網が解剖学的に右側の方が長く可動性が高いためとされる[3]．

　画像所見　診断にはCTが有用で，横断像で大網に渦巻き状，同心円状の層状構造が認められれば，大網捻転と診断できる[4]．大網と同定するには，造影CTにて病変部から血管を健常側へ丁寧に追跡することにより，胃大網動静脈との連続性を確認すればよい．病変部は静脈血流うっ滞を反映し，静脈の拡張，脂肪織の濃度上昇，液体貯留などが認められる．また，腸間膜が病変部に関与していないことから，一般的に腸管の壁肥厚は伴わない．

　大網捻転の治療については，もともと無菌であり，感染がなければ，保存的治療も可能とされる．しかしながら，鼠径ヘルニアに起因した本例のような続発性病変については再発が危惧されるため，原因の根治が必要となる．大網は切除しても短期的あるいは長期的に合併症が出現する可能性は低いとされ，切除することに問題はない．

鑑別診断のポイント

　画像的には腹膜垂炎（▶NOTE），腸間膜や大網に発生した脂肪腫，脂肪肉腫，奇形腫などが鑑別診断として挙げられるが，上記のような特徴的所見を指摘できれば，診断は容易と考えられる[4]．

> **NOTE　腹膜垂炎**
>
> 　腹膜垂は虫垂，盲腸，結腸の漿膜面に存在する．一般的にCTにて腹膜垂を指摘することは困難であるが，周囲に炎症や腹水が存在すると確認できる．
> 　腹膜垂炎は腹膜垂が捻転することにより発症することが多いとされる．梗塞や炎症を起こした腹膜垂は，結腸に隣接した1〜4cm大の卵円形の脂肪濃度の病変として認められる．脂肪濃度の病変を取り囲むリング状の濃度上昇域が認められ（hyperattenuating ring sign），腹膜垂を覆っている炎症を起こした臓側腹膜を反映し，腹膜垂炎に特徴的な所見である．病変部の中心に線状構造を伴うことがあり，腹膜垂内のうっ血や中心部の出血性梗塞を反映していると考えられる．近傍の腸管壁に肥厚を伴うことは稀であり，この所見は腸炎や憩室炎との鑑別に有用である[5)6)]．

参考文献

1) Donhauser JL, Locke D: Primary torsion of omentum: report of six cases. AMA Arch Surg 69: 657-662, 1954.
2) 今井健一郎，幸田圭史，山崎将人・他：CTで術前診断した鼠径ヘルニアに起因する続発性大網捻転の1例．日臨外会誌 73: 3309-3314, 2012.
3) 田崎達也，日野将史，金廣哲也・他：鼠径ヘルニアに起因した続発性大網捻転症の1例．日腹部救急医会誌 33: 1305-1309, 2013.
4) Naffaa LN, Shabb NS, Haddad MC: CT findings of omental torsion and infarction: case report and review of the literature. Clin Imaging 27: 116-118, 2003.
5) van Breda Vriesman AC: The hyperattenuating ring sign. Radiology 226: 556-557, 2003.
6) Singh AK, Gervais DA, Hahn PF, et al: CT appearance of acute appendagitis. AJR 183: 1303-1307, 2004.

非閉塞性腸間膜虚血
non occlusive mesenteric ischemia (NOMI)

(井本勝治, 山崎道夫)

症例：70歳代, 女性. 腹痛を主訴に来院. 心不全の既往あり, ジギタリス服用中.

図1-A 造影CT (動脈相)

図1-B 造影CT (動脈相)

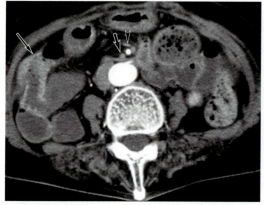
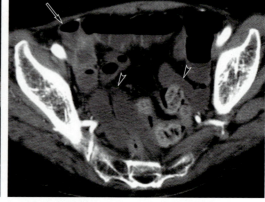

図1-C 造影CT (平衡相)

図1-D 血管造影

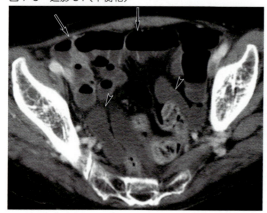
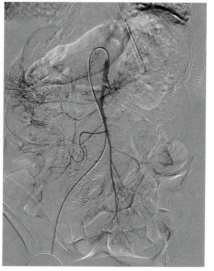

上腸間膜動脈に造影欠損はみられない (A；▶). また, 併走する上腸間膜静脈は同じ程度の血管径である (A；→). 造影CT動脈相では, 造影効果のみられる腸管 (A, B；→) と, 造影効果の低下した腸管 (B；▶) がみられる. 小腸壁は肥厚する領域と菲薄化する領域が混在してみられる. 菲薄化した腸管壁は造影効果の評価が難しい. 造影CT平衡相でも, 造影効果のみられる腸管 (C；→) と造影効果の低下した腸管 (C；▶) がみられる. 血管造影 (D) では上腸間膜動脈分枝の狭小化や攣縮, 腸管壁内動脈の造影不良が認められる.

診断名 非閉塞性腸間膜虚血

> **NOTE** smaller SMV sign
>
> 通常, 上腸間膜静脈の血管径は同レベルでは静脈の方が太いが, 腸管レベルの微小血管の血流が障害されると静脈血流が低下し, 動脈径に比して静脈径が細くなることがある. しかし, この所見はNOMIに特異的でなく, SMA閉塞症や高齢者, 脱水などの他疾患でもみられる. また, 局所的なNOMIでは生じないため陽性率の高い所見ではないが, 本症には他に特異的な画像所見が少ないため参考になる所見である.

非閉塞性腸間膜虚血の一般的知識と画像所見

　非閉塞性腸間膜虚血（NOMI）とは腸間膜動静脈に閉塞が認められない虚血性腸疾患で，その本体は腸管壁内の微小循環レベルでの腸管虚血である．病理組織学的には，腸管に出血や壊死所見が非連続性で分節状に認められる．上腸間膜動脈領域に好発し，急性腸間膜虚血疾患の20〜30％を占め，致死率は30〜90％と予後不良である．原因としては，心不全やショックなどの低灌流状態時において，脳や心臓などの重要臓器への血流を保つために腸間膜動脈末梢が攣縮することと考えられている．その他の誘因として，血管作用薬（ジギタリス，アドレナリン，バソプレッシン）使用や体外循環を用いた手術などが挙げられ，透析患者や肝腎疾患者のリスクが高いとされている．症状は腹痛などの非特異的なものが多く，発症時間も曖昧で，典型例では血液検査で白血球，CPK，ALP，LDHが高値，血液ガス検査で代謝性アシドーシスを示すとされているが，初期には異常を来さないことも多く，診断は難しい．

　画像所見　造影CTで血流不良域に応じた腸管壁不染領域が不連続分節状に認められるとされるが，腸管壁の菲薄化により造影効果がわかりにくく，診断に苦慮する例も多い．重症になると腸管壁内ガスや門脈ガスを伴うこともあるが，腸管壁内ガスは薬剤性（ステロイドやα-グリコシダーゼ阻害薬）や慢性閉塞性肺疾患でも生じるため，症状に重篤感がない場合は必ずしも腸管虚血を表すものではない．血管攣縮が解除され再灌流が生じると，腸管壁は肥厚しtarget状の造影効果を呈し，腸管壁各所の血流状態に応じて様々な画像を呈するようになる．このため，腸管虚血が疑われる症状や画像所見，患者背景や病歴から本症を疑い，上腸間膜動脈閉塞症や絞扼性腸閉塞などの他の虚血性腸疾患を除外することが，本症の画像診断の中心的役割となる．造影剤アレルギーや腎不全で造影CTが施行できない患者では，smaller SMV sign（▶NOTE）が参考になるが，特異性は低い．

　本症が疑われれば直ちに血管造影を行い，①SMAの複数の分枝起始部の狭小化，②分枝の交互性の拡張と狭窄（string of sausages sign），③mesenteric arcadeの攣縮，④腸管壁内血管の造影不良にて評価を行うが，その程度には明確な診断基準がないため確定診断は難しいことも多い．治療としては，原因が疑われる血管作用薬を中止し，血管造影で診断がつけば，そのまま引き続いて塩酸パパベリンの持続動注やプロスタグランジンPGE$_1$などの血管拡張薬を考慮するが，近年ではMDCTで診断し得た症例に対するPGE$_1$の経静脈性大量投与の有効性も報告されている．しかし，一度，腸管虚血が不可逆性の壊死となった時は腸管切除が必要となる．

鑑別診断のポイント

　上腸間膜動脈閉塞症（血栓症，塞栓症）では，上腸間膜動脈本幹に造影CTにて造影欠損が認められるが，この評価には動脈相をthin sliceで撮像し多断面再構成を用いることが有用である．腸間膜静脈血栓症では静脈内に形成された血栓により静脈うっ血性の低酸素障害を来す．画像所見として腸間膜静脈内に造影欠損がみられ，うっ血により腸管壁の浮腫性肥厚や腸間膜の吸収値上昇，腹水がみられる．

　その他の鑑別疾患では，虚血性腸炎の最重症型である壊死型虚血性腸炎や，膠原病などの血管炎に伴う腸管虚血が挙げられる．壊死型虚血性腸炎はNOMIの疾患概念と共通性が多く，同一疾患であるのか議論の余地が残されている．

参考文献

1) 田中豊彦，坂本　力，大田信一・他：腸管虚血と循環不全．臨床画像 28: 422-436, 2012.
2) 鈴木修司，近藤浩史，古川　顕・他：非閉塞性腸管虚血（non-occlusive mesenteric ischemia: NOMI）の診断と治療．日腹部救急医会誌 35: 177-185, 2015.
3) Wiesner W, Khurana B, Ji H, et al: CT of acute bowel ischemia. Radiology 226: 635-650, 2003.

上腸間膜動脈閉塞症

superior mesenteric artery (SMA) occlusion

（井本勝治，山崎道夫）

症例：60歳代，男性．深夜に急に腹痛が生じて救急外来を受診．心房細動あり，激しい腹痛と軽度の腹部圧痛はあるが，筋性防御は認めない．採血，血液ガスとも特記すべきほどの異常値は認めなかった．

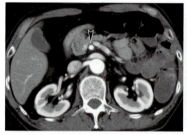

図1-A　造影CT（動脈相）

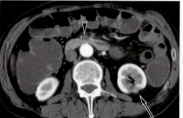

図1-B　造影CT（動脈相）　KEY

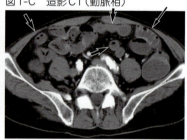

図1-C　造影CT（動脈相）

図1-D　上腸間膜動脈造影（治療前）

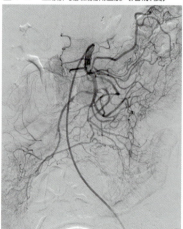

図1-E　上腸間膜動脈造影（治療後）

造影CT動脈相では上腸間膜動脈（SMA）の近位部は造影されているが（A；▶），数cm尾側の横断像では造影されていない（B；▶）．また，近位空腸は造影されているが（C；→），遠位空腸～回腸の造影効果は不良である（C；➡）．左腎の皮質は部分的に萎縮しており，過去の腎動脈塞栓閉塞による腎梗塞が疑われる（B；→）．

造影CTにて上腸間膜動脈塞栓症が疑われ，腹膜刺激症状などの腸管壊死所見がみられないことから，緊急で血管造影（D）が行われた．SMA本幹は空腸枝分岐後より末梢で造影されないためSMA塞栓症と診断し，直ちに血栓吸引療法および血栓溶解療法を行い再開通が得られた（E）．

本例では早期治療が奏功し，腸管壊死や腸管狭窄を起こさず，外科的手術介入なく経過している．

診断名　上腸間膜動脈塞栓症

上腸間膜動脈閉塞症の一般的知識と画像所見

上腸間膜動脈閉塞症はその原因により，上腸間膜動脈血栓症（SMA血栓症）と上腸間膜動脈塞栓症（SMA塞栓症）に分けられ，急性腸間膜虚血疾患における両者の頻度は，それぞれ15～25％，50％で，後者のSMA塞栓症に多いとされている．いずれも腸管虚血の原因となり，時間経過により虚血が不可逆となると腸管壊死が生じ，死亡率が55～90％と高く，また，たとえ手術で救命しえても大量の腸管切除が必要となるため，早期診断とそれに基づく適切な治療が必要とされる．

SMA血栓症は動脈硬化が原因で，SMA起始部より2cm以内の中枢側に血栓形成により生じることが多く，急性の場合には側副路の発達が不十分で広範囲の腸管が虚血となる．また，動脈解離や大動脈瘤に伴って生じることもあり注意が必要である．一方，SMA塞栓症は，心疾患（心房細動，弁膜症など）が原因で発症することが多く，急性の経過をたどり，閉塞部位はSMA起始部より末梢の3～8cm離れた中結腸動脈分岐部のことが多い．症状は，急激な腹痛で発症

し腹膜刺激症状に乏しいことが特徴として挙げられるが，嘔気や嘔吐，腹部膨満，下血など非特異的な症状のことも多く，症状のみで本症を強く疑うことは必ずしも容易ではない．

画像所見 上腸間膜動脈内に造影欠損を認めることが直接所見となり，造影CT，とりわけthin sliceのMDCT動脈相が有用である．非造影CTでもSMA内の新鮮血栓はやや高吸収を示し検出可能（ウインドウ幅を狭くすることが有用）なことがあるが，必ずしも指摘できる所見ではない．また，SMA閉塞に伴い静脈還流が減少するため上腸間膜静脈（superior mesenteric vein；SMV）がSMAより同一断面で細くなる所見（smaller SMV sign）は，非造影CTでも指摘可能であり，本症を疑い造影CTを行う手がかりとなるが，特異度は高くなく，非閉塞性腸管虚血（non occlusive mesenteric ischemia；NOMI）などの他の虚血性腸疾患でもみられる．SMA閉塞症では腸管壁の状態も重要な評価ポイントとなり，虚血や壊死の有無により治療方針が決定されるため，さらに詳しく述べる．

第1のポイントとしては，単純CTで高吸収な腸管は出血性壊死を表し緊急手術の対象となるが，単純CTを省略し造影CTのみが行われると，あたかも腸管が造影されているようにみえるため注意が必要である．

第2のポイントは，還流障害に陥っている腸管は，造影CT早期相で腸管壁の造影効果の低下がみられることである．腹部全体の腸管を見渡し，比較することにより，増強効果の低下，欠如した腸管を指摘することが重要である．

第3のポイントは，本症で腸管壁内ガスや門脈ガスを伴う場合には腸管壊死を示す所見となるが，症状がなく壁内ガス所見のみの場合のこともあるため，症状と併せて診断することが大切である．その他の参考となる所見としては，腎臓や脾臓などの他臓器に梗塞を疑わせる所見があればSMA塞栓症の可能性が高くなり，他領域に動脈硬化所見が目立つようであればSMA血栓症を疑う根拠となる．

治療としては，腹膜刺激症状があり腸管壊死があれば早急な手術の対象となるが，腸管壊死所見がみられない場合には，血管内治療による血栓溶解療法や吸引療法，金属ステント留置療法も考慮される．

鑑別診断のポイント

鑑別を要する腸管虚血を示す他の疾患として，非閉塞性腸間膜虚血（NOMI）や絞扼性腸閉塞が挙げられる．NOMIとは，SMA本幹または分枝動脈の造影欠損の有無が鑑別点となるが，心房細動などの患者背景も参考となる．絞扼性腸閉塞とは，SMA造影欠損の他，closed loopを示す腸管の有無により，鑑別は容易である．その他，鑑別が必要な疾患として，上腸間膜静脈血栓症や孤立性上腸間膜動脈解離が挙げられる．上腸間膜静脈血栓症は解剖学的に動静脈の区別をつけることで鑑別が可能である．

孤立性上腸間膜動脈解離は，真腔・偽腔ともに血栓閉塞した場合は鑑別困難となるが，早期からともに閉塞することは非常に稀と考えられるため，造影CTで鑑別可能である．

参考文献

1) 松本正朗：腸管虚血の病理．画像診断 21: 594-611, 2001.
2) 小林広幸，大川清孝，梅野淳嗣・他：虚血性腸病変．胃と腸 48: 1685-1790, 2013.
3) Furukawa A, Kanasaki S, Kono N, et al: CT diagnosis of acute mesenteric ischemia from various causes. AJR 192: 408-416, 2009.

shock bowel

(近藤浩史)

◆ **症例1**：20歳代，女性．墜落外傷．病着時：血圧100/70mmHg，心拍数130bpm．

図1-A 造影CT KEY

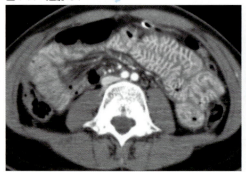

図1-B 造影CT冠状断再構成像

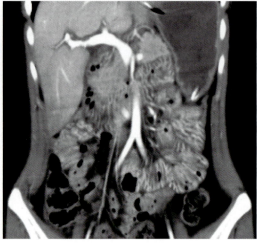

図1-C 造影CT

造影CTで小腸壁の肥厚と粘膜の強い濃染を認める（A, B）．腎静脈レベルでの下大静脈（inferior vena cava；IVC）の虚脱（C；→）と大動脈径の縮小（8mm径）を認める（C；▶）．日本外傷学会分類Ⅲb型の肝損傷を伴っており，門脈周囲にはいわゆるperiportal trackingを認める．

診断名 CT hypo-perfusion complex

◆ **症例2**：60歳代，男性．交通外傷．病着時：血圧99/50mmHg，心拍数88bpm．

図2-A 造影CT

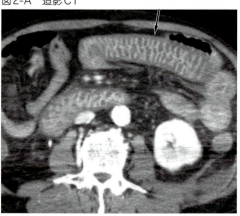

図2-B 造影CT

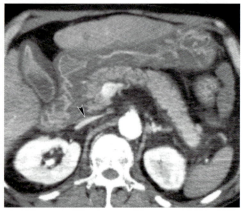

造影CTで小腸壁の肥厚と粘膜の強い濃染を認める（A；→）．腎静脈レベルでのIVCの虚脱を認める（B；▶）．

診断名 CT hypo-perfusion complex

shock bowel の一般的知識と画像所見

　　shock bowel とは，CT hypo-perfusion（hypotension）complex（▶NOTE）でみられる所見のひとつであり，hypovolemic shock 患者にみられることが多い[1]．小腸粘膜の濃染，壁の肥厚（＞3mm），腸液の充満と内腔の拡張などが特徴とされる．腸管血流が減少しても自己調節能により粘膜への灌流は温存されるために，相対的に粘膜の濃染が起こる．また，腸管粘膜の透過性亢進により壁内へ水分が貯留し，結果として壁の浮腫性肥厚が起きる．外傷後の hypovolemic shock でみられることが多いが，敗血症性ショック，心停止後，細菌性心内膜炎，糖尿病性ケトアシドーシスなどでもみられる．

　　Mirvis らは，shock bowel の CT 所見頻度として，外傷後の約半数で腎動脈レベルの下大静脈（IVC）が 9mm 未満のスリット状 IVC を呈したと報告し[2]，Ryan らは，異常な腸管濃染 70％，スリット状 IVC 100％，大動脈の縮小 50％，膵周囲の液体貯留 44％，脾臓の濃染減弱 30％，肝臓の濃染減弱 11％ の頻度でみられたと報告している[3]．また，Ames らは，虚脱 IVC は 61％，大動脈の縮小 15％，膵周囲の液貯留 29％，脾臓の濃染低下 12％，肝臓の不均一な濃染 10％ と報告している[4]．外傷の有無，有意な失血の有無にかかわらず，関連する所見はすべてにおいてみられた．外傷患者と非外傷患者との比較では，虚脱した IVC を除き統計学的に有意な所見はなかったとしている．

鑑別診断のポイント

　　濃染する肥厚腸管の鑑別診断としては，遺伝性血管浮腫，紫斑病性腎症（IgA 血管炎，Schönlein-Henoch 紫斑病），感染性腸炎などが挙げられる．

> **NOTE　CT hypo-perfusion (hypotension) complex**
>
> 　従来，shock bowel という用語が用いられていたが，最近では腸管以外の異常所見も含めて CT hypo-perfusion（hypotension）complex とされることが多い．以下に CT 所見を記載する．
> ① 小腸壁の肥厚と粘膜濃染
> ② 下大静脈（IVC）の虚脱（前後径＜9mm）と halo sign（＜20HU）
> ③ 大動脈径の縮小（腎動脈のそれぞれ 2cm 頭側と足側で＜1.3cm）
> ④ 膵周囲の液貯留（＜20HU）
> ⑤ 両側副腎の濃染（小児では有名な所見であるが，成人ではみられないとの報告がある）
> ⑥ 肝実質や脾臓の濃染低下

参考文献

1) Higashi H, Kanki A, Watanabe S, et al: Traumatic hypovolemic shock revisited: the spectrum of contrast-enhanced abdominal computed tomography findings and clinical implications for its management. Jpn J Radiol 32: 579-584, 2014.
2) Mirvis SE, Shanmuganathan K, Erb R: Diffuse small-bowel ischemia in hypotensive adults after blunt trauma (shock bowel): CT findings and clinical significance. AJR 163: 1375-1379, 1994.
3) Ryan MF, Hamilton PA, Sarrazin J, et al: The halo sign and peripancreatic fluid: useful CT signs of hypovolaemic shock complex in adults. Clin Radiol 60: 599-607, 2005.
4) Ames JT, Federle MP: CT hypotension complex (shock bowel) is not always due to traumatic hypovolemic shock. AJR 192: W230-W235, 2009.

虚血性大腸炎
ischemic colitis

（藤田安彦）

症例1：90歳代，女性．主訴は意識消失．入院後に下血あり．典型的な一過性虚血性腸炎．

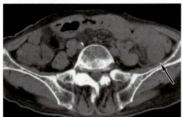
図1-A　単純CT（上）

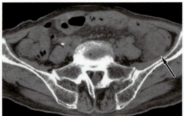
図1-B　単純CT（中）

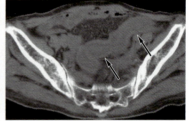
図1-C　単純CT（下）　KEY

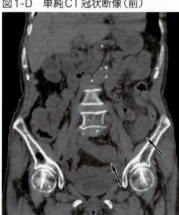
図1-D　単純CT冠状断像（前）

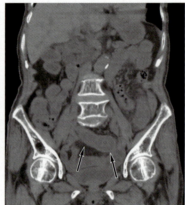
図1-E　単純CT冠状断像（中）

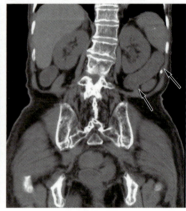
図1-F　単純CT冠状断像（後）

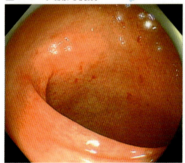
図1-G　大腸内視鏡　KEY

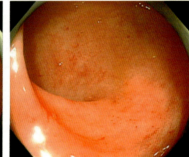
図1-H　大腸内視鏡

腹部単純CTでは，下行〜S状結腸にかけて粘膜下層に著明な浮腫を伴う壁肥厚を認める（A〜C；→）．冠状断像では，下行〜S状結腸にかけて粘膜下浮腫を伴う壁肥厚を認める（D〜F；→）．大腸内視鏡（G，H）では，下行〜S状結腸に発赤と浮腫を認め，虚血性変化を反映して白色調を呈していた．

診断名　一過性虚血性大腸炎

◆ **症例 2**：80 歳代, 男性. 高血圧症, 慢性腎臓病.

図2-A　単純CT

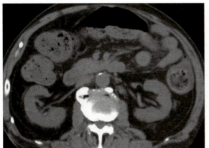

図2-B　単純CT冠状断像

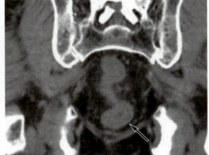

図2-C　単純CT冠状断像

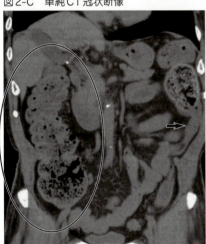

図2-D　単純CT冠状断像

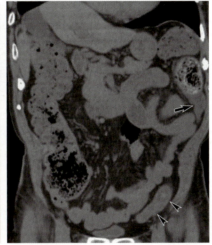

腹部単純CTでは, 盲腸から上行結腸にかけて多量の糞便貯留がみられ (C；○印), 肛門側には狭窄と浮腫を認める (C, D；→). 下行結腸からS状結腸 (D；▶) および直腸にかけて虚脱した腸管壁に強い粘膜下浮腫を認める (B；→).

診断名 狭窄型虚血性腸炎

虚血性大腸炎の一般的知識と画像所見

　虚血性大腸炎は大腸の炎症性状態を反映した病巣であり, 大腸への十分な血流が供給されない時に進行する. Marstonらは, 1966年に発表された論文で虚血性大腸炎という用語を導入した[1]. 好発年齢は60歳以上である.

　急性に突然発症し, 期間は短いが, 壊疽, 壊死組織が存在すれば死亡する危険性は高い. 腸管を栄養する動脈硬化がある場合が原因として多い. 臨床重症度により一過性, 狭窄型, 壊死型の3つに分類される.

　発症に関与する因子として, 血管側因子と腸管側因子の関与が指摘されており[1], 腸粘膜あるいは腸管壁の血流低下を引き起こして虚血状態を作るとされている. リスク要因としては, うっ血性心不全, 肥満, 糖尿病, 低血圧, 大動脈の外科的手術の既往, 便秘となる内服薬などが挙げられる.

　直腸を除く左結腸に発生し, 抗菌薬の未使用, 糞便あるいは生体組織の細菌培養が陰性で

参考症例 壊死型虚血性大腸炎

図3-A 単純CT(上)
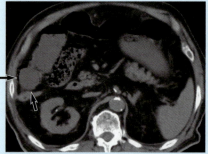

図3-B 単純CT(中)
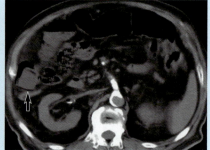

図3-C 単純CT(下)
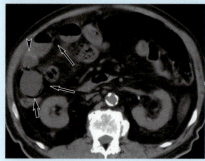

図3-D 造影CT
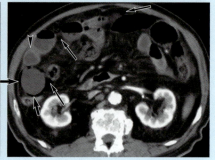

図3-E 造影CT冠状断像
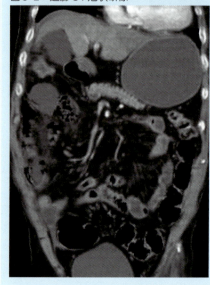

70歳代, 男性. 2型糖尿病, 高血圧症. 2日前より下腹部痛, WBC 23,130/μl, CRP 10 mg/dl. 入院4日目午後10時より黒色残渣嘔吐, 腹部板状硬.
腹部単純CT, 造影CTでは, 右側回腸には腸管気腫(A〜D;→)とfree air(C, D;→), 造影不良がみられ, 上腸間膜動脈根部には著明な石灰化を認める. 動脈硬化に伴う狭窄が強いと考えられる. これに伴い, 右結腸動脈, 回腸動脈の血流は乏しくなっている. 回盲部から口側の空腸には腸管壁の血腫, 造影不良域がみられ, 腸間膜の浮腫, 壁内気腫を認める. 周囲にはfree airがあり, 小腸内糞便(air bubbleを大量に伴う腸管内容物)も認める.
手術が施行され, 回盲弁から10cm口側から60cmの範囲にわたり回腸壊死を認めた.

あることが診断基準とされている[2].

　動脈硬化性疾患と便秘を有する高齢者は壊死型のhigh risk groupと認識し, 全身性炎症反応症候群(systemic inflammatory response syndrome；SIRS), 腹膜刺激症状, 画像診断により迅速な手術適応の決定を要する[3].

　CTで大腸壁の肥厚と濃染像を確認し, 虚血性腸炎が疑われるようであれば, 内視鏡検査や注腸検査を行って確定診断する.

画像所見

虚血性大腸炎の特徴的な内視鏡およびX線所見とその経時的変化を表1に示す.

CTでは病変の解剖的部位および腸のレベルの正確な同定のため,また閉塞の存在および程度の評価のために,走査の30〜120分前に1.2%バリウムまたは2%ヨード化水溶性造影剤を経口投与することが望ましい.病変の疑いのある部位で,より薄いスライスまたは重複した再構成画像を作成することが,正確な診断の一助となる.造影剤の静脈内投与は,腹部の内臓および腸の病変,ならびに閉塞またはイレウスを引き起こす腸周囲の病理学的プロセスを評価するために望ましい.また,腸壁の増強パターンは,閉塞に伴う腸虚血の診断に非常に有用であり,静脈内造影剤は,動的腸閉塞および腸の梗塞を引き起こす上腸間膜動脈または静脈内血栓の存在を確定する.100〜150mlの造影剤(300〜370mg/mlのヨウ素)を,通常,2〜3ml/秒の速度で投与する.

MDCTは,空間分解能を向上させるためにコリメーションを薄くすることが可能となり,収集されたボリュームデータから,横断,矢状断,冠状断,および彎曲した多断面の再構成画像が作成される.横断像での所見が不確定な場合,多断面再構成画像は部位,レベル,障害の原因を特定するのに役立つ.虚血性大腸炎の特徴的なCT所見を表2に示す.

表1 虚血性大腸炎の特徴的な内視鏡およびX線所見とその経時的変化

①特徴的な内視鏡像とその経時的変化	
急性期:	発赤,浮腫,出血,縦走潰瘍
慢性期:	正常〜縦走潰瘍瘢痕(一過性型)
	管腔狭小化,縦走潰瘍瘢痕(狭窄型)
②特徴的なX線像とその経時的変化	
急性期:	母指圧痕増,縦走潰瘍
慢性期:	正常〜縦走潰瘍瘢痕(一過性型)
	管腔狭小化,縦走潰瘍瘢痕,嚢形成(狭窄型)

表2 虚血性大腸炎の特徴的なCT所見[5]

- 区域性の異常(segmental region of abnormality) 89%
- 対称性または分葉性腸管壁肥厚(symmetrical or lobulated thickening of bowel wall) 平均8mm
- 不整な狭窄腸管(irregularly narrowed lumen)
- 粘膜下浮腫 [submucosal edema (target sign or double halo sign)] 61%
- 腸管壁または静脈内ガス(intramural or portal venous gas) 6%
- 腸間膜浮腫(mesenteric edema)
- 上腸間膜動脈または静脈内血栓/閉塞などの指摘
 (superior mesenteric artery or vein thrombus/occlusion may be demonstrated)

鑑別診断のポイント

虚血性大腸炎との鑑別が必要な疾患として,潰瘍性大腸炎,Crohn病,出血性大腸炎,偽膜性腸炎,アメーバ腸炎,住血虫症などが挙げられる.

参考文献

1) Marston A, Pheils MT, Thomas ML, et al: Ischaemic colitis. Gut 7: 1-15, 1966.
2) 大川清隆,青木哲也,追矢秀人・他:虚血性腸炎の誘因.臨床消化器内科 17: 1661-1667, 2002.
3) 飯田三雄:虚血性腸病変の臨床.Gastroenterol Endosc 36: 814-816, 1994.
4) Balthazar EJ, Yen BC, Gordon RB: Ischemic colitis: CT evaluation of 54 cases. Radiology 211: 381-388, 1999.
5) 田畑峯雄,亀川寛大,渋谷 寛・他:虚血性腸炎及び壊死型虚血性腸炎の診療と遠隔成績.日腹部救急医会誌 22: 47-53, 2002.

好酸球性消化管疾患
eosinophilic gastrointestinal disease

(井本勝治, 山崎道夫)

症例1: 70歳代, 女性. 2か月ほど前より朝食時の嚥下困難, 胸部圧迫感. 採血上, WBC 7560/μl (好中球 61.2%, リンパ球 25.7%, 単球 5.4%, 好酸球 6.9%, 好塩基球 0.8%) であった. (文献1) より転載)

図1-A 造影CT KEY

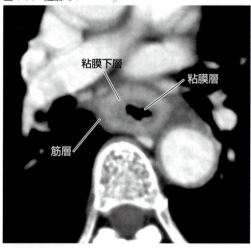

図1-B 上部内視鏡 (Aとは別症例)

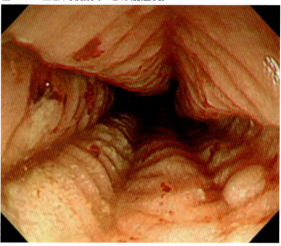

造影CT (A) では, 食道壁は気管分岐上レベルから噴門部まで広範囲で著明に肥厚し, target signを呈していた. 本例では筋層の壁肥厚が著明で, 粘膜・粘膜下層では軽度であったため, 内視鏡では内腔はやや狭小化していたが, 粘膜面には明かな異常は認めなかった.
別症例 (B) で食道壁肥厚がみられ (単純CTは非提示), 上部内視鏡では白斑や縦走溝, 畳状模様などの典型像が観察された.

診断名 好酸球性食道炎

症例2: 40歳代, 男性. 腹痛, 嘔吐にて当院救急外来へ受診. 既往歴に喘息あり. 採血上, WBCは15,100/μlと上昇し, 好酸球が32%を占めていた.

図2-A 造影CT (動脈相) KEY

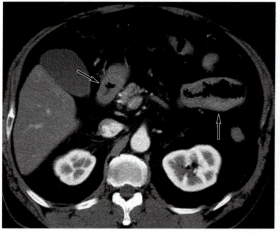

図2-B 造影CT冠状断像 (動脈相) KEY

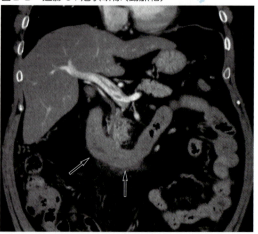

胃前庭部〜十二指腸〜近位空腸に壁肥厚が認められ (A, B; →), 直腸膀胱窩には少量の腹水も認められた. 末梢血液中の好酸球増多がみられたため, 内視鏡検査が施行され, 十二指腸にびらん・浮腫を伴う粘膜所見が認められた. 十二指腸下行脚のびらん部より組織生検が行われ, 好酸球の著明な浸潤が確認された. **診断名** 好酸球性胃腸炎

好酸球性消化管疾患の一般的知識と画像所見

　好酸球性消化管疾患は，好酸球の消化管への異常な浸潤により正常な機能が障害される疾患の総称で，炎症が起こる部位によって好酸球性食道炎(eosinophilic esophagitis；EoE)と好酸球性胃腸炎(eosinophilic gastroenteritis；EGE)に大別される．食物などが抗原となってアレルギー反応が起こるとされているが，原因となるアレルゲンがはっきりしない場合もあり，その機序は完全には明らかになっていない．

　好発年齢はなく小児〜高齢者までみられるが，20〜50歳代の成人に比較的多いとされ，EoEは男性に多い．喘息などのアレルギー疾患の合併が半数ほどみられるのが特徴である．

　症状は発症部位によって異なり，EoEでは炎症による通過障害や胸痛，嚥下時痛が多く，EGEでは腹痛や嘔吐，下痢が生じ，これらの症状が慢性的に持続すると栄養障害や消化管狭窄を伴うこともある．

　本症は指定難病疾患になっており，表1, 2にそれぞれの診断基準を示すが[2)]，画像診断だけでなく症状や内視鏡検査，採血結果などと併せて総合的に診断を行う必要がある．

画像所見　炎症の程度により画像所見は異なるが，消化管壁の層構造が比較的保たれた壁肥厚がみられた場合に本症を疑う．基本的に消化管粘膜へのアレルギー反応のため粘膜〜粘膜下層主体に変化が生じるが，アレルゲンの曝露が持続すれば，より深層の筋層や漿膜層(食道には漿膜はない)にも好酸球が浸潤し，場合により筋層や漿膜下が炎症の主体となることがある．このため，粘膜のみに病変が限局し炎症が軽度である場合には画像所見に現れにくく，炎症が強くなると壁肥厚として所見に現れる．また，浸潤が持続的に筋層に及び，消化管狭窄が生じると腸閉塞で発症し，漿膜に及ぶと腹水を伴うことが多くなる．

　本症の画像診断の別の役割としては，①他領域にも好酸球性増多症を疑う所見がないか，②本症と鑑別を要する疾患の鑑別所見がないか，の評価も重要である．

　治療としては，原因となるアレルゲンがわかる場合には，アレルゲンとなっている食品を除いた食事療法が行われる．EoEでは胃酸を減らすプロトンポンプ阻害薬が有効なことも多く第一選択とされ，その他の薬物治療ではステロイドホルモン(局所や全身)や抗アレルギー薬が使用される．EGEでは全身性にステロイドを用いることが多い．

鑑別診断のポイント

　好酸球性食道炎と好酸球性胃腸炎では，それぞれ別の種類の疾患を鑑別する必要がある．

1) 好酸球性食道炎の鑑別疾患

- 胃食道逆流症：24時間の食道内pHモニタリング検査や上部内視鏡生検により，好酸球の浸潤で鑑別を行う．
- カンジダ感染：内視鏡像は好酸球性食道炎に類似しているが，組織学的な検討で鑑別可能である．
- 薬剤アレルギー：注意深い病歴の聴取から鑑別が可能である．

2) 好酸球性胃腸炎の鑑別疾患

- 過敏性腸症候群：症状から鑑別することは困難である．病理組織学的検討が必要であるが，過敏性腸症候群とEGEに疾患概念の重なりがある可能性もある．
- Crohn病と潰瘍性大腸炎：炎症性腸疾患は鑑別すべき疾患として重要であり，また，時に

鑑別が困難な場合があるため，他の臨床情報や経過と併せて鑑別を行う．終末回腸や上行結腸は，健常者でも粘膜固有層に多数の好酸球浸潤をみるため注意が必要である．

その他，腸管壁が肥厚する疾患として，血管炎による虚血性腸炎，ループス腸炎，Henoch-Schönlein紫斑病，寄生虫性腸疾患，感染性腸炎などが挙げられる．

表1 好酸球性食道炎の診断指針（2015）（文献2）より改変して転載）

必須項目
1) 食道機能障害に起因する症状（嚥下障害，つかえなど）の存在
2) 食道粘膜の生検で上皮内に好酸球数20以上/HPFが存在（数か所の生検が望ましい）

参考項目
1) 内視鏡検査で食道内に白斑，縦走溝，気管様狭窄を認める
2) CTスキャンまたは超音波内視鏡検査で食道壁の肥厚を認める
3) 末梢血中に好酸球増多を認める
4) 男性
5) プロトンポンプ阻害薬（PPI）は無効でグルココルチコイド製剤が有効である

表2 好酸球性胃腸炎の診断指針（2015）（文献2）より改変して転載）

必須項目
1) 症状（腹痛，下痢，嘔吐など）を有する
2) 胃，小腸，大腸の生検で粘膜内に好酸球主体の炎症細胞浸潤が存在している
（20/HPF以上の好酸球浸潤，生検は数か所以上で行い，また他の炎症性腸疾患，寄生虫疾患，全身性疾患を除外することを要する．終末回腸，右側結腸では健常者でも20/HPF以上の好酸球浸潤をみることがあるため注意する）
3) あるいは腹水が存在し腹水中に多数の好酸球が存在

参考項目
1) 喘息などのアレルギー疾患の病歴を有する
2) 末梢血中に好酸球増多を認める
3) CTスキャンで胃，腸管壁の肥厚を認める
4) 内視鏡検査で胃，小腸，大腸に浮腫，発赤，びらんを認める
5) グルココルチコイドが有効である

> **NOTE** 好酸球性消化管疾患の発症機序と治療
>
> 好酸球性胃腸炎の原因は明らかとなっていないが，Th2反応を起こしやすい個人が食物抗原などに反応して消化管でのIL-5, IL-13, IL-15, eotaxinなどのサイトカインの産生が高まり，好酸球やマスト細胞（mast cell）が活性化され，消化管上皮に障害を起こすアレルギー性疾患と考えられている（図3）[3]．
>
> 治療の指針としてはプレドニゾロン20〜40mg/dayの内服が行われることが多いが，投与量，減量スピード，中止の時期，治療抵抗例に対する対応，再発，再燃時の対応については，一定の見解はない．

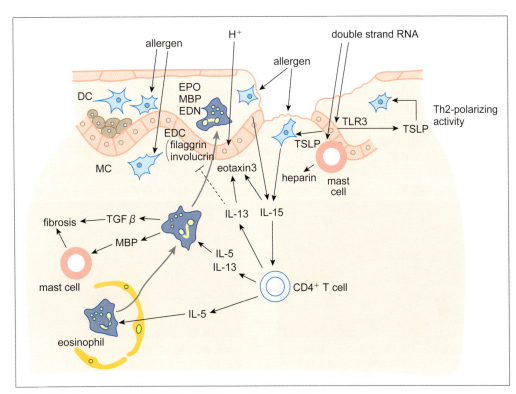

図3 想定される好酸球性食道炎の発症機序(文献3)より転載)
食物抗原や空気中の抗原で刺激された食道粘膜上皮中に樹枝状細胞が,直接にIL-6の産生を介して,またTh2系の免疫反応を誘導してリンパ球にIL-15,IL-13を大量に産生させて食道上皮の正常な分化を阻害するとともに,eotaxin-3の発現を刺激して食道粘膜上皮中への好酸球浸潤を促進している.
DC:dendritic cell,EDC:epidermal differentiation complex,EDN:eosinophil-derived neurotoxin,EPO:eosinophil peroxidase,IL:interleukin,MBP:major basic protein,MC:mast cell,TGFβ:transforming growth factor β,TLR3:toll-like receptor 3,TSLP:thymic stromal lymphopoietin

参考文献

1) 北村弘樹,原田太平:好酸球性食道炎の2例.臨床放射線 61: 943-951, 2016.
2) 厚生労働省:2.好酸球性食道炎の診断指針,3.好酸球性胃腸炎の診断指針.98 好酸球性消化管疾患.p.4-5, 2015.(http://www.mhlw.go.jp/file/06-Seisakujouhou-10900000-Kenkoukyoku/0000089894.pdf)
3) 木下芳一,石原俊治,天野祐二・他:好酸球性胃腸炎の診断と治療.Gastroenterol Endosc 53: 3-15, 2011.
4) 松井敏幸,木下芳一,平橋美奈子・他:好酸球性消化管疾患の概念と取り扱い.胃と腸 48: 1849-1952, 2013.
5) 清水誠治:好酸球性胃腸炎(eosinophilic gastroenteritis).胃と腸 47: 814-815, 2012.

胆石
gallstone

（大田信一）

● 症例1：50歳代，女性．減量手術後の内臓脂肪測定目的．

図1　単純CT **KEY**

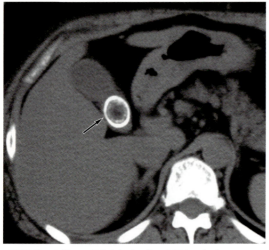

胆嚢頸部に層状の石灰化を有する結石を認める（→）．コレステロール結石を主成分とし，細菌感染や炎症による二次的なビリルビンのカルシウム塩を形成する混成石である．

診断名 胆嚢結石（混成石）

● 症例2：80歳代，男性．肝腫瘍精査．

図2　T2強調像 **KEY**

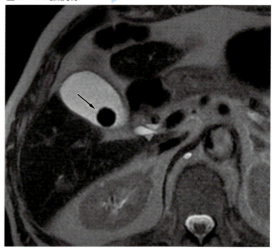

胆嚢体部に著明な低信号を呈する結石を認める（→）．

診断名 胆嚢結石

● 症例3：60歳代，女性．肝内結石にて経過観察中．

図3　単純CT

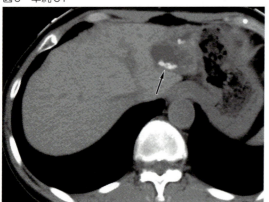

肝外側区に石灰化を有する肝内結石があり，肝内胆管の拡張を認める（→）．肝外側区は萎縮している．

診断名 肝内結石（ビリルビンカルシウム石）

参考症例　偽胆石

図4　単純CT（CTRX治療開始6日後）

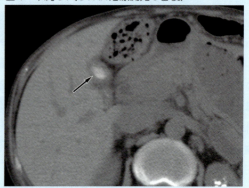

50歳代，女性．熱発にて受診，尿路感染症と診断され，セフトリアキソン（CTRX）による抗菌薬治療が開始された．
初診時のCTでは胆嚢結石を認めなかった（非提示）．6日後の経過観察のCTでは，胆嚢は萎縮し，淡い石灰化を認める（→）．CTRXによる偽胆石と診断された．抗菌薬の変更により，経過観察のCTで偽胆石の消失を認めた（非提示）．

胆石の一般的知識と画像所見

　肝内で生成される胆汁の成分が析出,凝結し,胆道内に生じた固形物を胆石という.形成因子は胆石の種類により異なるが,形成機序は,胆石主要構成成分の胆汁における過剰排泄,それに伴う結晶化による析出,さらに胆道系における結晶の迅速な成長からなる[1].胆石は主成分により,コレステロール胆石(純コレステロール石,混成石,混合石),色素胆石(ビリルビンカルシウム石,黒色石),稀な胆石に分類される.また存在部位によって,胆囊結石,総胆管結石,肝内結石に分類される.2013年度の全国調査[2]では,胆囊結石が70％以上で,総胆管結石は25％程度,肝内結石は4％に満たない.以前は女性に多かったが,男女比が逆転し,男性が多くなっている.胆囊結石では,コレステロール胆石が60％以上,色素胆石が30％程度,総胆管結石では,コレステロール石,色素胆石がそれぞれ50％程度,肝内結石では,80％以上がビリルビンカルシウム石となっている.肝内結石では細菌感染と胆汁うっ滞が主な成因で,また総胆管結石も胆囊結石や肝内結石からの落下結石を除くと,胆道感染に起因することがほとんどであるため,ビリルビンカルシウム石の割合が増えている.

　画像所見　胆石の診断,特に胆囊結石において超音波検査の診断能が高く,第一選択であることは疑いの余地がない.一方,CTやMRIは,客観性に優れ全体像の把握が容易である.胆石は,カルシウム含有量の多い結石であれば,CTで高吸収域として描出される.ビリルビンカルシウム石で石灰化の頻度が高くなり,層状の石灰化を示すことが多い.一方,カルシウム成分の少ない結石は胆汁と等吸収となりCTで描出されないが,純コレステロール結石や含気胆石は,胆汁と比べて吸収値の差があり認識できることがある.DIC-CTは,MRCPの情報が不十分な場合に術前検査として行われるが,胆石はfilling defect像として描出される.MRIでは,水成分を強調したT2強調像やMRCPで,いずれの胆石でも著明な低信号として描出され,CTでの陰性結石も描出できる.MRCPのマルチスライス法では3Dでの情報収集が普及し,より小さな胆石を認識できるようになってきている.CT,MRIともに,胆石の存在診断のみならず,周囲の炎症や癌が潜んでいる可能性を念頭に読影する必要がある.

鑑別診断のポイント

　MRIで小さな胆石とポリープとの鑑別困難な症例が存在するが,通常は胆石の診断に窮することはない.肝内結石では,高率に胆管癌を合併するとされており,初診時のみでなく結石治療後の経過観察時においても,常に胆管癌合併の可能性を念頭に置く必要がある.

NOTE　**偽胆石**

　偽胆石とは,胆囊内でセフトリアキソン(CTRX)がカルシウムと結合して結石を形成したものである.画像所見は胆石と区別がつかないが,投与中止により溶解または排泄し自然に消失するという特徴をもつ(図4).一般的には無症状であるが有症状のこともあり,胆石胆囊炎や胆石発作との鑑別が必要である.小児報告例が多いが,これは様々な領域でCTRXが用いられ,体重当たりの用量が多くなりがちなためと推察されている.

参考文献

1) 日本消化器病学会(編):胆石症診療ガイドライン2016,改訂第2版.南江堂,2016.
2) 日本胆道学会学術委員会:胆石症に関する2013年度全国調査結果報告.胆道 28: 612-617, 2014.

無石胆嚢炎
acalculous cholecystitis

（大田信一）

症例：70歳代，男性．他院にて胃癌術後に胃穿孔を生じ，当院にて開腹ドレナージ手術後，炎症反応の持続を認めた．術後27日目で，WBC 21,400/μl，CRP 25.93mg/dl．

図1-A　単純CT（ドレナージ術後6日目）

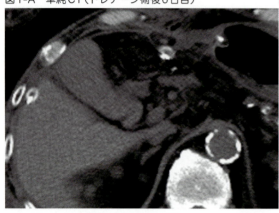

図1-B　造影CT（術後15日目）

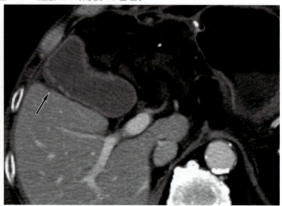

図1-C　造影CT（術後27日目）

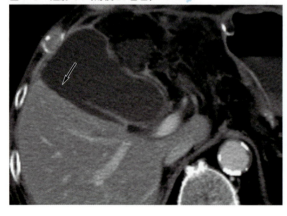

図1-D　切除標本

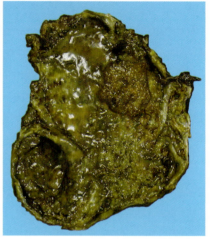

ドレナージ術後6日目の単純CT（A）で，胆嚢に拡張や胆嚢結石は認めない．術後15日目では軽度の胆嚢壁肥厚を認め，この時点で，壁の造影効果の不整と壁外への少量液貯留が疑われる（B；→）．術後27日目に，壁の途絶と壁外への胆汁漏出を認める（C；→）．緊急手術が施行され，壊疽性胆嚢炎と診断された．胆嚢表面は緑黄色で不整に肥厚し（D），壊死物質の沈着を認めた．胆嚢結石は認めなかった．

診断名　壊疽性胆嚢炎（無石胆嚢炎）

> **NOTE　エイコサノイド（eicosanoid）**
> エイコサノイドは，細胞膜を構成しているリン脂質中から遊離したアラキドン酸を前駆物質として産生され，多彩な生理・薬理作用を発現することにより様々な生理機能や病態生理の維持に関与している．アラキドン酸関連代謝産物には，プロスタグランジン，トロンボキサン，ロイコトリエンなどがある．

無石胆嚢炎の一般的知識と画像所見

　急性胆嚢炎では3.7〜14％に胆嚢結石を合併しない無石胆嚢炎が認められる[1]．男性に多く，高齢者の報告が多い．12〜49％は外傷や大手術後に発生し，またICU管理下や重症熱傷の患者に多くみられる．手術，外傷，熱傷，長期のICU滞在，感染症，糖尿病，肥満，悪性腫瘍，経静脈栄養，胆汁うっ滞などが危険因子として挙げられる．胆汁うっ滞は胆嚢内圧の上昇を起こしうるが，その他の発生メカニズムとしては，胆嚢内圧上昇との関連は乏しく，虚血や再還流障害，エイコサノイド（▶NOTE）の炎症誘発メディエイターなどによるとされている．虚血の原因としては，胆嚢捻転，腫瘍などによる機械的な血流障害，動脈硬化に起因するアテローム血栓などがある．またアレルギー，ウイルス感染，細菌感染，菌血症による無石胆嚢炎の報告もある．壊疽性胆嚢炎や胆嚢穿孔を伴う頻度が高く，多臓器不全を伴うことが多い．

　画像所見　診断は有石胆嚢炎と同様，超音波検査やCTが有用とされ，胆嚢壁肥厚，胆嚢周囲液体貯留，気腫性胆嚢，胆泥貯留，造影される胆嚢壁の欠如などがある．無石胆嚢炎のCT所見を表に示す[2]．

表　無石胆嚢炎のCT所見 (文献2)を元に作成)

- 胆石または胆泥の欠如 (absence of gallstones or sludge)
- 胆嚢壁肥厚 (＞3mm) (gallbladder wall thickening)
- 漿膜下のhalo sign (intramural lucency) (subserosal halo sign)
- 胆嚢周囲の脂肪浸潤 (pericholecystic infiltration of fat)
- 胆嚢周囲の液体 (pericholecystic fluid)
- 粘膜の脱落 (mucosal sloughing)
- 粘膜下ガス (intramural gas)
- 胆嚢拡張 (＞5cm) (gallbladder distention)

　しかし，呼吸管理や鎮静による意識レベル低下や術後のために，有石胆嚢炎で特異度の高い臨床徴候（sonographic Murphy's sign，右季肋部痛，発熱）をとらえることが難しく，白血球増多や肝機能異常も特異的ではない．そのため，診断が困難で治療開始が遅れることが多く，有石胆嚢炎に比較して予後不良である．

　治療は有石胆嚢炎と違いはなく，胆嚢摘出術や胆嚢ドレナージがあるが，壊疽性胆嚢炎を疑った場合には緊急手術が必要である．

鑑別診断のポイント

　胆嚢管での胆嚢結石嵌頓による有石胆嚢炎，胆嚢捻転・腫瘍による血流障害を第一に除外した上で，上記の無石胆嚢炎を疑う画像所見の存在に留意する．また，術後や意識レベル低下のために臨床徴候から疑うことが困難なことがあるため，上記の危険因子を有する患者に胆嚢拡張や壁肥厚が認められた場合には，本疾患を疑う必要がある．

参考文献

1) 急性胆管炎・胆嚢炎診療ガイドライン改訂出版委員会・他（編）；急性胆管炎・胆嚢炎診療ガイドライン2013. 医学図書出版, 2013.
2) Barie PS, Eachempati SR: Acute acalculous cholecystitis. Gastroenterol Clin North Am 39: 343-357, 2010.

気腫性胆嚢炎
emphysematous cholecystitis

（大田信一）

● 症例1：80歳代，女性．手術適応のない胆管癌にてチューブステントを挿入されていた．黄疸，炎症反応高値のため，ステント閉塞が疑われた．WBC 12,800/μl，T-Bil 5.5mg/dl，CRP 21.38mg/dl．

図1-A　単純CT　**KEY**

図1-B　ERCP像（チューブ交換時）　**KEY**

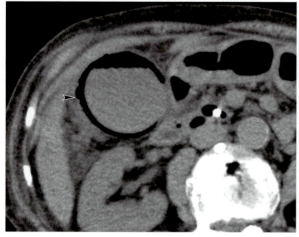
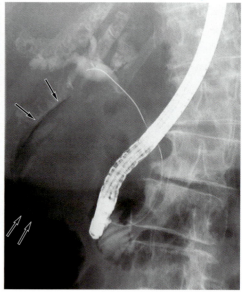

胆嚢壁内に全周性にガスを認め，胆嚢内腔にair-fluid levelを認める（A；▶）．チューブステント交換時のX線写真で，胆嚢壁に一致した曲線状のガス像を認める（B；→）．チューブステント交換により，大量の膿性胆汁の排泄を認めた．後日，経皮的胆嚢ドレナージが施行された．

診断名　気腫性胆嚢炎

● 症例2：70歳代，男性．尿管結石や腰椎手術の既往あり．腰痛にて入院後2日目に肝機能異常，黄疸が出現．WBC 7900/μl，T-Bil 3.2mg/dl，CRP 11.59mg/dl．

図2-A　単純CT

図2-B　造影CT　**KEY**

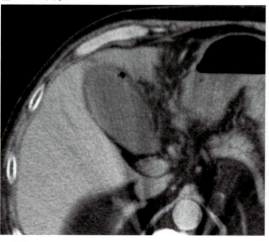
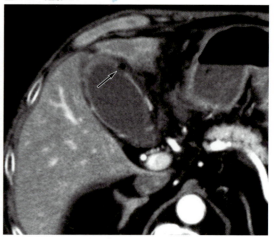

胆嚢壁は肥厚し，底部の壁内に少量のガスを認める（A，B）．造影CTでは，ガスの存在する部位に一致して，壁の造影効果の欠損を認める（B；→）．緊急手術にて出血壊死を伴う急性胆嚢炎と診断された．

診断名　壊疽性胆嚢炎（気腫性胆嚢炎）

気腫性胆嚢炎の一般的知識と画像所見

　気腫性胆嚢炎は，消化管と胆嚢との瘻孔形成がなく，胆嚢壁や胆嚢内腔にガスが存在する胆嚢炎と定義されている．*Clostridium perfringens*, *Escherichia coli*, *Staphylococcus aureus*, *Bacteroides fragilis*などのガス産生菌の感染に起因する稀な急性胆嚢炎である[1]．男性に多く，糖尿病や消耗性疾患を有する患者に多い．通常の急性胆嚢炎に比べて無石のことが多く，胆石嵌頓による内圧上昇で生じるのではなく，胆嚢壁の微小循環や還流の低下による虚血を誘発因子とし，二次的に感染を起こすことが原因と考えられている．またわが国での報告はないが，腎細胞癌，消化管間質腫瘍（gastrointestinal stromal tumor；GIST），膵神経内分泌腫瘍に適応となっているキナーゼ阻害薬スニチニブ（商品名：スーテント®）を内服している患者に生じることが，海外で報告されている．

　通常の急性胆嚢炎に比べて穿孔の頻度がきわめて高く，死亡率も15％（通常の急性胆嚢炎の死亡率は4％）と高いため，早急な胆嚢摘出術が必要である．外科手術のできない患者には，経皮的胆嚢ドレナージと抗菌薬投与が考慮される．

　病態の進行度は，Stage I：胆嚢腔内だけのガス，Stage II：壁内ガスも認める，Stage III：胆嚢外にもガスを認める，に分類される（表）[2]．遊離ガスは胆嚢穿孔を意味し，緊急手術の適応である．

表　Heifetzsらの気腫性胆嚢炎の進行度分類（文献2）を元に作成）

Stage I：腹部単純X線写真において胆嚢内のみにガス像を認めるもの
Stage II：胆嚢壁内にもガス像を認めるもの
Stage III：胆嚢周囲までもガス像を認めるもの

　画像所見　典型例では腹部単純X線写真で診断可能であり，胆嚢壁に沿った曲線状のガス像が特徴である．しかし，その感度は低い．超音波所見では通常の急性胆嚢炎と同様であるが，それに加えて壁内ガスによる多重反射のため壁が高エコーを呈し，磁器様胆嚢などの石灰化との鑑別が困難な場合がある．一方，CTは壁内や内腔の少量のガスでも検出可能であり，最も感度が高く有用である．ガスは単純CTでも検出可能であるが，胆嚢壊死や穿孔の評価のために造影CTを施行すべきである．胆嚢壁の造影効果や連続性の不明瞭化は胆嚢壊死を示唆し，胆嚢内腔と連続する胆嚢周囲液貯留，胆嚢の緊満感の消失，腹腔内のfree airは穿孔を示唆する．

鑑別診断のポイント

　臨床徴候は通常の急性胆嚢炎と同様であり，判別は困難であるため，CTでガスをとらえることが重要である．少量のガスを見落とさないために，thin sliceで，ガスの描出に優れた条件（ウインドウレベル，ウインドウ幅）で観察する．

参考文献

1) Patel NB, Oto A, Thomas S: Multidetector CT of emergent biliary pathologic conditions. RadioGraphics 33: 1867-1888, 2013.
2) Heifetz CJ, Wyloge EI: Effect of distention of gallbladder with air and its relationship to acute pneumocholecystitis. Ann Surg 142: 283-288, 1955.

急性胆管炎
acute cholangitis

（村田一平）

症例1：70歳代，男性．発熱，黄疸を主訴に受診．腹痛は認めない．T-Bil 10.6mg/dl, D-Bil 6.5mg/dl, AST 401IU/l, ALT 595IU/l, ALP 831IU/l, γ-GTP 1044IU/l, CRP 5.3mg/dl, WBC 16,960/μl．急性胆管炎を疑い，造影CTを施行した．

図1-A　造影CT（動脈相）　KEY　　　図1-B　造影CT（平衡相）

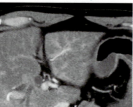
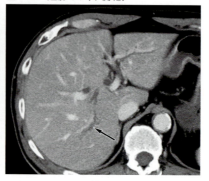

図1-C　造影CT（平衡相）　　　図1-D　造影CT冠状断像（動脈相）　KEY

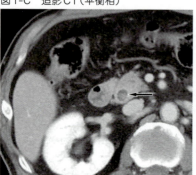
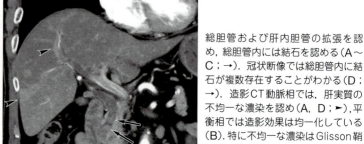

総胆管および肝内胆管の拡張を認め，総胆管内には結石を認める（A〜C；→）．冠状断像では総胆管内に結石が複数存在することがわかる（D；→）．造影CT動脈相では，肝実質の不均一な濃染を認め（A, D；▶），平衡相では造影効果は均一化している（B）．特に不均一な濃染はGlisson鞘周囲に強く認める．

診断名 急性胆管炎・総胆管結石

症例2：50歳代，女性．心窩部痛，嘔吐を主訴に受診．腹痛は認めない．T-Bil 0.75mg/dl, AST 168IU/l, ALT 203IU/l, ALP 380IU/l, γ-GTP 533IU/l, 炎症反応の上昇は認めない．単純CT, MRIを施行した．

図2-A　単純CT冠状断像　　　図2-B　MRCP　KEY

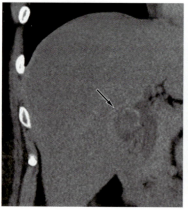
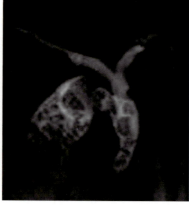

単純CTでは胆嚢結石は淡い高吸収域として認めるが（A；→），総胆管結石の指摘は困難である．MRCP（B）では胆嚢および総胆管結石は陰影欠損として明瞭に描出されている．本例のようにCTで指摘できない結石でもMRCPで指摘可能なことはしばしば見受けられ，MRCPで5mm以上の結石を見逃すことはまずなく，ある程度以上の大きさの結石の検出能は直接造影法に匹敵するといわれている．しかし，乳頭部や肝内胆管に微小結石が存在する場合，MRCPのみで結石を証明するのは難しいこともある．

診断名 総胆管結石

急性胆管炎の一般的知識と画像所見

急性胆管炎は胆管内に急性炎症が発生した病態であり，その発生には，①胆管内に著明に増加した細菌の存在，②細菌またはエンドトキシンが血流内に逆流するような胆管内圧の上昇，の2因子が不可欠である．炎症の進展により，肝膿瘍や敗血症などの重篤かつ致死的な感染症に進展することもある．

臨床的には発熱，右上腹部痛，黄疸のCharcot 3徴が有名である．さらに意識障害とショックを来した状態をReynolds 5徴と称し，これを満たしたものを重症例として急性閉塞性化膿性胆管炎(acute obstructive suppurative cholangitis；AOSC) と呼ぶ[1]．

成因として頻度が高いのは，総胆管結石症，良性胆道狭窄，胆道の吻合部狭窄，悪性疾患による胆道狭窄であり，成因に悪性疾患が占める割合は10〜30％と報告されている．

急性胆管炎の診断基準および重症度分類の詳細に関しては，『急性胆管炎・胆囊炎診療ガイドライン2013』を参照されたい[2]．診断は全身の炎症所見（発熱，炎症反応の上昇），胆汁うっ滞所見（黄疸，肝機能障害），胆管病変の画像所見（胆管拡張，狭窄，結石，ステント）で行い，重症急性胆管炎は敗血症による全身症状を来し，intensive careのもとに，緊急胆道ドレナージを施行しなければ生命に危機を及ぼすものとされる．

画像所見 急性胆管炎のCT診断は，胆管拡張(8mm以上は拡張の可能性あり，10mm以上はほぼ確実に拡張とする．ただし，胆囊摘出後では総胆管は拡張するので注意)，造影効果を伴った胆管壁肥厚，胆道気腫などがその存在を疑う所見とされていたが，これらは必ずしも確定的所見とはいえず，また，これらの画像所見だけでは閉塞性黄疸との区別は困難である．近年，ダイナミックCTでの肝実質の不均一濃染が急性胆管炎の診断に有効であることが示された．この所見は，胆管の炎症がGlisson鞘に波及することにより門脈末梢枝の血流障害が生じて代償性に動脈血流が増加することを反映しており，動脈相のみで認め，平衡相や静脈相では肝実質は均一に造影される．したがって，胆管炎が疑われる症例に対しては，急速静注によるダイナミックCTの施行が推奨される[2]．

MRIでは胆管拡張，胆管粘膜の浮腫，胆管周囲の浮腫や液体貯留などの描出が可能であり，急性胆管炎の成因診断にも有用である．ダイナミックCTと同様，ダイナミックMRIでも動脈相に，肝実質に不均一な濃染が認められれば急性胆管炎と診断できる．MR胆管膵管撮影(MRCP)はT2強調像を用いて膵胆道系の管腔構造を画像化する撮像法で，急性胆管炎の成因となる胆管結石，悪性胆管閉塞などの描出率は良好である．

急性胆管炎では原則として，胆道ドレナージを前提とした初期治療（絶食，十分な補液，電解質補正，抗菌薬投与）を行う．ドレナージ法としては内視鏡的胆管ドレナージ（ENBD，ERBDなど），経皮経肝的胆道ドレナージ（PTBD）が望ましいが，不成功あるいは行うことができないといった状況では，開腹ドレナージの適応となる．

鑑別診断のポイント

臨床的に鑑別が必要となるものは，上部消化管疾患，急性肝炎，急性膵炎，急性胆囊炎などがある．また，胆管拡張を来すものには急性胆囊炎，胆囊摘出後，胆管癌，膵炎，膵腫瘍，十二指腸疾患などがあり，胆管壁肥厚の鑑別としては，胆管癌(5mm以上は胆管癌のみ)，原発性硬化性胆管炎，膵炎，膵腫瘍などが挙げられる．

参考文献
1) 森下恵美子，渡邉文彦，齋田幸久：腹痛のCT診断 肝・胆道・膵疾患．臨床画像 23: 147-159, 2007.
2) 急性胆管炎・胆囊炎診療ガイドライン改訂出版委員会（編）；急性胆管炎・胆囊炎診療ガイドライン2013 TG13新基準掲載．医学図書出版，p.57-86, 2013.

閉塞性黄疸
obstructive jaundice

（村田一平）

症例：70歳代，男性．黄疸，白色便を主訴に受診．腹痛や発熱は認めない．T-Bil 14.4mg/d*l*, D-Bil 10.2mg/d*l*, AST 135IU/*l*, ALT 107IU/*l*, LDH 131IU/*l*, ALP 3187IU/*l*, γ-GTP 1177IU/*l*, AMY 62U/*l*, WBC 5400/μ*l*．閉塞性黄疸を疑い造影CTを施行した．

図1-A 造影CT **KEY**
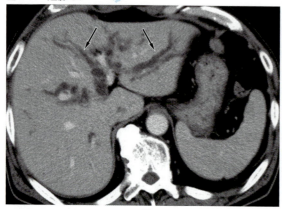

図1-B 造影CT
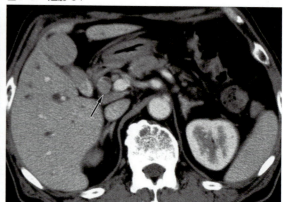

図1-C 造影CT冠状断像 **KEY**
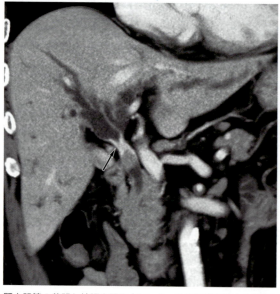

図1-D MRCP
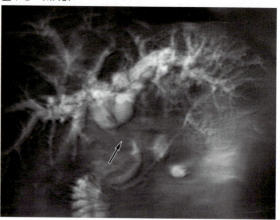

肝内胆管の著明な拡張を認め（A；→），Bでは総肝管内の腫瘍による内腔の閉塞所見を認める（→）．冠状断像では，総肝管から総胆管にかけて造影効果を伴う壁肥厚を認め（C；→），上部胆管癌による閉塞性黄疸と診断できる．MRCPでは著明に拡張した肝内胆管，左右肝管が確認でき，総肝管から総胆管にかけて内腔狭窄による陰影欠損を認める（D；→）．下部胆管，主膵管はほぼ正常所見である．本例では，遠隔転移やリンパ節転移は認めず，胆管切除術を施行した．

診断名 閉塞性黄疸（上部胆管癌）

参考文献
1) 竹原康雄：閉塞性黄疸の画像診断−MRI検査．臨床画像 23: 416-429, 2007.
2) 石神康生，入江裕之，吉満研吾・他：閉塞性黄疸の画像診断−MDCT検査．臨床画像 23: 406-415, 2007.

閉塞性黄疸の一般的知識と画像所見

黄疸とはビリルビンの血中濃度が異常に上昇した状態を指す．その中で，胆管の機械的な閉塞や狭窄により生じる黄疸を閉塞性黄疸と称し，通常は直接ビリルビン優位の高ビリルビン血症を呈する．原因としては，肝内外の胆管結石，一部の胆嚢結石，良性胆道狭窄，腫瘤形成性膵炎などの良性疾患や胆道癌，膵頭部癌，肝臓癌，悪性腫瘍の転移リンパ節による胆道圧迫などが挙げられる．

閉塞性黄疸の症状としては，皮膚掻痒感，全身倦怠感，褐色尿，灰白色便などがあり，身体所見として眼球結膜および皮膚の黄染がある．良性疾患による閉塞性黄疸の場合，黄疸の程度は概して軽度であり，右季肋部痛，発熱などの症状を伴うことがある．一方で，悪性腫瘍による場合は，高度な黄疸を来していることも多く，貧血や体重減少を伴うこともある．また，高度な閉塞性黄疸症例では，脂溶性であるビタミンKの吸収障害によって凝固因子(II, VII, IX, X)欠乏による出血傾向を来すことにも注意が必要である．

画像所見 臨床症状，理学所見などから閉塞性黄疸が疑われる場合，腹部超音波検査やCT，MR胆管膵管撮影(MRCP)などの画像所見により肝内外胆管拡張を確認することが診断につながり，これが肝内胆汁うっ滞型黄疸との鑑別点となる．腹部超音波検査は，その簡便性と無侵襲であることから最初に施行されることが多い画像検査である．胆管閉塞による二次的な胆管拡張は通常容易に描出可能である一方，総胆管レベルの閉塞機転の診断は困難である場合が多い．ダイナミックCTでは，総胆管〜肝管，肝内胆管の石灰化結石や閉塞機転となる腫瘍性病変を検出する．超音波所見と併せて，非石灰化結石の可能性がある時や，CTで腫瘍性病変が疑われるものの確定診断に至らない時は，MRIによる精査を施行する．MRIでは非石灰化結石の診断よりも，閉塞機転となる腫瘍を診断できる．また，内視鏡的逆行性胆道膵管造影(ERCP)や経皮経肝的胆道ドレナージ(PTBD)によって直接造影を行うことでも，閉塞部位の同定が可能となる．PTBDが困難な状況や術後などでERCPが困難な場合は，MRCPが有用である．点滴静注胆嚢胆管造影CT(DIC-CT)は，3次元構築により多方向からの観察が可能で，胆管結石の診断に有用であるが，黄疸例では造影率が著しく低下するため適応とならない．また，他検査と比較したMRCPの利点としては，低コストや低侵襲の他に，1枚で完全閉塞部位の上下の胆道を描出できることや，粘液に妨げられることなく腫瘍の同定ができる(粘液産生腫瘍では直接造影法による造影能が低下して腫瘍の主座が確認できない場合がある)ことが挙げられる[1]．

閉塞性黄疸そのものに緊急性はないが，うっ滞した胆汁に細菌感染を合併し胆管炎や胆嚢炎を併発すると，ドレナージや手術といった緊急処置が必要となることも多く，注意が必要である．

鑑別診断のポイント

閉塞性黄疸の画像診断は，肝内外胆管の拡張と閉塞部位の同定で行う(胆管拡張の定義はp.248-249「急性胆管炎」を参照)．CT横断像で胆管や膵管の走行を丹念に追うことが重要である．また，冠状断像や矢状断像で，横断像では目に留まらなかった病変に気づかされることもしばしばある[2]．

閉塞性黄疸の画像所見に加え，発熱や強い腹痛，炎症反応の上昇を認めた場合は，急性胆道炎を起こしている可能性が高く，対応を急ぐ必要がある．

急性肝炎
acute hepatitis

（森田 賢）

◆ **症例1**：20歳代，男性．黄疸と腹痛で来院．発症時のCT．

図1-A　単純CT

図1-B　造影CT（動脈相）　**KEY**

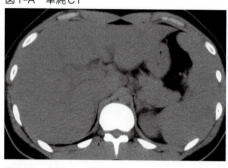
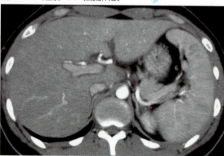

図1-C　造影CT（門脈相）

図1-D　造影CT（門脈相）

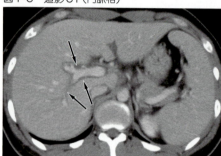
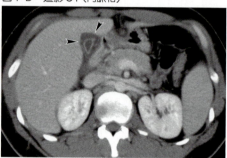

単純CT（A）では，肝臓の吸収値がごくわずかだが全体的に低下している．造影CT動脈相（B）では，肝実質の造影効果がわずかだが全体的に不均一である．造影CT門脈相では，門脈周囲の低吸収域（periportal collar，C；→）と胆嚢壁の浮腫性肥厚（D；▶）がある．

診断名 B型肝炎による急性肝炎

◆ **症例2**：50歳代，女性．倦怠感と黄疸で発症．発症3週間後のCT．

図2-A　単純CT　**KEY**

図2-B　造影CT（平衡相）

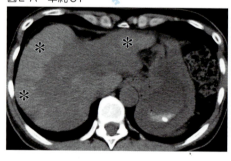
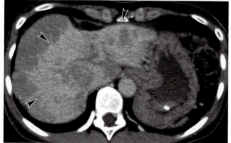

単純CTでは，肝の中心域が低吸収（壊死を反映），辺縁域がやや高吸収（残存する肝実質を反映，A；＊）を呈している．造影CT平衡相では中心域が濃染している（線維化を反映，B；▶）．

診断名 劇症肝炎（自己免疫性肝炎疑い）

参考文献
1) Yoo SM, Lee HY, Song IS, et al: Acute hepatitis A: correlation of CT findings with clinical phase. Hepatogastroenterology 57: 1208-1214, 2010.
2) Kim SW, Shin HC, Kim IY: Diffuse pattern of transient hepatic attenuation differences in viral hepatitis: a sign of acute hepatic injury in patients without cirrhosis. J Comput Assist Tomogr 34: 699-705, 2010.
3) Itai Y, Ohtomo K, Kokubo T, et al: CT and MR imaging of postnecrotic liver scars. J Comput Assist Tomogr 12: 971-975, 1988.
4) Murakami T, Baron RL, Peterson MS: Liver necrosis and regeneration after fulminant hepatitis: pathologic correlation with CT and MR findings. Radiology 198: 239-242, 1996.

急性肝炎の一般的知識と画像所見

急性肝炎とは，主に肝炎ウイルスの感染が原因となり，急性の肝機能障害を呈する疾患である．一般的には経過良好で6か月以内に治癒するが，約1～2％は劇症化し，予後不良となる（▶NOTE）．原因ウイルス別発症頻度は，A型が約30％，B型が約30％，C型が約10％である．潜伏期を経て発症するが，前駆症状である感冒様症状から始まり，黄疸，食欲不振，嘔気嘔吐，全身倦怠感，発熱などを来す．血液検査所見は，肝酵素やビリルビン値の上昇，肝炎ウイルスマーカーの異常を呈する．肝炎ウイルスマーカーが陰性で原因が特定できない場合は，肝生検が施行される．

画像所見 急性肝炎に特異的な画像所見はないが，種々の所見を呈することが知られている[1]．急性期には肝臓は腫大し，脂肪沈着や壊死を反映して，単純CTで低吸収値化することがある．門脈周囲には細胞浸潤や浮腫を反映して，periportal collarと呼ばれる，CTで低吸収域，MRIのT2強調像で高信号域が出現する．胆嚢壁の浮腫性肥厚（漿膜下浮腫）を伴うことも多く，胆嚢静脈のうっ滞によるといわれている．造影CTでは，動脈相でびまん性の不均一な異常濃染（early patchy enhancement）を呈することがある[2]．その他の所見として，肝門部のリンパ節腫大，脾腫，腹水などを伴うことがある．

鑑別診断のポイント

特に，胆管炎や胆嚢炎との鑑別が求められる．periportal collarは胆管拡張と紛らわしいが，門脈周囲に全周性に（横断像では両側に）出現することが胆管拡張との鑑別点である．periportal collarは，うっ血性心不全，肝外傷，原発性胆汁性肝硬変，原発性硬化性胆管炎，肝門部腫瘍，移植後の急性拒絶反応などでもみられる．胆嚢壁の浮腫性肥厚は，胆嚢壁の外側（漿膜下）が均一な低吸収を呈し，胆嚢腫大や周囲の炎症を伴わない点が，急性胆嚢炎との鑑別点である．同所見は右心不全，低蛋白血症，肝硬変などでもみられる．

> **NOTE**
>
> ### 劇症肝炎（fulminant hepatitis）
>
> 劇症肝炎は，肝炎ウイルス，薬剤，自己免疫性肝炎などにより，肝臓に短期間で広汎な壊死が生じ，進行性の黄疸，出血傾向および精神神経症状（肝性脳症）などの肝不全症状が出現する病態である．「発症から8週以内にプロトロンビン時間が40％以下に低下し，昏睡Ⅱ度以上の肝性脳症を生じる肝炎」と定義され，この期間が10日以内の急性型と11日以降の亜急性型に分類される．
>
> 画像所見は，肝萎縮が急速に進行し，肝細胞壊死を反映して単純CTで中心部に地図状の低吸収域を認める[3)4)]．瘢痕化（線維化）が進行すると，造影CT平衡相で濃染する．同部はT1強調像で低信号，T2強調像で高信号を呈する．辺縁域には残存する肝実質や再生結節を反映して，単純CTで高吸収，T1強調像で高信号，T2強調像で低信号を呈する[3)4)]．重症度の判定のために肝の容積測定が重要である．壊死瘢痕巣は経時的に萎縮し，残存肝実質や再生結節が代償性に腫大することで，最終的には肝表面の凹凸変形が著明となり，馬鈴薯肝と呼ばれる（図3）．
>
>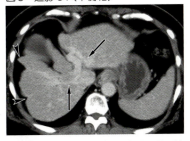
>
> **図3 造影CT（平衡相）**
>
> 60歳代，女性，15年程前に劇症肝炎で治療の既往あり．
> 造影CT平衡相で，肝は右葉と左葉内側区優位に萎縮しており，表面の凹凸が強く（▶），いわゆる馬鈴薯肝である．中心域は濃染しており（→），線維化を反映していると考えられる．
>
> **診断名** 劇症肝炎後の馬鈴薯肝

肝膿瘍
hepatic abscess

（森田 賢）

症例1：60歳代，男性．膵癌の術前検査でCT，MRI実施．

図1-A　造影CT（動脈後期相）**KEY**　　図1-B　造影CT（平衡相）　　図1-C　T2強調像

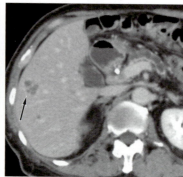
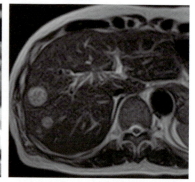

図1-D　拡散強調像　　図1-E　造影MRI（動脈相）　　図1-F　造影CT（動脈後期相, 2週間後）

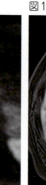
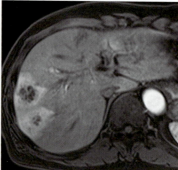
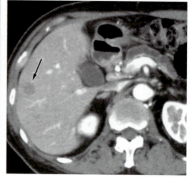

肝右葉に2個の占拠性病変を認め，造影CT動脈後期相では中心部は多房状の液体様の低吸収で，被膜の造影効果は弱く，周囲肝実質に楔状の濃染域（A；▶）を伴っている．造影CT平衡相では被膜が濃染している（B；→）．臨床的には転移との鑑別が問題となるが，典型的な肝膿瘍の所見である．T2強調像（C）で不均一な高信号，拡散強調像（D）で強い高信号を呈しており，肝膿瘍に矛盾しない．造影MRI動脈相（E）ではCTと同様の所見である．2週間後の造影CT動脈後期相では，内部の液体が消失したことによりあたかも腫瘤のようにみえるが（F；→），短期間で所見が変化している点も膿瘍に合致する．

診断名　多発性肝膿瘍（細菌性）

症例2：30歳代，女性．3日前より発熱があり来院．

図2-A　造影CT（動脈相）**KEY**　　図2-B　造影CT（平衡相）

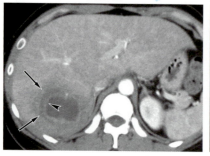
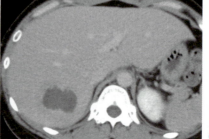

造影CT動脈相で肝S7に中心部が液体様の低吸収で，最内層の被膜（A；▶）は淡く造影され，周囲には浮腫による造影不良域（A；→）を伴っている．造影CT平衡相（B）では被膜が造影されている．所見は細菌性の肝膿瘍と同じだが，病変が単発で大きく，右葉後区域にある点は，アメーバ性肝膿瘍として矛盾しない．

診断名　アメーバ性肝膿瘍

肝膿瘍の一般的知識と画像所見

肝膿瘍は，細菌性と非細菌性［アメーバ性（▶NOTE），真菌性など］に大別される．症状は発熱，肝腫大，右季肋部痛などだが非特異的なことが多く，症状のみから診断することは困難である．不明熱の鑑別疾患には，肝膿瘍を含めるべきである．

感染経路は，胆道性，門脈性，肝動脈性，隣接臓器からの直達性，外傷性，医原性などがある．胆道性は多発性が多く，門脈性は孤立性（特に右葉）が多い傾向がある．細菌性の場合，クレブシエラ，大腸菌などを起因菌とするものが多い．大きなものは抗菌薬のみでの治療は困難で，経皮経肝的肝膿瘍ドレナージが必要となる．

画像所見 肝膿瘍の画像所見は，経時的に変化することが特徴である[1]．初期は壊死や膿瘍腔が少なく蜂巣状に造影されるため，充実性腫瘤に類似する．膿瘍を伴うと，CTでは中心部が造影されない単房性または多房性の低吸収を呈する．周囲の肉芽組織よりなる膿瘍壁は，造影動脈相で内側がリング状に濃染し，平衡相で濃染が外側に広がり，リング状濃染が厚くなる．さらに外側には周囲肝実質の反応性の浮腫性変化を反映して，造影不良域を伴うことがある．また，造影動脈相で膿瘍周囲に区域性ないし楔状の濃染を呈することがある．これは，炎症による門脈枝の狭小化や閉塞により，区域性に門脈血流が低下し，代償性に動脈血流が増加するためと考えられている[2]．

膿瘍腔内にガス像を認めることもある．MRIでは，膿瘍はT2強調像で強い高信号を呈し，周囲の炎症や浮腫性変化はT2強調像で淡い高信号を呈する．拡散強調像では膿瘍が著明な高信号を呈するため，他の疾患との鑑別に有用である．

鑑別診断のポイント

肝腫瘍との鑑別が問題となるが，発熱や炎症反応，腫瘍マーカーなどの臨床所見と，経過観察による画像所見の変化が診断の鍵になる．リング状に造影される肝内胆管癌や腺癌の肝転移との鑑別が困難な場合もある．肝膿瘍では膿瘍腔は造影されないが，線維性間質に富む腺癌の肝転移は腫瘍の内部が遷延性に濃染するため鑑別点となる[1]．多発性の肝膿瘍は経胆道性感染が原因のことが多く，基礎疾患として胆道系の疾患（結石，腫瘍，胆管炎，胆嚢炎，術後など）を有していることが多いので，これらの副所見をともに評価する．免疫能低下例では，真菌による経動脈性の多発性微小肝膿瘍を生じる場合があるため鑑別に考慮する．

> **NOTE　アメーバ性肝膿瘍**
>
> アメーバ性肝膿瘍は赤痢アメーバの感染による．嚢子の経口摂取により大腸粘膜に原虫が侵入して感染し，大腸の潰瘍性病変から腸間膜静脈を介して血行性に肝臓へと至り，膿瘍を形成する．腸アメーバ症と，肝膿瘍を主とする腸外アメーバ症とに大別される．輸入感染症や同性愛者での感染例の増加が近年注目されている．治療は膿瘍ドレナージとメトロニダゾールの投与である．細菌性肝膿瘍との画像上の鑑別点は，アメーバ肝膿瘍は，右葉後区域に好発し，単発で大きく，円形または卵円形の形態を呈することが多いことで，推測は可能である[3]．膿瘍が破裂し，肺や腹腔内に膿瘍を形成することがあるため，これらの有無を正確に診断する必要がある．

参考文献
1) 蒲田敏文, 松井 修: 肝炎症性腫瘤-肝膿瘍を中心に-. 画像診断 25: 318-327, 2005.
2) Gabata T, Kadoya M, Matsui O, et al: Dynamic CT of hepatic abscesses: significance of transient segmental enhancement. AJR 176: 675-679, 2001.
3) Radin DR, Ralls PW, Colletti PM, et al: CT of amebic liver abscess. AJR 150: 1297-1301, 1988.

肝細胞癌の破裂
rupture of hepatocellular carcinoma

（森田 賢）

症例：80歳代，女性．突然の腹痛とショック状態で搬送される．発症時のCT．

図1-A　単純CT

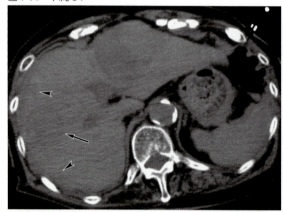

図1-B　造影CT（動脈後期相）　KEY

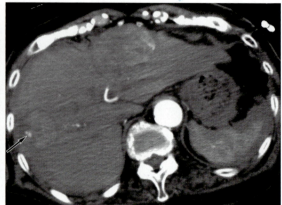

図1-C　造影CT（平衡相）

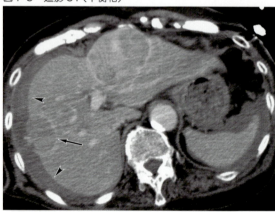

図1-D　緊急血管造影

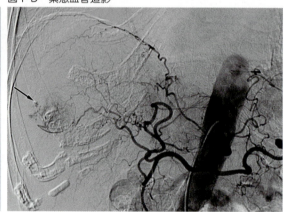

図1-E　造影CT（塞栓後）

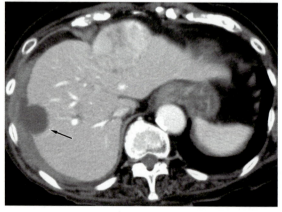

単純CTでは，肝左葉と右葉（A；→）に腫瘤を疑う．右葉の肝周囲に淡い高吸収域（A；▶）を疑う．肝実質に近い吸収値のためわかりにくいが，造影後の画像（C）と比較すると高吸収な血腫であることがわかる．造影CT動脈後期相では肝右葉の腫瘤からの造影剤の漏出像（B；→）を認め，肝細胞癌の破裂である．造影CT平衡相で肝右葉の腫瘤（C；→）が明瞭化している．緊急血管造影にて，同腫瘤に対し塞栓術を実施した（D；→）．
塞栓後の造影CTでは，出血は消失し，腫瘍濃染は消失した（E；→）．

診断名 肝細胞癌の破裂

肝細胞癌の破裂の一般的知識と画像所見

肝細胞癌（hepatocellular carcinoma；HCC）の自然破裂率は3〜15％と報告されている[1]．破裂すれば多量の腹腔内出血を来すため，予後不良となる[2]．症状は，突然の腹痛，腹部膨満，ショック症状の3徴である．一般的に，肝表から突出するものや腫瘍径が5cm以上の大きいものは，破裂しやすいといわれている．

画像所見 まず超音波検査にて腹水の有無，肝の形態，腫瘍の有無を評価する．診断の鍵となるのはCTで，まず単純CTで腹水が血性かどうかを評価する．血性腹水は通常の腹水（0〜20HU程度）に比べCT値が高い（20〜40HU程度）．わずかな差のため，胆囊内や膀胱内の液体と注意深く比較し，必要に応じてCT値を計測すべきである．もともと腹水がある場合は，希釈されて判別が難しいことがあるため注意が必要である．また，出血点近傍にはよりCT値の高い（40〜70HU）新鮮血腫を伴うため（hyperdense clot sign），原因となる病変の推定が可能となる．新鮮血腫は，単純CTで肝実質と同等の吸収値となり，見落とされやすいため注意する．造影CT動脈相で造影剤の血管外漏出像（extravasation）を認めれば活動性出血と確定診断できるが，明瞭に描出されないことも多い．また，破裂した肝細胞癌は造影効果が乏しくなることがあるため注意を要する．

肝細胞癌は多発することが多いため，どの腫瘍が破裂腫瘍か判別が難しいことがある．肝表面に位置し，前述の周囲新鮮血腫を伴うものが破裂腫瘍と総合的に判断して治療に挑むこともある．肝表に位置しない例では，造影CT門脈相以降で，腫瘍から肝表面までの肝実質に造影不良域が存在したり，腫瘍の線維性被膜の不連続（破綻）が観察されることがある．

鑑別診断のポイント

鑑別診断する上で，まずは病歴（肝細胞癌，肝硬変，慢性肝炎などの既往）の把握が重要である．肝細胞癌以外では，腺腫，血管筋脂肪腫，血管腫，肝転移，限局性結節性過形成なども破裂することがあるが，いずれも稀である．肝損傷も鑑別に挙がり，その他，肝硬変，全身性エリテマトーデス（systemic lupus erythematosus；SLE），抗凝固薬服用例など腫瘍の存在なしに肝が自然破裂を起こす例も報告されている[3][4]．

> **NOTE　肝細胞癌破裂の治療**
>
> 第一選択は動脈塞栓術（transcatheter arterial embolization；TAE）であり，まずは止血により血行動態を安定させる．ただし，出血により肝血流量が減少している状態のため，TAE後の肝不全に注意する必要がある．特に，総ビリルビン値が3.0mg/dl以上の症例では，肝不全に陥る危険性が高い．肝機能が低下した症例では，可能な限り最小限の範囲の塞栓に努める．出血点が不明な場合は，肝表面から突出し周囲に血腫を伴うものを塞栓し，厳重に経過観察する．TAE後，全身状態と肝機能が改善した後に，手術（肝切除）を行うこともある．

参考文献

1) Kim HC, Yang DM, Jin W, et al: The various manifestations of ruptured hepatocellular carcinoma: CT imaging findings. Abdom Imaging 33: 633-642, 2008.
2) Lai EC, Lau WY: Spontaneous rupture of hepatocellular carcinoma: a systematic review. Arch Surg 141: 191-198, 2006.
3) Chen ZY, Qi QH, Dong ZL: Etiology and management of hemmorrhage in spontaneous liver rupture: a report of 70 cases. World J Gastroenterol 8: 1063-1066, 2002.
4) Celoria G, Coe NP, Falco E, et al: Spontaneous rupture of the liver. G Chir 14: 349-350, 1993.

腹部大動脈瘤切迫破裂
impending rupture of abdominal aortic aneurysm

（市川和雄）

症例1：80歳代，男性．腹部大動脈瘤の外来経過観察中に腰背部痛が出現し，緊急搬送となった．入院時データは，血圧 116/72mmHg，WBC 11,000/μl，CRP 4.6mg/dl であった．

図1　単純CT　**KEY**

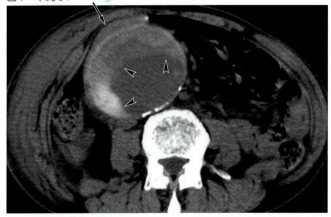

最大短径70mmほどの腹部大動脈瘤を認め，内腔の腹側から右側優位に淡く不均一な三日月型の高吸収域（high-attenuating crescent sign；HAC sign）が観察される（▶）．動脈瘤腹側には瘤壁の肥厚がみられる（→）．

診断名　腹部大動脈瘤切迫破裂

症例2：90歳代，女性．腹痛，意識レベルの低下を認め，緊急搬送となった．

図2-A　単純CT　**KEY**　　　　　　　　　図2-B　造影CT（動脈相）

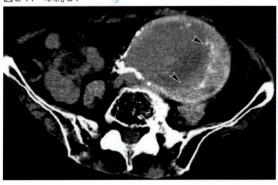 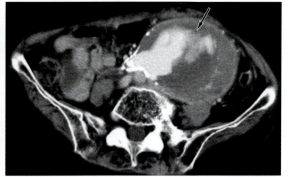

単純CTでは，瘤の左側にHAC signを認める（A；▶）．造影CT動脈相では，壁在血栓の不整な亀裂が造影像として観察される（B；→）．HAC signは単純CT時よりも認識しにくくなっている．

診断名　腹部大動脈瘤切迫破裂

NOTE　大動脈瘤の瘤径と自然破裂率，手術適応

　腹部大動脈瘤（紡錘状瘤）は，瘤径5cm未満では自然破裂率が1〜3%であるが，5〜7cmでは6〜11%，7cm以上では20%との報告があり[1]，5cmを超えると急に破裂のリスクが高まる．さらに瘤径の拡大速度が6か月に5mmを超えると破裂の危険が高いとされる．ゆえに瘤径5cm以上（ガイドラインでは5.5cm以上）[2]，または5mm/6か月以上の瘤径拡大は，手術やステントグラフト留置術の適応ありと判断している施設が多い．一方，嚢状瘤は，瘤径が小さくても破裂のリスクが高いことが知られており，診断が得られたら早急に治療を検討すべきである．

　なお，瘤径は原則的に最大短径を計測して評価を行う．最大短径とは，瘤を含む複数スライスのすべてで計測した瘤の短径のうち最大のものを指すが，大動脈の屈曲・蛇行などにより瘤が斜めにスライスされている場合でも，瘤径を客観的に評価することが可能である．

腹部大動脈瘤切迫破裂の一般的知識と画像所見

大動脈瘤の切迫破裂（impending rupture）とは，動脈瘤が今にも破裂しそうな状態のことであり，破裂へと移行する前に迅速な対応が必要とされる（▶NOTE）．主な症状は，腹痛，腰痛，腰背部痛などの疼痛である．血液検査では，白血球増多，CRP高値，血沈亢進がみられる．

画像所見 画像診断における切迫破裂のサインは，high-attenuating crescent（HAC）sign，大動脈瘤周囲の液体貯留，フォロー症例の急な瘤径拡大，内腔や壁在血栓の変形，血栓内腔比（血栓厚／内腔径）の低下などが挙げられる（図1，2）．このうち，HAC signは切迫破裂を示唆する重要な所見とされている．本所見は単純CTにて，大動脈壁に沿ってみられる三日月型の高吸収域として観察され，組織学的には壁在血栓内あるいは大動脈壁内への出血（新鮮血腫）である[3]（図3）．HAC signは造影CT動脈相では不明瞭となるため，単純CTで確認することが重要である．

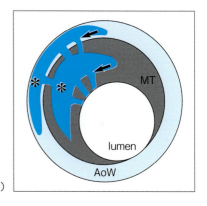

図3 high-attenuating crescent（HAC）sign
AoW：aortic wall（大動脈壁）
lumen：内腔
MT：mural thrombus（壁在血栓）
→：亀裂
＊：hematoma（high-attenuating crescent；新鮮血腫）

鑑別診断のポイント

切迫破裂とcontained rupture（被覆型破裂）が混同されることがあるが，後者は一度瘤が破裂した後，血栓や周囲構造により瘤壁の破綻部が被包化されている仮性動脈瘤の状態を指す．この際，瘤周囲の血栓が三日月型の高吸収を示す場合は，HAC signと紛らわしいことがある．

また，大動脈解離の偽腔内に高吸収な血腫がある場合も同様にHAC signに類似した所見（hyperdense crescent sign）を呈するが（図4）[4]，所見が長軸方向に広範囲に連続していることを確認することで鑑別が可能である．

参考症例 偽腔閉塞型急性大動脈解離（Stanford A型）
（文献4）より転載）
図4 単純CT

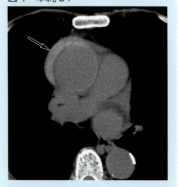

80歳代，女性．
上行大動脈の偽腔に高吸収な新鮮血腫（hyperdense crescent sign）がみられる（→）．

参考文献

1) Schwartz SA, Taljanovic MS, Smyth S, et al: CT findings of rupture, impending rupture, and contained rupture of abdominal aortic aneurysms. AJR 188: W57-W62, 2007.
2) 循環器病の診断と治療に関するガイドライン（2010年度合同研究班報告）．大動脈瘤・大動脈解離診療ガイドライン（2011年改訂版）．p.9, 2011.
3) Mehard WB, Heiken JP, Sicard GA: High-attenuating crescent in abdominal aortic aneurysm wall at CT: a sign of acute or impending rupture. Radiology 192: 359-362, 1994.
4) 上田達夫，林 宏光，嶺 貴彦・他：大動脈瘤，大動脈解離とその近縁疾患．画像診断 30: 52-60, 2010.

炎症性腹部大動脈瘤
inflammatory abdominal aortic aneurysm

（市川和雄）

症例：50歳代，男性．1か月前からの腰背部痛，2週間前からの下腹部痛を自覚し来院．超音波検査にて腹部大動脈壁に肥厚を認め，血液検査にて炎症反応を認めたため，炎症性腹部大動脈瘤の疑いにて腹部CTを施行した．入院時データは，WBC 9100/μl，CRP 4.2mg/dlであった．

図1-A　単純CT

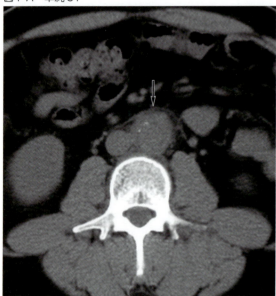

図1-B　造影CT（早期相）　KEY

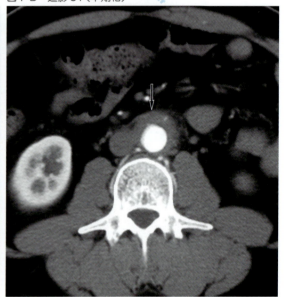

図1-C　造影CT（後期相）　KEY

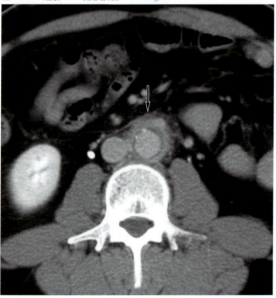

単純CT，造影CT早期相では，腹部大動脈の前壁〜左右外側壁を取り囲むように厚さ8mmほどの軟部組織（mantle sign）を認める（A，B；→）．造影CT後期相では，軟部組織が淡く造影されている（C；→）．

診断名 炎症性腹部大動脈瘤

炎症性腹部大動脈瘤の一般的知識と画像所見

炎症性腹部大動脈瘤は，1972年にWalkerらが提唱した病態で，大動脈瘤壁周囲の線維性肥厚，ならびにリンパ球，形質細胞の浸潤を特徴とする原因不明の炎症性疾患である[1]．本疾患は腹部大動脈瘤の3〜15%と報告され[1)2)]，好発年齢は60歳代，男女比は6〜30：1と男性に多い．主訴は腹痛，腰痛，腰背部痛などの疼痛で，食思不振や体重減少を認めることもある．血液検査では，白血球増多，血沈亢進，CRP高値などの炎症反応が陽性となる．

炎症性変化が隣接する尿管，消化管などに波及すると，癒着による水腎症やイレウスを来し，さらには後腹膜の広範な線維化にまで進展する例もある．超音波検査では，線維性肥厚部分がsonolucent haloとして観察される．近年では，炎症性腹部大動脈瘤とIgG4関連疾患との関連性も指摘されている[3]（▶NOTE 1）．

画像所見 CTでは，動脈瘤の前壁〜両側壁を取り囲む線維性肥厚を認め（＝mantle sign），造影CT後期相にて線維性肥厚部分が淡く造影される（図1）．通常，動脈瘤後壁には線維性肥厚は認めない．

治療は一般的にステロイドの投与が行われ，瘤径が5.5cm以上の場合は通常の大動脈瘤と同じく，手術やステントグラフト留置術の適応となる．

鑑別診断のポイント

瘤壁の肥厚，症状（疼痛），炎症反応陽性などから，大動脈瘤の切迫破裂（前項p.258-259参照）と類似することもあり，注意を要する．感染性大動脈瘤でもmantle signを認めることがあるが，より不整な形態を示すことが多い．

NOTE ❶ 炎症性腹部大動脈瘤とIgG4関連疾患

IgG4関連疾患は近年提唱された新しい疾患概念であり，血清IgG4高値（135mg/dl以上），罹患組織におけるIgG4陽性形質細胞のびまん性浸潤，著明な線維増生を特徴とする全身性疾患と考えられている．現在，炎症性腹部大動脈瘤の中に血清IgG4高値を示す症例が比較的多く含まれていることがわかり，本疾患群との関連性が指摘されている[3]．他の代表的なIgG4関連疾患には，自己免疫性膵炎，自己免疫性肝炎，硬化性胆管炎，慢性硬化性唾液腺炎，慢性硬化性涙腺炎，Riedel甲状腺炎，硬化性縦隔炎，間質性肺炎，間質性腎炎，後腹膜線維症などがある．

NOTE ❷ 感染性腹部大動脈瘤

感染性腹部大動脈瘤は感染によって形成された大動脈瘤であり，既存の動脈瘤に二次感染する場合と，感染によって新たに動脈瘤を形成する場合がある．原因には敗血症，周囲感染巣からの直接的波及，医原性などがある．起炎菌はサルモネラ菌，グラム陽性球菌が多い．形態的には嚢状動脈瘤が圧倒的に多く，炎症の進行とともに瘤径が急速に増大する傾向がある．画像所見としては，瘤壁の不整像，浮腫性肥厚，瘤周囲の液体貯留（膿瘍形成），ガス像などが特徴的である．近年では，^{18}F-FDG PET-CTを用いた診断の有用性が多く報告されている．

参考文献

1) Walker DI, Bloor K, Williams G, et al: Inflammatory aneurysms of the abdominal aorta. Br J Surg 59: 609-614, 1972.
2) Pennell RC, Hollier LH, Lie JT, et al: Inflammatory abdominal aortic aneurysms: a thirty-year review. J Vasc Surg 2: 859-869, 1985.
3) Stone JR : Aortitis, periaortitis, and retroperitoneal fibrosis, as manifestations of IgG4-related systemic disease. Curr Opin Rheumatol 23: 88-94, 2011.

解離性動脈瘤
dissecting aneurysm

（横山幸太，田嶋　強）

症例1：70歳代，男性．慢性解離性大動脈瘤の経過中に右腎梗塞が発生した．

図1-A　造影CT（早期動脈相）　　図1-B　造影CT（後期動脈相）

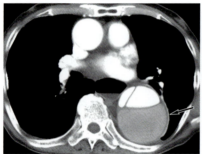
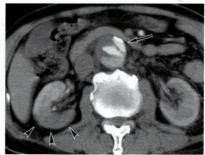

造影CT早期動脈相で，下行大動脈が3腔に解離している．偽腔は開存しているものの，真腔と比べて造影のタイミングは遅れている（A；→）．後期動脈相では，真腔の内壁に石灰化を認める（B；→）．右腎動脈は偽腔より分岐しており，右腎背側部は部分的に造影欠損を示している（B；▶）．緊急で下行大動脈置換術が施行された．

診断名　慢性解離性大動脈瘤（Stanford B型，DeBakey Ⅲb型，偽腔開存型）

症例2：60歳代，男性．失神で救急搬送され，意識朦朧状態で背部痛の訴えが出現したため，造影CTを施行．

図2-A　単純CT　　　図2-B　造影CT（後期動脈相）

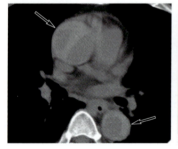
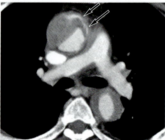

単純CTでは，上行大動脈と下行大動脈が瘤状に拡張し，内部に急性期血栓を示唆する三日月状の高吸収域を認める（hyperattenuating crescent sign, A；→）．造影CT後期動脈相では，上行大動脈にentryを認める（B；→）．血栓性閉塞した偽腔は，下腸間膜動脈分岐部まで続いていた（非提示）．
急性大動脈解離（Stanford A型，DeBakey Ⅰ型，偽腔閉塞型）の診断で緊急手術が施行された．

診断名　急性大動脈解離（Stanford A型，DeBakey Ⅰ型，偽腔閉塞型）

症例3：60歳代，女性．飲酒後に胸背部痛が発生し，救急要請された．

図3-A　単純CT　　図3-B　造影CT矢状断像（動脈相）　　図3-C　造影CT矢状断像（動脈相，Bの2週間後）

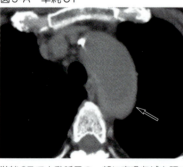
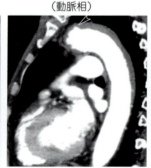
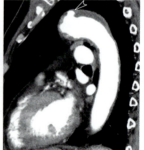

単純CTで大動脈弓の一部に高吸収域を認める（A；→）．造影CT動脈相矢状断像（B）では，解離は胸部大動脈に限局していた．解離腔が早期血栓閉塞した状態（急性大動脈解離：Stanford B型，DeBakey Ⅲa型，早期偽腔閉塞型）と診断．偽腔内に突出する増強域（ulcer-like projection；ULP, B；▶）を認め，再解離のリスクが高いと判断し，厳重に経過観察された．
Bの2週間後の造影CT矢状断像動脈相でULPの拡大（C；▶）を認めたため，引き続き慎重な経過観察が行われた．

診断名　急性大動脈解離（Stanford B型，DeBakey Ⅲa型，早期偽腔閉塞型）

解離性動脈瘤の一般的知識と画像所見

　動脈解離とは，動脈壁の内膜の破綻に伴い入口部（entry）が生じ，中膜レベルの剥離が動脈走行に沿って広がり，剥離内膜（intimal flap）が真腔と偽腔の2腔に分ける状態である．偽腔から真腔への再入口部（re-entry）を有する場合もある．解離性動脈瘤とは，これが瘤を形成した状態を指す．解離性動脈瘤は大動脈に最も高頻度にみられ，大動脈の病変を指すことが多いが，より末梢の分枝血管にも生じうる．40〜60歳代に好発し，高血圧症を背景とする場合が多い．他にはMarfan症候群やEhlers-Danlos症候群など，動脈壁の脆弱性が原因となる場合もある．典型的な症状は，突然の激しい痛み（胸痛や腹痛）であるが，これは解離に関連した分枝血管の循環障害による．

　大動脈に生じた解離性動脈瘤について『大動脈瘤・大動脈解離診療ガイドライン』[1]では，解離の進展範囲による分類（Stanford分類，DeBakey分類），偽腔血流による分類（偽腔開存型，ULP型，偽腔閉塞型），および病期（急性期，慢性期）の3つの視点からの分類を推奨しており，それぞれ治療や予後の指標となるため，CTが診断に寄与するところが非常に大きい．

　治療としては，上行大動脈に及ぶStanford A型は上行大動脈置換などの手術を行うが，中でも偽腔開存型や心タンポナーデの合併例は緊急度が高い．Stanford B型では，ステント留置や開窓術などIVRによる治療も行われる．

　画像所見　症状から解離性動脈瘤を疑った場合，非造影CTに続いて，造影CT動脈相および平衡相の撮像を行い，thin sliceやMPRを適宜追加して評価するのがよい．

　偽腔開存型では真腔と偽腔の区別が重要となるが，径が大きく壁在血栓を認める方が偽腔で，偽腔により圧排・狭小化されている方が真腔である（図1）．また，剥離内膜の石灰化がみられる方が真腔側である．ダイナミック・スタディでは，真腔が先に造影される．

　偽腔閉塞型は，急性期には単純CTで血栓による三日月状高吸収域（hyperattenuating crescent sign；図2）を認めるが，超急性期には高吸収域を示さない場合があり，注意が必要である．血栓化した偽腔内への局所的な造影効果を認めることがあり，これをulcer-like projection（ULP）という（図3）．偽腔閉塞型は予後が良く，ULPを全く有しない例はさらに予後が良いとされる[2]．ただし，ULPを有する場合，偽腔の再開通や破裂に至ることもあり，慎重な経過観察が必要である．

鑑別診断のポイント

　造影CTの撮像により解離性動脈瘤の診断は比較的容易と考えられるが，臨床の現場では①急性解離と慢性解離との鑑別，②切迫破裂の有無，③臓器障害の有無の評価が重要である．大動脈瘤切迫破裂を示す所見として，大動脈径の急激な拡大や血栓/内腔比の低下，急性期血栓を示唆する三日月状高吸収域，ならびに大動脈周囲液体貯留の存在が挙げられ，前述の3つの視点からの分類と併せて，これらも評価したい．

参考文献
1) 高本眞一, 石丸　新, 上田裕一・他: 循環器病の診断と治療に関するガイドライン. 大動脈瘤・大動脈解離診療ガイドライン（2011年改訂版）. p.3-27, 2011.（http://www.j-circ.or.jp/guideline/pdf/JCS2011_takamoto_h.pdf）
2) 飯野美佐子: 5.腹部大動脈解離. 臨床放射線 60（臨時増刊号）: 1781-1790, 2015.

分節性動脈中膜融解症（SAM）
segmental arterial mediolysis (SAM)

（志多由孝，田嶋 強）

◆ **症例1**：40歳代，女性．3日前より腹痛が出現．当初は自制内であったが，急激に腹痛が増悪し，意識消失を来して救急搬送された．受診時のラボ・データでは，WBC 12,560/μl，CRP 1.67mg/dl，Hb 11.5g/dl と，軽度の貧血と炎症所見を認めた．

図1-A　造影CT

図1-B　造影CT冠状断再構成像

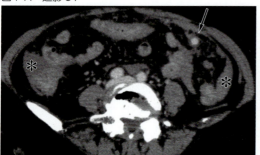
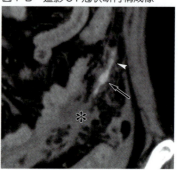

図1-C　腹腔動脈造影（動脈相）

図1-D　腹腔動脈造影（毛細管相）

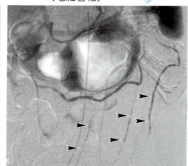

造影CTおよび冠状断再構成像では，傍結腸溝や腸間膜内に血性腹水を認める（A，B；＊）．大網内に血管性構造物がみられ（A，B；→），冠状断像では複数の分節状広狭不整がみられ（B；▷），左胃大網動脈分枝の仮性動脈瘤が疑われた．腹腔動脈造影の毛細管相では，拡張した左胃大網動脈分枝が複数描出され（D；▶），その中の1本は選択的造影にて破裂が確認された．動脈相ではその他にも右胃大網動脈本幹，左胃動脈，右胃動脈，脾動脈にも分節状の拡張・狭窄が多発している（C；▶）．以上の画像所見から，臨床的にSAMと診断し，破裂した部位（大網枝の仮性動脈瘤）に対して動脈塞栓術による治療が行われた．

診断名　胃大網動脈のSAM

◆ **症例2**：30歳代，男性．吐血を主訴に救急搬送された．受診時のラボ・データでは，Hb 7.8g/dl と中等度の貧血を認めた．

図2-A　造影CT

図2-B　CTA MIP像

図2-C　CTA MIP像

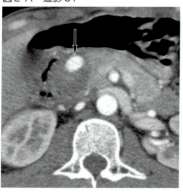
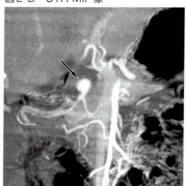
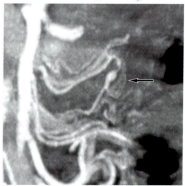

造影CTでは，膵体部の頭側から十二指腸球部の背側にかけて約4cm大の血腫がみられ，その内部に約1.5cm大の増強される動脈瘤を認める（A；→）．仮性動脈瘤の十二指腸への穿破による出血と考えられた．CTA MIP像では，下膵十二指腸動脈（B；→），第2空腸動脈分枝（C；→）にそれぞれ動脈瘤を認め，後者の近傍には数珠状の広狭不整像を認めた．臨床的にSAMと診断した．破裂した下膵十二指腸動脈瘤は，動脈塞栓術にて止血された．

診断名　上腸間膜動脈分枝のSAM

分節性動脈中膜融解症（SAM）の一般的知識と画像所見

　分節性動脈中膜融解症（SAM）は，筋性動脈の中膜に多発性に融解が起こり，分節状の解離や動脈瘤を形成する，原因不明の非炎症性・非動脈硬化性疾患である[1]．病理学的には，はじめに中膜外層部にある平滑筋細胞に空胞変性を生じ，これが癒合・拡大して中膜の破綻を来し，次いで動脈解離や狭窄，動脈瘤を形成する．壁の脆弱性のため，他の原因による動脈瘤と比べて破裂しやすい．未破裂のまま経過した場合は，中膜融解による欠損部に肉芽組織が発生し，線維化により病変部は修復される[2]．

　内頸動脈や冠動脈に生じたという報告もあるが，典型的には腹腔動脈や上腸間膜動脈，腎動脈などの腹部内臓動脈に多く報告される（図1, 2）．中高年の男性に多い．臨床症状は，未破裂例では無症状あるいは非特異的な腹部鈍痛などであるが，破裂例では急激な腹痛，嘔吐などとともに出血性ショックを呈する（図1, 2）．消化管出血で発症することもある．血液検査ではCRPや血沈などの非特異性炎症マーカーの上昇はないか，あっても軽度である．抗核抗体や抗好中球細胞質抗体（antineutrophil cytoplasmic antibody；ANCA），リウマトイド因子などの特異的炎症マーカーなどは陰性である[1]．

　未破裂例では，降圧薬などによる循環動態の管理で破裂のリスクが減少するとされる．破裂例で保存的治療を行った場合，高い死亡率（50〜100％）が報告されており[1)2)]，手術や動脈塞栓術による積極的な治療介入が必要である．かつては手術も多く行われていたが，現在は侵襲性の低い血管内治療による塞栓術が第一選択となっている．

　画像所見　本症の画像診断は，血管造影や経静脈性CTAにて，腹部血管に数珠状の不整な拡張と狭窄が分節状に多発することが特徴的である（図1-C, D）．動脈瘤は約1/3の症例で多発し，病変は複数の血管にわたってみられることも多い（図1, 2）．また，異時性多発も報告される[2]．以前は血管造影による診断が最も有用とされていたが，近年はMDCTの発達によりCTでも詳細な血管情報が得られるようになり，本症の診断，治療方針の決定，病変のフォローアップなどにおいてもMDCTの有用性が高い（図2-B, C）．

鑑別診断のポイント

　内臓動脈病変に炎症反応が乏しく動脈硬化性病変を欠く場合，本症を考慮する必要がある．動脈硬化症は炎症反応がなく，本症と同様の画像所見を呈するが，病変が大動脈から連続性に生じる点が本症と対照的である．炎症所見を有さない類似疾患として，線維筋性異形成（fibromuscular dysplasia；FMD）も鑑別に挙がるが，ほとんどの症例は腎動脈あるいは頸動脈の蛇腹状狭窄を呈し，それ以外の同時多発病変は少ないこと，若年〜中年女性の頻度が高いこと，たいていは無症候性か狭窄による虚血症状を呈することなどから，鑑別は可能と考えられる[1]．

　その他，非特異的な炎症マーカーだけが高い場合は感染性血管病変を，ANCAやリウマトイド因子などの特異性マーカーも高い場合は非感染性血管炎（結節性多発性動脈炎，Behçet病，Henöch-Schönlein紫斑病，高安動脈炎など）を考える[3]．感染性動脈瘤は動脈分岐部に発生するので，画像診断にて鑑別可能である．非感染性血管炎では，例えばBehçet病では口腔アフタや陰部潰瘍など，特徴的な臨床所見と上記の血液データを併せることで鑑別可能と考えられる．

参考文献

1) Pillai AK, Iqbal SI, Liu RW, et al: Segmental arterial mediolysis. Cardiovasc Intervent Radiol 37: 604-612, 2014.
2) 稲田　潔，池田庸子：Segmental arterial mediolysis（SAM）52例の検討−2, 3の問題点について−．病理と臨床 26: 185-194, 2008.
3) 荒木　力：ここまでわかる急性腹症のCT, 第2版．メディカル・サイエンス・インターナショナル，p.304-306, 2009.

腹部内臓動脈瘤
visceral artery aneurysm

（中島孝彰，田嶋　強）

症例1：50歳代，女性．CTで偶然動脈瘤を指摘．その後，徐々に増大し，外径20mm大となった．

図1-A　造影CT，MIP像（動脈相）
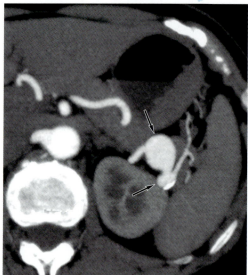

図1-B　脾動脈造影（塞栓術前）
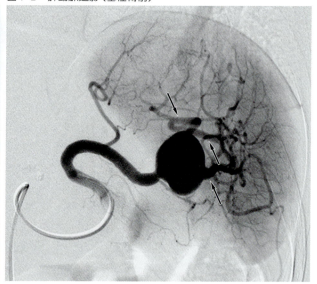

図1-C　脾動脈造影（塞栓術後）
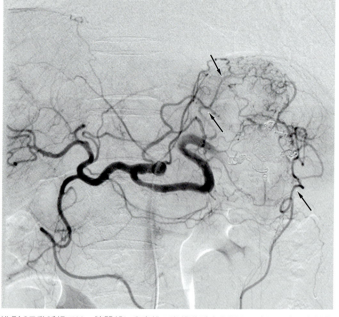

図1-D　脾動脈造影（塞栓術後，拡大図）
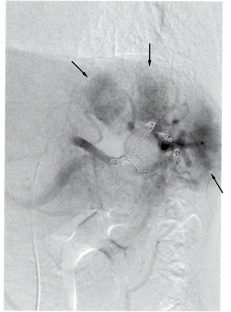

造影CT動脈相では，脾門部に2瘤状の嚢状動脈瘤を認める（A；→）．塞栓術を行う方針となった．塞栓術前に施行された脾動脈造影では，脾門部分岐部に嚢状動脈瘤を認め，流入動脈である脾動脈本幹に対して，流出血管である3本の脾動脈分枝を認めた（B；→）．マイクロコイルにて塞栓術（isolation + packing）を施行．直後の脾動脈造影で瘤の描出は消失しているが，脾実質は上極・下極の一部（C，D；→）以外は造影されていない．塞栓術後CT（非提示）では脾梗塞は下極の一部に認めるのみであり，上極動脈や短胃動脈，右胃大網動脈からの側副血流によると考えられた．

診断名 真性脾動脈瘤

◆**症例2**：60歳代，男性．膵体尾部切除・脾摘後に膵液漏を認め，これに対して経皮的ドレナージが行われた．バイタルサインは安定，血液検査上，貧血なし．

図2-A　造影CT（動脈相）

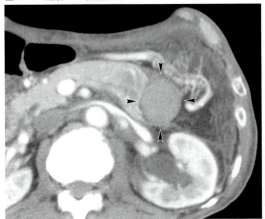

図2-B　造影CT，MPR冠状断像（動脈相）

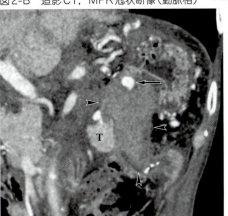

図2-C　選択的左胃動脈造影（塞栓術前）

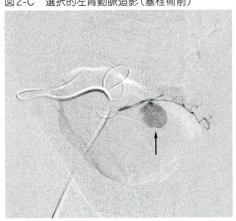

図2-D　単純CT（塞栓術後）

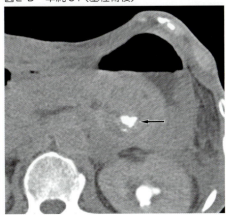

膵断端（T）の膵液漏と考えられる軟部腫瘤（A，B；►）内上部に濃染域あり，仮性動脈瘤が疑われ（B；→），緊急でNBCA・Lipiodol混合液を用いて塞栓した（C，D；→）．

診断名　**仮性左胃動脈瘤**

腹部内臓動脈瘤の一般的知識と画像所見

　　　腹部内臓動脈瘤の頻度は稀で，0.1～2％と報告されているが，破裂すると致死的となりうるため，画像診断による正確な評価と適切な対応を要する重要な病態である．全身状態や基礎疾患，動脈瘤の大きさや性状，局在・血管解剖などの評価が，治療方針の決定に重要となる．
　　　動脈瘤は，真性と仮性の2種類に大別される．
- 真性瘤（図1，3）：動脈硬化や線維筋性異形成，結合組織疾患，血管炎が主な原因である．部位別には，脾動脈では妊娠や門脈圧亢進，膵十二指腸・胃十二指腸動脈では正中弓状靱帯圧迫などによる腹腔動脈狭窄・閉塞も重要である．
- 仮性瘤（図2）：移植を含めた手術，IVRなどの医原性や外傷，膵炎，感染症が主な原因となる．全体的に最も頻度が高いのは動脈硬化性で2/3以上を占め，医原性がそれに次いで多い．

　　　発生部位は，脾動脈が60％と最多で，次に肝動脈が多い（表）．腎動脈瘤をこれらの中で比較すると，15～22％とされている．

●症例3：40歳代, 男性. 突然の心窩部痛で救急搬送. 来院時, バイタルサインは安定, 血液検査上, 貧血なし.

図3-A　造影CT, MPR冠状断像（動脈相）

図3-B　造影CT, MPR冠状断像（遅延相）

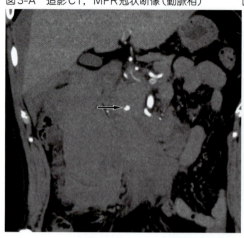
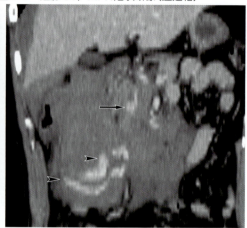

図3-C　造影CT, MPR矢状断像

図3-D　PIPDA選択的造影（塞栓術中）

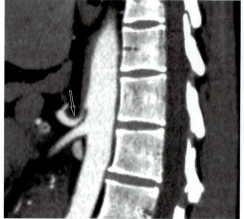
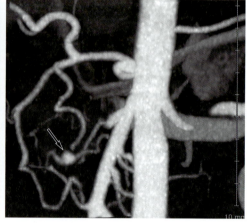

図3-E　PIPDA選択的造影（塞栓術中）

図3-F　上腸間膜動脈造影（塞栓術後）

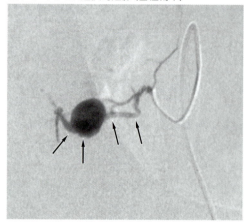
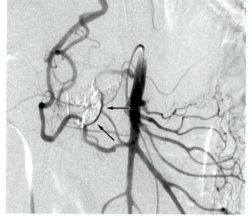

造影CTにて右腹部後腹膜から腹腔内へ及ぶ血腫, 後下膵十二指腸動脈（PIPDA）に約5mmの動脈瘤（A, B, D；→）を認める. 造影剤血管外漏出像を認め（B；▶）, 動脈瘤破裂が疑われ, 緊急でNBCAにて塞栓を行った（E, F；→）. 本例では動脈瘤の原因として, 正中弓状靱帯圧迫症候群の関与が疑われた（C；→）.

診断名　膵十二指腸動脈瘤破裂

表　腹部内臓動脈瘤の主な発生部位と頻度

発生部位	頻度（％）	発生部位	頻度（％）
脾動脈	60	空腸・回結腸動脈	3
肝動脈	20	膵十二指腸動脈	2
上腸間膜動脈	5.5	胃十二指腸動脈	1.5
腹腔動脈	4	下腸間膜動脈	<1
胃・胃大網動脈	4		

　部位別には，脾動脈では脾門部，肝動脈では肝外，上腸間膜動脈では起始部から5cm内，腎動脈では右側・一次分枝が，好発部位である．また，腹部内臓動脈瘤の10～30％では多発するとされ，腹腔動脈瘤では特に，他の内臓動脈・腹部大動脈瘤の合併が多い．

　性差に関しては，脾動脈では女性，肝動脈では男性に多いが，その他部位では大きな性差はない．症状に関しては，破裂例や仮性瘤を除き無症状が多いが，上腸間膜動脈では腹痛などの有症状例が他部位に比して多い．肝動脈では，上腹部痛や胆道出血，黄疸（Quinckeの3徴）が有名であるが，すべてそろう頻度は少ない．上腸間膜動脈では，腸管虚血の合併に注意を要する．腎動脈では腎血管性高血圧が重要である．破裂の頻度は肝動脈や上腸間膜動脈，胃十二指腸動脈，膵十二指腸動脈で高く，脾動脈では比較的低いとされる．

　画像所見　動脈瘤に付随する画像所見として，石灰化や血栓などがある．石灰化を有する瘤は破裂のリスクが少ないと報告されているが，脾動脈瘤の破裂症例の90％に石灰化がみられたとの報告もあり，絶対的な指標とはいい難い．瘤内の血栓に関しては，破裂のリスクと関連がみられなかったとの報告がある[2]．なお，瘤内の血栓化がある場合，末梢臓器虚血の有無も画像上確認する必要がある．

鑑別診断のポイント

　救急診療で腹痛の他，貧血の進行や血圧低下などを認めた場合，基礎疾患を考慮した上で，内臓動脈瘤やその破裂を鑑別疾患に挙げる必要がある．特に，外傷や手術・IVR後，膵炎などの症例では，仮性動脈瘤やその破裂を迅速に診断することが非常に重要である．

　画像上，仮性動脈瘤は真性動脈瘤と比較して辺縁が不整であり，周囲に血腫を認めることが多く，診断の際に参考となる．

> **NOTE　腹部内臓動脈瘤の治療**
>
> 　内臓動脈瘤の治療適応は，以下の項目を考慮して総合的に判断する．治療は血管内治療が第一選択となるが，肝外肝動脈や上腸間膜動脈など動脈瘤の局在によっては手術も考慮される．
> - 破裂または有症状例（疼痛や出血，隣接臓器圧排症状など）
> - 妊娠可能年齢女性
> - 径が2cm以上，正常血管の3倍以上，増大傾向の症例
> - 破裂の頻度が高い部位（上腸間膜動脈や胃十二指腸動脈，膵十二指腸動脈など）
> - 原疾患（血管炎や結合組織疾患など非動脈硬化性）
> - 仮性動脈瘤は基本的に全例治療適応

参考文献

1) 田嶋　強：腹部内臓動脈瘤に対する血管内治療．臨床放射線 51: 1567-1582, 2006.
2) Jesinger RA, Thoreson AA, Lamba R: Abdominal and pelvic aneurysms and pseudoaneurysms: imaging review with clinical, radiologic, and treatment correlation. RadioGraphics 33: E71-E96, 2013.

泌尿器領域総論

(森田 賢)

1. 検査法のポイント

　　泌尿器領域の救急疾患で画像診断が重要な役割を担うものは，尿路結石症，急性腎盂腎炎，急性巣状細菌性腎炎，腎膿瘍，気腫性腎盂腎炎，気腫性膀胱炎，精巣捻転，急性精巣上体炎，フルニエ壊疽，腎血管筋脂肪腫の破裂，腎梗塞などである．

　　画像検査としては，単純X線写真，排泄性尿路造影，超音波検査，CT，MRIなどがある．尿路系を対象とした単純X線撮影はkidney ureter bladder (KUB) と呼ばれ，X線を腹側より照射し，通常より管電圧を下げて撮影することで，腎や結石のコントラストを高くする撮影法である．排泄性尿路造影は，ヨード造影剤を静脈注射した後に経時的にKUBを撮影し，尿路系を観察する手法である．尿排泄の経時的変化をとらえられるという利点はあるが，形態診断に関してはCT urography (CTU) の方が優れており，CTUに置き換わりつつある．

　　超音波検査はスクリーニング検査として重要であり，特に救急の場面では水腎症や腹水の評価に有用である．精巣捻転や精巣上体炎では，CTより超音波ドプラの方が優れている．これらの検査でスクリーニングした後に，精査としてCTやMRIが実施される．

2. CT検査法

　　CTは被ばくを伴う検査であり，造影する場合は副作用の危険性もあるため，臨床所見からCT検査の適応があるかを吟味する必要がある．泌尿器領域の一例を挙げると，『画像診断ガイドライン（2016年版）』において，「成人の急性腎盂腎炎が疑われる場合，直ちにCTを施行すべきか？」とのCQに対する答えは，「実施することを推奨しない（推奨グレードC2）」である[1]．これは，成人の単純性腎盂腎炎は臨床症状のみで診断可能であり，抗菌薬で治癒するため，合併症を伴う例や抗菌薬で治癒しない場合などを除き，画像検査は必要ないためである．American College of Radiology (ACR) のAppropriateness Criteria® (2012年改定) でも，単純性の急性腎盂腎炎に対しては「あらゆる画像検査を推奨しない」（すべて10点中1点）となっている[2]．特に若年者では，検査の必要性を十分吟味すべきである．撮影方法は，結石の検出のみであれば単純CTのみで十分だが，その他多くの救急疾患では造影することによる利点は大きい．

　　造影CTの撮影時相として，早期動脈相（造影剤投与開始後20〜30秒後），皮髄相（30〜60秒後），腎実質相（90〜130秒後），排泄相（5分後以降，8〜10分程度）がある（図1）．皮髄相では腎皮質のみが造影され，多血性腫瘍の評価に有用である．腎実質相では腎皮質と髄質が均一に造影されるため，腎病変の拾い上げに向いている．排泄相は尿路の評価に適しており，maximum intensity projection (MIP) 表示させることで，CTUとして活用される（図2）．疾患によっては，ある時相の撮影がなければ確定診断できない場合もあるため，臨床所見に応じて最適な時相を撮影する必要がある．ただし，臨床所見から必ずしも正しい疾患を疑えるわけではないため，被ばくとの兼ね合いになるが，不十分な検査にならないように留意すべきである．なお，造影した場合は単純CTの読影が疎かになりがちだが，結石，高吸収を呈する血性液貯留や新鮮血栓，腫

図1 正常例の造影CT

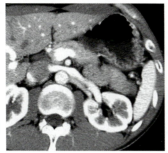

A 造影CT（皮髄相，造影剤注入開始から40秒後）

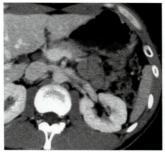

B 造影CT（腎実質相，90秒後）

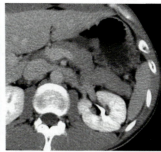

C 造影CT（排泄相，5分後）

栓，腫瘍などの造影前後での比較といった重要な情報を含むため，決して疎かにしてはならない．また，近年のmulti detector row CT（MDCT）は空間分解能が優れているため，適宜1mm厚などのthin sliceデータを用いて，種々の再構成法や多方向から評価すべきである．

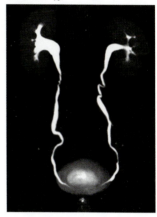

CTU MIP像

図2　CT urography（CTU）
造影剤注入開始から8分後のMIP表示．正常例．

3. MRI検査法

MRIは被ばくがなく，コントラスト分解能に優れるという利点があるが，CTほど撮像が簡便ではなく，撮像時間も長く，金属類を持ち込めないといった問題点があるため，多くの救急疾患ではまずCTが実施されることが多い．泌尿器領域では，膀胱，前立腺，精巣などの評価に関してはMRIが第一選択になる．若年者で被ばくを避けたい場合もMRIを考慮する．しかしながらMRIには，救急疾患で重要な所見である石灰化（結石）と空気が無信号となり見落とされやすいという欠点がある．出血や血栓も時間経過とともに信号が変化するため，CTのように容易に認識できない場合があり，十分留意する必要がある．

撮像プロトコールは通常の撮像法と同様で，T1強調像（脂肪抑制の有無，out of phase / in phase含む），T2強調像，拡散強調像が基本となる．特に，拡散強調像は悪性腫瘍のみでなく，炎症や膿瘍，出血，虚血の検出にも優れており，救急疾患においても必須である．腫瘍などの造影効果や血管などを評価する場合は造影し，情報量の多い多時相を撮像（ダイナミック・スタディ）すべきである．近年では，非造影MR angiography（MRA）の技術が進歩しており，腎動脈などの血管を評価する場合は，非造影MRAを追加する．MR urography（MRU）は水をより強調させたT2強調像であり，非造影で尿路の描出が可能である（図3）．ただし，尿が貯留していない部分は描出されないため，尿管の全長が常に描出されるわけではないことに留意すべきである．

参考文献

1) 高橋 哲・他：7. 泌尿器．CQ133 成人の急性腎盂腎炎が疑われる場合，ただちにCTを施行すべきか？ 日本医学放射線学会（編）；画像診断ガイドライン 2016年版，第2版．金原出版，p.450-451, 2016.
2) American College of Radiology: Acute Pyelonephritis. ACR Appropriateness Criteria®. Last review date: 2012. (https://acsearch.acr.org/docs/69489/Narrative/)

尿路結石症
ureterolithiasis

(小川悠子)

◆ **症例1**：50歳代，男性．左腰背部痛が出現し受診．超音波検査にて水腎症を指摘された．

図1-A 単純CT　　　　　　　　図1-B 単純CT

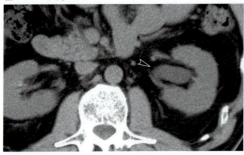

単純CTでは，左上部尿管に5mmの結石を認め，周囲に尿管壁肥厚(tissue rim sign陽性)と脂肪織混濁(fat stranding)を伴っている(B；→)．上流腎盂の軽度拡張を伴う(A；▷)．

診断名 上部尿管結石による水腎症

◆ **症例2**：20歳代，男性．突然の臍周囲の疼痛で受診．

図2-A 単純CT(骨盤レベル)　図2-B 造影CT(排泄相, 腎レベル)　図2-C 造影CT(排泄相, 骨盤レベル)

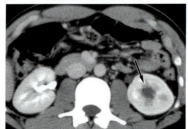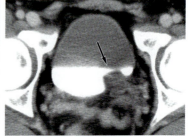

単純CTでは膀胱左後壁付近に小さな結石(A；→)を認め，一見，膀胱内腔に排石されているようにみえる．造影CT排泄相の腎レベルでは，左腎盂腎杯(B；→)が軽度拡張し，造影剤排泄は右側に比し遅延しており，左尿管閉塞/狭窄を疑う．骨盤レベルでは，結石周囲の左尿管口の壁に高度浮腫(C；→)があり，膀胱尿管移行部に嵌頓した結石と診断される．

診断名 膀胱尿管移行部結石の嵌頓

◆ **症例3**：40歳代，男性．右下腹部痛が出現し，肉眼的血尿を認め，単純CTにて尿管結石症と診断．その後，尿量減少が出現した．造影剤投与し，時間をあけて撮影した．

図3-A 造影CT(造影剤注入開始から5分後)　　図3-B 造影CT(10分後)

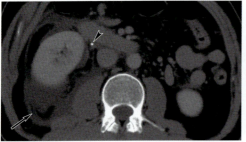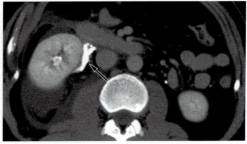

造影剤注入開始から5分後のCTでは，左上部尿管結石(A；▷)を認め，腎周囲腔には液貯留(A；→)がある．10分後のCTでは造影剤が尿管外に漏出(B；→)しており，尿の溢流である．

診断名 尿路結石嵌頓による尿の溢流

尿路結石症の一般的知識と画像所見

尿路結石は上部と下部に分けられる．上部尿路結石は，腎結石（上／中／下腎杯結石，腎盂結石）と尿管結石（上部：腎盂尿管移行部から腸骨稜上縁まで，中部：腸骨に重なる部位，下部：中部より遠位で膀胱尿管移行部まで）からなり，下部尿路結石は膀胱結石，尿道結石である[1]．腎臓で形成された結石は尿管に下降し，膀胱，尿道を経て排泄される．X線陽性結石として主にシュウ酸カルシウム，リン酸カルシウム結石があり，この2つで尿路結石の80％以上を占める．X線陰性結石には，尿酸，キサンチン，シスチン結石があるが，CTではほぼ検出可能である．

尿管結石が嵌頓すると激痛（疝痛発作）を来すため，急性腹症として緊急でCTが撮影されることが多い．尿管結石の通過障害は，生理的狭窄部位である①腎盂尿管移行部，②尿管と腸骨動脈の交叉部，③膀胱尿管移行部に好発する．膀胱尿管移行部の結石は膀胱内に排石されているようにみえ，見落とされやすいので注意する．また，結石の部位や個数，大きさが治療方針や治療効果に影響する[1]．特に，自然排石率は結石の大きさに依存し，5mm未満で68％，5～10mmで47％と報告されている[2]．10mm以上での自然排石率は低い[1]．

画像所見 尿管結石は，一般的にCTで高吸収を呈する．まず直接所見として尿管内の結石の有無を評価する[3]．小さな結石はthin sliceで観察する．結石周囲に尿管壁の浮腫を伴うことがあり，"tissue rim sign"と呼ばれる．膀胱尿管移行部では浮腫性の壁肥厚を呈する[3]．1つ以上の腎杯と腎盂に連続する結石は，サンゴ状結石と呼ばれる．

間接所見として，尿路閉塞による水腎・水尿管，腎周囲のfat stranding（炎症や，浮腫，リンパ液を反映），腎腫大，腎実質の造影遅延，尿路への造影剤排泄遅延などがある[3]．また，尿の溢流による腎周囲腔の液貯留（urinoma）を認めることもある．長期の尿路閉塞例では，慢性の腎盂腎炎（ときに黄色肉芽腫性腎盂腎炎）や腎膿瘍による所見を呈したり，腎萎縮を来す．急性期に直接所見がなく，間接所見のみを認めた場合には，排石後あるいは結石以外の原因を考慮する[3]．

鑑別診断のポイント

尿管結石では，尿管内の結石か，尿管外の石灰化（動脈壁の石灰化，静脈石など）かの鑑別が必要になることがある．尿管との関係は上流尿管が拡張していれば明らかだが，そうでない場合は尿管の連続性を丹念に評価する必要がある．排泄相で尿管内に造影剤が充満していれば明らかだが，単純CTでも連続性を丁寧に追えば，ある程度は把握できる．

骨盤部では静脈石と紛らわしいが，静脈石はより円形で，索状構造（連続する静脈による変化：comet tail sign）を伴い，CT値は尿管結石より低く，特に中心部で低くなる（central lucency）という特徴がある[3]．

参考文献

1) 日本泌尿器科学会, 日本泌尿器内視鏡学会, 日本尿路結石症学会（編）；尿路結石症診療ガイドライン 2013年版，第2版．金原出版, 2013.
2) Preminger GM, Tiselius HG, Assimos DG, et al: 2007 Guideline for the management of ureteral calculi. Eur Urol 52: 1610-1631, 2007.
3) Cheng PM, Moin P, Dunn MD, et al: What the radiologist needs to know about urolithiasis: part 2 - CT findings, reporting, and treatment. AJR 198: W548-W554, 2012.

急性腎盂腎炎
acute pyelonephritis

(小川悠子)

▶ **症例1**：90歳代，女性．38℃の発熱が持続，悪寒戦慄と右側腹部痛が増悪したため受診．受診時，両側肋骨脊椎角 (costovertebral angle；CVA) 叩打痛陽性．炎症反応高値．

図1-A　単純CT（発症時）　KEY　　　　　図1-B　単純CT（発症前）

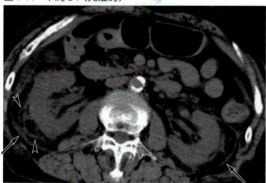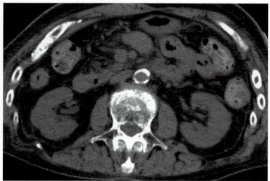

単純CT (A) では発症前画像 (B) と比較して，新たに腎周囲腔の毛羽立ち様変化 (fat stranding)，bridging septaの肥厚 (▷)，Gerota筋膜の肥厚 (→) が出現している．

診断名　急性腎盂腎炎

▶ **症例2**：20歳代，女性．右下腹部痛と高熱で受診．右CVA叩打痛と膿尿を認め，加療開始．

図2　造影CT（腎実質相）　KEY

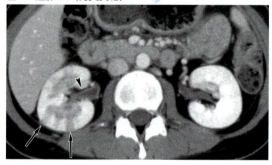

造影CT (腎実質相) にて，腎盂の壁肥厚と造影効果 (▷)，腎実質の造影遅延と，くさび状の造影不良域 (→) を認める．

診断名　急性腎盂腎炎

NOTE

❶ 腎臓の解剖

腎臓は線維被膜に覆われており，その外側は腎周囲腔の脂肪織でさらにその外側は腎筋膜 (Gerota筋膜) に覆われている．腎筋膜の外側が前腎傍腔，後腎傍腔である．

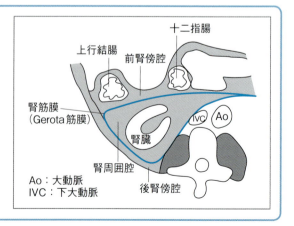

急性腎盂腎炎の一般的知識と画像所見

急性腎盂腎炎は，腎盂および腎実質の炎症である．ほとんどは単純性尿路感染であり，典型的には尿路に基礎疾患をもたない女性で，大腸菌の尿道・膀胱からの上行感染が多い．稀に血行性感染もある．尿路感染は尿路の基礎疾患の有無により，単純性と複雑性に分けられる．

画像所見　腎盂炎を反映した腎盂壁の肥厚と造影効果，腎実質の炎症として腎腫大，局所あるいは多発性の腎実質のくさび状の造影不良・造影遅延（境界は比較的明瞭）を認める[1]．くさび状の造影不良域は時に腎全域に及び，縞状（striated nephrogram）を呈することがある（▶NOTE 2）[2]．また，病変部に造影剤が長時間残存することがある．排泄相では腎盂への造影剤排泄遅延を認める．

腎周囲腔の変化としては，毛羽立ち様変化（fat stranding），bridging septaやGerota筋膜の肥厚がある．

重症度の指標として，急性巣状細菌性腎炎や腎膿瘍，気腫性腎盂腎炎への移行を評価する．ただし，単純性の急性腎盂腎炎は臨床的に診断可能なため，『画像診断ガイドライン2016年版』では，合併症を伴わない成人の急性腎盂腎炎に対して，直ちに単純または造影CTを施行することは推奨されていない（推奨グレードC2）[3]．

画像診断の主目的は，尿路系の基礎疾患の有無や合併症の評価である．治療による画像所見の変化は臨床経過よりも遷延するため，治療の効果判定は臨床的になされるべきである．急性腎盂腎炎の所見は消失することもあれば，瘢痕化することもある．

鑑別診断のポイント

急性腎盂腎炎は軽微な所見のみのこともあるため，臨床所見や過去画像との比較が重要である．基礎疾患（例えば，尿路結石，前立腺肥大，尿路の奇形，骨盤内腫瘍など）の有無を評価する．前立腺炎，精巣上体炎の合併も評価する．

慢性腎盂腎炎でも腎に限局性の造影不良域を呈するが，限局性に腎実質が萎縮していれば，急性期ではないと判断できる．尿路感染を反復する患者では，慢性腎盂腎炎の所見として，腎盂の変形（鈍化）を伴う腎皮質の限局性瘢痕や腎萎縮の有無を確認する．

神経因性膀胱や慢性下部尿路閉塞疾患では，膀胱の肉柱形成やびまん性壁肥厚，膀胱憩室を認めることがある．

> **NOTE**　❷ **striated nephrogram**
> 腎の造影効果が放射状（尿細管や集合管と平行）に，縞状（高吸収と低吸収が交互に出る）となることがある[2]．腎盂腎炎の他に，全身性の低血圧，腎外傷，尿路閉塞，腎静脈血栓などでみられる[2]．

参考文献

1) Craig WD, Wagner BJ, Travis MD: Pyelonephritis: radiologic-pathologic review. RadioGraphics 28: 255-277, 2008.
2) Wolin EA, Hartman DS, Olson JR, et al: Nephrographic and pyelographic analysis of CT urography: differential diagnosis. AJR 200: 1197-1203, 2013.
3) 日本医学放射線学会（編）；画像診断ガイドライン2016年版，第2版．金原出版，2016．

急性巣状細菌性腎炎
acute focal bacterial nephritis (AFBN)

(遠藤健二)

症例1：60歳代，女性．2日前より発熱，背部痛．

図1-A　造影CT（皮髄相）

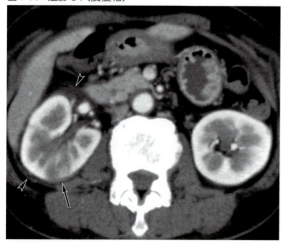

図1-B　造影CT（排泄相）

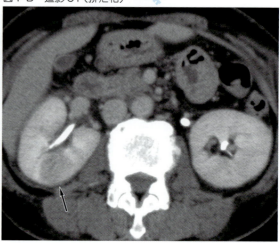

造影CT皮髄相で右腎に正常腎実質より造影不良な領域（A；→）があり，排泄相で腫瘤様である（B；→）．右腎周囲脂肪織の濃度上昇を伴っている（A；▶）．

診断名　急性巣状性細菌性腎炎

症例2：20歳代，女性．1型糖尿病，1週間前から排尿時痛，左背部痛，発熱．

図2-A　単純CT

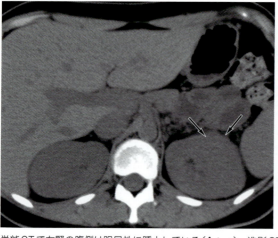

図2-B　造影CT（排泄相）

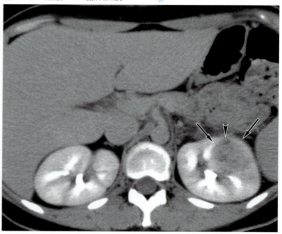

単純CTで左腎の腹側は限局性に腫大している（A；→）．造影CT排泄相で，同部は巣状の造影不良を呈している（B；→）．一部に小さな造影不良域を伴い，微小膿瘍を疑う（B；▶）．

診断名　急性巣状細菌性腎炎（小さな腎膿瘍を伴う）

急性巣状細菌性腎炎の一般的知識と画像所見

急性巣状細菌性腎炎（AFBN）は，Rosenfieldらによって提唱された疾患概念であり，急性腎盂腎炎の1病型と考えられている．急性腎盂腎炎が進行し，腎実質の炎症を巣状に生じているが，膿瘍形成を伴わない状態を指す[1]．急性腎盂腎炎，AFBN，腎膿瘍は一連の病態とされる．原因の大部分は上行性感染（急性腎盂腎炎からの移行）であり，原因菌として大腸菌が多い．尿培養で陰性になることがあり，小児の不明熱の原因検索中に指摘され腫瘍と間違われることがあり，注意が必要である．腎盂腎炎と同様に抗菌薬による治療が主体となるが，より長期間の治療が必要になるとの報告もある[2]．

基本的には腎盂腎炎と同様の疾患と考えられるが，上記の特徴があるため，特に小児領域では独立した疾患概念として扱われることがある．ただし，Society of Uroradiologyは，急性腎盂腎炎においてAFBNやacute lobar nephroniaなどの疾患概念を使用することを推奨していない[3]．

画像所見 造影CTで腎実質に区域性もしくは腫瘍状の淡い造影効果を呈する．基本的には腎盂腎炎のため，その他に腎盂腎炎と同様の所見（腎実質の腫大，腎周囲脂肪織の不均一な吸収値上昇，Gerota筋膜の肥厚など）を伴うことがある．AFBNは一見すると乏血性の腫瘍性病変のようにみえるため，誤って手術されないように鑑別診断する必要がある．そのためには臨床症状との比較が重要であり，また，経過で所見が変化することも鑑別点となる．超音波検査では，典型的には低エコー域として知られるが，様々な所見を呈すると報告がある[4]．

鑑別診断のポイント

1) **腎膿瘍**：腎膿瘍は内部が膿であるため，造影効果はない．AFBNは遷延性の淡い造影効果を呈する．腎膿瘍の膿瘍液が消失すればAFBNと同様の所見となる．

2) **乏血性腎腫瘍**：乳頭状腎細胞癌や尿路上皮癌などの乏血性腎腫瘍が画像上の鑑別となるが，臨床所見や臨床経過が異なる．

参考症例 急性巣状細菌性腎炎（荏原病院症例）

図3-A　造影CT（早期動脈相）

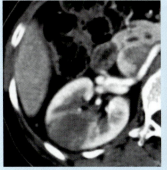

図3-B　造影CT（平衡相）

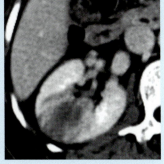

60歳代，女性．発熱，右背部痛．腎盂腎炎疑い．超音波で右腎に腫瘍性病変疑い．CRP 19.1mg/dl．
右腎実質に腫瘤様の造影不良域が認められる（A）．腎梗塞も鑑別になるが，心房細動や脳梗塞の既往歴はない．平衡相（B）でも造影不良域を呈する．臨床所見と合わせて巣状細菌性腎炎と診断できる．抗菌薬による保存的治療で改善消失した．

参考文献

1) Rosenfield AT, Glickman MG, Taylor KJ, et al: Acute focal bacterial nephritis (acute lobar nephronia). Radiology 132: 553-561, 1979.
2) Cheng CH, Tsau YK, Lin TY: Effective duration of antimicrobial therapy for the treatment of acute lobar nephronia. Pediatrics 117: e84-e89, 2006.
3) Talner LB, Davidson AJ, Lebowitz RL, et al: Acute pyelonephritis: can we agree on terminology? Radiology 192: 297-305, 1994.
4) Shimizu M, Katayama K, Kato E, et al: Evolution of acute focal bacterial nephritis into a renal abscess. Pediatr Nephrol 20: 93-95, 2005.

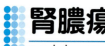
腎膿瘍
renal abscess

（遠藤健二）

◆ **症例1**：70歳代，男性．糖尿病で治療中の患者．1週間前より発熱，右背部痛．

図1-A　単純CT　　　　図1-B　造影CT（皮髄相）　　　図1-C　造影CT（腎実質相）

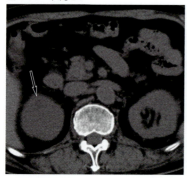
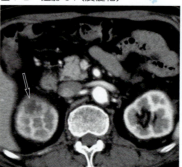
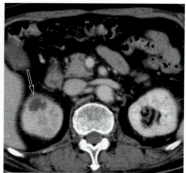

単純CTでは，右腎実質にわずかに低吸収を示す領域がある（A；→）．造影CT皮髄相では同領域の造影効果はなく，比較的厚い被膜に囲まれている（B；→）．腎実質相でも内部に造影効果はなく，被膜は不明瞭である（C；→）．右腎は対側腎に比べ，全体的に造影効果が遅延している．

診断名 腎膿瘍

◆ **症例2**：60歳代，女性．糖尿病で治療中，血液検査で炎症反応高値．

図2-A　造影CT（腎実質相）　　　　図2-B　造影CT（腎実質相）

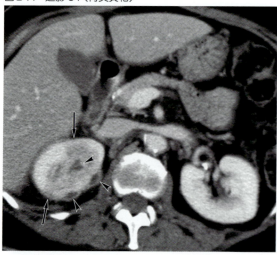
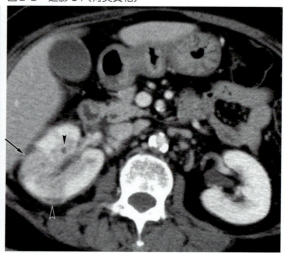

造影CT腎実質相で右腎は軽度腫大し，不整形かつ不明瞭な造影不良域を認める（A，B；→）．造影不良域内や腎被膜下に，膿瘍を疑う造影されない小さな低吸収域（膿瘍）を伴っている（A，B；▶）．

診断名 急性腎盂腎炎，腎膿瘍

参考文献
1) Craig WD, Wagner BJ, Travis MD: Pyelonephritis: radiologic-pathologic review．RadioGraphics 28: 255-277, 2008.
2) 早野敏郎，桑鶴良平：腎膿瘍．山下康行（編著）；知っておきたい泌尿器のCT・MRI．秀潤社，p.124-125, 2008.
3) Sallée M, Rafat C, Zahar JR, et al: Cyst infections in patients with autosomal dominant polycystic kidney disease. Clin J Am Nephrol 4: 1183-1189, 2009.

腎膿瘍の一般的知識と画像所見

急性腎盂腎炎によって生じた腎実質の微小膿瘍が癒合，増大することで，腎膿瘍が形成される．さらに病態が進行し，腎周囲腔に向けて破綻すると，腎周囲膿瘍となる．原因の大部分は上行性感染（急性腎盂腎炎からの移行）であり，起炎菌として大腸菌が多い．血行性感染のこともある．原因疾患としては糖尿病が多く，全体の75％を占める．15〜20％の患者で尿培養が陰性になる．治療は抗菌薬投与であるが，ドレナージなどの外科的治療が必要になることが多い[1]．

画像所見 単純CTでは患側腎がやや腫大し，膿瘍腔はいびつな類円形の低吸収域を示すが，不明瞭なことも多い．多発することもある．造影CTでは膿瘍腔は造影されず，辺縁にリング状の緩徐な造影効果を伴う．膿瘍腔にはガスや液面形成を伴うことがある．随伴所見として，腎盂腎炎と同様に周囲脂肪織の吸収値上昇やGerota筋膜の肥厚などを認める．超音波検査では典型的には血流のない低エコー腫瘤として描出され，debris様の低エコーを伴うことがある．MRIでは，膿瘍腔は拡散強調像で強い高信号，ADC値の低下を示す[1]．

鑑別診断のポイント

1) **囊胞随伴性腎癌**：腎膿瘍では内部が造影されないのに対し，囊胞随伴性腎癌では内部に造影効果を有する充実部分を認めることが鑑別になる[2]．MRIでは，囊胞随伴性腎癌の充実部分や出血などが拡散強調像で高信号を呈するが，膿瘍液はより強い高信号となる点が鑑別点となる．また，腎膿瘍は膿瘍液が消失すると腫瘤のようにみえることがあるが，臨床経過が鑑別診断する上で重要である．

2) **腎嚢胞の感染合併**：既存の嚢胞に感染が生じると嚢胞は増大し，吸収値の上昇，周囲に炎症所見を伴う（図3）．内部にdebrisや液面形成を生じることもある．しかし，CTでこれらの所見を明瞭に検出できることは少ない．過去画像との比較読影で，かろうじて指摘可能となることもある．常染色体優性多発性嚢胞腎（autosomal dominant polycystic kidney disease；ADPKD）に感染を合併することがあるが，出血性嚢胞との鑑別が困難なことが多い[3]．いずれもMRIの拡散強調像で高信号を呈するが，膿瘍の方がより強い高信号となることや，出血はT1強調像で高信号，T2強調像で低信号を呈する点が鑑別点となる．

参考症例 腎嚢胞の感染合併

図3-A 単純CT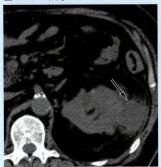

図3-B 造影CT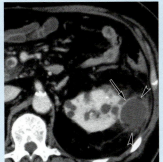

図3-C 単純CT（3週間前）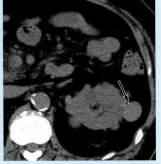

60歳代，男性．虫垂炎で入院加療中に発熱出現．
単純CTでは左腎に多発嚢胞を認め，外側の嚢胞（A；→）周囲に脂肪織濃度の上昇を伴っている．Gerota筋膜も軽度肥厚している．造影CTでは同嚢胞（B；→）壁の造影効果が一部不良（B；▸）であり，破裂している．3週間前に撮影された単純CTでは，同嚢胞（C；→）にこれらの所見はなく，今回の感染合併である．

気腫性腎盂腎炎
emphysematous pyelonephritis

（遠藤健二，藤田安彦，井田正博）

> **症例1**：50歳代，女性．1週間前より悪寒出現．その後，下痢や嘔吐を繰り返していた．時々左側胸部痛も自覚．血圧 123/79mmHg，心拍数 107bpm，体温 37.7℃，SpO2 98%，WBC 16,300/μl，CRP 20.87mg/dl，FBS 567mg/dl．（筑波メディカルセンター病院放射線科　塩谷清司先生のご厚意による）

図1-A　単純CT

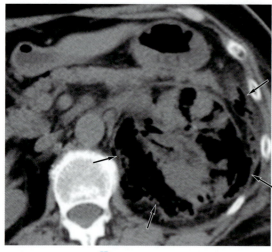

図1-B　造影CT

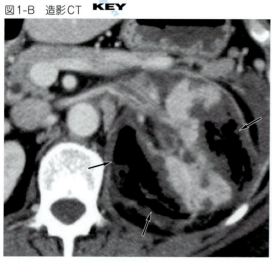

図1-C　造影CT冠状断像

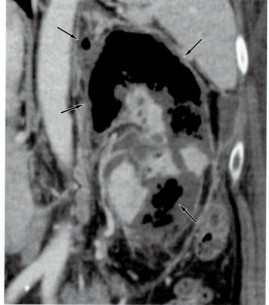

腎実質は崩れ，腎周囲や後腹膜腔には大量のガスを認める（A〜C；→）．腎盂腎杯にはガスを認めない．Gerota筋膜は肥厚し，腎周囲には液貯留を認める．

診断名 気腫性腎盂腎炎

参考文献

1) Craig WD, Wagner BJ, Travis MD: Pyelonephritis: radiologic-pathologic review. RadioGraphics 28: 255-277, 2008.
2) Wan YL, Lee TY, Bullard MJ, et al: Acute gas-producing bacterial renal infection: correlation between imaging findings and clinical outcome. Radiology 198: 433-438, 1996.
3) Huang JJ, Tseng CC: Emphysematous pyelonephritis: clinicoradiological classification, management, prognosis, and pathogenesis. Arch Intern Med 160: 797-805, 2000.
4) Grayson DE, Abbott RM, Levy AD, et al: Emphysematous infections of the abdomen and pelvis: a pictorial review. RadioGraphics 22: 543-561, 2002.

◆ **症例2**：40歳代，女性．アルコール性慢性膵炎，糖尿病で加療中．発熱，DIC状態．（荏原病院症例）

図2-A 造影CT
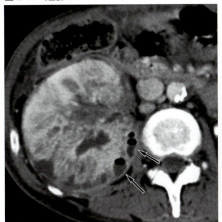

図2-B 造影CT冠状断再構成像
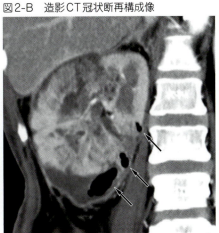

右腎のびまん性腫大と全体的な造影効果の減弱を認め，さらに限局性の造影不良域，液化壊死領域を認める．腎被膜下にはガスも認め，air-fluid levelを形成している（A，B；→）．腎被膜にも肥厚を認め，前腎傍腔に少量の液貯留を認める．

診断名 気腫性腎盂腎炎

気腫性腎盂腎炎の一般的知識と画像所見

気腫性腎盂腎炎は，急性腎盂腎炎が劇症化し，腎実質や腎被膜下にガスを生じるきわめて重篤な腎の急性壊死性感染症である．約90%がコントロール不良な糖尿病患者でみられる．原因としては，嫌気性菌（大腸菌，*Klebsiella*など）の感染であり，虚血に陥った腎実質内で嫌気性解糖が行われ，二酸化炭素が発生することにより気腫が生じる．症状は腎盂腎炎に準ずるが，進行が早く，早期から敗血症となり致死率も高い．

治療は，早期にドレナージや腎摘といった外科的な治療が必要となる場合が多い[1]．

画像所見 腹部単純X線写真で腎に一致する部位や腎の輪郭に沿ってガスを認めることがあるが，CTでの診断がより確実である．CTでは腎実質の破壊とガスの貯留を認め，進行すると腎実質がガスで置換される．Wanらは，2つのタイプに分類している[2]．

- type I（33%）：放射状，斑状，もしくは腎被膜下のガスを伴った腎実質の破壊があるが，液体貯留や膿瘍を認めないもの．
- type II（66%）：泡沫状あるいは限局したガスを認め，腎または腎周囲の液体貯留や膿瘍を伴うもの．

type IIはtype Iより予後が悪く，致死率も高いと報告されている[2]．Huangらは，CT所見による重症度分類と臨床所見を組み合わせて治療法を選択することを提唱している[3]．

一方，ガスが腎盂・腎杯内に限局し，腎実質に及んでいないものは気腫性腎盂炎（emphysematous pyelitis）と呼ばれ，気腫性腎盂腎炎より予後が良い．尿道や回腸導管からの空気や外傷などとの鑑別が必要になる[4]．

鑑別診断のポイント

CTによる診断が最も信頼性が高く，腎または腎周囲に病変が進展し，放射状，斑状もしくは腎被膜下にガスを認めた場合，本疾患を考える．腎または腎周囲に液体貯留，膿瘍などを伴う．

284　10. 泌尿器

気腫性膀胱炎
emphysematous cystitis

（遠藤健二）

症例：70歳代，男性．急性心筋梗塞で入院中に発熱．コントロール不良の糖尿病あり．

図1-A　腹部単純X線写真（立位）　**KEY**

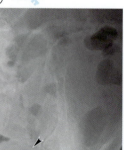

図1-B　腹部単純X線写真（臥位）

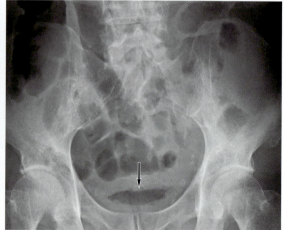

図1-C　単純CT　**KEY**

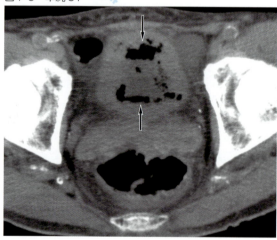

図1-D　単純CT

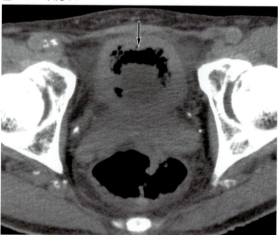

腹部単純X線写真立位，臥位で膀胱に一致してガス（A, B；→）があり，立位では液面形成を伴う．膀胱内のガスを疑う．膀胱壁周囲に，円形，線状のガス貯留を認め，cobblestone（or beaded）necklace appearanceと呼ばれる特徴的な所見を呈する（A；▶）．単純CTで膀胱壁はびまん性に肥厚し，膀胱壁および膀胱内にbubble様のガスを認める（C, D；→）．

診断名　気腫性膀胱炎

気腫性膀胱炎の一般的知識と画像所見

気腫性膀胱炎は，感染に伴うガス産生によって膀胱壁内や膀胱腔内にガスが貯留する状態である．男女比は1：2と女性に多い．起炎菌は大腸菌が最も多く（60〜70％），次いで肺炎桿菌である．基礎疾患としては，気腫性腎盂腎炎と同様に半数以上が糖尿病である．神経因性膀胱や排尿障害の患者にも生じる．症状は，肉眼的血尿，下腹部痛，発熱，排尿時痛などであるが，無症状で偶然発見されることもある．

気腫性腎盂腎炎を伴わなければ予後は良好で，尿道カテーテルによるドレナージや抗菌薬の投与と基礎疾患の改善で，多くは数日以内に治癒する．

画像所見 腹部単純X線写真で膀胱壁周囲や膀胱内腔に，円形，線状のガス貯留を認め，cobblestone (or beaded) necklace appearanceと呼ばれる特徴的な所見を呈する（図1-A；►）．

鑑別診断のポイント

鑑別疾患としては，直腸ガス，気腫性腟炎，腸管気腫症などが挙げられる．CTではガスの部位や程度を正確に把握することが可能で，これにより確定診断できる[1)2)]．

膀胱内にガスが貯留するその他の原因として，①経尿道的カテーテル挿入や導尿などによる医原性の膀胱内ガス混入，②結腸膀胱瘻（図2）や膀胱腟瘻，子宮膀胱瘻などの他臓器との瘻孔形成などがある．

膀胱内にガスを認めた場合は，周囲臓器をよく観察することが重要である．

参考症例 S状結腸憩室炎に伴うS状結腸膀胱瘻

| 図2-A 下部消化管造影 | 図2-B 造影CT | 図2-C 造影CT |

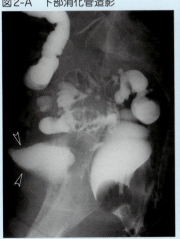 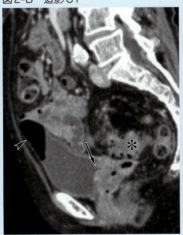 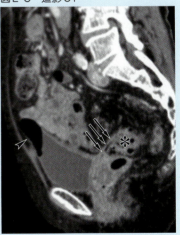

70歳代，女性．高安病の経過観察中．下腹部痛，尿に便が混じる．
下部消化管造影で膀胱内に造影剤の流入を認める（A；►）．造影CTで，膀胱とS状結腸（B，C；＊）の間に瘻孔を認め（B，C；→），膀胱内にガスを認める（B，C；►）．S状結腸には多発憩室があり，憩室炎による瘻孔を示唆する．

参考文献
1) Habetz VJ, Matthews CC, Durel RM: Clinical images - a quarterly column: emphysematous cystitis. Ochsner J 14: 529-531, 2014.
2) Bobba RK, Arsura EL, Sarna PS, et al: Emphysematous cystitis: an unusual disease of the Genito-Urinary system suspected on imaging. Ann Clin Microbiol Antimicrob 3: 20, 2004.

精巣捻転
testicular torsion

(石崎海子, 井田正博)

> **症例**：10歳代, 男性. 2日前に腹痛, 嘔吐で他院を受診し, 感冒, 急性腸炎の診断で投薬される. その後も症状持続し, 左陰嚢部の腫脹, 発赤が出現. (荏原病院症例)

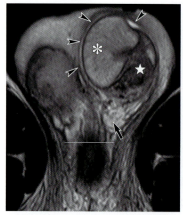
図1-A　T2強調像

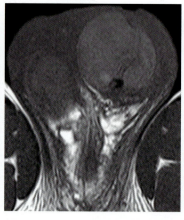
図1-B　T1強調像

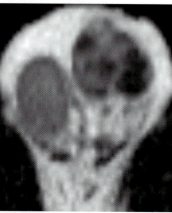
図1-C　ADC画像

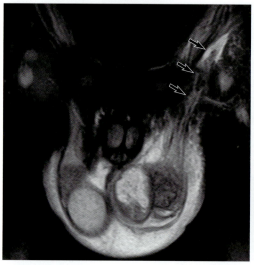
図1-D　脂肪抑制T2強調冠状断像

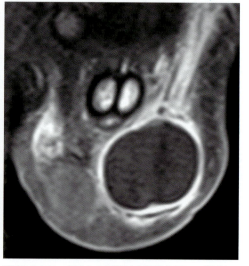
図1-E　造影T1強調像(後期動脈相)

T2強調像で左精巣(A；＊)および精巣上体(A；★)の腫大が認められる. 腫大した精巣は高信号を呈し, 静脈うっ滞および間質の浮腫性変化を反映する(A；▷). 精索にも浮腫性変化を認める(A, D；→). さらに鞘膜洞には少量の液体貯留を認める. 腫大した左精巣および精巣上体はT1強調像(B)で軽度高信号を呈しており, 静脈うっ滞によるメトヘモグロビン信号を反映する. 正常精巣も均一な軽度のADC低下を示すが, 病変側の左精巣内部には, 不均一なADCの著明な低下を認める(C). 造影後期動脈相(E)では精巣および精巣上体内部には造影効果を認めず, 動脈血流の完全な遮断, 非可逆的な梗塞, 壊死を来していると考えられる. 手術で360°捻転が確認され, 捻転を解除しても血流再開が得られず, 左精巣摘術を施行. さらに右精巣固定術も同時に施行した.

診断名　精巣捻転(鞘膜内精索捻転)による精巣の出血性壊死

参考文献
1) Das S, Singer A: Controversies of perinatal torsion of the spermatic cord. a review surver and recommendation. J Urol 143: 231-233, 1990.
2) 渡邊祐司：精巣捻転. 山下康行(編著); 知っておきたい泌尿器のCT・MRI. 秀潤社, p.226-229, 2008.
3) Dogra V, Bhatt S: Acute painful scrotum. Radiol Clin North Am 42: 349-363, 2004.

精巣捻転の一般的知識と画像所見

精巣捻転は，急性陰嚢症（陰嚢の急激な疼痛を伴う腫脹を来す疾患の総称）の中で最も頻度が高く，外科的緊急性の高い疾患である．捻転による静脈うっ滞と動脈性の虚血により精巣の血流障害を生じ，最終的に出血壊死を来す．突然の疼痛や陰嚢の発赤腫脹，悪心嘔吐，腹膜刺激症状などを呈する．

精巣捻転には鞘膜内捻転と鞘膜外捻転がある（表1）．精巣鞘膜とは，壁側および臓側腹膜から連続する鞘膜壁側板と鞘膜腹側板からなり，精巣上体を含めた精巣全体を覆う膜である．

鞘膜外捻転の捻転軸は精索と鞘膜であり，捻転内容は精巣と精巣上体である．鞘膜内捻転はさらに，精索捻転と精巣間膜捻転に分類される．捻転軸は前者は精索，後者は精巣間膜で，捻転内容は前者は精巣と精巣上体，後者は精巣のみである．鞘膜外捻転は陰嚢と鞘膜の固定が完成するまでの生後3〜4週以内の新生児期に好発する．70%が出生前に発症し，停留精巣に合併しやすい[1]．なお，陰嚢水腫は鞘膜壁側板と鞘膜腹側板の間隙（鞘膜洞）に貯留する．

精巣捻転は，初期段階では静脈還流障害による静脈うっ滞，さらに捻転が進行し高度になると動脈血流供給の障害を来し，最終的には非可逆的な出血壊死となる．精巣温存のため出血壊死を来す前に早期に診断し，治療（捻転整復や固定術）を施行する必要がある．精巣温存のゴールデンタイムは捻転の程度により異なるが，発症後24時間以上経過すると温存率は急激に低下する[2)3)]．ただし，精巣捻転は自然整復することもある．

鑑別診断のポイント

精巣捻転の診断には超音波ドプラとMRIが有用であり，精巣温存の可否にかかわる出血壊死の有無を迅速かつ的確に診断する必要がある（表2）．

急性陰嚢症の中でも精巣上体炎，精巣付属器捻転，精巣炎との鑑別が重要だが，上記検査で精巣の血流が保たれていることが精巣捻転との大きな鑑別点である．

表1　精巣捻転の分類（図：文献2）より転載）

分類	鞘膜内捻転		鞘膜外捻転
	精索捻転	精巣間膜捻転	
好発年齢	小児期から思春期		新生児期
原因	精巣の陰嚢壁への固定が緩い（bell-clapper deformity）	精巣上体頭部と精巣との間の結合織である精巣間膜が細く緩いため	腹膜鞘状突起と周囲組織との癒着が緩いため
捻転軸	精索	精巣間膜	鞘膜と鞘膜内容（精索）
捻転内容	精巣と精巣上体	精巣のみ	精巣と精巣上体
シェーマ	捻転部位		精巣上体／壁側鞘膜　精巣

表2　精巣捻転のMRI所見

状態	超音波	カラードプラ	T2強調像	T1強調像	ADC	造影
出血壊死なし（12時間以内）	正常	正常〜低下	正常〜軽度高信号（浮腫を反映）	正常	著変なし	造影欠損
出血壊死あり（24時間以上で出血壊死の確率が上昇）	低〜高	血流欠損	高信号（浮腫を反映）と低信号（デオキシヘモグロビンを反映）が混在	正常〜軽度高信号（メトヘモグロビンを反映）	一部著明に低下	造影欠損
自然整復による改善	正常	正常〜増加	正常〜軽度高信号（浮腫を反映）	正常	著変なし	正常

急性精巣上体炎
acute epididymitis

(今村由美)

▶ **症例1**: 20歳代, 男性. 約2週間前より右陰嚢痛. 改善しないため受診.

図1-A 造影CT **KEY**

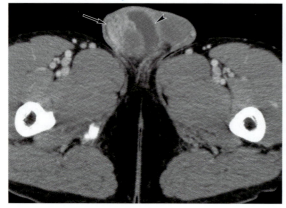

図1-B 造影CT

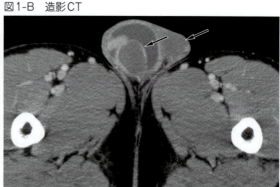

造影CTにて右精巣上体は腫大し(A;→), 濃染している. 右陰嚢水腫を伴っている(A;▶). 精巣は保たれており(B;→), 形態・造影効果に左右差を認めない.

診断名 精巣上体炎

▶ **症例2**: 50歳代, 男性. 約1か月前より左陰部の腫脹. 3週間前から陰嚢部の熱感・疼痛.

図2-A 造影CT **KEY**

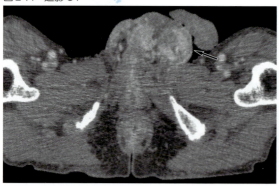

図2-B 造影CT

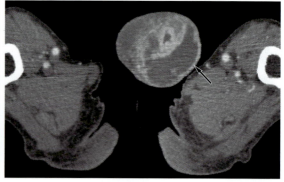

造影CTにて左精巣上体は腫大し(A;→), 濃染している. 左陰嚢内に辺縁が造影される不整形液体貯留(B;→)を認め, 膿瘍を合併している.

診断名 精巣上体炎(膿瘍合併)

参考文献
1) 日本性感染症学会2016ガイドライン委員会: 性感染症 診断・治療ガイドライン 2016. 日性感染症会誌 27(suppl): 2016. (http://jssti.umin.jp/pdf/guideline-2016.pdf)
2) Merlini E, Rotundi F, Seymandi PL, et al: Acute epididymitis and urinary tract anomalies in children. Scand J Urol Nephrol 32: 273-275, 1998.
3) 古賀成彦, 新垣義孝: 第3章 臨床症状. 日本泌尿器科学会(編); 急性陰嚢症診療ガイドライン2014年版. 金原出版, 2014.
4) Gasparich JP, Mason JT, Greene HL, et al: Non-infectious epididymitis associated with amiodarone therapy. Lancet 2: 1211-1212, 1984.

急性精巣上体炎の一般的知識と画像所見

陰嚢内容の急性有痛性病変は急性陰嚢症（acute scrotum）と総称され，精巣捻転や急性精巣炎，外傷性精巣破裂などの疾患を含み，急性精巣上体炎もそのひとつである．

精巣上体は精巣上端から起始して尾側へ下降し，精巣下端で精管に移行する細長い管腔器官であり（図3），急性精巣上体炎はこの精巣上体の急性炎症である．多くは尿路感染症（尿道炎，前立腺炎，膀胱炎）に合併して，精管，精索を経由する直接的な上行性感染によって生じる[1]．若年成人では性感染症（クラミジアや淋菌）に続発することが多い．高齢者では，前立腺肥大症などの流出路障害やカテーテル留置などの泌尿器科的処置に続発しやすく，起炎菌は大腸菌をはじめとする尿路感染症の起炎菌に類似する．小児では背景に尿路奇形を合併している場合がある[2]．症状は，発熱や陰嚢部痛・腫脹，尿路感染症による下部尿路症状を認めることが多く，鑑別で問題となる精巣捻転と比べると発症は緩徐である[3]．

血液生化学所見では白血球，CRPの上昇を示し，白血球尿が鑑別に有用な場合がある．

治療は一般的に抗菌薬投与で治癒するが，治療抵抗性である場合には重症化し，膿瘍形成や精巣炎を合併することがある．また，片側性のことが多いが，両側性の場合，不妊の原因となることがある．

画像所見 超音波検査では精巣上体は内部粗糙な高エコーを呈し，超音波ドプラにて精巣上体の血流増加を認める．CTやMRIでは患側精巣上体の腫脹を認め，精巣上体はT2強調像にて高信号を示し，造影にて強く増強される．また，反応性に陰嚢水腫や周囲脂肪織の炎症性浮腫を認める．

膿瘍形成を伴う場合は超音波検査で無エコー域を認め，CTで辺縁が濃染する液体貯留，MRIの拡散強調像で高信号，ADC値の低下を示す．

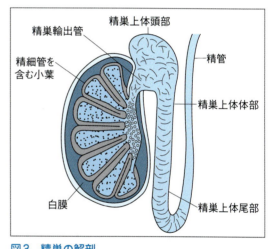

図3　精巣の解剖

鑑別診断のポイント

急性に陰嚢部痛を発症しうる疾患（急性陰嚢症）として，急性精巣上体炎，精巣捻転が鑑別に挙がる．前者は精巣の所見は正常で血流も保たれるが，後者は患側精巣に造影欠損と出血壊死を反映して，T2強調像もしくはT2*強調像で点状や線状の低信号を認める点が鑑別点となる．

> **NOTE**　**特殊な精巣上体炎**
>
> 精巣上体炎は尿路感染に伴って上行性に生じることがほとんどだが，稀な病態として結核性（多くは血行性だが，膀胱癌のBCG注入療法後に精管を経て上行性に生じることもある），Henoch-Schönlein紫斑病[3]，Behçet病，結節性多発動脈炎などの血管炎に伴って生じる場合や，薬剤性（アミオダロン[4]）に生じることがある．

フルニエ壊疽
Fournier's gangrene

(遠藤健二)

症例：70歳代，男性．糖尿病性腎症で透析中．発熱，肛門痛．

図1-A 単純CT

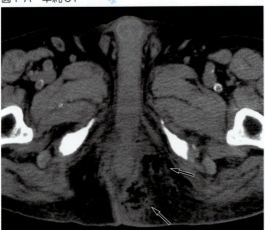

図1-B 単純CT

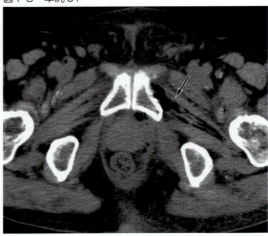

単純CTにて，肛門周囲から臀部皮下にガスや脂肪織濃度の上昇を認める（A；→）．左外閉鎖筋にもガスが及んでいる（B；→）．

診断名 フルニエ壊疽（肛門周囲膿瘍の増悪による）

参考症例 壊死性筋炎（褥瘡感染による）

図2-A 単純CT

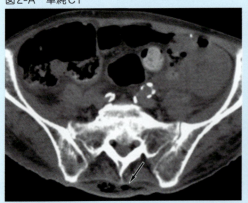

図2-B 単純CT

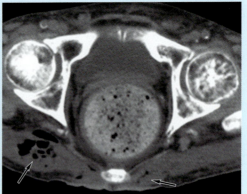

図2-C 単純CT

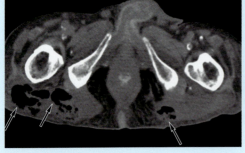

60歳代，男性．2型糖尿病．重度の脊柱管狭窄症のため歩行困難．仙骨部に褥瘡あり．
単純CTにて，仙骨部背側から臀部の皮下や両側大臀筋にガスを認める（A〜C；→）．皮下脂肪織濃度は上昇し，大臀筋は右側優位に腫大している．外陰部には及んでいないため，定義上はフルニエ壊疽ではないが，壊死性筋炎であり，病態（▶NOTE）は同じと考えられる．

フルニエ壊疽の一般的知識と画像所見

　外陰部（陰嚢，外性器，肛門周囲）に発生した壊死性筋膜炎を，フルニエ壊疽と呼ぶ．壊死性筋膜炎とは，浅層筋膜を細菌感染の主座として組織壊死を生じる軟部組織感染症である．急速に進行して敗血症を来す予後不良な疾患であるため，早期診断と速やかな外科的処置が必要である．原因として，肛門周囲膿瘍や尿路感染，外傷などが知られており，起炎菌は黄色ブドウ球菌，大腸菌など様々である．糖尿病や大酒家などの免疫低下状態に発症することが多く，発症者の40〜60%は糖尿病を有する．糖尿病患者での死亡率は特に高く，重症化の危険因子と考えられている．

画像所見　皮下や軟部組織の気腫，軟部組織の脂肪織濃度上昇，液貯留や膿瘍形成，筋膜の肥厚，周囲臓器への炎症の波及所見などであり，CTは進展範囲の評価に有用である．皮下気腫はフルニエ壊疽の90%以上に認めるが，初期は認めないこともあるため，注意が必要である．陰部から鼠径部，腸腰筋筋膜を介して後腹膜，大腿内転筋群の筋膜に沿って進展することや，陰部から大腿，前腹壁や背部の筋膜に沿って胸部レベルまで進展することがある．肉眼的に確認可能な発赤部を超えて炎症が進展していることがあるため，撮影範囲が不十分にならないように広範囲の撮影が望ましい[1]．

鑑別診断のポイント

　フルニエ壊疽の多くは臨床的に診断されるが，CTは確定診断に役立つのみでなく，炎症の広がりを評価するために重要な役割を担う．また，肛門周囲膿瘍，瘻孔，腹部や後腹膜の膿瘍など原因の特定や，敗血症性ショックを伴えば，その二次性変化をとらえるのに役立つ．

　ガスの存在を見落とさないために，ガスと脂肪のコントラストがつく適切なウインドウレベルとウインドウ幅で観察する必要がある．

　フルニエ壊疽はきわめて予後不良な疾患であり，迅速な処置を要するため，発見したら直ちに外科的処置を考慮すべきである．

> **NOTE**　**壊死性軟部組織感染症（necrotizing soft tissue infections）**
> 　壊死性筋膜炎は，表層筋膜を細菌感染の主座をすることが多いため，"筋膜炎"と呼ばれるが，実際は軟部組織の壊死性感染症全般を指して使われている．そのため，最近では壊死性軟部組織感染症の呼称が推奨されている．壊死性軟部組織感染症は感染部位の深さで分類することができ，壊死性蜂窩織炎，壊死性筋膜炎，壊死性筋炎（図2）となる[2]．

参考文献
1) Levenson RB, Singh AK, Novelline RA: Fournier gangrene: role of imaging. RadioGraphics 28: 519-528, 2008.
2) Stevens DL, Bisno AL, Chambers HF, et al: Practice guidelines for the diagnosis and management of skin and soft tissue infections: 2014 update by the Infectious Diseases Society of America. Clin Infect Dis 59: e10-e52, 2014.

腎血管筋脂肪腫の破裂
rupture of renal angiomyolipoma (AML)

（石崎海子）

◆ **症例**：40歳代，女性．以前から右腎の血管筋脂肪腫（AML）にて外来経過観察中であったが，突然の右腰背部痛にて緊急搬送された．（徳之島徳洲会病院 藤田安彦先生のご厚意による）

図1-A 単純CT KEY

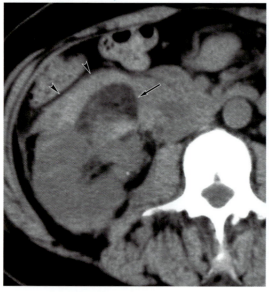

図1-B 造影CT（平衡相）

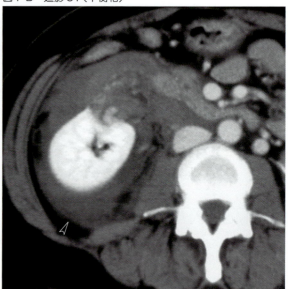

図1-C 右腎動脈造影（塞栓術前）

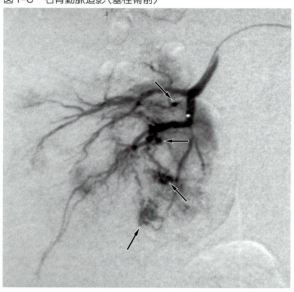

図1-D 右腎動脈造影（塞栓術後）

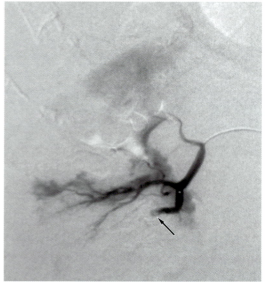

単純CTでは，右腎腹側の実質内に脂肪を含むAMLを認め（A；→），前腎傍腔には吸収値の高い軟部陰影（血腫，A；▶）が存在している．当初は血行動態が安定していたため保存的に経過を観察していたが，徐々に疼痛の増強，血圧の低下がみられた．造影CTを施行したところ，血腫量の増加（B；▶）が確認され，緊急的な動脈塞栓術を行うこととなった．右腎動脈造影では，活動性出血を示唆するextravasationは認めないものの，腫瘤に微小動脈瘤が散在性に認められた（C；→）．引き続きゼラチンスポンジ細片を用いた動脈塞栓術を施行し，塞栓術後の動脈造影にて責任動脈領域の良好な塞栓効果が確認された（D；→）．

診断名 腎血管筋脂肪腫の破裂

腎血管筋脂肪腫の破裂の一般的知識と画像所見

　腎血管筋脂肪腫（AML）は，血管，平滑筋，脂肪成分から構成される間葉系腫瘍で，多分化能を有する血管周囲類上皮細胞（perivascular epithelioid cell；PEC）からなるPEComa（perivascular epithelioid cell tumor）に分類される．腎の良性腫瘍の中では最も頻度が高い．好発年齢は50歳代，男女比は1：3～5と女性に多い．発生率は0.3～3.0％と稀な疾患であるが，結節性硬化症（tuberous sclerosis complex；TSC）では80％にAMLを合併し（▶NOTE），AMLの3.8％にTSCを合併する[1]．多くのAMLは単発性だが，TSCに伴うAMLは多発性，両側性の傾向があり，腫瘍径の大きなものが多い．通常は無症状だが，腫瘍の増大に伴い，腹痛や血尿などの症状が出現し，破裂により出血性ショックに陥る場合もある．

　腫瘍径が4cm以上では，有症状例が82～94％，出血例が50～60％であり，腫瘍径4cm以上が破裂のリスク因子とされている[2]．また，AMLには血管の脆弱性から微小動脈瘤を伴うことが多く，瘤径5mm以上では破裂のリスクが高まる[3]．その他，妊娠や経口避妊薬などのエストロゲン剤内服で増大傾向を示すとの報告があり，ホルモンとの関連が示唆されている[4]．

　治療は，超音波検査やCTで破裂が確認され，血行動態が不安定な場合は速やかに動脈塞栓術（transcatheter arterial embolization；TAE）へ移行する．動脈瘤径や腫瘍径，妊娠の有無などから破裂のリスクが高いと判断された場合には，予防的にTAEが施行される．TSCに伴うAMLに対しては，mTOR（mammalian target of rapamycin）阻害薬が用いられる．

画像所見　典型的な画像所見は，脂肪を含む腫瘍と周囲の血腫であり，活動性出血を伴う場合は，造影剤の血管外漏出像（extravasation）を呈する．

鑑別診断のポイント

　腎臓から出血を来す疾患として，AML，腎細胞癌（renal cell carcinoma；RCC），腎動静脈奇形（arteriovenous malformation；AVM），腎動脈瘤などが挙げられる．AMLの約5％に，脂肪成分に乏しく画像で脂肪成分を検出できないfat poor AMLがあり，RCCとの鑑別が難しい場合がある．AVMは血管造影では容易に診断できるが，超音波検査，CTのみでは診断が困難な場合がある．いずれにしても，破裂，出血に対してはTAEが第一選択となる．

> **NOTE**　**結節性硬化症に合併する血管筋脂肪腫**
> 　結節性硬化症（TSC）はPringle病とも呼ばれ，常染色体優性遺伝をする神経皮膚症候群（母斑症）である．本症に伴う血管筋脂肪腫（AML）では，動脈塞栓術（TAE）後の出血再発率が30％と高いため，TAE後も厳重な経過観察が必要である[5]．TAEを施行しても出血を繰り返す場合には手術を行う．また，2012年12月よりTSCに伴うAMLに対する治療薬としてmTOR阻害薬が承認され，治療法のひとつとして選択可能となっている．

参考文献
1) Bhatt JR, Richard PO, Kim NS, et al: Natural history of renal angiomyolipoma (AML): most patients with large AMLs >4cm can be offered active surveillance as an initial management strategy. Eur Urol 70: 85-90, 2016.
2) Halpenny D, Snow A, McNeill G, et al: The radiological diagnosis and treatment of renal angiomyolipoma-current status. Clin Radiol 65: 99-108, 2010.
3) Yamakado K, Tanaka N, Nakagawa T, et al: Renal angiomyolipoma: relationships between tumor size, aneurysm formation, and rupture. Radiology 225: 78-82, 2002.
4) Rouvière O, Nivet H, Grenier N, et al: Kidney damage due to tuberous sclerosis complex: management recommendations. Diagn Interv Imaging 94: 225-237, 2013.
5) Patatas K, Robinson GJ, Ettles DF, et al: Patterns of renal angiomyolipoma regression post embolisation on medium- to long-term follow-up. Br J Radiol 86: 20120633, 2013.

腎梗塞
renal infarction

（今村由美，市川和雄）

● **症例1**：70歳代，女性．突然の下腹部痛．高血圧と心房細動あり．肉眼的血尿は認めない．
（日本医科大学付属病院症例）

図1-A　単純CT

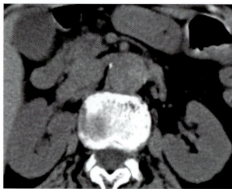

図1-B　造影CT（早期動脈相）KEY

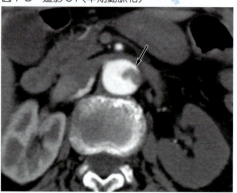

図1-C　造影CT再構成冠状断像
（早期動脈相，大動脈レベル）

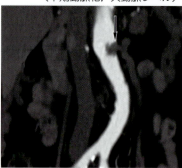

図1-D　造影CT再構成冠状断像
（早期動脈相，腎実質レベル）

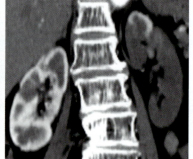

図1-E　造影CT（後期動脈相）KEY

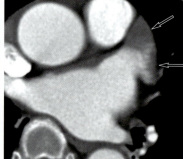

単純CT（A）では異常は認めない．造影CT動脈相，再構成冠状断像では，左腎動脈起始部から大動脈内腔に限局性の造影欠損を認める（B，C；→）．右腎の皮質には造影効果を認めるが，左腎では皮質に造影効果を認めない．左腎動脈起始部の塞栓性閉塞（B，C；→）による左腎梗塞急性期と診断できる．造影後期相では左房左心耳先端部に造影欠損があり（E；→），左心耳血栓と診断できる．その表面には陥凹があり，血栓表層の一部が遊離し塞栓源になった可能性がある．

診断名　腎梗塞

● **症例2**：40歳代，男性．陳旧性心筋梗塞の既往あり．突然の左下腹部痛を自覚．翌日CT施行．

図2-A　単純CT

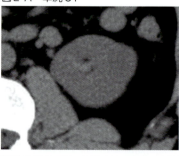

図2-B　造影CT（早期相）

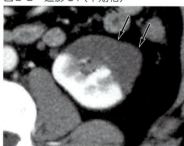

図2-C　造影CT（排泄相）KEY

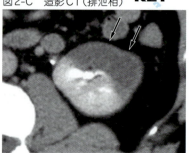

単純CT（A）では，左腎やその周囲に異常を指摘できない．造影CT早期相（B）および排泄相（C）では，左腎に区域性の造影欠損がある．同部の辺縁に沿って被膜状の淡い造影効果（B，C；→）があり，排泄相でより目立つ．腎梗塞でみられるcortical rim signである．

診断名　腎梗塞

腎梗塞の一般的知識と画像所見

腎梗塞とは，腎動脈の主幹部やその分枝が閉塞することにより，腎臓の組織が壊死に陥る病態である．稀な疾患と考えられているが，剖検にて1.4％の頻度で腎梗塞を認めたとの報告[1]もあり，潜在的には稀ではないと考えられる．原因は塞栓子による塞栓性，動脈硬化などによる血栓性，外傷性，動脈解離などがあるが，ほとんどは心房細動や心臓弁膜症，感染性心内膜炎などの心原性塞栓による．その他，血管手術や血管造影時のカテーテル操作などで医原性に生じることもある．小範囲の梗塞は症状に乏しいが，広範囲の梗塞では急性発症の側腹部痛や悪心・嘔吐・発熱・血尿などを認める．血液検査では白血球数やLDHの上昇を認める場合もあるが，非特異的である．

治療は血栓溶解療法や抗凝固療法などが一般的である．腎梗塞の所見を認めた場合，心腔内血栓や他臓器梗塞がないかチェックすべきである．

画像所見 超音波ドプラにて梗塞域に一致した血流低下を指摘できる場合があり，腎機能低下例でも有用である．単純CTでは軽度の腎腫大や腎筋膜の肥厚などの所見を認めることもあるが，診断は困難である．造影CTが有用であり，梗塞が生じた領域に明瞭な造影欠損像を呈し，分枝の閉塞では楔状の造影欠損，本幹閉塞では腎全体が造影不良となる．造影欠損部の外周が帯状に造影されるcortical rim sign（▶NOTE）がみられることがあり，特異度の高い所見である．梗塞巣は時間とともに萎縮し，分枝閉塞では病変部に凹凸を生じ，本幹閉塞では腎全体が萎縮する．

鑑別診断のポイント

症状から尿路結石や腎盂腎炎を疑われ，単純CTで異常を認めず見逃されるケースが少なくない．心房細動などの心疾患の既往を有する症例の急性腹症では，腎梗塞の可能性も考慮すべきである．小さな梗塞域を散在性に認める場合は，急性腎盂腎炎や転移性腎腫瘍による変化と紛らわしいが，症状や血液・尿所見，病歴を併せて鑑別する．

> **NOTE** **cortical rim sign**
> 腎梗塞が生じた際に，腎被膜動脈などの側副路からの血流により梗塞部の被膜下に増強効果が残存することがあり，cortical rim signと呼ばれる[2]．腎梗塞の約50％で認められ，急性腎盂腎炎や腎腫瘍との鑑別に有用なことがあるが，この所見が出現するまで少なくとも数時間を要するといわれている．

参考文献

1) Hoxie HJ, Coggin CB: Renal infarction; statistical study of 205 cases and detailed report of unusual case. Arch Intern Med 65: 587-594, 1940.
2) Glazer GM, Francis IR, Brady TM, et al: Computed tomography of renal infarction: clinical and experimental observations. AJR 140: 721-727, 1983.

婦人科領域総論

1. 検査法のポイント

　　　　婦人科領域の救急疾患で画像診断が重要な役割を担うものは，内膜症性嚢胞，卵巣腫瘍捻転，正常卵巣茎捻転，卵巣出血，卵巣腫瘍破裂，異所性妊娠，子宮筋腫赤色変性，子宮筋腫茎捻転，骨盤内感染症などである．画像検査としては，単純X線写真，超音波検査，CT，MRIなどがある．超音波検査はスクリーニング検査として重要であり，子宮や付属器の異常の検出，腹水の評価などに有用である．MRIは被ばくがなくコントラスト分解能が優れるという利点があり，子宮や付属器の評価はCTより優れている．しかし，MRIはCTほど撮像が簡便ではなく，撮像時間も長く，金属類を持ち込めないといった問題点もあり，救急で撮像できない施設も多い．また，必ずしも臨床所見から婦人科疾患に絞れるわけではないため，まずCTが実施されることが多い．CTの重要な役割のひとつに，どの領域の疾患か鑑別することが挙げられる．特に，消化器疾患か婦人科疾患かで迷うことがあり，画像所見を適切に評価して適切な科に振り分けることが重要である．上記の多くの疾患はCTである程度診断可能だが，原因となる病変の鑑別（病変が卵巣由来か子宮由来かの鑑別，正常卵巣か卵巣腫瘍かの鑑別など）はMRIでしか困難な場合もあるため，適宜MRIを撮像する．また，若年者では被ばくの問題があるためMRIを考慮すべきである．

　　　　妊婦の場合，国際放射線防護委員会（International Commission on Radiological Protection；ICRP）は100mGy未満の胎児被ばくは胎児への影響はないため，妊娠中絶を選択してはならないと勧告している[1]．ガイドラインなどでも，50mGy未満の被ばくでは胎児への影響はないとしている[2,3]．通常のCT検査ではこれらを超えることはまずないため，臨床的に必要性が高い場合は実施する．ただし，妊婦の精神面への影響も考慮し，十分なインフォームド・コンセントが必要と考えられる．また，以前は10 days rule（妊娠の可能性のない，月経開始後10日以内に行うべき）というものがあったが，これに縛られて必要な検査が行われない欠点の方が大きいため，ICRPで取り下げられている．一方，MRIについては，胎児への安全性は確立されていないため，器官形成期である妊娠14週未満での撮像は避けるべきとされている[4]．しかし近年，妊娠第1期にMRIを実施された1737例では，撮像しなかった群と比較して，MRIが胎児期や幼少期での障害の増加に関連しなかったとの報告もある[5]．ただし，ガドリニウム造影剤は胎盤を通過することが知られており，同研究では妊婦へのガドリニウム造影は死産や胎児のリウマチ様症状や皮膚炎症性疾患の頻度が高まると報告されている[5]．

2. CT検査法

　　　　CTは被ばくを伴う検査であり，造影する場合は副作用の危険性もあるため，臨床所見からCTの適応があるかを吟味する必要がある．特に，若年者では被ばくの問題が少なくないため，十分に吟味すべきである．症状が骨盤部に限局していても，撮影範囲は骨盤に絞らずに上腹部から撮影すべきである．これは腹部から骨盤は同じ腔であり，消化管，脈管，炎症や液貯留の波及などは一連のものとみるべきで，症状がどちらかに限局していても，画像所見は両者にまたがることがあるためである（逆もまたしかり）．

子宮や卵巣は，単純CTではコントラストが不良なため，多くの救急疾患では造影することによる利点は大きい．造影CTの撮影時相として，動脈相（造影剤投与開始後20〜40秒後），実質相（90〜130秒後），平衡相（180秒前後），排泄相（5分後以降，8〜10分程度）がある．動脈性出血の評価，手術やIVRになる場合の細かな血管の評価，微妙な虚血の検出，Fitz-Hugh-Curtis症候群での肝表面の早期濃染などは，動脈相がなければ評価不能なため，被ばくとの兼ね合いになるが，不十分な検査にならないように留意すべきである．なお，造影した場合は単純CTの読影が疎かになりがちだが，高吸収を呈する血性液貯留や新鮮血栓，造影前後での比較による捻転などでの虚血の評価といった重要な情報を含むため，疎かにしてはならない．また，近年のMDCTは空間分解能が優れているため，適宜1mm厚などのthin sliceデータを用いて，種々の方向や再構成法で評価すべきである．

3. MRI検査法

　子宮や卵巣の評価には，コントラスト分解能の高いMRIが適している．若年者で被ばくを避けたい場合もMRIを考慮すべきである．MRIの欠点として，救急疾患で重要な所見である石灰化（結石）と空気が無信号となり見落とされやすい．また，出血や血栓も時間経過とともに信号が変化するため，CTのように容易に認識できない場合があり，十分留意する必要がある．撮像プロトコールは通常の撮像法と同様で，T1強調像，T2強調像，拡散強調像が基本となる．撮像方向は横断像が基本となるが，子宮の評価には矢状断像も必要であり，適宜，冠状断像も加える．スライス厚は薄い方がよいが，撮像範囲との兼ね合いのため，撮像範囲が不十分にならないように配慮する．

　T2強調像は診断の基本となるため，可能な限り通常検査と同等の高精細な画像を撮像する．短時間での撮像が必要な場合は，呼吸停止下の高速撮像を考慮する．脂肪抑制T2強調像は病変のコントラスト向上，静脈うっ滞や浮腫の評価，腹水の検出などに有用である．T2*強調像や磁化率強調像は，出血によるヘモジデリンの検出に優れており，内膜症性嚢胞の鑑別に有用である．

　T1強調像の第一の目的は出血（メトヘモグロビン）や脂肪成分の特異的な高信号を検出することにあり，呼吸停止下での撮像でも十分である．両者の鑑別は，脂肪抑制T1強調像やchemical shift，T2強調像との比較，fluid-fluid levelやshadingの有無を評価すれば可能である．脂肪抑制T1強調像を追加することで，血性腹水や脂肪成分のスクリーニングが容易となる．

　拡散強調像は悪性腫瘍のみでなく，炎症や膿瘍，出血，虚血の検出にも優れており，救急疾患においても必須である．骨盤部では高b値（1000s/mm^{2}程度）で撮像する．拡散強調像表示のみではT2強調像の影響（T2-shine through効果など）を排除できないため，ADC mapと併せて評価する．

　造影T1強調像は必須ではないが，活動性出血，異所性妊娠の胎嚢や絨毛構造の検出，炎症性疾患，捻転などでの虚血や静脈うっ滞の評価，腫瘍の鑑別などに有用である．脂肪抑制併用で撮像する．MRIは被ばくがないため，造影する場合は情報量の多い多時相を撮像（ダイナミック・スタディ）すべきである．

参考文献

1) International Commission on Radiological Protection: Pregnancy and medical radiation. Ann ICRP 30: 1-43, 2000.
2) Report No.54 Medical radiation exposure of pregnant and potentially pregnant women. NCRP, Washington, 1977.
3) 日本産科婦人科学会，日本産婦人科医会：産婦人科診療ガイドライン－産科編2014－．(http://www.jsog.or.jp/activity/pdf/gl_sanka_2014.pdf)
4) National Radiological Protection Board: Revised guidance on acceptable limits of exposure during nuclear magnetic resonance clinical imaging. Br J Radiol 56: 974-977, 1983.
5) Ray JG, Vermeulen MJ, Bharatha A, et al: Association between MRI exposure during pregnancy and fetal and childhood outcomes. JAMA 316: 952-961, 2016.

内膜症性囊胞
endometrial cyst

（仁品 祐）

➤ **症例**：20歳代，女性．健診の超音波検査で卵巣に異常を指摘された．

図1-A　T1強調像
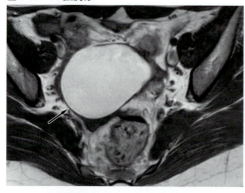

図1-B　脂肪抑制T1強調像　**KEY**
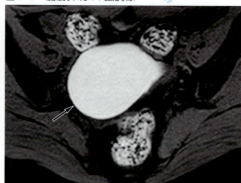

図1-C　T2強調像
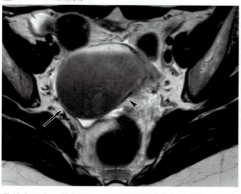

図1-D　造影T1強調像差分画像
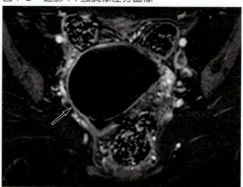

骨盤内正中に長径87mmの囊胞性腫瘤（→）があり，内部はT1強調像（A）で高信号を呈し，脂肪抑制T1強調像（B）で信号は抑制されない．T2強調像では背側優位に低信号（shading）を呈している（C；▶）．造影後T1強調像の差分画像（D）では，造影される壁在結節などはない．

診断名 内膜症性囊胞

➤ **症例2**：20歳代，女性．数年前から内膜症性囊胞で経過観察中．下腹部痛が出現し，CT施行．

図2-A　単純CT
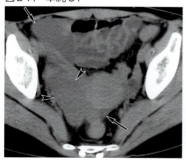

図2-B　造影CT　**KEY**
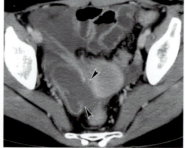

単純CTで軽度高吸収の腹水を認め（A；→），血性腹水を疑う．右卵巣に吸収値のやや高い囊胞性病変を認める（A；▶）．造影CTでは同病変は緊満感が乏しく，一部に壁の断裂（B；▶）があり，内膜症性囊胞の破裂を示唆する．
緊急手術が施行され，腹腔内にチョコレート様の血性腹水を認めた．

診断名 右卵巣内膜症性囊胞の破裂

内膜症性囊胞の一般的知識と画像所見

子宮内膜症は生殖年齢女性の約10%に発生し，月経痛や不妊を引き起こす．近年は，晩婚化や少子化が進み，妊娠に至るまでの期間および妊娠していない期間が長くなり，月経回数が増加すると月経血が逆流する回数も多くなるため，本症は増加傾向にある．子宮内膜症は微小な腹膜病変，卵巣内膜症性囊胞（チョコレート囊胞），臓器癒着によってDouglas窩が閉鎖される凍結骨盤といった多彩な病変を生じる．子宮内膜症患者の17～44%が卵巣内膜症性囊胞を合併し，厚い線維性被膜に覆われ，チョコレート様の粘稠な褐色の出血性内容物を含む．悪性腫瘍を合併することがあるが，合併がなくてもCA125が高値を示すことがある．

治療法としては，GnRHアゴニストのような薬物治療があるが，囊胞が消失することは稀で，外科治療が主体となる．超音波ガイド下の内容吸引（アルコール固定術），腹腔鏡下あるいは開腹による囊胞摘出術，開窓と囊胞壁の焼灼術などが挙げられる．囊胞内容液吸引術だけでは，再発率は84%（28.6～97.6%）と高い[1]．

画像所見 卵巣にT1強調像で高信号（メトヘモグロビンのT1短縮効果を反映）の囊胞を認め，脂肪抑制T1強調像にて信号抑制されない[2]．T2強調像では様々な信号を呈するが，繰り返す出血（ヘモジデリン），粘稠度の上昇，非液性成分の線維化により，背側優位に低信号を呈する（shading）．囊胞壁は全周性に肥厚し，ヘモジデリン，線維成分を反映し，T1強調像，T2強調像ともに低信号を呈する．ヘモジデリンの検出には，T2*強調像や磁化率強調像が有用だが，腸管ガスなどの磁化率アーチファクトに注意する必要がある．

合併症として，卵巣内膜症性囊胞の捻転や破裂，周囲との癒着などがある．癒着のため捻転は比較的稀だが，急性・間欠性の下腹部痛の原因となりうる．完全な捻転を来すと，囊胞壁の造影効果が欠如する．囊胞が破裂すると，囊胞内容の流出により化学性腹膜炎（chemical peritonitis）を来し，急性腹症として発症する．その際，CTやMRIで腹膜の異常造影効果を呈する．血性腹水はCTで高吸収，T1強調像で高信号を呈する．破綻した内膜症性囊胞は緊満感が乏しくなることが特徴である[3]．

子宮の後屈や変形，病変と周囲臓器の間に介在する脂肪織の消失，後腟円蓋の挙上，臓器間の線状・索状の線維性構造物，卵管留水腫/留血腫や不自然な腹水の分布などの所見は，癒着の存在を示唆する．両側卵巣の病変が癒着すると，kissing ovary（両側卵巣病変が癒着により癒合したような像を呈する）と呼ばれる．癒着部位の中心や周囲には，脂肪抑制T1強調像で出血を反映して小さな高信号域を認めることが多く，癒着と診断する際の有用な所見である．

鑑別診断のポイント

T1強調像で高信号を示す脂肪や出血を有する病変が鑑別となる．前者は卵巣の成熟囊胞性奇形腫で，脂肪抑制T1強調像で信号が低下し，脂肪の含有を証明すれば鑑別できる．後者は生理的な卵胞出血，黄体出血などがあるが，これらは基本的に小さく，生理周期（排卵後）との比較や周囲との癒着がないことなどから鑑別可能である．

参考文献

1) Hart R, Hickey M, Maouris P, et al: Excisional surgery versus ablative surgery for ovarian endometriomata: a Cochrane review. Hum Reprod 20: 3000-3007, 2005.
2) Siegelman ES, Oliver ER: MR imaging of endometriosis: ten imaging pearls. RadioGraphics 32: 1675-1691, 2012.
3) Suzuki S, Yasumoto M, Matsumoto R, et al: MR findings of ruptured endometrial cyst: Comparison with tubo-ovarian abscess. Eur J Radiol 81: 3631-3637, 2012.

卵巣腫瘍茎捻転
torsion of ovarian tumor

（仁品 祐）

症例：40歳代，女性．急な腹痛が出現し，救急搬送．

図1-A　単純CT

図1-B　造影CT **KEY**

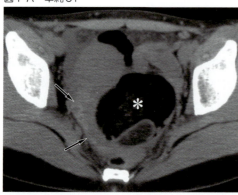
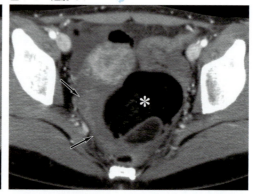

図1-C　T1強調像

図1-D　T2強調像

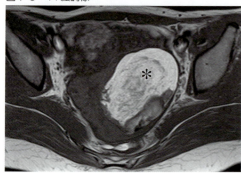
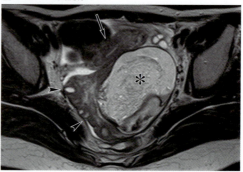

図1-E　脂肪抑制T1強調像

図1-F　脂肪抑制造影T1強調像 **KEY**

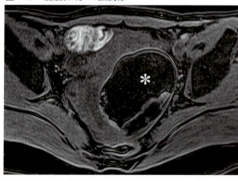
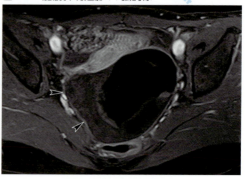

CTで子宮の左背側に脂肪を含む73mm大の腫瘤（A, B；＊）がある．腫瘤と連続する軟部構造が，単純CTで高吸収を呈し（A；→），造影CTでは造影効果ははっきりせず（B；→），捻転による出血性梗塞を疑う．MRIでは，腫瘤の大部分はT1強調像，T2強調像で高信号（C, D；＊）で，脂肪抑制T1強調像で信号が抑制（E；＊）されており，成熟嚢胞性奇形腫の所見である．子宮は右側に軽度偏位し（D；→），腫瘤の右側には浮腫性壁肥厚を疑うT2強調像高信号の軟部構造（D；▶）があり，小嚢胞を伴う．壁の造影効果ははっきりせず（F；▶），出血壊死に陥った卵管を疑う．

緊急で腹腔鏡下右付属器切除術が施行され，右卵巣は9cmほどに腫大し，時計回りに3回転半捻転し黒色を呈していた．淡血性の腹水を中等量伴っていた．病理結果は成熟嚢胞性奇形腫で，全体に強い出血性梗塞を伴っていた．

診断名 成熟嚢胞性奇形腫に伴う卵巣腫瘍茎捻転

卵巣腫瘍茎捻転の一般的知識と画像所見

　　卵巣腫瘍茎捻転は婦人科救急疾患の約3%を占める．生殖可能な若年女性に多くみられるが，17%程度は閉経後や小児にも生じる．通常は一側性で，右側に多い（左側ではS状結腸の靱帯が癒着を防ぐためといわれている）．周囲と癒着を生じにくい成熟嚢胞性奇形腫，機能性嚢胞，嚢胞性卵巣腫瘍（多くは6cm以上のもの）に生じやすい．全茎捻転の症例のうち，妊娠中の発症が18〜28%を占め，およそ妊娠1000〜5000例に1例の割合で生じるとされる[1]．妊娠中の機能性嚢胞の茎捻転の頻度が高い．子宮は妊娠の進行に伴い急速に増大して卵巣間膜を牽引するため，それが外力となり茎捻転を誘発すると考えられる．

　　症状は突然の下腹部痛であるが，一過性の下腹部痛と自然緩解を反復していることが多く，可逆性の捻転と自然整復を繰り返しているためとされる．白血球やCRPの上昇は腫瘍壊死が進行した時点でみられるとされ，採血所見は乏しいことも少なくないが，CA125やCA19-9が上昇することがある．捻転すると，初期には卵巣間膜捻転により静脈がうっ滞するが，動脈血は保たれる．

　　治療は開腹または腹腔鏡下にて，嚢腫摘出術もしくは付属器摘出術を行う．梗塞を伴わない場合は捻転解除のみを行う．

　画像所見　子宮は患側に偏位し，腫瘍から子宮に向かう突出像（腫脹した子宮広間膜）やその近傍に拡張した血管を伴う[2]．腫瘍は，静脈うっ滞と動脈からの血液流入によってうっ血状態となり，壁は偏心性もしくは全周性に浮腫性肥厚（T2強調像にて高信号，時に嚢胞形成あり）を呈する．うっ血が高度に長時間持続すると，静脈閉塞により出血性梗塞を来す．さらに浮腫，うっ血が進行すると，動脈からの血流も遮断され造影効果は消失する．

　　出血性梗塞に至ると，腫瘍の辺縁や内部に出血を反映したCTでの高吸収域や，T1強調像での高信号域を認めることがある．静脈閉塞を来した壁はT2強調像で低信号のrimとして描出され，脳梗塞の亜急性期と同様に細胞障害性浮腫を反映し，拡散強調像で高信号となる[3]．

鑑別診断のポイント

　　出血性梗塞による出血所見を検出するためには，CTでの高吸収，T1強調像での高信号が重要である．漿膜下筋腫と紛らわしい場合があるが，腫瘍から子宮に向かう突出像（腫脹した子宮広間膜）を同定できれば，卵巣腫瘍を疑う．漿膜下筋腫の捻転では，子宮の偏位がみられないことや，正常卵巣が同定できるという点も，鑑別の一助になる．

参考文献

1) Smorgick N, Pansky M, Feingold M, et al: The clinical characteristics and sonographic findings of maternal ovarian torsion in pregnancy. Fertil Steril 92: 1983-1987, 2009.
2) Duigenan S, Oliva E, Lee SI: Ovarian torsion: diagnostic features on CT and MRI with pathologic correlation. AJR 198: W122-W131, 2012.
3) Outwater EK, Siegelman ES, Hunt JL: Ovarian teratomas: tumor types and imaging characteristics. RadioGraphics 21: 475-490, 2001.

正常卵巣茎捻転
torsion of the normal ovary

(菅原俊祐)

症例1：10歳代，女児．右下腹部痛を主訴に来院．理学的には，右下腹部に圧痛，反跳痛あり．体温 37.2℃，WBC 10,000/μl（好中球 84%）．

図1-A　造影CT（平衡相）

図1-B　T2強調像

図1-C　T1強調像

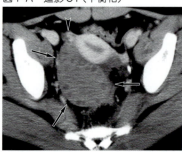
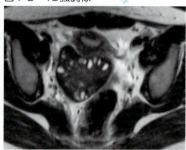
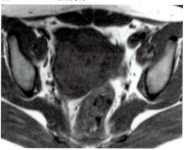

造影CT平衡相にて，子宮の右背側に境界明瞭な腫瘤状構造を認める（A；→）．腫瘤状構造の辺縁には，小さな嚢胞状構造が配列している．子宮はやや右側へ偏位し，子宮と接する部分には腫瘤に嘴状の突出像（beak sign. A；▶）を認め，この部分と子宮との間には索状構造が認められる．T2強調像（B）では，CTで認められた腫瘤状構造の辺縁に高信号を示す結節状構造が配列し，この病変はT1強調像（C）では低信号を示すことから，嚢胞状構造と考えられる．辺縁に配列した嚢胞以外の領域は，T2強調像，T1強調像ともに低信号を示している．特徴的な画像所見から，腫瘍合併のない正常卵巣の茎捻転と診断し，T2強調像で卵巣間質が低信号を示すことから，既に出血性壊死に陥っていると考えられた．
開腹術にて，卵巣全体の壊死が確認された．

診断名 正常卵巣茎捻転

症例2：20歳代，女性．下腹部痛を主訴に来院．

図2-A　単純CT（発症7時間後）

図2-B　造影CT（動脈相）

図2-C　造影CT（平衡相）

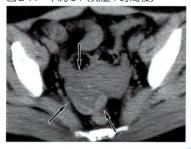
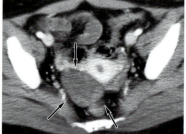
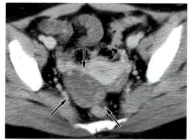

図2-D　T2強調像（発症10時間後）

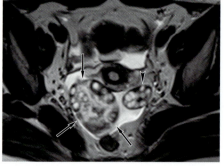

発症から7時間後の単純CTでは子宮の背側に境界明瞭な低吸収腫瘤を認める（A；→）．造影後の動脈相と平衡相で，この腫瘤（B, C；→）に造影効果は認められず，血流障害を示唆する所見である．その3時間後（発症から10時間後）に撮像されたT2強調像（D）では，腫瘤は辺縁に濾胞構造が配列した境界明瞭な病変として描出され（→），間質部分は多くが高信号だが内部に不均一な低信号域を含む．腫瘍を合併しない正常卵巣の茎捻転に一致する所見である．左付属器領域には正常卵巣が認められる（▶）．T2強調像の卵巣間質の信号からは，浮腫性変化と内部の小さな出血性壊死の合併を考える．その後に施行された開腹術で，卵巣全体の壊死が確認され，MRI撮像後に壊死が進行したと考えられた．

診断名 正常卵巣茎捻転

（症例1, 2は那須赤十字病院放射線科　水沼仁孝先生のご厚意による）

正常卵巣茎捻転の一般的知識と画像所見

腫瘍性病変を合併していない正常卵巣にも茎捻転は生じ，急性腹症の原因となる[1)2)]．思春期前が好発時期であり，これは卵巣の発達に比して子宮が小さいため，相対的に卵巣のサイズが大きく可動性が大きいこと，そして卵管間膜，卵巣固有靭帯など骨盤内支持組織による卵巣の固定が不完全であることなどが原因として考えられている[1)3)]．初経前の女児における卵巣茎捻転の約70%が，腫瘍を合併しない正常卵巣に発生したと報告されている[1)]．20歳以下の女児における卵巣茎捻転の罹患率は低く，その頻度は10万人に4.9人（0.005%）であり[4)]，症状も非特異的であることから，時に臨床診断に難渋する．成人に生じる卵巣茎捻転は，左下腹部にS状結腸とその腸間膜が存在すること，右側において回盲部の可動性が大きいことや卵巣固有靭帯が長く付属器の固定が緩いことなどから，右側により多い（右側：左側＝3：2）とされているが，初経前女児の正常卵巣に生じる茎捻転では左右差はほとんどない[1)2)]．正常卵巣茎捻転の症状は，腫瘍性病変を合併した卵巣茎捻転と同様であり，腹痛，悪心，嘔吐，腹膜刺激症状などの非特異的症状であるが[1)2)]，これらの症状がほぼ同時に生じる点が急性虫垂炎（腹痛の数時間後に悪心，嘔吐が生じる）と異なるとされる．また，小児における卵巣茎捻転の再発率は6.2〜18.7%であり，成人よりもやや高い[1)〜3)]．

画像所見　正常卵巣茎捻転における画像所見は特徴的であり，CT，MRI，超音波検査のいずれにおいても，辺縁に8〜12mm大の囊胞状構造（拡大した卵胞構造）が配列した骨盤内の腫瘤性病変（正常サイズ〜腫大した卵巣）として描出される[2)3)5)]．卵胞の拡大は，うっ血した卵巣間質からの卵胞内への液体滲出（時に出血を合併）によると考えられている．

正常卵巣茎捻転における画像診断の役割は，疾患の診断を下すだけでなく，血流障害を評価し，卵巣温存の可能性を評価することにある．卵巣間質部分は，血流障害による浮腫性変化に留まる場合にはT2強調像で高信号を示すが，虚血により壊死に陥った場合には出血を反映して低信号を呈する[5)]．しかし，T2強調像で高信号が主体であっても，浮腫性変化に留まらず壊死に陥っている場合もある．超音波検査によるカラードプラを用いた血流評価も偽陰性となる場合があるため，卵巣の血流障害・壊死の有無を評価するには，カラードプラやT2強調像における信号強度だけでなく，造影剤を使用したCTもしくはMRIによる血流評価が必要となる[5)6)]．

腫瘍合併の有無にかかわらず，卵巣茎捻転に共通した画像所見としては，腫瘤性病変（腫大した卵巣もしくは卵巣腫瘍）と子宮の間に存在する捻転した卵管・血管索を示す索状構造や，腫瘤性病変もしくは腫大した卵巣の子宮に接する部分に認められる嘴状突出（beak sign），子宮の患側への偏位などが挙げられる[3)]．

鑑別診断のポイント

腫瘍性病変を合併しない正常卵巣茎捻転の画像所見は特徴的であり，知っていればその診断に苦慮することは少ない．術前診断において重要なことは，適切な画像診断モダリティや造影剤の使用を臨床医に進言することで，卵巣の血流障害，壊死を適切に診断することである．

参考文献

1) Ganer Herman H, Shalev A, Ginat S, et al: Clinical characteristics of adnexal torsion in premenarchal patients. Arch Gynecol Obstet 293: 603-608, 2016.
2) Ashwal E, Krissi H, Hiersch L, et al: Presentation, diagnosis, and treatment of ovarian torsion in premenarchal girls. J Pediatr Adolesc Gynecol 28: 526-529, 2015.
3) Atri M RC: Adnexal torsion. In H H(ed); Diagnostic imaging, gynecology, 1st ed. Amirsys, Salt Lake City, p.176-181, 2007.
4) Guthrie BD, Adler MD, Powell EC: Incidence and trends of pediatric ovarian torsion hospitalizations in the United States, 2000-2006. Pediatrics 125: 532-538, 2010.
5) Bader T, Ranner G, Haberlik A: Torsion of a normal adnexa in a premenarcheal girl: MRI findings. Eur Radiol 6: 704-706, 1996.
6) Cass DL: Ovarian torsion. Semin Pediatr Surg 14: 86-92, 2005.

卵巣出血
hemorrhagic ovarian cysts

(北井里実)

症例 1：20 歳代，女性．性交後，腹痛と腹部腫脹感出現．下腹部に腹膜刺激症状あり．妊娠反応陰性．

図1-A　単純CT　KEY

図1-B　造影CT（平衡相）

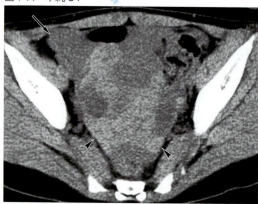
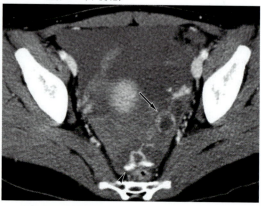

単純CTにて骨盤内に腹水を認め（A；→），内性器周囲は出血を示唆する高吸収を示す（A；▶）．造影dynamic CT平衡相にて壁の造影効果を伴う囊胞を認め（B；→），同部から造影剤の血管外漏出が確認される（B；▶）．黄体囊胞の破裂が示唆される．出血量が多く，止血のため開腹にて卵巣部分切除が施行された．　**診断名** 黄体囊胞破裂

症例 2：20 歳代，女性．夜間より腹痛が出現し，朝救急外来を受診した．血液検査にて Hb 9.4g/d*l* と貧血を認めた．

図2-A　単純CT

図2-B　T2強調像

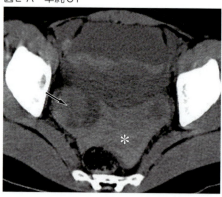
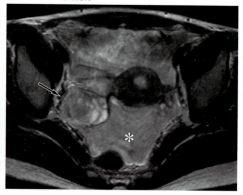

図2-C　T1強調像　KEY

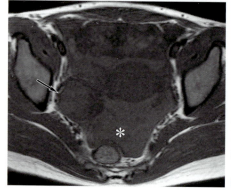

単純CTにて右卵巣の腫大を認め，辺縁に出血を示唆する高吸収域を認める（A；→）．同部はT2強調像で軽度高信号，T1強調像で軽度高信号を示す（B，C；→）．CTにて高吸収を示す血性腹水は，T2強調像で水より軽度低信号，T1強調像で軽度高信号を示している（A〜C；＊）．

診断名 卵巣出血・破裂

卵巣出血の一般的知識と画像所見

卵巣出血には卵胞出血，黄体出血と妊娠黄体出血がある．機能性（卵胞および黄体）囊胞は内部に出血したり破裂することがあり，急性腹症を引き起こす．黄体囊胞が破裂しやすく，黄体の形成される月経周期後半に発生する．原因として性交が多いが，内診，外傷，出血性素因や抗凝固療法も原因となる．破裂すると血性腹水による腹膜刺激症状を認めたり，ショックになることもある．

画像所見 卵巣内の出血は，CTでは不均一な吸収値で高吸収（45～100HU）を示す領域を伴うことが多く，液面形成を認めることもある．卵巣出血が破裂すると，CTでは高吸収を示す血性腹水が認められ，両側卵巣は相対的に低吸収を示す．出血した卵巣近傍に血腫を示唆する高吸収域を認めることがある[1)～3)]．黄体囊胞の破裂であれば，造影CTにて壁の造影効果を伴う囊胞が描出される．卵巣腫瘍の破裂とは異なり，卵巣の形態は保たれ，壁のたるみを認めないことが多い．造影CTでは，出血部位に一致する造影剤の血管外漏出を認めることもある[1)～3)]．

MRIは出血の診断に鋭敏であるが，救急の現場では，超音波検査やCTで診断困難な限られた症例において施行される[4)]．出血の信号は時期により様々であるが，T2強調像で急性期は低信号，亜急性期は中等度～高信号となる[4)]．T1強調像でも急性期はしばしば低信号で，亜急性期には高信号となる．血性腹水はT1強調像で軽度高信号を示し，T2強調像で水と比較し軽度低信号を示し，凝血塊やデブリ（debris）によって液面形成を示すことがある[4)]．

鑑別診断のポイント

卵巣出血・破裂の鑑別診断として子宮外妊娠の破裂があるが，妊娠反応検査にて鑑別が可能である．内膜症性囊胞の破裂は卵巣出血と比較し少量で，超音波検査では指摘が難しく，術前診断が困難なことが多い．MRIは内膜症性囊胞の内容液と同等の信号を呈する少量の腹水を指摘できることがあり，診断に有用である．

参考症例 内膜症性囊胞，卵巣出血と卵巣奇形腫との鑑別（荏原病院症例）

図3-A　T2強調像　　図3-B　T1強調像　　図3-C　脂肪抑制T1強調像

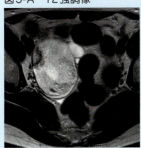 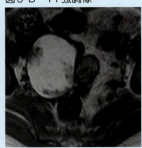 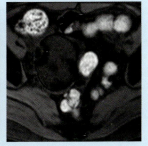

40歳代，女性．月経困難症，右側卵巣囊胞性腫瘍に対して精査目的．
右子宮付属器領域，右卵巣由来の境界明瞭な膨隆性の囊胞性腫瘤が認められる．内部はT2強調像（A）で高信号を示すが，内部は不均一である．T1強調像（B）でも同様で，体部に微細な不均一構造が認められる．脂肪抑制法を併用すると内部の信号低下が認められ，脂肪成分であることがわかる（C）．
卵巣の良性囊胞性腫瘍の中で，T1強調像で高信号を呈するものとして卵巣出血や内膜症性囊胞（メトヘモグロビン）と，脂肪成分を含有する奇形腫がある．MRIで両者の鑑別は比較的容易であるが，脂肪抑制画像を施行すると鑑別は確実となる．　**診断名** 成熟囊胞性奇形腫

参考文献

1) 藤井進也，木下俊文，田原誉敏・他：婦人科救急疾患の画像診断．日本医放会誌 64: 533-543, 2004.
2) Vandermeer FQ, Wong-You-Cheong JJ: Imaging of acute pelvic pain. Clin Obstet Gynecol 52: 2-20, 2009.
3) Bennett GL, Slywotzky CM, Giovanniello G: Gynecologic causes of acute pelvic pain: spectrum of CT findings. RadioGraphics 22: 785-801, 2002.
4) Nishino M, Hayakawa K, Iwasaku K, et al: Magnetic resonance imaging findings in gynecologic emergencies. J Comput Assist Tomogr 27: 564-570, 2003.

卵巣腫瘍破裂
rupture of ovarian tumor

（北井里実）

症例：30歳代，女性．1か月持続する腹痛の精査にCTが施行された．

図1-A　単純CT
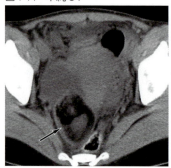

図1-B　単純CT
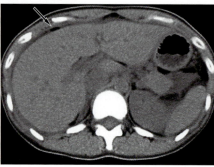

図1-C　単純CT冠状断像
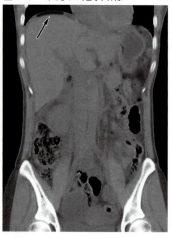

図1-D　T2強調像
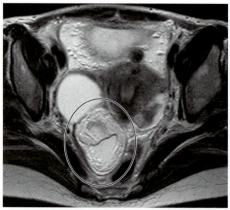

図1-E　T1強調像　KEY
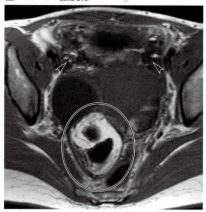

図1-F　脂肪抑制T1強調像
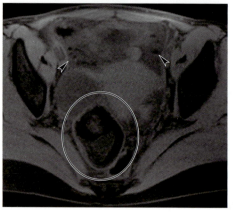

単純CTにて右卵巣に一致して脂肪成分を含む腫瘤を認め（A；→），成熟嚢胞性奇形腫が示唆される．また，肝表面に脂肪あるいは空気が示唆される低吸収を認める（B；→）．同部は，ウインドウ幅を広げた単純CT冠状断像にて空気より吸収値が高く，脂肪と考えられる（C；→）．
MRIでも，右卵巣に成熟嚢胞性奇形腫が示唆される脂肪成分を伴う腫瘤を認め（D～F；◯），T1強調像および脂肪抑制T1強調像から，骨盤内に散在する小さな脂肪滴が確認される（E，F；▷）．
成熟嚢胞性奇形腫破裂の診断にて，右付属器切除術が施行された．

診断名　成熟嚢胞性奇形腫破裂

卵巣腫瘍破裂の一般的知識と画像所見

内膜症性卵巣嚢胞や成熟嚢胞性奇形腫の破裂が多く，悪性腫瘍では稀である．顆粒膜細胞腫は稀な腫瘍であるが，血流が豊富で出血しやすく，破裂すると血性腹水を呈することがある．内膜症性卵巣嚢胞や成熟嚢胞性奇形腫の破裂では，嚢胞内の血液や消化酵素の流出により，化学性腹膜炎（chemical peritonitis）を引き起こし，急性腹症の原因となる．

画像所見 腫瘍破裂に共通する画像所見として，嚢胞壁の緊満性の欠如や腫瘍の不自然な変形，腫瘍内容液と同様の性状の液体漏出がある．chemical peritonitisにより嚢胞壁の肥厚や腸間膜の不整な吸収値上昇，腹水を認め，画像所見は癌性腹膜炎と類似する[1]〜[3]．成熟嚢胞性奇形腫破裂の確定診断にはCTやMRIが有用である．ウインドウ幅を広げたCTや脂肪抑制画像を含むMRIにて，脂肪・腹水による液面形成や脂肪滴の存在を指摘する[1]〜[3]．内膜症性嚢胞破裂は，液体貯留が少なく超音波検査では診断が困難なことが多い．出血の診断に鋭敏なMRIは，内膜症性嚢胞と破裂により生じた液体（内膜症性嚢胞と同様の信号）の評価に有用であり，特に脂肪抑制T1強調像を撮像する必要がある[1][4]．

鑑別診断のポイント

卵巣腫瘍の破裂は，女性の急性腹症，特に突然発症の下腹部痛の鑑別疾患のひとつとなる．突然発症の下腹部痛の鑑別診断としては黄体出血などの卵巣内出血，子宮外妊娠破裂，卵巣軸捻転，子宮筋腫茎捻転などが鑑別となる．黄体出血は月経周期後半に形成された黄体が破裂し，腹膜刺激症状を来す（p.304-305「卵巣出血」参照）．

参考症例 左卵巣内膜症性嚢胞の部分的な破裂による血性腹水（荏原病院症例）

図2-A　T2強調像

図2-B　脂肪抑制T1強調像

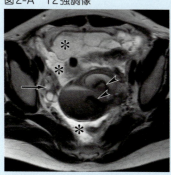
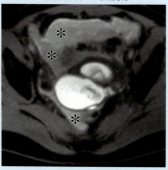

30歳代，女性．月経困難症あり．突然の下腹部痛．下腹部に筋性防御あり．
T2強調像で左卵巣に境界明瞭な膨隆性の壁の厚い多房性嚢胞性腫瘤が認められ，内部は高信号と低信号の液面形成を認める．右卵巣には正常卵胞を認める（A；→）．左卵巣由来の内膜症性嚢胞である．さらにその内部には虚脱した隔壁状の低信号域（A；▷）が認められる．骨盤腔内には腹水貯留も認められる（A；＊）．脂肪抑制T1強調像で内膜症性嚢胞内容は高信号を呈し，メトヘモグロビンが主体である．骨盤腔内に腹水も高信号を呈し，内膜症性嚢胞の部分的な破裂による血性腹水と診断できる（B；＊）．

参考文献

1) 藤井進也, 木下俊文, 田原誉敏・他：婦人科救急疾患の画像診断．日本医放会誌 64: 533-543, 2004.
2) Vandermeer FQ, Wong-You-Cheong JJ: Imaging of acute pelvic pain. Clin Obstet Gynecol 52: 2-20, 2009.
3) Bennett GL, Slywotzky CM, Giovanniello G: Gynecologic causes of acute pelvic pain: spectrum of CT findings. RadioGraphics 22: 785-801, 2002.
4) Nishino M, Hayakawa K, Iwasaku K, et al: Magnetic resonance imaging findings in gynecologic emergencies. J Comput Assist Tomogr 27: 564-570, 2003.

異所性妊娠
ectopic pregnancy

◆ **症例1**：30歳代，女性．下腹部全体の疼痛と不正出血あり．hCGは3000IU/m*l*以上に上昇．

図1-A　T1強調像　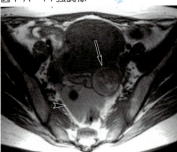

図1-B　T2強調像　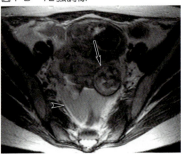

図1-C　造影T1強調像　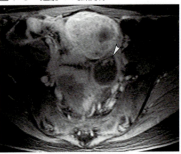

MRIで左卵巣近傍に約30mm大の腫瘤様の構造があり，T1強調像，T2強調像で内部不均一な低〜高信号を示す（A，B；→）．Douglas窩にT1強調像，T2強調像で高信号の血性腹水（A，B；▶）を伴っている．造影T1強調像では，腫瘤様構造の内部の一部に造影効果を伴っている（C；▷）．
手術時には左卵管は腫大し，Douglas窩に癒着していた．組織学的に卵管は出血性壊死塊を有し，絨毛が散見された．

診断名　異所性妊娠

◆ **症例2**：20歳代，女性．最終月経不明．近医で妊娠8週程度といわれていた．胎児心拍を確認できず，流産の診断となった．胎児様成分の排出は確認できたが，腹痛と出血が出現し，救急搬送された．hCG 300IU/m*l*に上昇．

図2-A　単純CT　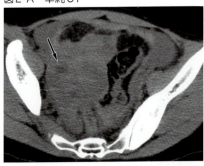

図2-B　造影CT（早期相）　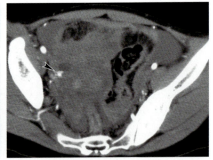

図2-C　造影CT（平衡相）　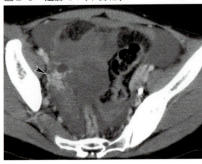

図2-D　単純CT　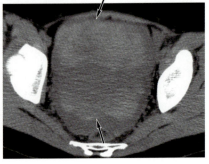

単純CTで右付属器領域に嚢胞性病変（A；→）を認める．造影CT早期相で内部に結節状の早期濃染（B；▶）を認め，平衡相では周囲への造影剤の漏出像（C；▶）があり，異所性妊娠からの出血を疑う．骨盤底部には，単純CTで高吸収の血性腹水を伴っている（D；→）．
右卵管切除と血腫除去術が施行された．組織学的には，拡張した卵管内部に血腫とともに絨毛や脱落膜が観察された．

診断名　右卵管膨大部妊娠，腹腔内出血

異所性妊娠の一般的知識と画像所見

　異所性妊娠とは，受精卵が子宮腔以外の場所に着床し，生育した状態をいう．全妊娠の0.5〜2％程度で，大部分（95％以上）は卵管妊娠（膨大部，峡部，卵管采部，間質部）で，その頻度は卵管膨大部（70％）が最も多く，間質部（3％）が最も少ない．その他，子宮以外の部位として，腹膜妊娠（4％），卵巣妊娠（0.7％），頸管妊娠（0.1％）などがある．

　臨床症状は無月経，不正性器出血，下腹部痛の三徴が有名だが，すべてを伴うのは40％程度といわれている．危険因子として，異所性妊娠の既往，クラミジア感染などの骨盤内感染症の既往，IUD（intrauterine device，子宮内避妊用具）使用者，卵管の手術歴などがある．hCG値が妊娠週数と一致しない，妊娠6週以降に胎嚢（gestational sac；GS）が子宮腔に確認できない場合に，異所性妊娠を疑う．峡部や間質部のように内腔が狭い部位では，筋層内で胎嚢が大きくなるため筋層が薄くなり，着床部が腹膜腔に破裂して（卵管破裂），腹腔内出血によるショック症状を呈することがある．一方，膨大部妊娠では内腔が広いため胎嚢は卵管内に留まり，胎嚢が破裂（卵管流産）すると卵管留血腫を生じるが，腹腔内出血は少量のことが多い．

画像所見　超音波検査では，腫大した卵管は高エコーの厚い壁をもつ腫瘤として観察され，内部に胎児心拍を認めれば診断できる．tubal ringと呼ばれる卵巣外の付属器腫瘤（絨毛膜に囲まれた胎嚢に相当）が確認できれば，異所性妊娠の可能性が高い．超音波ドプラでは，胎嚢が形成するringに一致して豊富な血流が確認され，"ring of fire sign"と呼ばれる．腹腔内出血を示すDouglas窩や子宮周囲のecho free space（EFS）の検出も診断に有用である．診断上注意を要するものとしてpseudo GSがある．異所性妊娠で稀に子宮内にGS様エコーを認める現象で，子宮内膜と貯留液により形成されるものと考えられる．

　異所性妊娠では，着床部位やその周囲に反復性の出血を反映したT1強調像，T2強調像ともに不均一な信号強度の血腫を伴う．よって，MRIでは卵管内の血腫の有無を注意深く観察する．胎嚢の描出にはCTよりMRIが優れ，T1強調像で低信号，T2強調像で高信号を示す．胎嚢は血流豊富な絨毛膜に囲まれており，早期相から強くリング状に増強される厚い壁をもつ嚢胞として描出される[1]．子宮内妊娠の可能性が否定できていれば，造影により強く増強される胎嚢の描出が明瞭となる．造影平衡相では絨毛組織が子宮筋層と等信号になるため，造影する場合はダイナミック造影が必要である．胎嚢が不明瞭でも，豊富な血流を反映し，着床部位周囲のflow voidの増生や，周囲の卵管壁の造影効果を認める[2]．

鑑別診断のポイント

　鑑別を要する疾患として，正常妊娠に比しhCG高値を示す多胎妊娠や絨毛性疾患が挙げられる．生殖補助医療が盛んとなった近年では，特に多胎妊娠に注意が必要で，内外同時妊娠の発生率が自然妊娠（30,000妊娠に1例）に比べ約300倍と非常に高くなっているので，その可能性を十分考慮しながら診断する必要がある．異所性妊娠では，妊娠に伴う子宮内膜の脱落膜化による内膜の肥厚を認め，卵巣出血との鑑別に有用である．絨毛性疾患との鑑別には，異所性妊娠で子宮の層構造が保たれることや，血性腹水が存在することが鑑別に有用とされる．

参考文献

1) Kao LY, Scheinfeld MH, Chernyak V, et al: Beyond ultrasound: CT and MRI of ectopic pregnancy. AJR 202: 904-911, 2014.
2) Michalak M, Zurada A, Biernacki M, et al: Ruptured ectopic pregnancy diagnosed with computed tomography. Pol J Radiol 75: 44-46, 2010.

子宮筋腫赤色変性
uterine leiomyoma with red degeneration

(仁品 祐)

症例1：30歳代，女性．妊娠21週に腹痛を自覚．出産後に子宮筋腫の評価のためMRIを撮像．

図1-A　T2強調像

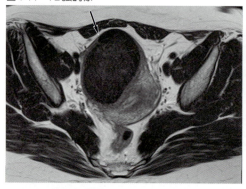

図1-B　T1強調像　**KEY**

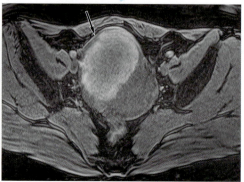

図1-C　造影T1強調像

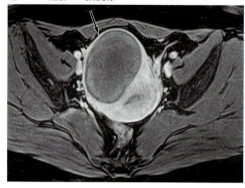

子宮体部前壁筋層内に76mmの筋腫がある．T2強調像で低信号（A；→），T1強調像では辺縁優位に高信号を呈し（B；→），造影T1強調像では内部の造影効果は消失している（C；→）．妊娠に伴う赤色変性の所見である．

診断名　妊娠に伴う子宮筋腫赤色変性

症例2：30歳代，女性．妊娠32週に腹痛が出現．出産後に子宮筋腫の評価のためMRIを撮像．

図2-A　T1強調像　**KEY**

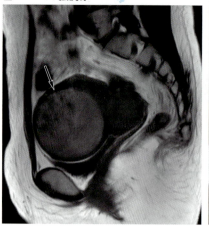

図2-B　T2強調像

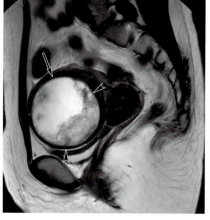

子宮体部前壁に78mmの筋腫があり，T1強調像で高信号（A；→），T2強調像で辺縁に不整な低信号（B；▶）を伴う高度の高信号を呈している（B；→）．妊娠に伴う赤色変性の所見である．
その後，筋腫核出術が施行され，組織学的に広範な壊死，循環障害の所見を認めた．

診断名　妊娠に伴う子宮筋腫赤色変性

子宮筋腫赤色変性の一般的知識と画像所見

子宮筋腫は様々な変性を来すが，静脈閉塞による出血性梗塞が生じると，割面が暗赤色を呈するため，赤色変性と呼ばれる．その頻度は子宮筋腫の3%，妊娠中では8%である．変性子宮筋腫に相当する部位に強い疼痛を来し，急性腹症の原因となりうる．発熱や炎症反応上昇を伴うこともある．妊娠中は急激に子宮が増大するため，赤色変性に陥りやすい．出産や中絶直後，経口避妊薬服用もリスクファクターであり，子宮筋腫が指摘されている患者が急激な腹痛で来院した場合には，鑑別診断として考慮すべきである．子宮内膜からの感染が合併することがあり，妊娠中では炎症波及により流産の原因になる．基本的には保存的療法だが，症状が強い場合は手術になることもある[1]．

画像所見 筋腫の出血性梗塞の所見を呈する．まず静脈性梗塞を来し，初期には筋腫辺縁を縁取るT1強調像高信号（メトヘモグロビンを反映），T2強調像低信号（デオキシヘモグロビンを反映）を認める．内部は液状化を反映してT2強調像高信号となる．T1強調像の高信号は数日後の亜急性期より出現し，T2強調像の低信号は半日程度で出現する．やがて動脈血流も低下し，筋腫全体の造影効果が消失する[2]．

鑑別診断のポイント

T1強調像で高信号を呈する子宮筋腫として脂肪平滑筋腫があるが，脂肪抑制T1強調像で信号が低下することにより鑑別できる（図3）．一般的に出血を伴う子宮の間葉系腫瘍は肉腫が多いため，鑑別が問題となる．肉腫では腫瘍の一部に出血が混在するが，子宮筋腫赤色変性では全体が出血壊死に陥るため，全体が造影されないことが鑑別点となる．

また，子宮筋腫茎捻転（次項p.312-313参照）も鑑別になる．

参考症例 脂肪平滑筋腫

図3-A　T1強調像（in phase）

図3-B　T1強調像（out of phase）

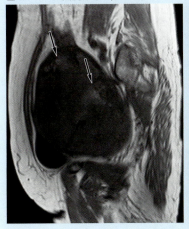
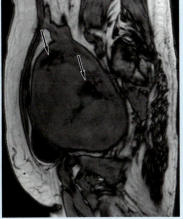

70歳代，女性．腹部膨満感の精査で骨盤内腫瘤を指摘され，MRIを実施．子宮体部筋層内に15cm大の巨大筋腫がある．内部にT1強調像in phaseで高信号（A；→），out of phaseで信号低下（B；→）を示す脂肪成分を含んでおり，脂肪平滑筋腫の所見である．

参考文献
1) 田中優美子：子宮筋腫とその関連疾患．各種変性．産婦人科の画像診断．金原出版，p.76-80, 2014.
2) Kawakami S, Togashi K, Konishi I, et al : Red degeneration of uterine leiomyoma: MR appearance. J Comput Assist Tomogr 18: 925-928, 1994.

子宮筋腫茎捻転
torsion of uterine myoma

（仁品 祐）

症例：50歳代，女性．突然の腹痛で来院．

図1-A　単純CT
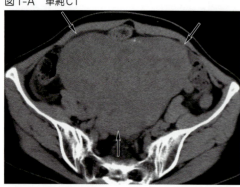

図1-B　造影CT
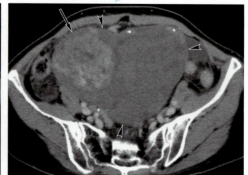

図1-C　T2強調像
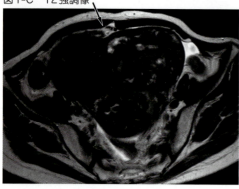

図1-D　脂肪抑制T1強調像
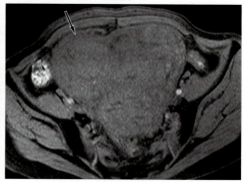

図1-E　造影T1強調像
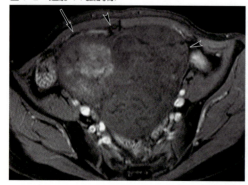

図1-F　T2強調矢状断像
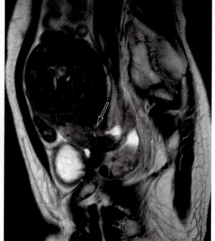

骨盤内に140mm大の腫瘤があり，単純CTでは内部はやや不均一である（A；→）．造影CTでは一部（B；→）は造影効果があるが，大部分（B；▶）は造影不良である．T2強調像で部分的に高信号を含むが，大部分は低信号（C；→）で，脂肪抑制T1強調像では等信号である（D；→）．造影T1強調像では，一部（E；→）を除いて造影効果はない（E；▶）．T2強調矢状断像では腫瘤の右尾側に子宮から連続する軟部構造があり，子宮由来を示唆する（F；→）．
手術にて子宮底部の漿膜下筋腫の茎捻転であった．

診断名 漿膜下筋腫の茎捻転

子宮筋腫茎捻転の一般的知識と画像所見

　子宮筋腫は40歳以上の女性で40％に存在するとされる，きわめて一般的な疾患である．下腹部圧迫感，過多月経，不正性器出血などの症状を呈することもあるが，無症状のことも多い．大部分は子宮体部に発生し，頸部は稀（0.6％）である．筋腫は内膜との関係により粘膜下，筋層内，漿膜下に分けられる．

　子宮筋腫の茎捻転は，茎を有する漿膜下筋腫に生じる．誘因としては，外部からの直接的障害，重荷挙上などによる腹筋の緊張，妊娠による子宮の腫大や硬度の変化，分娩時の変化などが挙げられる．未産婦に多いとされている．

　捻転すると，下腹部痛，発熱，腹膜刺激症状，ショックなどの急性腹症を呈することが多く，疼痛は卵巣腫瘍茎捻転より強い．所見は卵巣腫瘍の茎捻転と類似するが，捻転茎は細くて目立たないことが多い．静脈うっ滞による出血性梗塞を生じ，さらに動脈も閉塞すると壊死に陥る．感染を伴うと腹膜炎から敗血症となるため，手術の遅れは命にかかわる．

　画像所見　腫瘤と子宮との連続性を示すために捻転茎の同定が鍵となる．茎は細く長いほど捻転しやすく，筋腫が大きいほど不可逆性となりやすい．腫瘤の造影効果の消失，腫瘤内の出血などの所見を呈する[1)2)]．

鑑別診断のポイント

　鑑別疾患として，卵巣腫瘍茎捻転（p.300-301参照），子宮筋腫赤色変性（p.310-311参照）などが挙げられる．正常な両側卵巣が同定されれば卵巣腫瘍茎捻転は否定できるが，困難なことも多い．特に，卵巣線維腫や莢膜細胞腫（図2）などはT2強調像で強い低信号を示し，子宮筋腫と類似するため，注意が必要である．子宮との連続性やbridging vascular sign（子宮と漿膜下筋腫の間に子宮動脈から連続する栄養血管がflow voidとして描出される）などがあれば，子宮由来を示唆する．

参考症例　卵巣莢膜細胞腫

図2-A　T2強調像

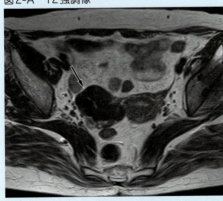

図2-B　造影T1強調像

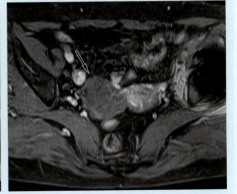

70歳代，女性．自覚症状なし，健診で指摘された．
子宮右側に接してT2強調像で低信号（A；→）の腫瘤があり，造影効果は弱い（B；→）．右卵巣の莢膜細胞腫であった（捻転はなかった）．

参考文献

1) Roy C, Bierry G, El Ghali S, et al: Acute torsion of uterine leiomyoma: CT features. Abdom Imaging 30: 120-123, 2005.
2) Marcotte-Bloch C, Novellas S, Buratti MS, et al: Torsion of a uterine leiomyoma: MRI features. Clin Imaging 31: 360-362, 2007.

骨盤内感染症
pelvic inflammatory disease (PID)

(北井里実)

症例1：30歳代，女性．下腹部痛と発熱の精査に施行されたCTにて両側付属器領域に多房性嚢胞性腫瘤を認め，MRIによる精査が依頼された．

図1-A　T2強調像

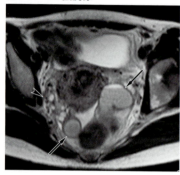

図1-B　T2強調矢状断像

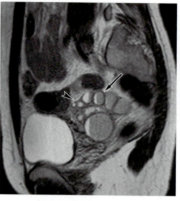

図1-C　拡散強調像　KEY

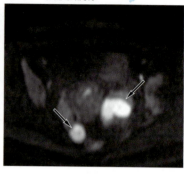

図1-D　ADC画像

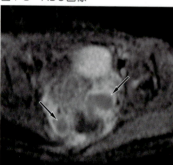

図1-E　脂肪抑制T1強調像

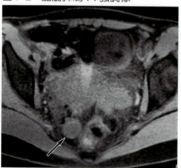

図1-F　脂肪抑制造影T1強調像　KEY

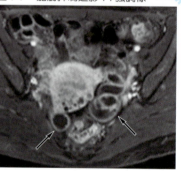

T2強調像（右側）にて両側付属器領域に蛇行した管腔状構造を認める（A, B；→）．腹側には正常な卵巣が確認され（▶），蛇行した管腔状構造は拡張した卵管に一致する．内部は脂肪抑制T1強調像にて水よりも軽度高信号を示し（E；→），T2強調像（A, B）では液面形成を認め，背側が低信号・腹側が高信号を示す．拡散強調像で卵管内は高信号を示し（C；→），ADC低下を伴う（D；→）．造影MRIでは卵管壁の軽度肥厚と造影効果を認める（F；→）．また，卵管壁の一部は脂肪抑制T1強調像（E）で高信号を示す．両側卵管留膿腫の診断にて手術が施行され，両側卵管切除術が施行された．

診断名　両側卵管留膿腫

症例2：30歳代，女性．発熱，下腹部痛．

図2-A　造影CT冠状断像

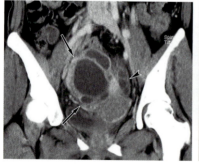

図2-B　拡散強調像　KEY

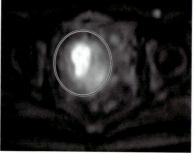

1断面では判断が難しいが，造影CTで右付属器領域に壁の軽度肥厚と造影効果を伴う多房性嚢胞性腫瘤を認め（A；→），卵管卵巣膿瘍が疑われる．左側付属器領域には卵管留膿腫を疑う壁肥厚を伴う拡張した管腔状構造を認める（A；▶）．右付属器領域の多房性嚢胞性腫瘤下方にみられる拡散強調像高信号域（B；○）は，拡張した卵管とは連続せず，卵巣膿瘍が疑われる．

診断名　右卵管卵巣膿瘍および左卵管留膿腫

骨盤内感染症の一般的知識と画像所見

骨盤内感染症（PID）は小骨盤腔にある臓器の細菌感染症の総称で，婦人科的には，付属器炎，卵管留膿腫，卵管卵巣膿瘍（tuboovarian abscess；TOA），骨盤腹膜炎が含まれる．下腹部痛や内診所見で子宮頸部可動痛や子宮付属器周辺の圧痛，発熱・白血球増加・CRP上昇などの炎症反応があればPIDを疑う．性行為感染症，医原性である子宮内膜細胞診や人工授精・体外受精，子宮内避妊器具（intrauterine device；IUD）が原因となる．通常は腟炎や頸管炎からの上行感染で，起炎菌として淋菌やクラミジアがある．PIDの診断や治療方針の決定には画像診断が有用である．画像検査の第一選択は経腟超音波検査であるが，診断が確定できない場合や進展範囲の評価にCTやMRIが施行される．炎症や膿瘍の評価には可能な限り造影検査をすることが望ましい．卵管膿瘍や卵管留膿腫を認める場合は入院の上，外科的治療を考慮する必要があり，診断の遅れや不適切な治療は，不妊，子宮外妊娠および慢性腹痛の原因となる．

画像所見 CTやMRI所見は発症早期には軽微で，指摘困難なことが多い．子宮内膜炎・卵管炎・卵巣炎を反映して，子宮腫大，子宮内膜の肥厚や造影効果，子宮内腔の液体貯留および卵巣の腫大が認められることがある[1]．骨盤内脂肪織の吸収値上昇や子宮仙骨靱帯の肥厚，少量の腹水にも注意を払う必要がある．進行すると卵管采の閉鎖により卵管留膿腫が形成され，造影される厚い壁を有する管腔状の嚢胞性腫瘤を認める[1]．さらに炎症が進行すると，卵管卵巣膿瘍を形成し，付属器領域に多房性嚢胞性腫瘤を形成する[2,3]．膿瘍壁は厚く，造影効果を有する[2,3]．内部には炎症性滲出物・膿汁・出血が存在し，T1強調像にて低信号，T2強調像にて不均一な高信号を示す．卵管卵巣膿瘍壁の最内層は，炎症性肉芽からの出血を反映してT1強調像で高信号を示すことがある．付属器領域における拡散強調像の高信号は卵管卵巣膿瘍に特異的な所見ではなく[4]，卵巣癌の充実成分，内膜症性卵巣嚢胞，成熟嚢胞性奇形腫でも認められるが，臨床症状やその他の画像所見を踏まえ，診断の参考となる．

鑑別診断のポイント

IUDと関連した特殊なPIDに放線菌症がある．放線菌は蛋白質分解酵素を産生し，腫瘤が腹膜や筋膜を越えて進展し，浸潤性であるため悪性腫瘍との鑑別を要する．また，PIDに関連した肝周囲炎はFitz-Hugh-Curtis症候群と呼ばれ，右季肋部痛で発症し，特に急性胆嚢炎との鑑別が臨床的に難しい．造影CT早期相で肝被膜の造影効果を認めることが診断に有用である[5]．

参考文献

1) 藤井進也, 木下俊文, 田原誉敏・他：婦人科救急疾患の画像診断. 日本医放会誌 64: 533-543, 2004.
2) Vandermeer FQ, Wong-You-Cheong JJ: Imaging of acute pelvic pain. Clin Obstet Gynecol 52: 2-20, 2009.
3) Potter AW, Chandrasekhar CA: US and CT evaluation of acute pelvic pain of gynecologic origin in nonpregnant premenopausal patients. RadioGraphics 28: 1645-1659, 2008.
4) Takeshita T, Ninoi T, Doh K, et al: Diffusion-weighted magnetic resonance imaging in tubo-ovarian abscess: a case report. Osaka City Med J 55: 109-114, 2009.
5) Joo SH, Kim MJ, Lim JS, et al: CT diagnosis of Fitz-Hugh and Curtis syndrome: value of the arterial phase scan. Korean J Radiol 8: 40-47, 2007.

頭部外傷総論

(高木 亮)

1. 検査法のポイント

1) CTの撮像

　頭部外傷のCTの撮像はMDCTが一般的に用いられている．装置は可能であれば16列以上の装置で撮像することが望まれる．撮像方法はヘリカルスキャンで行い，頭頂部や後頭蓋窩が撮像範囲から欠けないようにする．読影には，通常の頭部CTと同様の条件で5mmの厚さで再構成したもので評価するが，脳実質を評価する画像に加え，骨条件を加えた2種類の画像を再構成する．16列以上のMDCTを推奨する理由としては，検出器の列数が大きなもので撮像すると，元画像のデータからthin slice画像（16列では約1mm厚，64列では約0.5mm厚）を再構成でき，骨折が疑われた場合などではthin slice画像を用いると診断精度が向上するためである．また，精度の高い条件の3次元画像は，複雑な骨折において，複雑な骨折線，骨の陥凹や骨片の偏位などの評価の際に有用となる．MDCTで撮像を行うと，元画像からthin slice画像を再構成できることを知っておくべきで，通常の5mm厚の画像でわずかな骨折を疑った際，3次元画像作成のために2回目の撮像を行うことは，無駄な放射線被ばくになるため戒めなければならない．自施設の装置がどのような装置で，検査後にも画像再構成に対応できるかどうかを是非知っておく必要がある．

　近年，CTの放射線被ばくが問題となることが多く，頭部外傷では通常の脳梗塞や脳腫瘍を評価するよりも線量を下げて撮像すべきという意見がある．被ばく低減はわが国における大きな課題であるが，経過観察の際にも撮像条件が統一されるように注意する必要があり，条件の異なる画像を比較して診断を間違わないようにしなければならない．また，わが国ではCTが広く普及し，アクセスの良い検査法として確立しているため，頭部外傷は比較的軽症例でもCTが施行される機会が多い．CT検査を行うかどうかの判断は，後述するガイドライン（表1, 2）[1]などを参照すべきだが，特に小児においての被ばくの低減は早急に考慮すべき大きな問題であり，それぞれの施設で線量を減らした撮像プロトコールをあらかじめ作成しておくことが重要である．

　救急の初療時に頸椎損傷を否定することはきわめて重要であり，重篤な頭部外傷では頸椎の評価を行うことも重要である．頸椎CTでは，通常の横断像の評価では細かい骨折が見落とされる可能性があり，thin slice画像やMPR画像を再構成して評価することが推奨される．また，外傷が顔面や側頭部に及んでいる場合には頭頸部を含めた撮像を行い，眼窩，顔面骨，中耳/側頭骨などのターゲットを絞って評価することで正確な診断が可能となる．

　以上のように，外傷症例ではthin slice画像や3次元画像が診断にきわめて有用となるが，はじめからthin slice画像やMPR画像，3次元画像を再構成すると，画像処理に大きな労力と時間が必要となる．外傷の初療時で高エネルギー外傷では，頭部以外にも胸部から腹部までの全身CTが推奨されている．コンピュータ技術の進歩によって撮像や画像再構成に要する時間が大幅に短縮されたとはいえ，精度の高い3次元画像を作成・評価するには莫大な画像データの処理に大きな労力と時間が必要となる．初療時には生命を左右する重篤な病態の診

断とその加療が優先されることはいうまでもなく，特に，頭蓋内の重篤な外傷は早期の加療が必要となる．まずは通常の条件で初期評価を行い，緊急処置が必要な病態の有無を評価した上で，必要に応じて画像再構成を行うことが救急診療として重要となる．

頭部外傷の評価は単純CTが基本で，造影CTが必要となる機会は比較的少ない．頭頸部の重篤な外傷で大きな血腫があり，血管損傷が疑われた場合には，造影剤を急速静注してCTAを撮像し，活動出血の有無や損傷血管の評価を行うことが有用とされる．ここで注意する点は，1回の造影検査で使用できる造影剤量は決まっているため，多発外傷の症例ではどこをターゲットとして造影検査を施行するかが重要になる．64列以上のMDCTでは広い範囲を高速で撮像でき，得られた画像データから高精細の条件の画像を再構成できるため，重篤な外傷症例の全身の造影CTを撮像する上で必須となる．

2) MRIの撮像

頭部外傷の画像診断の基本はCTであり，初療時の評価だけでなく術後や経過観察にもCTが選択されることが多く，MRIが施行される機会は比較的少ない．MRIの施行が考慮される場合は，頭部CTでは説明ができない神経症状があり，びまん性軸索損傷が疑われた際に施行される．MRIの撮像では，T1強調像/T2強調像では微小な外傷を検出することが難しく，T2*強調像や磁化率強調像などの，血腫の検出に鋭敏なシーケンスを選択する．また，前頭葉や側頭葉底部などのCTではアーチファクトと重なって判断が難しいような微小な脳挫傷やくも膜下出血も，MRIを施行することで正確に診断できることが多い．さらに低侵襲的に血管の評価が可能なMRAを追加することで，外傷性の動脈解離や閉塞などの診断にも有用となる．緊急検査ではないが，高齢者で背景に脳萎縮があり，CTで骨内板直下に液体貯留を認め，硬膜下水腫と硬膜下血腫の判断に迷う際にも，MRIは有用である．

MRIを施行する際に重要な点は，何を目的にMRIを撮像するかはっきりさせて検査を行うことである．適切な撮像シーケンスの選択や撮像断面が選択できなければ，診断の際に不利益となる．また，MRIはCTと比べ撮像時間が長いため，痛みによって背臥位で安静にしていられないような場合には，放射線科と救急医が事前によく打ち合わせをして，検査前に鎮痛薬などを準備することが重要になる．

2. 読影のポイント

頭部外傷例を読影する際には，通常の脳条件で頭蓋内病変の有無，特に出血の有無について評価を行う．大きな異常が認められなかった際には，次にどの部位を受傷したかに注意して読影する．視診や触診，問診をすればどこに受傷したかを把握することは容易だが，画像を読影する際には患者の受傷した部位や程度がわからないことが少なくない．CTでは，皮下を評価して皮下血腫を見出し，この直下の骨折や骨内板直下の血腫の有無を丁寧に評価する．また，外傷で重要なのは受傷部位の直下だけではなく，contra-coup（受傷した部位の反対側に起こる外傷）の有無を注意して評価する．前頭葉底部，側頭葉底部は脳挫傷の受傷部位として頻度が高いが，CT特有のアーチファクトがあるため見落としやすく，特に意識をして評価をする癖をつけておくと，見落としが少なくなる．

読影する際にもうひとつ重要なことは，単に診断名を言い当てるだけではなく，どのような所見が緊急に外科的治療になるかを知っておく必要がある．頭部外傷では治療開始の遅れ

表1 頭部外傷で手術が必要となるCT所見[1]

- 1cm以上の陥没骨折, あるいは骨折が静脈洞を圧迫しているもの
- 頭蓋内に骨片を伴う開放性陥没骨折
- 刃物, 箸, 針, 銃創などの穿通性外傷
- 急性期硬膜外血腫：1〜2cm以上の厚さ, または血腫量が20〜30mlのもの
- 急性期硬膜下血腫：1cm以上
- 脳内血腫, 脳挫傷：a) 血腫の直径が3cm以上
　　　　　　　　　　 b) 広範囲の挫傷性浮腫
　　　　　　　　　　 c) 脳底槽, 中脳槽の消失

表2 急変が想定されるような病態や手術の準備が必要となる画像所見[1]

びまん性脳損傷	著しい脳腫脹やmass effectを認めるもの*には外減圧を行うことがある.
外傷性血管障害（外傷性動脈閉塞, 仮性脳動脈瘤, 脳動静脈瘻）	近年, 外傷症例に脳血管造影が施行される機会が減ってきたことで発見される時期が遅れる傾向にあるが, 脳血管造影は侵襲的な検査であるため, その適応については十分に配慮されなければならない. 頭部外傷だけでは説明がつかない異常所見がCTで指摘された場合にはCTAやMRIなどを用いて血管損傷の診断をしていくことが重要である.
頭蓋底骨折に伴う髄液瘻	再発や遅発性のものは手術となるため, 頭蓋底骨折の診断には積極的にthin slice CTなどを施行する.
視神経管骨折, 視神経損傷	視力障害が進行する場合は手術となる.

いずれも厳重な経過観察が必要となる画像所見であり, 症状と合わせて判定することが重要である.
＊日本神経外傷学会の頭部外傷分類では, 重症頭部外傷のmass effectありとは, 正中線の5mm以上の偏位か脳底槽の消失と定義され, 一般的な放射線科医が画像診断で用いるmass effectとは用語の使われ方が違うので注意する.

が予後に大きな影響を与えるため, 治療方針に影響を与える画像所見は特に重要である.

日本神経外傷学会のガイドラインでは, 頭部外傷の手術適応の画像所見についてまとめてある. 表1に抜粋したもの, 表2には急変が想定されるような病態や手術の準備が必要となる画像所見についてまとめたものを示す[1]. 救急医や脳外科医がどこに注意をして画像を読んでいるかを知ることで, 共通の意識で画像をとらえることが大切である.

3. 軽症〜中等度の頭部外傷のCTの適応

わが国ではCTが臨床に広く普及し簡便に施行できる体制にあり, 24時間体制で迅速に対応できる施設は多い. 緊急CTの適応については, 意識障害を伴う重症例が迅速に行われることは当然としても, 軽微な頭部外傷に対してどこまでCTを施行するかという問いに明確な回答を出すことは容易ではない. わが国は欧米諸国に比べCTによる放射線被ばくが多いことが問題となっており, マルチスライスCT装置の普及によってその検査件数や撮像範囲が増加し, 被ばくは今後も増加していくことが予想される. 日本神経外傷学会のガイドラインでは, 「軽度・中等度の頭部外傷への対処―重症化の予測」として緊急CTの適応基準がまとめられているので, 表3[1]に抜粋する.

これらの基準は, 頭部外傷におけるハイリスク症例を判断する上での重要な指標と言い換えることができ, CTで所見がなくとも, 症状に合わせた経過観察が必要となる. ガイドラインは絶対的なものではなく, 標準的な適応を知る上で有効に活用すべきもので, 「ガイドラインを満たさなければ緊急CTの適応ではない」という意味ではないことを強調しておきたい.

表3 緊急頭部CTの適応基準（抜粋）（文献1）より改変して転載）

1)	・来院時の意識障害，失見当識，健忘，GCS 14点以下*，その他の神経学的所見がある場合
1) 以外について	・受傷後の意識障害，失見当識，健忘のエピソード ・頻回の嘔吐，頭痛 ・てんかん発作があった場合 ・陥没骨折が疑われる場合 ・頭部単純X線写真で骨折が疑われる場合 ・外傷機転が重症の場合（交通事故や高所からの転落など） ・高齢者 ・ワーファリン服用などで凝固系異常が疑われる場合 ・脳神経外科の手術の既往

＊GCS（Glasgow coma scale）の満点が15点なので，何らかの神経症状があることを意味する．

　緊急CTの依頼を受ける側である放射線科では，依頼があれば常に迅速に対応することを目指すべきである．しかし，緊急CTの運用体制を議論するような時に，通常の適応とかけ離れた依頼が多すぎるような状況にある場合には，ひとつの指標としてこのガイドラインの存在を知っておくことも重要である．

　以上，頭部外傷のCT，MRI撮像のポイント，読影のポイントの緊急検査の適応について簡単に解説した．中枢神経の画像診断はMRIがその中心になりつつあるが，外傷性疾患では単純CTが大きな役割を果たしている．単純CTはシンプルだが重要な検査であり，マルチスライスCTを駆使した再構成画像は重要な臨床情報を提供する．救急診療では臨床各科の連携を良くして，適切な画像検査を行い迅速に診断することの重要性を強調したい．

4. 頭蓋底，顔面外傷の検査法のポイント

　顔面から頭部に限局するような外傷例で頭蓋底・顔面頭蓋骨折の疑われる症例では，単純CTが第一選択となる．先にも述べたが，撮像範囲は下顎から頭頂部までヘリカルスキャンで撮像し，頭蓋内の評価をまず優先し，状態が安定していることを確認してからthin slice画像を再構成し，ターゲットを絞った矢状断，冠状断のMPR画像や3次元画像を作成して評価を行う．一般的に単純X線検査は情報量が少なく，多方向からの撮像は時間的な浪費をする上，頸椎への負担をかけるため，初療時ではWaters法，Caldwell法，Towne法などは原則として施行しない．頭蓋底，顔面頭蓋骨折で最も重要な病態は視神経管骨折と視神経損傷で，視力の回復のために早期診断が必要となる．骨折の有無だけでなく，視神経症状が認められれば，損傷の診断を正確に行うために眼窩のMRIが有用となる．また，眼窩底骨折などで外眼筋が骨折に嵌入するような場合も早期に減圧が必要になる．横断像だけでは診断が難しい場合が多く，冠状断や矢状断の再構成画像が診断する上で有用である．大きな血腫をみた場合には，顔面の動脈損傷の評価に造影剤を用いたCTAが施行される．

参考文献

1) 日本神経外傷学会（編）；重症頭部外傷治療・管理のガイドライン，第2版．医学書院，p.81-94, 2007．

頭部 外傷性くも膜下出血
traumatic subarachnoid hemorrhage

（石川和宏，岡本浩一郎）

症例：40歳代，男性．アパートの階段から転落し，目撃者が救急要請．頭部外傷を疑い，緊急CTが施行された．JCS Ⅱ-10，血圧142/115mmHg，脈拍99bpm．

図1-A 単純CT KEY　　図1-B 単純CT KEY　　図1-C 単純CT KEY

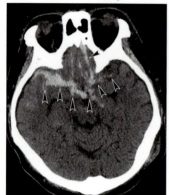 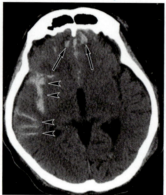 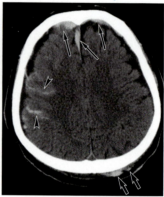

図1-D　CTA（volume rendering像）

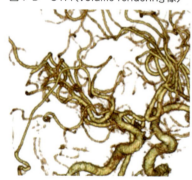

単純CTにて鞍上槽～両側大脳谷槽，特に右側大脳谷槽からSylvius裂，右側側頭葉，頭頂葉および左側前頭葉底部のくも膜下腔に高吸収域のくも膜下出血を認める（A～C；►）．また，両側前頭葉に軽度の脳挫傷（B；→），両側前頭円蓋部，大脳鎌前部に軽度の急性硬膜下血腫を認める（C；→）．左頭頂部に帽状腱膜下血腫を認め（C；⇒），打撲部位と考えられる．鞍上槽から両側大脳谷槽，右側Sylvius裂にくも膜下出血を認めることから，脳動脈瘤破裂によるくも膜下出血の可能性も考え3D-CTA（D）を施行したが，脳動脈瘤は確認できなかった．保存的治療によりくも膜下出血は消失した．

診断名 外傷性くも膜下出血

参考症例 微量あるいは時間の経過したくも膜下出血の診断

受傷当日の単純CTでは右Sylvius裂に沿って淡い高吸収域を認めるが（A；→），翌日には高吸収域が不明瞭化すると同時に右Sylvius裂自体が不明瞭化し，消失しているようにみえる（B）．
ごく少量あるいは時間の経過したくも膜下出血は，CT上明瞭な高吸収を示さず，"脳脊髄腔の不明瞭化"のみのことがある．このようなくも膜下出血をCTで診断するためには，脳脊髄腔内の高吸収域を探すと同時に，本来低吸収域として認められるべき脳脊髄腔が同定できるかを丹念に確認する必要がある．これは，脳動脈瘤破裂などによるくも膜下出血の診断でも同様であり，"頭痛"の頭部CT診断でも応用できる．

図2-A 単純CT（受傷当日）　　図2-B 単純CT（受傷翌日）

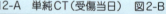 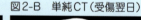
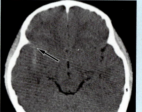 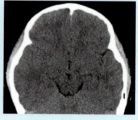

参考文献
1) 岡本浩一郎，中村公彦，西川太郎・他：神経系外傷　頭部外傷−画像診断のポイントとピットフォール．臨床放射線 54: 1005-1018, 2009.
2) Kim BJ, Kim SH, Lim DJ, et al: Traumatic subarachnoid hemorrhage originating from mid-cervical arterial injury. World Neurosurg 84: 1177.e13-16, 2015.
3) Toyama Y, Kobayashi T, Nishiyama Y, et al: CT for acute stage of closed head injury. Radiat Med 23: 309-316, 2005.
4) Provenzale J: CT and MR imaging of acute cranial trauma. Emerg Radiol 14: 1-12, 2007.

外傷性くも膜下出血の一般的知識と画像所見

くも膜下出血が，頭部の挫創や頭皮下出血などの外傷性変化とともに認められる場合，多くは外傷性が示唆される[1]．くも膜下腔が広い小児や高齢者で多い．

外傷性くも膜下出血で架橋静脈の破綻のみの場合は予後良好なことが多く，臨床上あまり問題にならない．むしろ外傷性くも膜下出血に併存する脳挫傷など，脳実質内損傷の有無が予後を左右する．

その他の外傷性くも膜下出血の原因としては，動脈解離，仮性動脈瘤などの外傷性の血管損傷がある．外傷性動脈解離は椎骨動脈に最も多く，頭蓋骨骨折を伴うこともある．外傷性仮性動脈瘤の発生部位は外傷機転と関連し，頭蓋底骨折では内頸動脈（海綿静脈洞部，錐体部など）や脳底動脈に，鈍的動脈損傷や動脈伸展ではそれより末梢の動脈で認められることが多い．前大脳動脈末梢が大脳鎌縁に衝突して発生することもある[1]．また，くも膜下出血が大後頭孔付近に最初に認められた場合，頸髄レベルの血管損傷が原因のこともある[2]．

画像所見 受傷直後のCTでは脳槽や脳溝などの脳脊髄腔に高吸収域を認める．少量のくも膜下出血は発症数日で洗い出しされ，高吸収域が消失することがある（図2）．亜急性期出血の検出にはMRIのFLAIR像が有用である．

外傷性脳血管損傷はCTA，MRAなどの低侵襲の検査でも評価できるが，閉塞や断裂以外では偽陰性，偽陽性があり，正確な診断には血管造影が必要である．

診察上の外傷の程度に比して出血が高度の場合は，抗凝固薬の投与や出血傾向が背景に存在する可能性がある．

数か月後に，髄液吸収障害に伴う交通性水頭症を来すことがあり，CTやMRIによる経過観察が必要である．

鑑別診断のポイント

あらゆる非外傷性くも膜下出血が鑑別に挙げられる．

脳動脈瘤破裂によるくも膜下出血で意識障害を来し，それを原因とする事故や転倒で受傷した可能性を常に考慮すべきで，安易に外傷性くも膜下出血と診断すると動脈瘤再破裂による出血で致死的となりうる．外傷性くも膜下出血は外傷部位ないしその反対側を主体に認められ，動脈瘤破裂に伴うくも膜下出血の好発部位（鞍上槽，Sylvius裂など）とは異なるが[1)3)]，両者の鑑別が困難な場合はMRA，CTA，血管造影などによる血管系の精査が必要となる．

また，高度な脳浮腫により脳溝の血管が高吸収を呈し，一見くも膜下出血と紛らわしい場合があり（pseudo-subarachnoid hemorrhage）[4]，注意が必要である．

FLAIR像での脳溝の高信号はくも膜下出血でもみられるが（図3），髄膜炎，もやもや病，悪性腫瘍の髄膜播種などでも認められることがあり，既往歴，臨床経過によっては鑑別が問題になることもある．

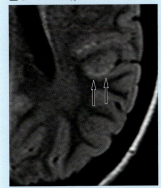

参考症例 くも膜下出血のMRI

図3 FLAIR像

10歳代，男性．交通外傷．
左頭頂葉の脳溝に沿った微量の外傷性くも膜下出血が，FLAIR像で高信号域として描出されている（→）．

診断名 外傷性くも膜下出血

頭部 急性硬膜下血腫
acute subdural hematoma

（石川和宏，岡本浩一郎）

▶ **症例**：70歳代，女性．自転車で交差点へ進入した時，自動車に接触して転倒．左頭部を打撲した．鼻出血，嘔吐あり．JCS I-1，血圧156/59mmHg，脈拍78bpm．

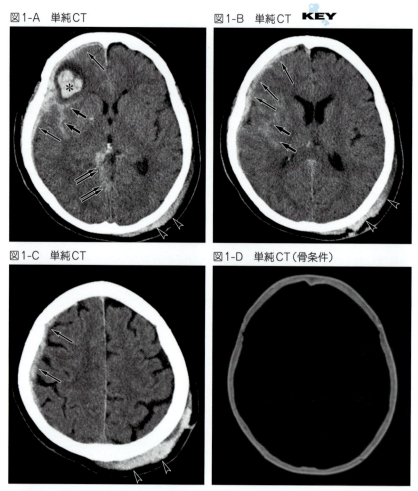

図1-A 単純CT　図1-B 単純CT　KEY
図1-C 単純CT　図1-D 単純CT（骨条件）

左後頭部〜頭頂部に帽状腱膜下血腫を認め（A〜C；▷），打撲部位と考えられる．また，右前頭葉の脳表に沿って三日月状に広く分布する薄い高吸収域を認め（A〜C；→），対側衝撃損傷（contrecoup injury）に伴う硬膜下血腫である．右小脳テント沿いにも薄い硬膜下血腫を認める（A；⇉）．明らかな頭蓋骨骨折は認められない（D）．右前頭葉に脳挫傷による脳内出血を認め（A；＊），右Sylvius裂に軽度のくも膜下出血を認める（A，B；➤）．
2時間後の再検CTで血腫の増大は認められなかった（非提示）．保存的治療を行い，翌日の経過観察CTで血腫の縮小を確認した（非提示）．

診断名 急性硬膜下血腫

参考文献
1) Toyama Y, Kobayashi T, Nishiyama Y, et al: CT for acute stage of closed head injury. Radiat Med 23: 309-316, 2005.
2) 重症頭部外傷治療・管理のガイドライン作成委員会（編）；5-5 急性硬膜下血腫．重症頭部外傷治療・管理のガイドライン（第3版）．医学書院, p.89-92, 2013.
3) Provenzale J: CT and MR imaging of acute cranial trauma. Emerg Radiol 14: 1-12, 2007.
4) 宮坂実木子：神経系外傷 小児頭部外傷の画像診断（小児虐待を含む）．臨床放射線 54: 975-986, 2009.
5) Momose H, Sorimachi T, Aoki R, et al: Cerebral infarction following acute subdural hematoma in infants and young children: predictors and significance of FLAIR vessel hyperintensity. Neurol Med Chir (Tokyo) 55: 510-518, 2015.

急性硬膜下血腫の一般的知識と画像所見

急性硬膜下血腫は硬膜とくも膜の間の血腫で，ほとんどが外傷性であり，脳表の血管損傷（架橋静脈など）や脳挫傷などが原因で生じる[1]．前頭〜頭頂円蓋部に好発するが，中頭蓋窩，大脳半球縦裂，小脳テントなどにも認められる．受傷側に認められることも多いが，脳が移動して対側の架橋静脈も伸展・破綻した場合，衝撃反対側（contrecoup）にも発生しうる．

硬膜下血腫では，受傷直後の意識清明期（lucid interval）は認められないことが多い．脳挫傷や脳腫脹を合併することがあり，その場合は臨床症状も重篤で予後不良なことが多い．『重症頭部外傷治療・管理のガイドライン（第3版）』によれば，①血腫の厚さが1cm以上の場合や，②血腫による明らかなmass effectや神経症状を呈する場合，③当初意識レベルが良くても神経症状が急速に進行する場合は手術適応となる[2]．

画像所見 CT上，血腫は頭蓋内板に沿った三日月型の高吸収域として認められることが多いが，凸レンズ状のこともある．血腫は縫合線を越えるが，硬膜付着部を越えて反対側や小脳テントの上下に広がることはない．頭蓋骨骨折を伴うことは少ない．MRIは少量の血腫の検出に優れ（図2-C），たとえ少量の硬膜下血腫でも臨床的意義の大きい病態（小児虐待など）では特に有用性が高い[3]．急性期ではFLAIR像やT2強調像で高信号（デオキシヘモグロビン含有量が高いと低信号），亜急性期以降はT1強調像で高信号を呈する．前頭蓋底部や中頭蓋窩の硬膜下血腫の検出には冠状断像が有用である．また，MRIは併存する脳実質損傷の評価にも有用である．

小児では，軽微な外傷でも急性硬膜下血腫を認めることが多いが，特に大脳半球縦裂に沿った血腫や時相の異なる血腫を認めた場合は，虐待の可能性を考慮する必要がある[4]．幼児の虐待や転落などによる急性硬膜下血腫では，その後に脳梗塞を来し，機能予後不良となることがある[5]．

鑑別診断のポイント

急性硬膜外血腫は反対側や小脳テント上下に広がることがあるが，縫合線を越えて広がることは少ない．また，衝撃反対側には形成されない．静脈洞が頭蓋内側（脳表側）に圧排されていれば，硬膜外血腫と診断できる．硬膜外血腫は一般には凸レンズ状を呈するが，硬膜下血腫でも凸レンズ状のことがあり，形状のみによる鑑別は困難なこともある．

その他，単純CTのみでは硬膜肥厚を来す病態（肥厚性硬膜炎，脳脊髄液減少症，術後など）との鑑別が問題になることもあり，形状によっては脳表の腫瘍病変（髄膜腫など）との鑑別を要する場合もある．

参考症例 急性硬膜下血腫とCTの表示条件

図2-A 単純CT（WW80/WL30）　図2-B 単純CT（WW150/WL75）　図2-C FLAIR像

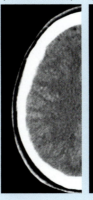
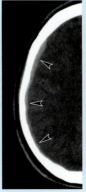
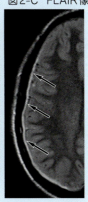

交通外傷の症例．A，Bは受傷直後のCT，CはCT撮影から12時間後のMRIを示す．
MRIのFLAIR像では，硬膜下血腫が高信号域として認められる（C；→）．薄い硬膜下血腫は，通常のCT表示条件では近接する頭蓋骨と区別できず，血腫の存在診断が困難な場合があるが，表示条件を変更する［ウインドウ幅を広げ（WW150〜300），中心値を上げる（WL50〜100）］ことにより，血腫の同定が可能となる（B；▻）．
頭蓋内出血の評価は，CTの表示条件を変えて行う必要がある．

頭部 急性硬膜外血腫
acute epidural hematoma

（石川和宏，岡本浩一郎）

● **症例**：80歳代，男性．路上で倒れているところを通行人に発見された．初診時JCS I -2．右不全麻痺あり．

図1-A　単純CT **KEY**

図1-B　単純CT（骨条件）**KEY**

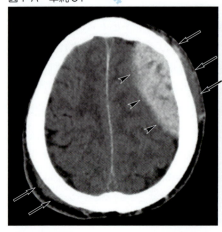
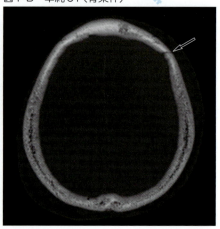

図1-C　頭蓋骨3D-CT　　図1-D　単純CT冠状断再構成像 **KEY**　図1-E　単純CT

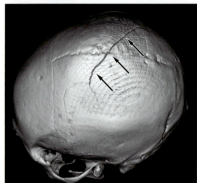
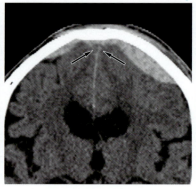
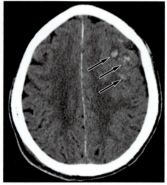

単純CTで左前頭葉から頭頂葉にかけての脳表に凸レンズ状の高吸収域を認める（A；▶）．硬膜外血腫と考えられる．また，左前頭部から頭頂部，および右頭頂部に帽状腱膜下血腫を認める（A；→）．骨条件では血腫近傍に骨折を認め（B；→），3D-CTでは両側頭頂骨にまたがる線状骨折が明瞭に描出されている（C；→）．冠状断の再構成像では，上矢状静脈洞（D；→）が血腫の頭蓋内側（頭蓋骨と反対側）に圧排されており，反対側の頭頂部にも広がる血腫が硬膜外に存在する．左前頭葉にsalt and pepper状の出血を伴う脳挫傷も認められる（E；→）．緊急開頭血腫除去術を施行し，右不全麻痺は徐々に軽減した．

診断名 急性硬膜外血腫

参考症例　硬膜外と硬膜下の鑑別

図2-A　T2強調像　　図2-B　造影T1強調像

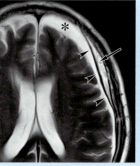
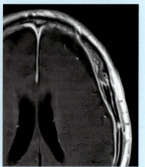

CTのみでは，血腫の局在が硬膜外か硬膜下かの鑑別が困難な場合があるが，MRIでは硬膜が明瞭に同定できるため，両者の鑑別に有用である．図2は神経膠腫術後の症例で，T2強調像では硬膜が線状低信号域として認められ（A；▶），それより頭蓋骨側（A；→）であれば硬膜外，脳表側（A；＊）であれば硬膜下ないしくも膜下とわかる．造影T1強調像では硬膜が線状に増強される（B）．

急性硬膜外血腫の一般的知識と画像所見

　急性硬膜外血腫は頭蓋骨内板と硬膜との間の血腫で，中硬膜動脈などの動脈の破綻によるものが多い（85％）が，硬膜静脈洞や導出静脈の破綻でも生じる[1)2)]．成人では約90％の症例で頭蓋骨骨折を伴い[3)]，硬膜動脈や静脈洞に一致した血管溝を横切る線状骨折を認める場合は，硬膜外血腫を疑う．乳幼児は頭蓋骨が柔らかく血管溝が浅いために硬膜動脈の損傷が少なく，また高齢者は頭蓋骨内板と硬膜が密に結合しているため，硬膜外血腫を生じにくい．

　硬膜外血腫では，受傷直後の意識清明期（lucid interval）が約半数に認められる[3)]．受傷直後には少量の血腫でも，持続する動脈性出血により次第に増大することがあり，厳重な経過観察が必要である．『重症頭部外傷治療・管理のガイドライン（第3版）』によれば，血腫の厚さが1〜2cm以上の場合は原則として手術を行い，神経症状が進行性に悪化する場合は緊急手術の適応となるが[4)]，適切な治療を行えば予後は良好である．急性硬膜外血腫の死亡率は，手術例では約5〜10％である[4)]．血腫が側頭葉前方に限局している場合，予後は良好で外科的治療を要さない[5)]．

画像所見　硬膜外血腫は，硬膜を頭蓋骨内板から剥がしながら増大するため，CT上は凸レンズ状の高吸収を呈する．しばしば血腫内部に渦状の低吸収域が混在し，持続性出血に相当すると考えられる．大脳鎌，小脳テントなどの硬膜付着部を越えて広がることがあり，硬膜静脈洞は頭蓋骨内板から離れ脳表側に偏位する．頭蓋骨の縫合部では硬膜が頭蓋骨内板に強固に付着しているため，硬膜に裂傷を認めない限り血腫が縫合線を越えることはない．衝撃側（coup）に発生するため，皮下軟部組織の腫脹部や骨折部の近傍に多く認められる．血腫内に気泡が認められれば，開放骨折または副鼻腔骨折，側頭骨骨折の存在を疑う．

鑑別診断のポイント

　硬膜下血腫は外傷側の対側（contrecoup）にも認められ，矢状縫合を除き縫合線を越えて広がりうるが，硬膜付着部を越えて反対側に進展したり，小脳テントの上下に広がったりするような進展はない．血腫は静脈洞よりも脳表側に認められる．硬膜下血腫は一般には外側凸の三日月型を呈するが，形状のみによる鑑別は困難なこともある．

　髄膜腫，骨腫瘍などの脳実質外腫瘍も鑑別に挙がるが，骨の性状や造影効果の有無などが鑑別に有用である．多くの場合，経時的変化の有無で鑑別可能である．

> **NOTE　帽状腱膜下血腫**
>
> 　頭蓋円蓋部を覆う帽状腱膜と頭蓋骨骨膜との間に生じる血腫．頭部圧迫や牽引力により生じ，吸引分娩なども原因となる．帽状腱膜下は結合が疎で血腫が広がりやすい．多くは静脈性出血で，数週間で自然に吸収される．播種性血管内凝固症候群（disseminated intravascular coagulation；DIC）などの凝固能異常を認めると，大量出血を来し，輸血を要することがある．稀に頭皮壊死や眼窩進展による失明もありうる．

参考文献
1) Provenzale J: CT and MR imaging of acute cranial trauma. Emerg Radiol 14: 1-12, 2007.
2) Toyama Y, Kobayashi T, Nishiyama Y, et al: CT for acute stage of closed head injury. Radiat Med 23: 309-316, 2005.
3) 石井 清：神経系外傷 頭部外傷の画像診断．臨床放射線 54: 953-974, 2009.
4) 重症頭部外傷治療・管理のガイドライン作成委員会（編）；5-4 急性硬膜外血腫．重症頭部外傷治療・管理のガイドライン（第3版）．医学書院，p.85-88, 2013.
5) Gean AD, Fischbein NJ, Purcell DD, et al: Benign anterior temporal epidural hematoma: indolent lesion with a characteristic CT imaging appearance after blunt head trauma. Radiology 257: 212-218, 2010.

頭部 脳挫傷（軽症, 中等度, 重症）
cerebral contusion

（原田太以佑, 藤間憲幸, 工藤興亮）

症例1：軽症例：50歳代, 男性. 冬道で転倒し前頭部を打撲し受診. 意識清明.

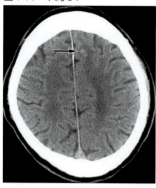

図1-A　単純CT

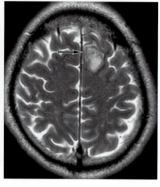

図1-B　T2強調像　**KEY**

左前頭葉内側にCTでわずかな低吸収域を認め, その内部に淡い高吸収域（A；→）を認める. MRIではT2強調像で浮腫と考えられる高信号域が明瞭に描出され, CTでみられた高吸収の部分と一致して不均一な低信号を示す（B；→）. 出血を伴った脳挫傷の所見だが, 程度は軽度であり, CTのみでは見逃しの危険もある.

診断名　脳挫傷（軽症）

症例2：中等度例：80歳代, 男性. 交通外傷にて救急搬送. JCS-30.

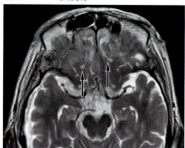

図2-A　T2強調像

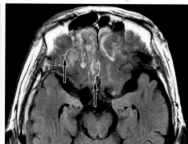

図2-B　FLAIR像　**KEY**

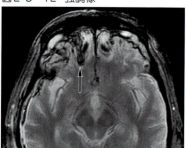

図2-C　T2*強調像

両側前頭葉底面にT2強調像で不均一な高信号があり, 脳挫傷に伴った浮腫性変化を示唆する（A；→）. FLAIR像では脳溝に沿った高信号もあり, くも膜下出血の合併を示唆する（B；→）. T2*強調像では実質内外の出血がより明瞭な低信号として描出されている（C；→）. 病歴と局在からは脳挫傷と判断するのは容易である.

診断名　脳挫傷（中等度）

症例3：重症例：70歳代, 男性. 交通外傷にて救急搬送. JCS-200.

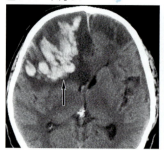

図3-A　単純CT　**KEY**

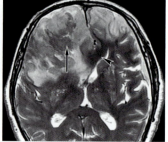

図3-B　T2強調像

CTで両側前頭葉にまたがる広範な浮腫性変化を示す低吸収域を認め, 右前頭葉には出血を示す高吸収域を認める（A；→）. T2強調像では浮腫性変化は高信号を示し, 出血の部分（B；→）は不均一な低信号を示す. これにより帯状回ヘルニアを呈している（B；▶）.

診断名　脳挫傷（重症）

脳挫傷の一般的知識と画像所見

頭部外傷による脳実質病変には，局在性の病変とびまん性の病変に分かれる．局在性の病変として脳挫傷が挙がり，びまん性の病変としては，主にびまん性軸索損傷，びまん性脳腫脹（p.80-81参照）がある．

脳挫傷は，頭部外傷の際の衝撃で脳実質面が頭蓋骨の骨性隆起や硬膜（大脳鎌，小脳テント）に接触することで生じる脳実質の破壊である．病態の主体は浮腫性変化と出血である．出血が病変の主体であるものは，出血性脳挫傷（p.328-329参照）と呼ばれる．ただし，浮腫性変化が主体の脳挫傷でも，実際はほとんどの例で出血を伴っている．好発部位は前頭葉底面および側頭葉底面，内側面であり，小児では小脳虫部上面や小脳扁桃に起こることがある．挫傷性変化は外傷性の衝撃部直下に起こるものをcoup injury，その反対側に起こるものをcontrecoup injuryと呼ぶ．contrecoup injuryは，受傷部から伝わった外力が反対側に伝わり，それにより反対側の脳実質が接する骨構造に押しつけられ，圧が上昇することにより起こる．頻度としてcoup injuryよりcontrecoup injuryの方が多く発生する．特に頭頂後頭部の直接外傷に伴って，前頭葉底面や側頭葉底面/先端部にcontrecoup injuryが生じる場合が多い．挫傷は皮質側から始まり，次第に白質側へと進展する．急性期には局所の腫脹を示すが，陳旧化すると局所の萎縮を来し，瘢痕化する．

画像所見 画像検査は多くの場合，CTで十分である．CTでは，浮腫を示す限局した低吸収域の中に，出血を示す高吸収域が点状，斑状に分布する．点状出血を示す高吸収域が低吸収域に混在している様子を"salt and pepper"と呼ぶ．時間とともに出血が明瞭化し，脳挫傷がはっきりと認識できるようになるが，初期においてはわずかなsalt and pepperを見逃さないように注意が必要である．

MRIでは，浮腫はT2強調像での高信号域として描出され，出血を伴っている場合は，その信号は時相によって様々な信号を示し，T2*強調像や拡散強調像では低信号を呈することが多い．高度な脳挫傷の場合は，挫傷が脳表を穿破して硬膜下血腫を形成することがあり，burst lobeと呼ばれる．

鑑別診断のポイント

基本的に病歴などから診断は容易であり，異常所見が指摘できれば脳挫傷の診断に難渋することは少ない．ただし，陳旧性脳挫傷の場合，陳旧性梗塞と鑑別が難しい場合がある．病変の局在や，過去の既往などから判断するが，陳旧性病変を鑑別する意義はあまり大きくない．

> **NOTE** **脳挫傷の診断のポイント**
>
> 頭部外傷の画像診断の手順としてはCTが第一選択であり，挫傷や骨折の有無の確認を行うとともに，手術加療が必要か，保存的に治療するかを判断することが重要である．周囲を強く圧迫する高度の腫大を伴った挫傷性変化，あるいは脳幹圧迫を来すような脳ヘルニアの所見があるか否かを判断することが，画像診断の重要な役割である．

参考文献

1) Gentry LR: Imaging of closed head injury. Radiology 191: 1-17, 1994.
2) 石井 清: 2-3 急性期頭部外傷の画像診断. 1 原発性の頭部外傷−脳実質内の病変. 高橋昭喜（編著）; 脳MRI 2. 代謝・脱髄・変性・外傷・他. 秀潤社, p.75-76, 2008.

頭部 出血性脳挫傷
hemorrhagic contusion

（原田太以佑，藤間憲幸，工藤興亮）

症例：70歳代，男性．自転車の接触事故で転倒，右後頭部を強打．受診時は意識清明．

図1-A 単純CT　図1-B 単純CT

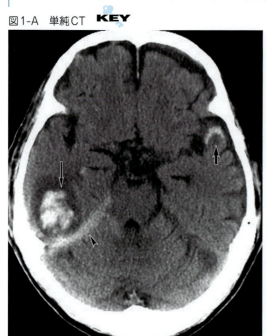

図1-C T2強調像　図1-D T2*強調像

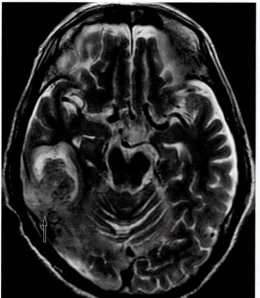
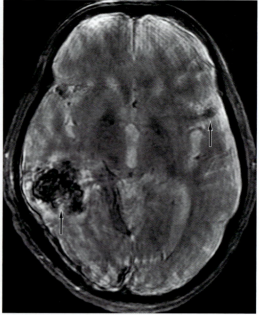

右側頭葉に不均一な高吸収を示し，周囲に低吸収を伴った頭尾方向に長い腫瘤様の構造を認める（A，B；→）．外傷に伴った出血性脳挫傷と診断された．また，小脳テントに沿った高吸収域を認め，硬膜下血腫と診断された（A；▶）．対側に脳表に沿った血腫が認められ，contrecoup injuryが疑われた（A；→）．MRIのT2強調像では，不均一な信号の周囲に高信号がみられ（C；→），T2*強調像では血腫が不均一な低信号として明瞭に描出されている（D；→）．

診断名 出血性脳挫傷

出血性脳挫傷の一般的知識と画像所見

出血性脳挫傷は文字どおり，出血が病変の主体となる脳挫傷である．出血性脳挫傷は外傷直後に生じるものと，外傷後数時間以上経過してから血腫形成するもの（p.330-331「遅発性外傷性脳内血腫（DTICH）」参照）の2つに大別される．ここで述べる外傷直後に出血を来すタイプのものは，外傷による直接の衝撃に起因する血管損傷が原因となる．好発部位として，前項（p.326-327「脳挫傷（軽症，中等度，重症）」）と同様に，前頭葉底面や側頭葉内側，底面に加え，前頭頭頂葉白質，大脳基底核，視床なども挙げられる．

画像所見 多巣性の脳内血腫の所見を示す（salt and pepper状，図2）．周囲に浮腫を伴っているが，主座はあくまで出血であり，出血に比べると浮腫の程度は軽度である．急性期ではCTで高吸収の腫瘤状の構造として認められ，経過とともに吸収値が低下する．MRIでは時相によって多様で不均一な信号を示すが，急性期ではT1強調像で不均一な等信号，T2強調像では低信号と高信号が混在している場合が多い．T2強調像では低信号部分はデオキシヘモグロビン，高信号部分は主に出血直後のオキシヘモグロビンを反映している．手術を考慮してもよいCT所見の目安は，血腫の直径が3cm以上とされる．その他，脳ヘルニアなど，手術が必要になるような付随所見を指摘することが重要である．

鑑別診断のポイント

高齢者の場合，高血圧性脳出血との鑑別が難しい場合がある．その他，出血を伴った腫瘍性病変や出血性梗塞，若年者では動静脈奇形（arteriovenous malformation；AVM）の破綻による出血などが粗大な血腫を形成する場合があり，鑑別が必要になる．外傷による出血性脳挫傷の場合は，病歴や頭部表面の外傷の有無で概ね判断可能であるが，上記鑑別の場合でも，出血発症を機に意識障害が生じて転倒した場合は，搬送された時に頭部表面に外傷痕を伴うことがあり，判断が難しく，血腫の局在や患者背景から総合的な診断が望まれる．

高血圧性脳出血であれば，高血圧の既往や他の場所の陳旧性出血の有無，腫瘍であれば充実性成分の有無，出血性梗塞であれば脳血管支配域に一致した病変の分布，AVMであれば異常血管の描出など，CTだけでなくMRIなど他のモダリティを用いた検査が必要となる．

また，血腫が吸収されてくると潜在した病変が明瞭化してくることがあり，経過観察のCT，MRI撮像も診断に有用となる．

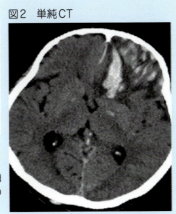

図2 単純CT

参考症例 出血性脳挫傷
60歳代，男性．交通外傷，意識レベル低下，嘔気・嘔吐頻回．左前頭葉底部直回から内側眼窩回，外側眼窩回に多巣性のsalt and pepper状の高吸収域が認められ，周囲は低吸収域を呈する．軽度のmass effectを伴う．

参考文献
1) Gentry LR: Imaging of closed head injury. Radiology 191: 1-17, 1994.
2) 日本脳神経外科学会，日本脳神経外傷学会（監）；重症頭部外傷治療・管理のガイドライン（第3版）．医学書院，2013.

頭部 遅発性外傷性脳内血腫
delayed traumatic intracranial hematoma (DTICH)

（原田太以佑，藤間憲幸，工藤興亮）

- **症例**：70歳代，女性．交通外傷．

図1-A　単純CT（受傷直後）
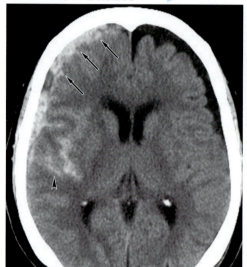

図1-B　T2強調像（受傷直後）
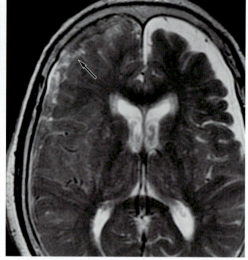

図1-C　単純CT（受傷後10日）
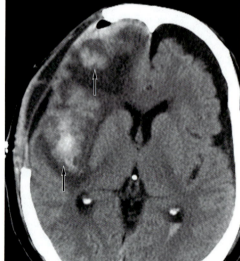

図1-D　T2強調像（受傷後10日）
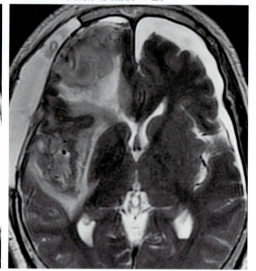

CTで右Sylvius裂を中心に脳溝内に高吸収域を認め，外傷性くも膜下出血の所見（A；▶）である．CTおよびT2強調像にて，右前頭葉の脳表に沿って急性硬膜下血腫を認める（A，B；→）．この後すぐに，硬膜下血腫の増大が確認され，血腫除去術が施行された．この段階では脳実質内血腫は認められない．

連日のCTによる経過観察が行われていたが，受傷後9日までは経過良好であった．10日後になって急に意識障害が出現．CTで両側前頭葉皮質下から白質にかけて高吸収域が出現した（C；→）．T2強調像では不均一な信号を示す（D）．経過から遅発性脳内血腫が疑われた．

- **診断名** 遅発性外傷性脳内血腫

遅発性外傷性脳内血腫の一般的知識と画像所見

外傷後に形成される脳内血腫のうち，受傷直後には認めないが，受傷数時間〜数日後を経て出現する血腫を指す．外傷直後やその後しばらくの間は意識清明期があり，時間を置いてから意識障害が出現，進行する場合はDTICHである可能性を考える必要がある[1]．DTICHは外傷受傷直後のCTから48時間後に最も発生頻度が高いとされているが，48時間後では既に血腫がほぼ完成に近い状態である場合が多いため，受傷6〜24時間後にfollow up CTを施行するのが早期発見のために望ましいとされている[2]．

原因に関しては諸説があるが，血管麻痺をその第一原因とする報告が多い．すなわち，外傷を契機として脳血管麻痺による血管調節機構の破綻が生じ，それによって血管透過性が亢進し，小出血，血液漏出が持続的に起きるというメカニズムである．その他にも，外傷に伴って微小塞栓が生じ，血管脆弱性を増悪させることにより出血を来すとする報告もある．減圧術後などでは血管透過性の亢進が強くなり，発生頻度が上がるとしている報告もある[3]．

画像所見 画像所見自体は，いわゆる脳内血腫と同様であり，診断に苦慮することは少ない．多発する脳内血腫と広汎な浮腫を認め，脳ヘルニアを来すことがある．

鑑別診断のポイント

病歴から，画像所見で鑑別に苦慮することはほとんどないと考えられる．画像診断で重要なのは早期発見であり，DTICHを初期から発見することができれば予後の改善につながる可能性がある．もちろん過剰な検査は避けなければならないが，DTICHが疑われた場合には，CTによる早期の確認が望まれる．

参考症例 遅発性外傷性脳内血腫（荏原病院症例）

70歳代，男性．
交通外傷，頭部打撲．来院時は意識鮮明であったが，入院後に意識レベルが低下．
両側性に外傷性くも膜下出血が点在する（A）．両側大脳半球，特に両側上側頭回に，多巣性の高吸収域の出血を認め，その周囲には低吸収域が認められる（B）．

図2-A　単純CT（外来時）

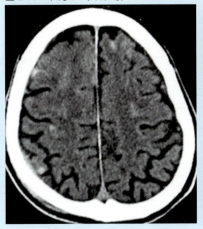

図2-B　単純CT（9時間後）

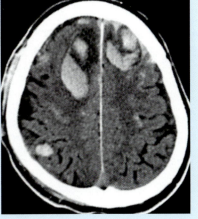

参考文献

1) Hayashi T, Kobayashi T, Yoshida Y, et al: Analysis of the evolution of traumatic intracerebral hematoma. Neurol Med Chir (Tokyo) 27: 97-104, 1987.
2) Liang Yu-Min, Liu Wei Dong, Jiang Ji Yao, et al: 遅発性外傷性脳内血腫の早期CT徴候（Early CT signs of delayed traumatic intracerebral hematoma）. Neurosurg Emerg 6: 12-17, 2001.
3) Gudeman SK, Kishore PR, Miller JD, et al: The genesis and significance of delayed traumatic intracerebral hematoma. Neurosurgery 5: 309-313, 1979.

頭部 脊髄損傷
spinal cord injury

（井田正博）

症例1：40歳代，男性．交通外傷．自転車運転中に車に追突され，頭部，顔面から転倒．両側上肢の異常知覚，脱力あり．

図1-A　T2強調矢状断像 　図1-B　T2強調像（C3/4レベル）　図1-C　T2強調像（C5/6レベル）

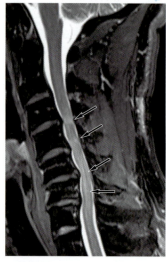
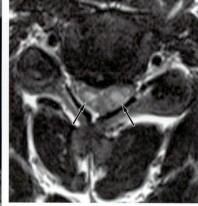
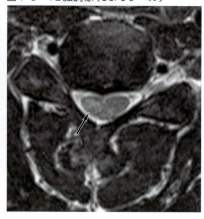

頸椎椎間板に，椎間板の変性と膨隆，椎体の生理的前彎の消失，各椎間レベルでの脊椎管狭窄，硬膜嚢の圧排変形，頸髄腹側に圧排を認める．椎体後縁C3/4レベルからC6/7レベルまで，髄内中心性に両側にわたって異常な高信号域が認められる（A；→）．中心部に高信号が認められ軽度の腫脹を伴う（B；→）．C5/6レベルでは右側片側性に挫傷が認められる（C；→）．

診断名　脊髄損傷

症例2：40歳代，男性．交通外傷．転落，転倒して前額部を強く打った．その後，緩徐に両側下肢しびれ感が出現．さらに両側下肢脱力を認めた．

図2-A　T2強調矢状断像 　図2-B　T2強調像　図2-C　T2強調像

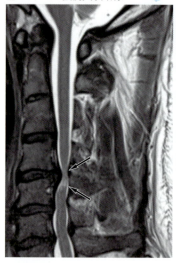
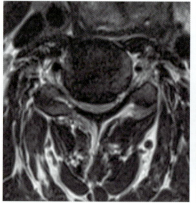
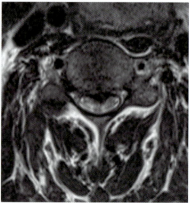

頸椎椎間板の変性と膨隆が認められ，C5/6椎間板の変性と膨隆，黄色靱帯の肥厚により，著明な主膵管狭窄，硬膜嚢が圧排，頸髄の圧排を来し，同レベルで髄内に高信号を認める（A；→）．頸髄の圧迫が強く，腫脹は認められない．

診断名　脊髄損傷

脊髄損傷の一般的知識と画像所見

脊髄の損傷機転には，①直達外力による脊髄損傷(脊髄挫傷)に加えて，②外傷後に生じる循環障害(虚血および静脈うっ滞)による二次的な損傷がある．二次的な損傷機転も受傷後急性期に発生する．原因として，明らかな転位を伴う骨折や重度の外傷性すべり症など脊椎管横断を来すような病態がなくても，椎間板，靱帯，椎体の退行性変化による狭窄病変があれば，中程度以下のエネルギー外傷でも脊髄損傷を来しうる．既往の椎間板の膨隆および線維輪の断裂と髄核脱出，椎体辺縁の骨棘形成，後縦靱帯の肥厚や骨化症，黄色靱帯の肥厚や骨化症は，過伸展による頸髄損傷を惹起する要因となる．脊髄損傷の好発部位は頸髄レベルで，神経学的にも頸髄損傷が最も問題となる．

頸髄損傷のパターンは，中心部から両側性に挫傷を来す中心性脊髄損傷が最も多い．中心性では上肢に優位の運動麻痺や感覚障害を来す．受傷直後には症状がなく，ある程度経過してから症状が出現することもあり，MRIによる経過観察が必要である．

腹側の損傷では，両側の麻痺(対麻痺)と温痛覚の障害を生じる．片側性の脊髄損傷では，損傷側の運動麻痺と深部感覚の障害，反対側の温痛覚の障害を来す．いずれにしても，脊柱管は狭い空間であり，完全な運動麻痺や感覚障害，膀胱直腸障害を来す可能性があり，迅速な診断が必要である．

画像所見 画像診断はCTとMRIの両方を行う．CTでは脊椎外傷を中心に評価する．中程度以上の外傷では全脊椎を含めた全領域をCT撮像し，頸部・胸部・腹部・骨盤の鈍的外傷についても精査する．

MRIは，神経学的所見もしくはCTで損傷が疑われる部位を中心として精査を行う．T2強調像が脊髄損傷診断の基本となり，矢状断像，病変中心部の横断像を撮像する．適宜，脂肪抑制T2強調像やSTIR T2強調像を追加する．脊髄損傷は髄内の挫傷，血管性浮腫を反映して，T2強調像で軽度高信号を示す(T1強調像では信号変化ははっきりしないことが多い)．急性期には浮腫性変化があり軽度の腫脹を伴うが，もともと脊柱管狭窄がある状態では，脊髄は圧排されたまま明らかな腫脹を来さないこともある．内部に出血を認める症例では機能的に予後不良である．T2強調像で低信号を呈し，亜急性期以降はT1強調像で高信号を呈する．陳旧化してグリオーシス化すれば境界明瞭な高信号を呈し，さらに空洞を形成すれば，T2強調像およびT1強調像，脳脊髄液と同等の信号を呈する．

高齢者の脊椎・脊髄損傷については，髄内病変のみならず，合併する硬膜外血腫の有無も診断する．

鑑別診断のポイント

病歴および症状から診断は容易であるが，受傷直後，急性期には，MRIでも明らかな信号変化を指摘できないことがあるので，症状に合わせて経過観察することが必要である．

脊椎管狭窄があり，頸髄圧迫部位に生じる髄内病変としてサルコイドーシスがある．サルコイドーシスは頸髄に好発し，T2強調像で高信号を呈する．T2強調像で高信号の長軸方向に進展し，内部に造影T1強調像で斑状の異常増強効果を示す．

参考文献

1) Looby S, Flanders A: Spine trauma. Radiol Clin North Am 49: 129-163, 2011.
2) Goldberg AL, Kershah SM: Advances in imaging of vertebral and spinal cord injury. J Spinal Cord Med 33: 105-116, 2010.

頭部 脊椎圧迫骨折
vertebral compression fracture

(清水哲也)

◆ **症例1**：50歳代，男性．関節リウマチでステロイド内服中．椅子から転倒した後より腰部叩打痛出現．

図1-A 単純CT矢状断像
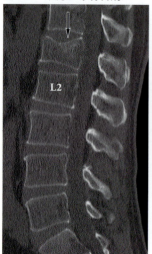

図1-B T1強調矢状断像
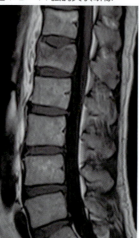

図1-C STIR矢状断像　KEY
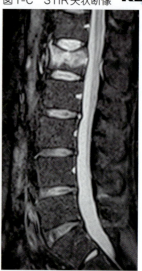

単純CTにてL1椎体上終板の陥凹が認められ（A；→），圧迫骨折の所見である．陥凹部周囲にはT1強調像（B）で低信号，STIR像（C）で著明な高信号が認められ，新鮮骨折に伴う骨髄浮腫を反映した所見と考えられる．椎体内の異常信号は骨折部周囲に限局しており，骨粗鬆症性/外傷性圧迫骨折と考えられる．

診断名 脊椎圧迫骨折

◆ **症例2**：70歳代，男性．直腸癌再発に対し化学療法中．歩行困難，下肢筋力低下あり．

図2-A T1強調矢状断像
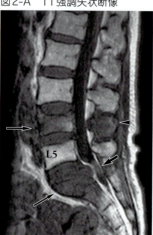

図2-B T2強調矢状断像
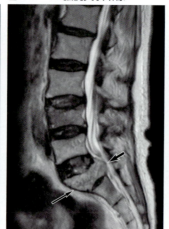

図2-C STIR矢状断像　KEY
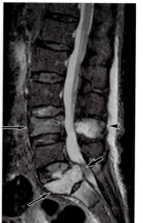

L4椎体，S1椎体に椎体高の減少があり，圧迫骨折を示す（A〜C；→）．同椎体内には，ほぼびまん性にT1強調像（A）での低信号，STIR像（C）での高信号が認められ，L4椎体では棘突起を含む後方成分にも同様の異常信号が及んでいる（A, C；▶）．S1椎体後面は凸状に背側へ膨隆している（A〜C；→）．転移性腫瘍による圧迫骨折の所見と考えられる．

診断名 転移性腫瘍による圧迫骨折

脊椎圧迫骨折の一般的知識と画像所見

脊椎の圧迫骨折は外傷，骨粗鬆症，椎体への腫瘍浸潤などによって生じ，急〜亜急性期には骨折部位に一致した強い疼痛を伴うため，腰背部痛の原因疾患として重要である．

骨粗鬆症による圧迫骨折は骨塩量の低下する高齢者に好発し，頻度は加齢とともに増加する．女性（特に閉経後）に多い傾向があり，その他ステロイドの使用，アルコール摂取，喫煙などもリスクファクターとなる．胸腰椎移行部や腰椎に好発し，椎体前上方の終板に生じることが多い．

外傷性では破裂骨折との鑑別が重要で，圧迫骨折が後方成分の骨折や靱帯損傷を伴わない安定型の骨折であるのに対し，破裂骨折では椎体後縁にも骨折が及び，骨片の脊柱管内への陥入により麻痺を来すこともある[1]．

画像所見 画像上は椎体高の減少や椎体終板の陥凹としてとらえられ，単純X線写真での観察も可能であるが，急性期の軽微な椎体変形の描出や，発症時期および発症原因も含めた評価にはMRIでの評価が必要となる．

MRIでは，早期圧迫骨折を来した椎体には骨髄浮腫を反映したT1強調像での信号低下およびT2強調像での信号上昇が認められ，脂肪抑制T2強調像あるいはSTIR像を追加すると病変が高信号域として明瞭に描出される．非腫瘍性の場合，この異常信号は1か月を過ぎた頃より徐々に減少し，最終的には脂肪髄の信号強度を示すこととなる[1]．

鑑別診断のポイント

早期圧迫骨折が非外傷性に生じた場合，骨粗鬆症性か腫瘍性かの鑑別は治療方針や予後に大きく影響するため重要である．しかし，骨粗鬆症と転移を代表とする悪性腫瘍ではそれぞれの好発年齢が同一な上，腫瘍性骨折が悪性腫瘍の初発症状にもなりうることから，鑑別が難しいことがある．骨粗鬆症性と転移性圧迫骨折のMR所見上の特徴を表に示した．これらの所見は，いずれもどちらかを断定しうる所見ではなく，それぞれを組み合わせて総合的に判断する必要がある．

表 圧迫骨折のMRI所見の対比[2][3]

骨粗鬆症性	転移性
椎体後方の骨片の突出	椎体後面の凸状の膨隆
T1強調像，T2強調像での帯状の低信号	椎弓根・後方成分の異常信号
椎体内の正常の骨髄信号の残存	硬膜外腫瘤/限局性傍脊柱腫瘤形成
拡散強調像で拡散の低下なし	拡散強調像で拡散の低下あり
多発圧迫骨折	他の椎体にも多発性転移
椎体内の限局性・線状・三角状の液体貯留（fluid sign）	

> **NOTE　多発性骨髄腫に伴う圧迫骨折**
>
> 多発性骨髄腫の患者では，良性の骨粗鬆症性のパターンの圧迫骨折を生じることがあるため，注意が必要である．骨髄内に多発性骨髄腫細胞が増加すると破骨細胞活性化因子の形成が増加し，骨吸収とそれに続く骨折が増加すると考えられている．また，多発性骨髄腫に伴う圧迫骨折では骨髄浮腫が少ないとの報告もある．

参考文献

1) 勝俣康史：第13章 2.脊椎損傷 C.胸椎・腰椎損傷 (2)圧迫骨折．柳下 章（編著）；エキスパートのための脊椎脊髄疾患のMRI，第3版．三輪書店，p.779-781，2015．
2) Jung HS, Jee WH, McCauley TR, et al: Discrimination of metastatic from acute osteoporotic compression spinal fractures with MR imaging. RadioGraphics 23: 179-187, 2003.
3) Baur A, Stäbler A, Arbogast S, et al: Acute osteoporotic and neoplastic vertebral compression fractures: fluid sign at MR imaging. Radiology 225: 730-735, 2002.

顔面 側頭骨骨折
temporal bone fracture

（藤田安彦）

症例1：40歳代，男性．バイク同士の衝突事故で右側頭部を強く打撲した．右難聴と耳閉感が出現．

図1-A　右側頭骨単純CT（顎関節レベル）

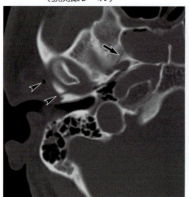

図1-B　右側頭骨単純CT（蝸牛レベル）

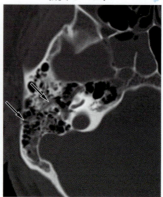

図1-C　右側頭骨単純CT（後半規管レベル）

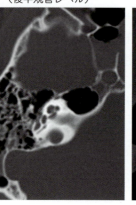

図1-D　右側頭骨単純CT（顎関節レベル）

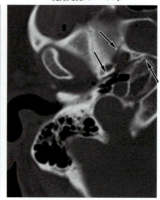

右側頭骨には縦骨折があり（B〜D；→），乳突洞内にはfluid collectionを認める．耳小骨の骨折，偏位などは認めない．蝶形骨にも骨折があり（A；→），蝶形骨洞内に気腫と出血を認める．右関節突起周囲にも気腫病巣が出現している（A；▶）．

診断名　側頭骨縦骨折

症例2：9歳，男児．自転車で走行中に車の側面と衝突した．眠気を訴えるも呼名で開眼する．

図2-A　左側頭骨単純CT（後半規管レベル）

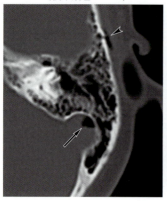

図2-B　左側頭骨単純CT（上半規管レベル）

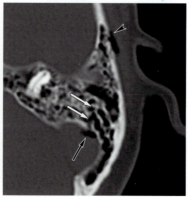

左側頭骨に横骨折があり，左側頭部には縦骨折（B；⇨）と皮下気腫（▶）が出現している．頭蓋内では左S状静脈洞に接して気腫病巣を認める（→）．左乳突蜂巣に少量の液体貯留を認め，骨折に伴う出血と考えられる．

診断名　側頭骨混合骨折，気脳症

側頭骨骨折の一般的知識と画像所見

側頭骨骨折は頭蓋底骨折のひとつで，錐体骨の長軸に平行な縦骨折と，長軸と直行する横骨折に分類される．縦骨折の方が頻度が高く，側頭部の直達外力により骨折を来す．横骨折は頻度が低いが後頭骨骨折から連続する．両者が混合することもある[1]．

1) 縦骨折（図1，3-A）：骨折線が錐体稜に沿って走り，側頭骨鱗状部，乳突部，外耳道から錐体部に向かう．骨折線が鼓室を通るため，中耳が障害されやすい．耳小骨離断をしばしば伴い，鼓膜裂傷・鼓室内出血などにより，伝音性難聴を来す．縦骨折に伴う伝音難聴の原因として，鼓室内液体貯留と耳小骨離断があるが，前者は3〜4週程度で吸収されるのに対して，後者は持続性難聴の原因として重要である．耳小骨離断としては，キヌタ骨の偏位によるキヌタ・アブミ関節の解離が最も多い．
顔面神経麻痺は10〜40％にみられ，膝神経節部でのfacial canalの骨折・浮腫などにより出現し，しばしば自然的に回復する[2]．

2) 横骨折（図2-B，3-B）：骨折線が錐体稜を横切り，骨折線が内耳および内耳道にかかるため，内耳と内耳道を損傷する．骨折は内耳道内側端に達するものと，蝸牛・前庭を通るものがある．感音難聴，高度の顔面神経麻痺，末梢前庭性めまいなどの症状を引き起こし，直接顔面神経損傷の頻度は縦骨折より多い（40〜50％）．

側頭骨骨折の診断には高分解能なCT画像が必要で，側頭骨専用の骨関数による左右それぞれを標的とした画像再構成で，横断像と冠状断像を用いて評価する[3)4)]．

発症初期には骨折線に沿った液体貯留および粘膜肥厚などを認めることから，鼓室・乳突蜂巣領域での異常軟部濃度の有無，これに沿った骨折線の存在を評価する．伝音性難聴例では耳小骨離断，感音性難聴例では内耳（迷路），内耳道を横切る骨折線の評価，髄液漏症例では円蓋部骨折の有無，顔面神経麻痺では顔面神経管を横断する骨折線の有無を評価する[2]．

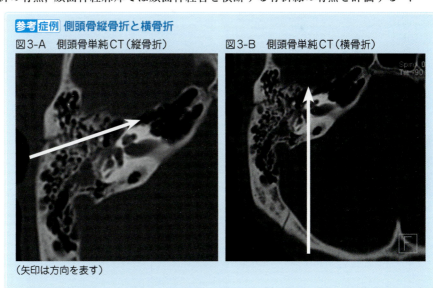

参考症例 側頭骨縦骨折と横骨折
図3-A　側頭骨単純CT（縦骨折）　　図3-B　側頭骨単純CT（横骨折）
（矢印は方向を表す）

参考文献
1) Little SC, Kesser BW: Radiographic classification of temporal bone fractures: clinical predictability using a new system.　Arch Otolaryngol Head Neck Surg 132: 1300-1304, 2006.
2) 尾尻博也：側頭骨骨折の画像所見と臨床．耳鼻展望 52: 468-470, 2009.
3) Cannon CR, Jahrsdoerfer RA: Temporal bone fractures. Review of 90 cases.　Arch Otolaryngol 109: 285-288, 1983.
4) Yanagihara N, Murakami S, Nishihara S: Temporal bone fractures inducing facial nerve paralysis: a new classification and its clinical significance.　Ear Nose Throat J 76: 79-80, 83-86, 1997.

顔面 眼窩吹き抜け骨折
orbital blow-out fracture

（藤田安彦）

症例1：40歳代，女性．左眼を強打され，鼻出血と複視を訴えた．左目は開眼困難であったが，眼球運動障害は認めなかった．

図1-A 単純CT

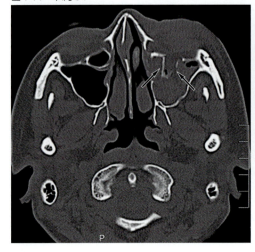

図1-B 単純CT冠状断像

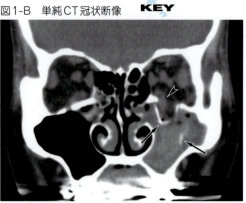

左眼窩下壁の骨折を認め，骨折片（→）と眼窩内脂肪織，下直筋の一部（B；▶）が上顎洞内に脱出している．

診断名 眼窩吹き抜け骨折（眼窩底部型）

症例2：30歳代，女性．家庭内暴力による顔面外傷．外眼筋麻痺なし．

図2-A 単純CT冠状断像

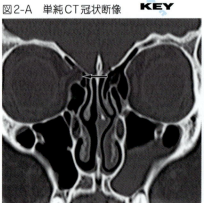

図2-B 単純CT冠状断像

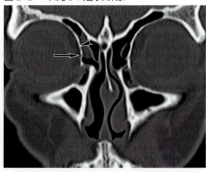

図2-C 単純CT冠状断像

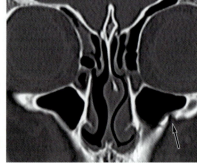

Aでは右側眼窩内側壁骨折（→）を認める．Bでは右側眼窩内側下壁骨折（→），近傍に気腫（▶）を認める．Cでは左上顎洞前壁にも骨折（→）を認め，左上顎洞に出血を来している．

診断名 右眼窩内側壁骨折（内側型），左上顎骨骨折

眼窩吹き抜け骨折の一般的知識と画像所見

　眼窩吹き抜け骨折は，前方からの鈍的外力が眼窩縁にかかり，眼窩壁尖部方向への直達伝搬もしくは眼窩内圧上昇により，眼窩内側壁もしくは眼窩下壁に外方に向けた骨折である．

　眼窩壁の中で，眼窩底部を構成する上顎洞上壁や内側壁を構成する篩骨紙様板は，厚みが薄いので直達外力や眼窩内圧の上昇に対して容易に損傷を来す．骨壁の厚い眼窩縁には骨折は来さない．

　骨折部位から，①眼窩底部型（図1），②内側型（図2），③混合型に分類される．

　軽症例では，骨壁の不連続，骨折片の軽度偏位のみであるが，重症例では骨折部から眼窩内容が逸脱する．眼窩内脂肪織の逸脱のみでは臨床的に問題にならないが，下直筋（眼窩底部型骨折）や内側直筋（内側型骨折）の逸脱，嵌頓により外眼筋麻痺，複視を来す．

　眼窩底部型骨折は，2週間以内に手術を行うのが一般的であるが，小児では1週間以内に手術した場合，嘔気，嘔吐，外眼筋機能不全が急激に改善される．眼球陥凹，外眼筋運動障害をより評価するのには，浮腫，出血の影響を受けないために数日待つのが望ましい．眼底の50％以上の純粋な眼窩底部型骨折で眼窩内物の脱出，眼球陥凹などの所見がある場合も，可及的速やかに手術する必要がある[1)2)]．

　画像所見　CTでは，骨折の有無，骨欠損部の大きさ，眼窩内容の逸脱および嵌頓の有無，眼窩内気腫について診断する[3)]．眼窩底部型骨折は，骨折片が跳ね上げ戸のように上顎洞方向に偏位し（trapdoor sign），眼窩脂肪織や下直筋が逸脱する．内側型骨折では，骨折片が篩骨洞方向，内側に偏位して，眼窩内脂肪織や内側直筋が逸脱する（図1）．副鼻腔と交通するため，眼窩内に気腫を認めることもある（図2）．ただし，骨折部から外眼筋が逸脱していても，必ずしも複視などの臨床所見が出現するとは限らず，臨床所見と併せた経過観察が必要である．

鑑別診断のポイント

　内側型の診断には横断像のみで十分であるが，眼窩底部型の診断には冠状断像は必須である．頭部顔面外傷において，上顎洞や篩骨洞に出血がある症例では眼窩吹き抜け骨折を疑う．眼窩内容の逸脱の評価には，MRIも有用である．

　骨折の有無と同時に外眼筋の走行についても評価する．これは緊急手術の適応になる嵌頓の有無を評価するためである．骨折部位に筋肉が挟まれ絞扼すると，外眼筋の機能障害を来すため，早期に開放する必要がある．

　眼窩周囲の骨折について，その鑑別の際の特徴を別項（p.347，表）に示す．

参考文献

1) Patel BC, Hoffmann J: Management of complex orbital fractures. Facial Plast Surg 14: 83-104, 1998.
2) Wilkins RB, Havins WE: Current treatment of blow-out fractures. Ophthalmology 89: 464-466, 1982.
3) Gilbard SM, Mafee MF, Lagouros PA, et al: Orbital blowout fractures. The prognostic significance of computed tomography. Ophthalmology 92: 1523-1528, 1985.

顔面 三脚骨折
malar fracture

（藤田安彦）

症例：30歳代，男性．自転車走行中に前輪に傘が引っかかり転倒．顔面，恥骨を打撲した．

図1-A　単純CT冠状断像

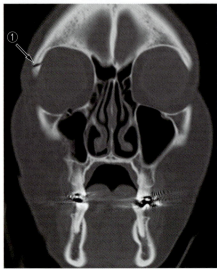

図1-B　単純CT冠状断像

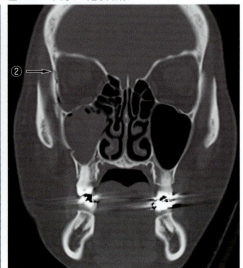

図1-C　単純CT

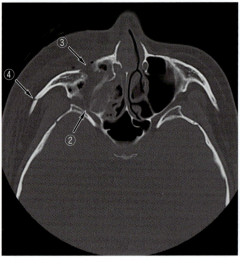

図1-D　3D volume rendering像

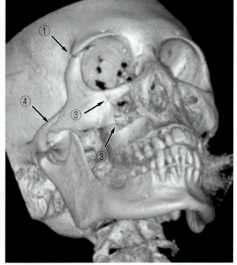

右上顎洞前壁（C, D；③→）・後側壁（B, C；②→），右頬骨弓（C, D；④→）に骨折があり，右前頭骨頬骨接合部（A, D；①→）などに離開を認める．開口制限，右上唇のしびれがみられたが，眼球運動・複視などは認めなかった．　**診断名　三脚骨折**

参考文献
1) Som PM, Curtin HD (eds); Midface and sinonasal cavities. Head and Neck Imaging, 3rd ed, vol 1. Mosby, St. Louis, p.275, 1996.
2) Anderson JE（編著），森田　茂，楠　豊和（訳）; グラント解剖学図譜，第3版．医学書院，1984.
3) Zingg M, Laedrach K, Chen J, et al: Classification and treatment of zygomatic fractures: a review of 1,025 cases. J Oral Maxillofac Surg 50: 778-790, 1992.
4) Arosarena OA, Fritsch TA, Hsueh Y, et al: Maxillofacial injuries and violence against women. Arch Facial Plast Surg 11: 48-52, 2009.

三脚骨折の一般的知識と画像所見

上顎骨の頬骨隆起（malar eminence）への直達外力により，①頬骨前頭縫合，②頬骨蝶形縫合，③頬骨上顎縫合，④頬骨側頭縫合の離開を来し，頬骨隆起の転位，陥没（図2）[1]を来す骨折で発生頻度が高い．4つの縫合線に離開（図3）[2]を来すので，"tripod（三脚）"ではなく，tetrapod fractureとも呼ばれる．

画像所見　CTでは，①眼窩外側壁，②頬骨弓，③眼窩底部前壁から上顎洞前壁，④上顎洞後側壁に骨折線を認め，頬骨体の回旋，転位が認められる．上顎洞内には出血による液面形成を認める．臨床的には眼窩下神経の損傷による麻痺，咬合不全，顎関節の可動域制限を来すことがある．頬骨上顎骨複合（zygomaticomaxillary complex；ZMC）の離開，頬骨隆起の陥没は審美的にも重要で，外科的治療対象となる[3]．三脚骨折はLe Fort II型骨折と合併することがある．

鑑別診断のポイント

CTの横断像，再構成冠状断像に加えて，volume renderingによる3D画像が，離解した頬骨隆起の転位の程度の評価に有用である．眼窩周囲の骨折について，その鑑別の際の特徴を別項（p.347，表）に示す．

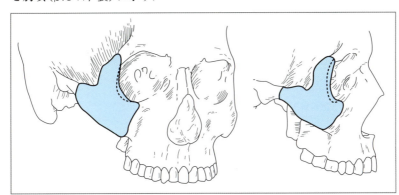

図2　三脚骨折：頬骨隆起の陥没と転位（文献1）より転載）
■：この部分が転移・陥没する．

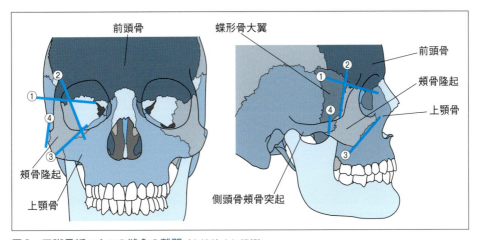

図3　三脚骨折：4つの縫合の離開（文献2）より転載）
①頬骨前頭縫合，②頬骨蝶形縫合，③頬骨上顎縫合，④頬骨側頭縫合

顔面 顔面横断骨折（1）
midfacial fracture

（藤田安彦）

● **症例1**：30歳代，男性．自転車走行中転倒し，顔面を打撲．

図1-A　単純CT冠状断像 　　図1-B　3D-CT正面像

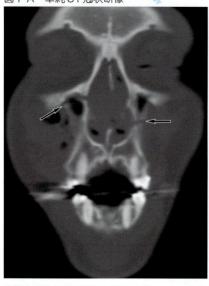
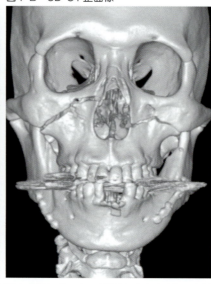

両側上顎骨に横断骨折を認める（A；→）．鼻骨骨折も合併している．鼻腔内に出血を来し，右顔面優位に皮下気腫も認める．眼窩下壁，内側壁には明らかな骨折は認めない（B）．

診断名 上顎骨横断骨折（Le Fort Ⅰ型骨折）

● **症例2**：10歳代，男性．バッティングマシーンのボールが顔面を直撃した．

図2-A　単純CT　　図2-B　3D-CT正面像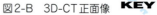

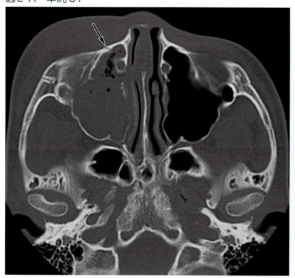
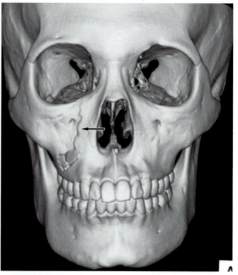

右眼窩下縁から上顎骨側下壁にわたる骨折があり，Le Fort Ⅱ型骨折があると考える（A，B；→）．右顔面皮下には血腫があり，右上顎洞内にも血腫を示唆する液体貯留を認める．視診上，右側中顔面部はびまん性に腫脹し，右側鼻翼部から口腔内，右上唇内側へ貫通創を認め，漏出性出血と考えられた．

診断名 右眼窩下縁〜上顎骨側下壁骨折（Le Fort Ⅱ型骨折，不完全型）

顔面横断骨折の一般的知識と画像所見

　顔面頭蓋は頭蓋底から連続した骨構造で，神経頭蓋とは前頭上顎縫合，前頭鼻骨縫合，前頭頬骨縫合により強く結合している．一方，下顎骨は顎関節 (temporomandibular joint) を介して頭蓋底と接続しており，解剖学的には顔面頭蓋に含まれない．顔面中央部に両側性に骨折を生じ，顔面頭蓋が神経頭蓋から外れる骨折を顔面横断骨折 (Le Fort 骨折) という．顔面頭蓋中央部に両側性に生じることから，顔面中央部骨折とも呼ばれる．

　顔面横断骨折は，古典的には Le Fort 骨折 I 型，II 型，III 型に分類されるが，これらが組み合わさった症例を経験することがある．

1) Le Fort I 型骨折（図1, 3[1)]）：両側の骨折線が梨状口の下部（硬口蓋の上），犬歯窩，上顎洞の前壁を通り，翼口蓋窩から蝶形骨翼状突起の下部に達する上顎の水平骨折である．3型の中では最も頻度が低く，鼻中隔の下1/3および口蓋骨，上顎骨歯槽突起，翼状突起下よりなる可動性をもつ骨片が遊離する．鼻骨，頬骨筋上顎骨複合骨折の合併を認める場合もある．外科的治療の目的は咬合の回復にある．上顎骨は血行豊富であり，髄膜炎などの合併は稀とされる．

2) Le Fort II 型骨折（図2, 3[1)]）：鼻骨を横断し，上顎骨前頭突起，涙骨，眼窩下縁および眼窩底の下眼窩裂から頬骨上顎縫合に至る骨折で，後方は上顎骨外壁から翼口蓋窩に至るピラミッド型骨折である．

3) Le Fort III 型骨折：骨折線が鼻骨を横断し，眼窩後壁を経て下眼窩裂，頬骨の前頭突起を通り後方へ向かい，上顎骨と蝶形骨間まで達する．頬骨弓の骨折を合併すれば，顔面骨が頭蓋底と分離する．Le Fort III 型骨折では，気道狭窄の原因となる咽頭後血腫を合併することがある（次項 p.344-345, 図3参照）．

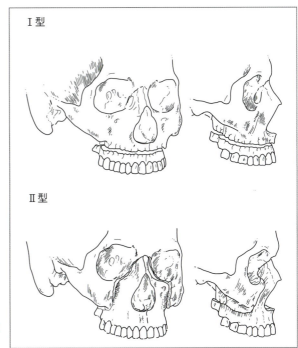

図3　Le Fort 骨折分類（I 型と II 型）
（文献1）より転載）

参考文献

1) Som PM, Curtin HD (eds); Midface and sinonasal cavities. Head and Neck Imaging, 3rd ed, vol 1. Mosby, St. Louis, p.271-272, 1996.

顔面 顔面横断骨折（2）
midfacial fracture

（藤田安彦）

症例1：30歳代，男性．50ccスクーターで運転中，交差点内で歩行者と衝突して受傷．

図1-A　3D-CT正面像　**KEY**

図1-B　単純CT冠状断像（眼窩レベル）

図1-C　単純CT

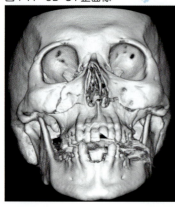
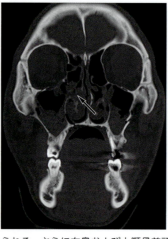
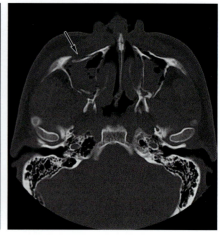

上顎骨歯槽部上部に低位横断骨折が認められる．さらに右鼻および上顎骨前頭突起から翼上顎裂までの骨折が認められた（B，C；→）．

診断名　Le Fort Ⅰ型・Ⅱ型骨折

症例2：40歳代，女性．登山中に滑落して転倒．右頬部から眼窩部に腫脹，内出血が強く，開眼できない．

図2-A　単純CT冠状断像　**KEY**

図2-B　単純CT冠状断像　**KEY**

図2-C　単純CT冠状断像　**KEY**

図2-D　単純CT冠状断像　**KEY**

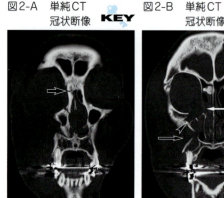
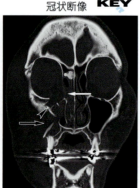
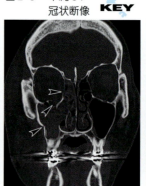
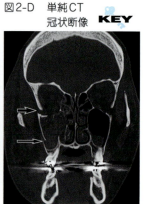

右上顎洞底部に横断骨折を認める（B，D；→，Le Fort Ⅰ型骨折）．右上顎洞外側壁，右上顎洞前壁から右眼窩下縁および内側壁，鼻根部鼻骨に連続性骨折があり（B，C；▶，Le Fort Ⅱ型骨折），右上顎洞内血腫と頬部皮下血腫を来している．右前頭頬骨縫合の離開を認め，眼窩後壁から内側壁，鼻骨部に骨折が連続する（A，D；⇒，Le Fort Ⅲ型）．右眼窩内側型吹き抜け骨折も伴う（B；⇨）．

診断名　Le Fort Ⅰ型・Ⅱ型・Ⅲ型（右側，不完全型）および右眼窩内側型吹き抜け骨折

顔面横断骨折の一般的知識と画像所見

　顔面横断骨折は，古典的にはLe Fort骨折Ⅰ型，Ⅱ型，Ⅲ型に分離される（前項p.342-343参照）が，完全な横断骨折を来す重症例は少ない．Le Fort単独の骨折は少なく，それぞれの要素が組み合わさっていることが多い．同側のLe Fort Ⅱ型骨折と三脚骨折を合併している症例が最も多いが，左右で別々の型の骨折が組み合わさることもある．

　内眼角隔離や涙道損傷による流涙は，鼻骨・篩骨合併骨折を伴うLe Fort Ⅱ型，Ⅲ型骨折（図3）[1]で併発することがある．上顎の可動性，咬合不全は程度の差はあれ，Le Fort骨折全型で認められる．

　鼻出血は，鼻粘膜損傷と上顎骨体部，鼻副鼻腔骨折によるものが主体であるが，顎動脈（蝶口蓋動脈・下行口蓋動脈など）損傷による大量出血も稀でない．

　眼窩下神経麻痺は頬部打撲でもみられるが，歯肉の知覚鈍麻は骨折に伴う神経損傷を示唆する．

　髄液鼻漏は，Le Fort Ⅱ型骨折で篩板骨折を伴う場合と，Le Fort Ⅲ型骨折に合併することが多い．

鑑別診断のポイント

　顔面骨骨折では，上気道の確保，出血のコントロールができていれば生命にかかわることは少ない．救急救命センターなどに運ばれるような重篤な状況では，脳挫傷や脳内出血，頸椎損傷などの治療が優先され，顔面骨骨折の治療は全身状態が安定した後で行われる．冠状断，矢状断再構成のみならず，volume renderingによる3D立体画像も骨折の全体を把握するのに有用である．治療の目的は整復と咬合の回復であり，ミニプレート，ミニスクリューなどを用いて固定される．

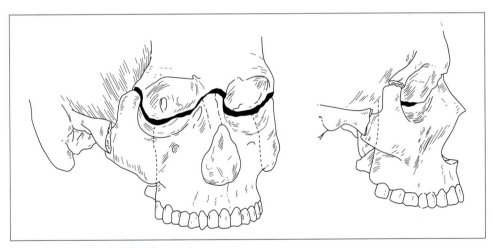

図3　Le Fort骨折分類（Ⅲ型）（文献1）より転載）

参考文献

1) Som PM, Curtin HD (eds); Midface and sinonasal cavities. Head and Neck Imaging, 3rd ed, vol 1. Mosby, St. Louis, p.273, 1996.

顔面 視神経管骨折
optic canal fracture

（藤田安彦）

症例1：60歳代，男性．深夜に一般道から漁港の広場に足を滑らせて2m転落した．

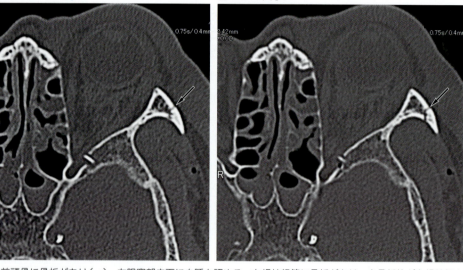

図1-A 単純CT　　図1-B 単純CT

左頬骨，前頭骨に骨折があり（→），左眼窩部皮下に血腫を認める．左視神経管に骨折があり，小骨折片が左視神経を圧排している．左視力光覚弁で，対光反射消失を認めた．

診断名 視神経管骨折

症例2：30歳代，男性．顔面頭部外傷．左視力低下あり，光覚弁．髄液鼻漏あり．CT（非提示）では視神経管骨折を認めない．（荏原病院症例）

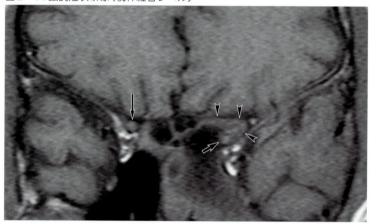

図2　T1強調冠状断像（視神経管レベル）

右視神経が正常に認められる（→）．左視神経管内には等信号を示す血腫があり（▶），左視神経を内下方に圧排している（⇒）．CTで視神経管骨折を認めなくても，明らかな視力低下がある時はMRIが必要である．

診断名 外傷性視神経損傷（視神経管レベルでの周囲血腫による視神経圧迫）

視神経管骨折の一般的知識と画像所見

閉鎖性頭部外傷において，眉毛部外側，眼窩上外側縁に直達外力が加わり，眼窩外側壁に後方に外力が伝搬すると，視神経管骨折，視神経損傷を来すことがある[1]．特に視神経管上壁は薄い骨構造で形成されているため，骨折を来しやすい．骨折片の偏位により，視野欠損や視力低下を来す．視神経損傷症例では緊急の視神経管開放術の適応となる[2]．ただし，視力障害が顕著な場合には，開放術によってもその効果は望みにくい[3]．

画像所見 CTで明らかな視神経管骨折がなくても，視神経管内視神経周囲の出血や浮腫性変化によって視力低下や視野欠損を来すことがあり，これらの症状を有する時は緊急MRIの適応となる．

鑑別診断のポイント

頭蓋底，顔面頭蓋骨折は機能的，審美的な後遺症を残す可能性があり，適切な診断および治療が必要であるが，直接生命予後にかかわることは少なく，頭蓋内の重度の外傷性変化や頸椎損傷の診断，治療が優先される．しかし，視神経管骨折による視神経損傷は非可逆的な視力低下，視力消失を来す危険性があり，受傷直後早期に診断，治療を開始する必要があるため，特に注意して診断しなければならない．

眼窩周囲の骨折について，その鑑別の際の特徴を表に示す．

表 眼窩周囲の骨折とその特徴

	三脚骨折	眼窩吹き抜け骨折	視神経管骨折
直達外力の部位と外力の伝搬	頬骨隆起 →4つの縫合部位の解離を来す．眼窩外側壁や眼窩前縁下壁に骨折を来す	眼窩前縁全体 →眼窩壁広範囲に伝搬もしくは眼窩内圧の上昇により，眼窩内側壁もしくは眼窩底部に骨折を来す	眼窩上外側縁 →眼窩外側壁を眼窩尖部方向に伝搬し，視神経管骨折を来す
神経症状	眼窩下神経損傷 →顔面の感覚障害	内側直筋もしくは下直筋嵌頓による眼球運動障害，複視	視神経損傷 →視力低下，視野欠損

参考文献

1) Unger JM, Gentry LR, Grossman JE: Sphenoid fractures: prevalence, sites, and significance. Radiology 175: 175-180, 1990.
2) 森山 寛：視神経管開放術．頭頸部外科 4: 55-60, 1994.
3) Cook MW, Levin LA, Joseph MP, et al: Traumatic optic neuropathy. A meta-analysis. Arch Otolaryngol Head Neck Surg 122: 389-392, 1996.

顔面 下顎骨骨折
mandibular fracture

(藤田安彦)

● **症例1**：60歳代，女性．交通外傷．頭部打撲と顔面打撲あり．CTで外傷性くも膜下出血あり（非提示）．

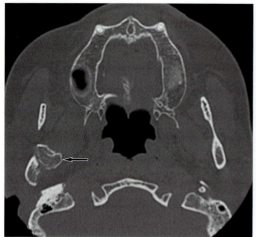
図1-A 単純CT

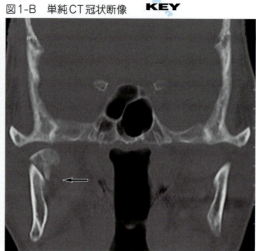
図1-B 単純CT冠状断像

下顎骨右関節突起の骨折があり，側頭下顎関節窩より内側前下方へ偏位し，関節脱臼を来している（→）．

診断名 下顎骨右側関節突起脱臼骨折

● **症例2**：60歳代，男性．駅のホームで飲酒後に意識消失し，転倒した．オトガイ部に5cm程度の挫創と，下唇に静脈性出血を伴う挫創を認めた．

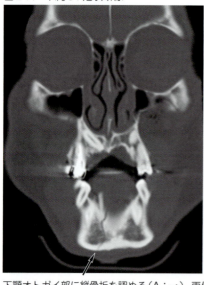
図2-A 単純CT冠状断像

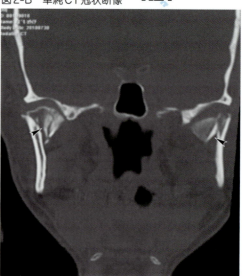
図2-B 単純CT冠状断像

下顎オトガイ部に縦骨折を認める（A；→）．両側の下顎関節突起にも脱臼骨折を認める（B；▶）．外側翼突筋への介達牽引による影響と考えられる．

診断名 下顎オトガイ部骨折，両側関節突起脱臼骨折

下顎骨骨折の一般的知識と画像所見

下顎骨は，①オトガイ部，②オトガイ結合部，③体部，④角部，⑤上行枝，⑥関節突起，⑦筋突起，および⑧歯槽突起からなる．特に関節突起，角部，体部の骨折が多い（図3）[1)2)]．下顎骨の体部および角部は直達骨折の場合が多いが，細い関節突起は介達骨折を引き起こしやすい傾向にある．下顎骨は多数の咀嚼筋が起始しているため，骨折片の偏位を来しやすい（図4）[3)]．

両側のオトガイ結合部骨折では，オトガイ舌筋，オトガイ舌骨筋，顎二腹筋前腹が支持を失い，舌の後方変位による気道狭窄の危険性がある．下歯槽管には血管，神経などが走行しているため，断裂した場合には多量の出血や下歯槽神経の損傷による神経麻痺などが発生する．

鑑別診断のポイント

下顎骨骨折を疑う時はオトガイ部まで全体を撮像し，CTでは横断像のみならず冠状断像を追加する．さらにパノラマ撮影は骨折の治療経過をみていく上で有用である．

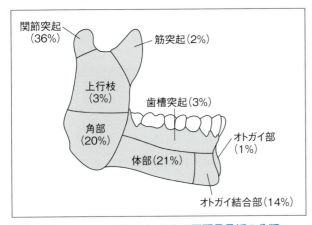

図3　Dingman and Natvigによる下顎骨骨折の分類

1. オトガイ部：両犬歯
2. オトガイ結合部：犬歯から頰筋前縁まで
3. 体部
4. 角部：頰筋前縁から頰筋後上縁付着部まで
5. 上行枝：頰筋後上縁付着部からS状辺縁まで
6. 関節突起
7. 筋突起
8. 歯槽突起

％は頻度
（文献1）より改変して転載）

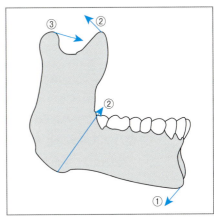

図4　咀嚼筋における牽引方向

①正中部骨折では顎二腹筋，オトガイ舌骨筋，オトガイ舌筋などにより骨片は後下方に牽引される．
②下顎骨角部の骨折では下顎枝に付着する咬筋，側頭筋，内側翼突筋により骨片は上方や内側に牽引される．
③関節突起骨折では外側翼突筋により骨片は下内側へ牽引され，下内側へ偏位する．

（文献3）より転載）

参考文献

1) Dingman RO, Natvig P: Surgery of facial fractures. W.B. Saunders, Philadelphia, p.142-144, 1964.
2) Ellis E 3rd, Moos KF, el-Attar A: Ten years of mandibular fractures: an analysis of 2,137 cases. Oral Surg Oral Med Oral Pathol 59: 120-129, 1985.
3) Donald RL Jr: Mandibular fractures. webMedscape [Updated: Jan 14, 2016]. (http://emedicine.medscape.com/article/1283150-overview#a0104)

胸部外傷総論

(高木 亮)

1. 検査法のポイント

　　　　胸部外傷の程度は様々だが，総論では高エネルギー外傷のような重篤な症例の画像診断のポイントについて解説する．重篤な外傷例の初期治療では診断と治療は並行して行われ，通常の診療とは異なる系統的なアプローチと緊急度に応じた病態の理解が必要となる．

　　　　初療で身体所見とバイタルサインを確認した後には，挿管や輸液が初期加療として行われ，これに並行してFAST（focused assessment with sonography for trauma）と呼ばれる超音波検査が施行される．これは，高度な循環障害が疑われる患者に対して心囊腔，胸腔，腹腔内の出血の有無を評価し，ショックに陥る可能性のある損傷をいち早く検出することを目的としている．FASTは誰でも施行でき，処置や加療を行いながら初療室で迅速に施行できることが利点であり，陽性所見があればすぐに治療に引き継ぐことになる．

　　　　その後，全身状態の安定を図り，胸部と腹部のポータブル単純X線検査が施行される．X線検査は短時間で施行でき全体像の把握に優れ，加療後の経過観察にも有用な検査となり，初療時での重要性はきわめて高い．

　　　　こうしたprimary surveyを意識した画像診断は初療を担当した救急医によって行われ，循環・呼吸状態の安定を図った後にCTが施行される．最近では，外傷パンスキャン[1]と呼ばれる全身CTの有用性が広く認識されており，外傷パンスキャンについて解説する．

〈外傷パンスキャンとFACT〉

　　　　過去には，重篤な外傷例におけるCT検査は"死のトンネル"とも呼ばれ，検査中やCT室への移動中に患者の病状が急変するような事態が起こることがあり，CT検査を行う際には安全性に十分に配慮しなければならなかった．しかし，わが国ではMDCTの普及とともに外傷症例に対して積極的にCTが施行されるようになり，救急の初療室からアクセスの良い場所にCTを設置する施設も増えてきている．高エネルギー外傷の症例に対して多発する損傷部位と重症度を把握することは容易ではなく，短時間で全身の評価を行うことは，救命という点できわめて重要になる．撮像部位は，頭部，頸椎，胸部から骨盤までを基本として，損傷部位に応じて下肢までを撮像範囲に含めることもある．装置はMDCTが必須であり，可能ならば64列以上の装置が推奨されている．得られた画像データは膨大になるため，画像再構成やその読影をいかに早く取り扱うかが重要で，読影に大きな時間をかけすぎて治療開始が遅れてしまわないように注意しなければならない．

　　　　こうした背景の中，FACT（focused assessment with CT for trauma）という外傷パンスキャンの読影法が提唱されている．FACTは，先に述べたFASTのCT版のようなものと考えられ，大きく3段階に分けて行う．まず緊急の一次読影は，治療方針の決定に重要な血腫の有無についての読影に集中する．読影はCTコンソールで行い，頭部では重篤な血腫の有無，胸部から腹部にかけて大動脈損傷の有無，肺野では大きな血気胸，肺挫傷の有無を確認する．その後，骨盤まで画像を送りDouglas窩の血腫を評価し，画像を骨条件にして骨盤や脊椎の骨折の有無を評価する．その後に，上腹部の大きな実質臓器損傷の有無を評価する．

FACTの第一段階で重要なことは時間をかけずに診断することで，2～3分で終了することを目標とする．ひとつの異常所見が疑われた場合にも，その詳細な読影をするのではなく，治療を意識して，画像診断の情報を治療チームで共有することを目指すべきである．まず全体を見渡し，何が治療方針として優先されるべきかを判定することが大切である．

　その後，第二段階として，臓器損傷の程度や血腫周囲の出血源の検索などを行うが，病変部のthin slice画像や3次元画像を再構成しながら，丁寧に読影を進めていく．

　第三段階では，救急処置が終わった後で，外傷と関連のない部位についてのチェックを行う．高齢者では，今まで指摘されていなかった小さな腫瘍が外傷を機会に偶然発見されることもある．

2. CT読影のポイント

　胸部の外傷を疾患として考えた場合，最も重篤な病態は大動脈損傷であり，最も頻度の高い疾患は肋骨骨折と肺挫傷である．外傷症例では損傷が多発することが多く，ひとつの異常所見を診断したことに満足せずに，見落としがないように常に注意することが重要である．臨床症状や受傷機転を理解した上で読影すると見落としが少なくなるため，救急医との情報の共有が重要な要素になる．

　Jeffrey[2]は，重篤な鈍的胸部外傷疾患を診断する際に，ABCの順番で疾患を念頭に置きながら診断を進めることを推奨している．

　A：aortic transection（大動脈損傷），B：bronchial tear（気管支損傷）：頻度こそ少ないが重篤な病態であり，CTが施行された場合にその画像所見も微細であることが少なくなく，重篤な胸部外傷では必ず念頭に置いて診断を進める．

　C：cord injury（脊髄損傷）：CTでは脊椎の骨折に注目し，MPRや3次元画像を用いて診断し，損傷が疑われた場合はMRIで精査を行う．

　D：diaphragmatic tear（横隔膜損傷），E：esophageal tear（食道損傷）：通常の横断像だけでは診断が容易でないことがあり，thin slice画像から冠状断像や矢状断像を再構成して診断することが有用である．

　F：flail chest & fractured rib（胸壁動揺と肋骨骨折）：flail chestは画像で診断するものではないが，近接する肋骨骨折を診断した際には救急医に注意喚起をする必要がある．

　G：gas collection（異常ガス像）：気胸，縦隔気腫，皮下気腫，さらに腹部の遊離ガスなどが外傷疾患の診断において大切な所見であり，どこの臓器の損傷により発生したガスかを考え，CTのウインドウ幅やウインドウ値を調整しながら読影することが必要となる．

　H：heart injury（心臓損傷）：生命予後という点で重要だが，CTで診断する病態ではなく，心嚢液の貯留などの所見を拾うことが重要となる．

　I：iatrogenic misplacement tube & catheters（チューブやカテーテルの位置異常）：直接の外傷性疾患ではないが，CTの画像診断では重要なポイントになる．

参考文献

1) 大田原赤十字病院放射線科：外傷全身CT trauma panscan.（http://orcrad.sakura.ne.jp/panscan/panscan.htm）
2) Jeffrey RB: Part 1 Trauma section II chest / cardiovascular. Diagnositic imaing: emergency. Amirsys, Salt Lake City, 2007.

胸部 肺挫傷（軽症）
pulmonary contusion (mild)

（町田 幹）

◆ **症例1**：10歳代，男性．原付バイク運転中に転倒し，停車中のトレーラー右後輪に衝突し受傷．呼吸苦なし．

図1-A　単純CT（肺野条件）

図1-B　単純CT（肺野条件）

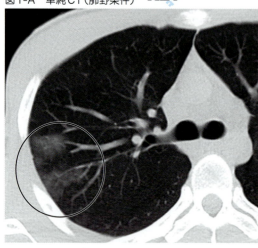
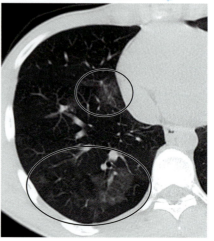

胸部単純CT肺野条件では，右上葉・下葉に，非区域性末梢優位の不均一なすりガラス影が，重力非荷重領域に散在している（A，B；○印）．胸膜直下は保たれている．胸水はなく，肋骨骨折もみられない．臨床上，呼吸困難はみられなかった．

診断名 肺挫傷（軽症）

◆ **症例2**：50歳代，男性．横断歩道歩行中，40km/hrで走行中の乗用車と接触し，2～3m飛ばされた．呼吸苦なし．

図2-A　単純CT（肺野条件）

図2-B　単純CT（肺野条件）

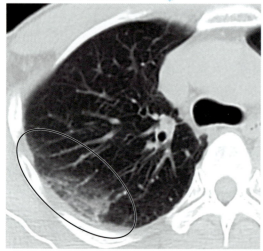
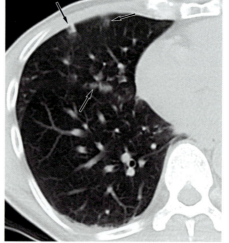

胸部単純CT肺野条件では，右上葉に非区域性末梢優位の不均一なすりガラス影が，重力非荷重領域に観察される（A；○印）．また，右中葉においては非区域性・散在性に小葉性の吸収値上昇域が散見され（B；→），小葉性の挫傷出血が示唆される．胸水はなく，肋骨骨折もみられない．臨床上，呼吸困難はみられなかった．

診断名 肺挫傷（軽症）

肺挫傷（軽症）の一般的知識と画像所見

　肺挫傷は，鈍的胸部外傷患者の17〜75％にみられる．胸部の鈍的な外傷により肺実質が損傷を受けることにより生じる．肺組織に鈍的外力が直接作用，または急激な肺胞内圧上昇により，肺胞や毛細血管が断裂して引き起こされ，肺胞に血液や血腫などが溜まる[1]．軽度の肺挫傷であれば無症状のことが多く，挫傷そのものに気づかないこともある．

　画像所見 CTでは，重力非荷重領域に末梢優位の非区域性の浸潤影や，すりガラス影としてとらえられる[2]．通常は受傷側にみられるが，contrecoup injuryとして受傷の反対側に出現することもある．さらに，胸膜直下が保たれるsubpleural sparingを伴うことが多い．なお，斑状影やすりガラス影は様々な疾患でみられる所見であり，外傷のある場合は肺挫傷であることを考慮に入れ，治療を進める．受傷後6時間以上で明瞭となり，3〜10日で自然に治癒する．陰影の遷延化や増悪がある場合は，肺炎や急性呼吸窮迫症候群（acute respiratory distress syndrome；ARDS）の合併を考慮する．

鑑別診断のポイント

　高齢者の場合，背景として肺炎や間質性肺炎を罹患していることがあり，来院直後の初回検索では，これらを鑑別する必要性が生じる．

　肺炎は，経気道性の感染病変であり，気管支から肺胞に至るまでの領域に炎症を起こす．気管支や細気管支を病変の主座とした気管支肺炎や，肺胞内に充満し肺胞孔を通じ一葉全体に病変が広がる大葉性肺炎があるが，どちらにしても区域性に胸膜部まで末梢性に広がる病変であり，画像上は，①区域性病変，②気管支の変化があり気管支血管束周囲に広がる病変，③気管支透亮像を伴う区域性無気肺病変が典型である．また，誤嚥性肺炎は食餌などが経気道性に肺内に流入し，炎症を引き起こすものであり，重力の影響や解剖学的位置関係から右側優位両側下葉背側に，比較的区域性の，気管支の変化を伴った気管支周囲に広がる浸潤影となる．

　間質性肺炎は，間質すなわち肺支持組織，特に肺胞隔壁に起こる炎症性変化であり，間質の線維性の肥厚および肺胞構造の破壊，数mm〜10mm程度の末梢性気管支拡張（蜂巣肺）が末梢優位に進行性に広がる．肺自体が固くなるため，牽引性変化として気管支拡張を伴うことがある．画像上は，通常型間質性肺炎は肺底部優位の胸膜直下に非区域性に広がる網状影であり，牽引性気管支拡張像を伴うことがある．

　肺挫傷はその発生機序より，肺実質そのものの損傷であり，外力の達した部位に損傷が起こるため，病変が"重力非荷重領域"かつ"非区域性"であることが最大の特徴といえる．肺挫傷に程度の定義はないが，一般的には嚢胞形成など，粗大な肺破壊像がみられず，数日で病変が消失するものを軽症の肺挫傷とするのが通例である．なお，日本外傷学会の『肺損傷分類2008』では，I型表在性損傷の中に「a.限局性挫傷」という分類があるが，これは「1葉以内に限局する肺挫傷が主たる損傷形態であるが，最大径5cm未満の肺内血腫，外傷性肺嚢胞も本損傷形態に含む」ことから，Ia型の一部が軽度の肺挫傷に当てはまる．

参考文献

1) Kaewlai R, Avery LL, Asrani AV, et al: Multidetector CT of blunt thoracic trauma. RadioGraphics 28: 1555-1570, 2008.
2) Wagner RB, Crawford WO Jr, Schimpf PP: Classification of parenchymal injuries of the lung. Radiology 167: 77-82, 1988.

胸部 肺挫傷（重症）：肋骨骨折，血気胸，flail chest
pulmonary contusion (severe) : rib fracture, hemopneumothorax, flail chest

（町田 幹）

■ **症例**：40歳代，男性．40km/hrでスクーター走行中，左折するタクシーに巻き込まれ，救急搬送．

図1-A　単純X線正面像　**KEY**

図1-B　造影CT（縦隔条件）　**KEY**

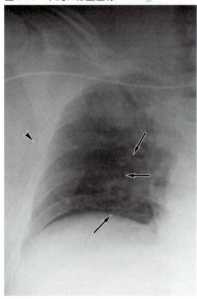
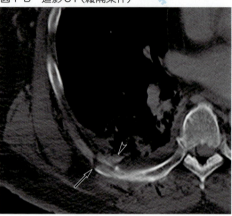

図1-C　造影CT（肺野条件）　**KEY**

図1-D　造影CT（縦隔条件）　**KEY**

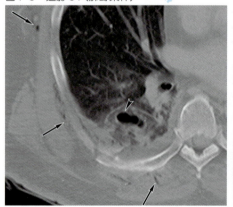
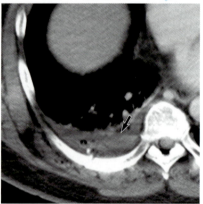

胸部単純X線写真では，右下部背側において連続した肋骨が多発骨折し（A；→），骨片の偏位を伴う．また，右皮下軟部に皮下気腫を示唆する気泡が散見される（A；▶）．右側優位に肺野濃度は不均一である．
胸部造影CTでは，肋骨の多発骨折（B；→）および小骨片の胸腔内への偏位（B；▶），内部に気泡を伴う血胸（D；→），散在する皮下気腫（C；→），肺仮性嚢胞（C；▶）および周囲肺野に広がる不均一なすりガラス影および浸潤影を呈する，肺挫傷を伴う．なお，少量の気胸を伴っていた（非提示）．

診断名　外傷性血気胸・肺挫傷・肋骨骨折

参考文献
1) 安達普至，岸川政信：1.損傷臓器別にみた診断と治療 (1) 胸郭損傷．救急医学 32: 901-905, 2008.
2) 福田令雄，久志本成樹，横田裕行：2.胸部外傷に特異な病態 (3) 気胸・血胸．救急医学 32: 945-949, 2008.
3) 石井 昇：1.損傷臓器別に見た診断と治療 (3) 肺損傷．救急医学 32: 913-918, 2008.
4) 能勢直弘，井上政昭，宗 哲哉・他：肋骨骨折合併鈍的胸部外傷の診断と治療．日本胸部臨床 67: 99-109, 2008.

肋骨骨折，血気胸，flail chestの一般的知識と画像所見

　胸郭は，鳥かご状の肋骨（骨性胸郭）およびそれに付着する軟部組織で構成され，生命維持に重要な大血管，肺，心臓を守っている．胸郭損傷では緊急度の高い病態が起こりやすい．損傷は穿通性外傷，鈍的外傷の受傷機転があり，穿通性外傷は日本では刺創によるものが多い．

1）肋骨骨折：鈍的外傷で最も多い損傷形態である[1]．多発骨折では胸郭の変形が起こりやすく，特に1本の肋骨が2か所以上骨折していたり，連続した3本以上の肋骨が骨折している時には，胸郭動揺（flail chest：息を吸うと胸がへこみ，息を吐くと胸が膨らむ）が起こりやすく，重症である．肋骨の下縁に肋間動脈があるので，血管損傷を合併しやすい．

　第1，2肋骨は鎖骨と大胸筋で保護され，第11，12肋骨は固定されていないため，いずれも骨折が起きにくいが，仮に骨折と診断された場合には，第1，2肋骨では大血管・気管・肺・頸椎髄などの損傷，第11，12肋骨では腹腔内・後腹膜臓器の損傷を疑って診断を進める必要がある．また，若年者は骨が柔軟であり，骨折がなくても重篤な内臓器損傷を起こしている場合がある．

2）外傷性気胸：肺表面のブラ（bulla）やブレブ（bleb）が自然に破裂することにより生じる自然気胸とは異なり，外力（外傷）による肺や気管支・食道の損傷，胸壁損傷による開放創から生じる．その中でも肺や気道から胸腔への空気の漏れが一方向弁のようになり，胸腔内圧が上昇し，縦隔偏位を来し静脈還流を低下させてショックとなった状態を，緊張性気胸という[2]．

3）血胸：大動脈損傷や心損傷の他，肺損傷による出血が胸腔内に貯留した状態であり，滲出液のような水のCT値を呈さず，軽度高吸収の混在する混濁した液体のCT値を呈する[2]（図2）．

4）肺損傷：鈍的外傷では多発外傷の形態をとることが多い．肺胞構築の連続性が温存されているものを肺挫傷，肺胞構築が破壊され連続性が途絶しているものを肺裂傷と称する[3]．肺挫傷は間質および肺胞内への出血・浮腫が主体で，CT上は，外力のかかった部位近傍に非区域性の不均一な斑状すりガラス影・浸潤影を呈する．通常は胸膜直下が多い．肺裂傷は肺構造の破壊により同部に外傷性囊胞（traumatic pneumatocele）を生じ，内部にair-fluid levelを形成する血腫などの貯留を認める．損傷が著明な場合，囊胞内に血腫が充満し浸潤影にマスクされてしまうこともあり，肺挫傷改善の後に発見される囊胞もある．また，肺被膜の損傷を伴うと，その部位より胸腔内への空気漏れや出血が生じて気胸，血胸を併発する[4]．

　肋骨骨折は，単純X線撮影として胸部2方向に加え受傷部位に絞った肋骨撮影を行うと診断がしやすい．マルチスライスCTは，肋骨骨折，少量の血気胸や肺挫傷，さらに合併する臓器損傷の有無を併せて確認できるため，初療時の診断のスタンダードになっている．肋骨骨折は水平断の通常のCTでは診断が難しいことがあり，肋骨の走行に沿ったoblique画像（2次元画像）やvolume rendering（VR画像：いわゆる3次元画像）を追加すると診断が容易となる．

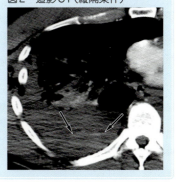

図2　造影CT（縦隔条件）

参考症例　血胸

30歳代，男性．横断歩道横断中に乗用車にはねられ受傷し，救急搬送．血胸はCT値の軽度上昇した液体として描出される他，凝血塊があれば液体内に不整な軟部腫瘤として描出される（→）．
なお，CT撮影は両手を下げたまま撮影することが多いため，上肢骨のアーチファクトにより胸腔背側の読影が困難となり，血腫の存在や胸水のCT値上昇がはっきりしないこともある．また，造影CTで明らかな造影効果があれば血管外漏出（extravasation）を疑い，緊急治療が必要である．

胸部 大動脈損傷
aortic injury

（町田 幹）

▶ **症例1**：60歳代，女性．横断歩道横断中にトラックにはねられ受傷し，救急搬送．

図1-A　単純X線正面像

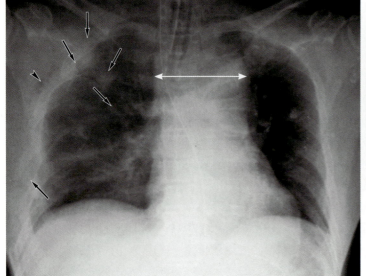

図1-B　造影CT（縦隔条件）

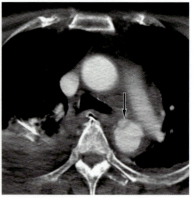

図1-C　血管造影

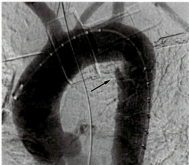

胸部単純X線写真では，多発肋骨骨折（A；→），皮下気腫（A；▶）がある他，右側優位に肺野濃度の不均一な上昇を認める．上縦隔の拡大（A；↔）を伴う．造影CTでは，大動脈径の拡張や解離はみられないが，大動脈峡部において前方に1cm大の仮性瘤が診断され（B；→），血管造影にて確認された（C；→）．

診断名　大動脈損傷

▶ **症例2**：20歳代，男性．バイク走行中，乗用車を避けようと転倒，縁石に激突し，救急搬送．

図2-A　造影CT（縦隔条件）

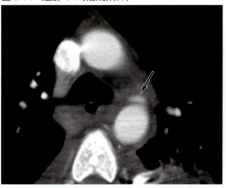

図2-B　造影CT，MPR画像（縦隔条件）

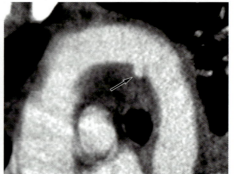

造影CTでは大動脈径の拡張や解離はみられず，大動脈峡部において前方に0.5cm大の仮性瘤が生じている（A，B；→）．大動脈損傷の好発部位である大動脈弓部から峡部は，CT水平断では接線方向に近く詳細な把握が困難な場合があり，thin slice画像を用いたMPR（multi-planar reconstruction）再構成画像（B）を用いると，大動脈損傷の診断がより確実になる．

診断名　大動脈損傷

大動脈損傷の一般的知識と画像所見

　大動脈損傷は，事故現場で85%が死亡し，生存して病院に搬送され治療対象となるのは13～15%であり，そのうち40%が24時間以内に破裂して死亡するとされ，迅速な診断と治療が必要である[1)2)]．典型的な受傷機転は交通外傷で，特にハンドル外傷である．急激な大動脈の伸展や胸腔内圧の急激な上昇によるものとされており，約30km/hr以上の急激な減速，側方からの衝突およびドア内側への約35cm以上の陥入などが，損傷の要因として重要である．上行大動脈から弓部および心臓は比較的可動性がある一方で，下行大動脈は胸壁に固定されているため，大動脈の固定部分と可動部の境界部分である大動脈峡部が，大動脈損傷の典型的な受傷部位である．大動脈損傷はまず内膜と中膜が裂け，次に外膜が裂ける．外膜が保たれていれば大出血を免れる．

　画像所見　胸部単純X線写真における重要な所見としては，8cm以上の上縦隔の拡大，大動脈弓の不鮮明化，大動脈と左肺動脈の透亮像の消失，左主気管支の下方圧排などで，弓部近傍の血腫を疑った場合は，造影CTを検討する[3)]．単純X線写真で上述の異常所見が指摘されない大動脈損傷もあり，この疾患を疑ったら造影CTを行うことが必須である[4)]．

　大動脈損傷が疑われる場合は，新鮮出血を示唆する高吸収の血腫の有無の確認のため，単純CTを施行し，引き続き造影CTを施行する．造影CTは大動脈が優位に造影される時相で撮像することが肝要であり，bolus tracking法を用い，下行大動脈に関心領域（region of interest；ROI）を置き，撮影を行う．

　大動脈損傷は下行大動脈峡部腹側（弓部曲面の内縁部）の限局性非穿通性損傷であり，造影CTでは同部に小仮性瘤がみられる．

鑑別診断のポイント

　胸部大動脈瘤は，心臓から拍出された血液は血行力学的に大動脈弓部外縁部に衝突し，同部に常時圧がかかるため，川の蛇行の進行と同様，大動脈弓部においては弓部外縁部や左前方に瘤形成が起こる．大動脈解離は同様に圧のかかりやすい上行大動脈や弓部，近位下行大動脈をentryとして大動脈に沿って逆行性，順行性に中膜が剝離するものであり，膜の剝離は広範囲にわたる．

　胸部大動脈損傷部は上記のような血行動態による疾患とは全く関係ない，前後方向の外力によるものであり，病変部も大動脈峡部（下行大動脈起始部）の曲面内側，すなわち前壁部が典型部位であることが，診断のポイントである．

　ハンドル外傷が疑われた場合，胸部大動脈損傷も念頭に置きながら診断することが大切である．

参考文献

1) 安藤幸二, 平　泰彦：ERにおける胸部外傷への対応. 救急医学 32: 891-899, 2008.
2) 松浦謙二：1. 損傷臓器別に見た診断と治療 (4) 心・大血管損傷. 救急医学 32: 919-923, 2008.
3) Fishman JE: Imaging of blunt aortic and great vessel trauma. J Thorac Imaging 15: 97-103, 2000.
4) Shrestha S: Blunt aortic injury. Nepal Med Coll J 8: 72-74, 2006.

胸部 気管・気管支損傷
tracheal and bronchial injury

(町田 幹)

症例：10歳代，男性．前胸部強打．気胸は認めない．胸部痛と呼吸困難増強．（荏原病院症例）

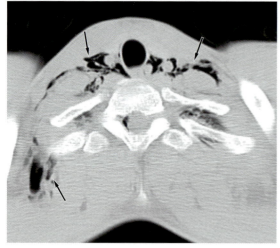

図1-A 単純CT KEY

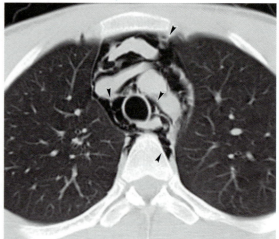

図1-B 単純CT KEY

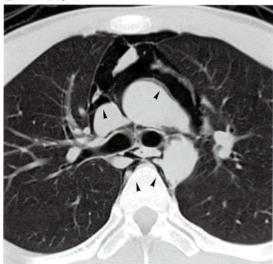

図1-C 単純CT

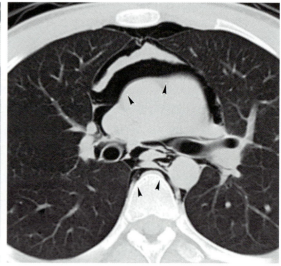

図1-D 単純CT

前縦隔〜中縦隔に，両側性に広範囲な気腫を認める（A；→）．両側肺とも肺気腫はなかったことから破裂部位は特定できないが，気管，気管支損傷による縦隔気腫と診断された．気腫は上縦隔から胸郭入口部，頸部レベルまで進展し，頸動脈周囲腔から傍咽頭間隙，さらに皮下組織にも気腫が認められる．残存する胸腺組織が前縦隔の気縦隔内に認められる（B〜D；▶）．縦隔血腫や血胸の合併は認めない．

診断名 縦隔気腫

気管・気管支損傷の一般知識と画像所見

　胸部外傷における気管・気管支損傷は0.8～2%と低く，高度損傷の場合は現場において死亡することが多い．即死を免れても診断・治療が困難な他，縦隔炎や敗血症など重篤な合併症を来し，死亡率が高い[1]．

　気管損傷は，頸部に直接外力が加わる場合（頸部気管における穿通性外傷の80%），急激な頸部の伸展，衝突による体幹部への大きな外力が加わる場合に起こると考えられている．

　鈍的外傷による胸郭内の気管・気管支損傷は，気管が固定されている一方で主気管支以降は固定されていないため，境界部である気管分岐部の2cm以内に起こりやすい（気管・気管支損傷の80%）．縦隔気腫，皮下気腫は高頻度に認められ，損傷が縦隔内で留まれば広範な頸部・縦隔気腫となり，損傷が胸腔内に至る場合は気胸，緊張性気胸として認められることが多い．したがって，臨床上，頸部に及び，皮下気腫・縦隔気腫，脱気しても再拡張しない気胸が存在する場合，気管・気管支損傷を疑って積極的に検索するべき損傷である．

　画像所見　確定診断は気管支鏡がgold standardとされているが[2]，低侵襲的に評価できるCTでその可能性を診断することが大切である．64列のMDCTでthin slice画像を再構成することが有用である．画像所見は気管に沿った縦隔気腫，気管軟骨の変形，気管壁の断裂の有無に注意する．日本外傷学会『気管・気管支損傷分類2008』におけるIb以上に相当する気管支損傷は気管壁の連続性の破綻となるが，損傷を示唆する気瘻のCTによる検出が困難なことも多い．そのため，thin slice画像で丹念に区域支まで同定することが重要であるが，併せて損傷部周囲の挫傷に注意して読影することが大切である．なお，気管支損傷の好発部位を考慮すると，冠状断に近いMPR（multi-planar reconstruction）画像は気管から主気管支の全景を一望しやすく，短時間に診断可能な画像として有用である．

鑑別診断のポイント

　外傷による縦隔気腫は，頸部の気管損傷，胸部の気管・気管支損傷，食道損傷が原因となる．食道は比較的損傷を受けにくい部位であるため，外傷による縦隔気腫をみたら，まず気道損傷を疑う．縦隔気腫は外傷の他，激しい咳の発作などで起こる特発性，呼吸器感染症の合併症として発症する症候性，および医原性がある．気管・気管支損傷は，CTでも気管支鏡でも検出できないことが多い．経過観察において進行する縦隔気腫や，ドレナージ硬化不良の気胸がみられた場合，気管・気管支損傷を念頭に置いて診察治療に当たることが望まれる．

参考文献
1) 水島靖明, 松岡哲也：1.損傷臓器別に見た診断と治療(2)気管・気管支損傷．救急医学 32: 907-911, 2008.
2) Kushimoto S, Nakano K, Aiboshi J, et al: Bronchofiberoscopic diagnosis of bronchial disruption and pneumonectomy using a percutaneous cardio-pulmonary bypass system. J Trauma 62: 247-251, 2007.

胸部 横隔膜損傷
diaphragmatic injury

（松本純一，大出 創，原口貴史）

◆ **症例**：60歳代，女性．軽自動車の自損事故にて受傷．本人は助手席側の後部座席に座っていた．シートベルト装着（＋）．

図1-A　胸部単純X線正面像

図1-B　胸腹部造影CT（実質相）

図1-C　胸腹部造影CT矢状断像（実質相）

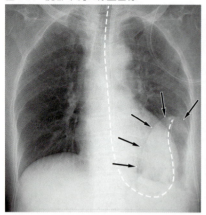
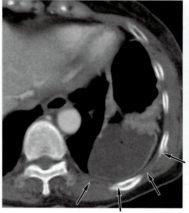
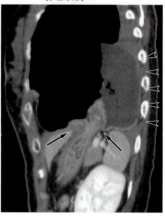

図1-D　胸腹部造影CT冠状断像（実質相）

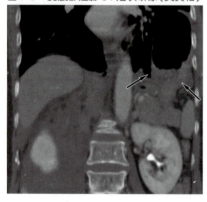

胸部単純X線写真で横隔膜のシルエットが上方へ偏位してみえ（A；→），胃管が横隔膜下へ進んでいかずにUターンしている（A；---）．胃が上方へ移動していることを疑わせる所見である．造影CT実質相で胃が横隔膜の支持を失って背側へ落ち込んでいる（dependent viscera sign，B；→）．横隔膜の欠損部（C；→）から，胃が胸腔へ飛び出しているのがよくわかる（collar sign）．dependent viscera signもよく観察できる（C；▶）．冠状断像（D）でも矢状断像同様，胸腔へ抜け出した胃がよくわかる（欠損部；→）．

診断名 左横隔膜損傷

横隔膜損傷の一般的知識と画像所見

　横隔膜損傷は，鈍的外傷と鋭的損傷，いずれのメカニズムでも生じる．本項では，鈍的損傷のみ解説するが，鈍的外傷であっても，肋骨骨折の骨片断端が刺さって生じる鈍的–鋭的メカニズムもありうることは知っておくとよい．

　鈍的メカニズムの場合，腹部圧迫に伴う腹腔内圧の急激な上昇が原因となる．相当程度のエネルギーが働くこととなるため，筋骨格系を含む他臓器の損傷を伴うことが多い．横隔膜損傷があると，損傷した腹腔内臓器からの出血が横隔膜断裂部から胸腔内へ注ぐことがあり，腹腔臓器損傷であるのに胸腔出血が主体となり，出血源の検索に迷うことがありうる．

　横隔膜損傷は，左側で頻度が高い（右側は頻度が低いが，肝損傷症例を図2に参考症例として示す）．その理由は，右では，肝が横隔膜下で腹腔内での圧上昇を横隔膜に抜けさせないようにしているためと考えられるが，肝自体が大きいため，横隔膜が損傷しても臓器が脱出しにくく，損傷自体が気づかれないことも理由としてありうる．時に，時間が経ってから肝の一部が脱出するようなことがあり，既往歴の確認が必要となる症例も稀ではあるが経験される．

画像所見 高エネルギー受傷機転での外傷患者では，メカニズムを思い浮かべながら，起こりうる外傷を想定して画像を評価する．横隔膜損傷を想定すべき患者は，重症多発外傷患者であることが多く，そのような患者の画像評価に際しては，直ちに処置が必要な緊急度の高い病態から評価していくことが肝要である．

本例では，横隔膜の支えを失った胃が，胸腔内で背中側に落ち込んでいる像（図1-B, C）や，横隔膜の断裂した部位から胃が胸腔内に脱出する様子（図1-C, D）を認めた（collar sign）．同時に，活動性出血を伴う肝損傷と腎損傷を認め血管造影を行っている（非提示）．シートベルト装着下での躯幹部の過屈曲と強い腹部圧迫というメカニズムからは，いわゆる腸管・腸間膜損傷とChance骨折も疑うべきであるが，本例ではChance骨折のみを認めた．

鑑別診断のポイント

- 腹部内圧が上がるような強い腹部打撲が想定される場面では，本病態も疑っておく．
- 明らかな所見としてはdependent viscera signと横隔膜の断裂像，軽微な所見としては横隔膜肥厚や軽微な断裂像がある．
- 横隔膜の断裂像の有無はMPRで確認する．
- 左＞右の頻度であるが，臓器脱出が遅れて出ることもある．

参考症例 右横隔膜損傷，脱出肝の嵌頓

10歳代前半，男児．交通外傷．胸部単純X線写真で左肺野には虚脱した肺（A ; →）とその外側に気胸があり，横隔膜も下方へ偏位しており（A ; ▻），緊張性気胸と考えてよい所見である．しかし，縦隔の対側への偏位はない．読影は容易ではないが，実は右は横隔膜損傷により肝が脱出して横隔膜が上昇しているような所見を呈している（A:→）．CT冠状断像（D）とよく比較してみてほしい．
造影CT実質相で肝実質内では，うっ血肝を反映して門脈周囲の浮腫が門脈に沿う低吸収域として認められる（B ; →）．横隔膜損傷そのものは指摘できない．下位のスライス（C）では，肝実質内にうっ血を反映した像はない．肝実質背側に淡い低吸収化の領域が認められ，肝損傷のようにみえる．冠状断像（D）では肝の上方部分がキノコのように胸腔側へ張り出しているのがわかる．横隔膜損傷部では肝が締めつけられ，同部は帯状の低吸収域として認識できる（D ; →）．頭側肝にはうっ血像が認められる．冠状断像なしでは判定が難しいかもしれない．
横隔膜損傷の診断・否定には，冠状断像や矢状断像といった再構成画像を必ず参照するようにする．

図2-A　胸部単純X線正面像

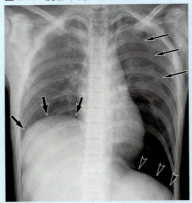

図2-C　胸腹部造影CT（実質相）

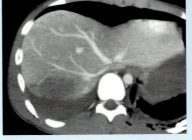

図2-B　胸腹部造影CT（実質相）

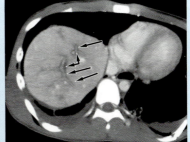

図2-D　胸腹部造影CT冠状断像（実質相）

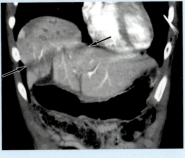

参考文献

1) Desir A, Ghaye B: CT of blunt diaphragmatic rupture. RadioGraphics 32: 477-498, 2012.
2) Bergin D, Ennis R, Keogh C, et al: The "dependent viscera" sign in CT diagnosis of blunt traumatic diaphragmatic rupture. AJR 177: 1137-1140, 2001.

腹部外傷総論

（高木 亮）

1. 検査法のポイント

　　　　腹部外傷の受傷機転やその程度は様々で，画像診断には腹部単純X線検査，超音波検査，CTが用いられ，MRIが急性期で施行されることは少ない．単純X線検査は骨折やガスの評価に優れるが，実質臓器損傷や腹腔内血腫の有無については超音波検査とCTが中心となる．

　　　　超音波検査は初療室で簡便に施行することができ，初療時のスクリーニングや短期間での経過観察の検査として重要な役割を担う．ただし，超音波検査では活動性出血の有無や血腫増大の予測は1回だけでは難しくなる．

　　　　血腫などが疑われた場合にはCTを施行する．撮像は単純と造影が基本となる．造影CTの方がコントラストに優れるが，単純CTでは新鮮な血腫が高吸収域として描出されるため，被ばくを考慮すべき小児の場合を除いて単純と造影の双方の撮像が推奨されている．撮像部位は，受傷部位が上腹部に限定されるような場合でも骨盤まで撮像する．

　　　　近年，MDCTの進歩と普及によって，"外傷パンスキャン"と呼ばれる全身CTが多くの施設で施行されている．高所からの転落や交通事故のような高エネルギー外傷の多発外傷に対し，1回の検査で全体像を短時間で評価できる利点はきわめて大きい．装置はMDCTが必須で，外傷パンスキャンでは16列以上が推奨され，可能であれば64列以上のCT装置が良いとされる．画像の評価には通常の腹部CTと同様に5mm厚を用いるが，必要に応じてthin slice画像を再構成する．64列MDCTでは造影早期と平衡相の2相を撮像し，血管外に漏出した造影剤や仮性動脈瘤などのような緊急に治療しなければならない病変の検出に優れる．

　　　　外傷パンスキャンの読影にはFACTという方法が推奨され，その詳細はp.350-351「胸部外傷総論」の項を参照されたい．この方法は読影を3段階に分け，一次読影は2～3分以内で終了することを目標とし，腹部損傷の詳細な評価は二次読影で行うことが推奨されている．腹部の臓器損傷は所見が複雑で，その読影に大きな時間を費やしてしまい，治療チームが画像情報を把握するまでに時間がかかってしまうことを避けるためである．

　　　　CT画像の評価のポイントは，実質臓器損傷と血管損傷の2点について注意することである．肝・脾・腎損傷については損傷分類が提唱されており，救急医と情報を共有する上で重要となる（図1～3）[1)～3)]．IIIb型外傷はいずれも重篤な損傷であり，実質の深い部位に損傷が及ぶと太い血管が損傷している可能性が高く，さらに被膜に大きな損傷があると，出血が持続して腹腔内に漏れ出すため重篤な状態に起こりやすい．こうした重篤な損傷では，血腫中の造影剤の血管外漏出や仮性瘤の有無について評価を行う（図4, 5）．これにはthin slice画像が必須で，活動性出血や仮性瘤ではIVR手技を用いた緊急止血術が施行されるが，3次元画像による細かい血管解剖が止血術を行う術者にとって重要な術前情報になる．

　　　　重篤な腹部外傷を評価する際には造影CTが必須と考えられるが，救急時で腎機能やアレルギー歴の既往がわからない症例に造影剤を使用してよいかどうかが議論される．患者の年齢，状態や既往歴，臨床背景が重要であり，簡単な問診も大きな情報になる．一般的には重篤な状態で治療がすぐに必要と判断されれば，迷わず造影検査を行うべきである．ここでひと

つ注意することは，CT 1回の造影剤では腎臓の負担が少なくても，造影CT後にIVR治療が行われる場合は造影剤量が多くなることである．IVRを行う医師は血管造影時の造影剤量だけではなく，その前に使用された造影剤量も把握しておくことが必須である．カテーテル操作や止血操作によって造影剤量が多くなった場合には，IVR終了後に十分な輸液と腎機能の経過観察が必須となることはいうまでもない．

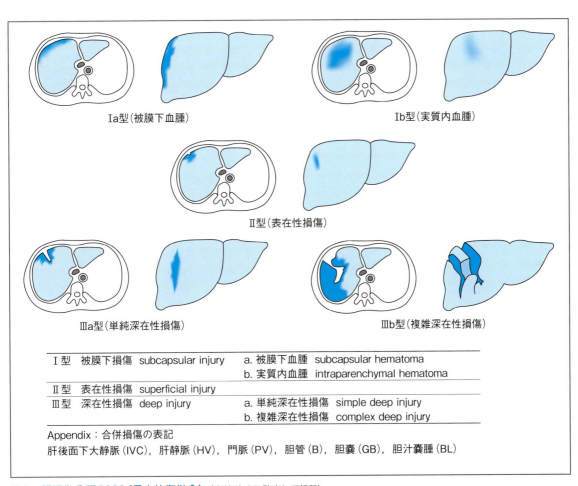

図1　肝損傷分類2008（日本外傷学会）（文献1）より改変して転載）

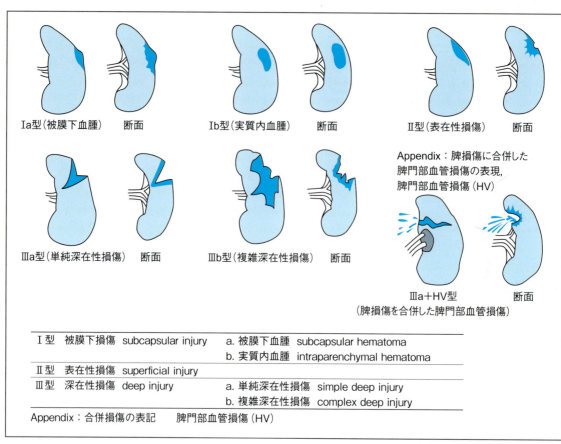

図2　脾損傷分類2008（日本外傷学会）（文献2）より改変して転載）

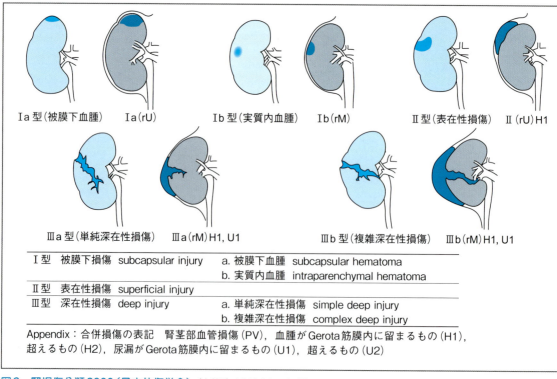

図3　腎損傷分類2008（日本外傷学会）（文献3）より改変して転載）

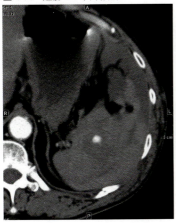
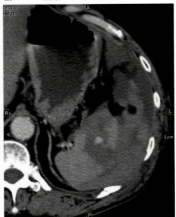
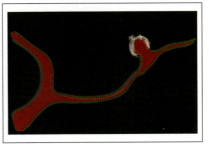

図4-A　造影CT（早期相）　　図4-B　造影CT（平衡相）　　図4-C　仮性動脈瘤のシェーマ

図4　脾損傷に伴う仮性動脈瘤
脾臓内部に血管径よりも太い境界明瞭な強い造影効果を認め（A），平衡相でもサイズは同等で血管と同様な吸収値を示す（B）.

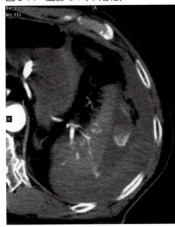
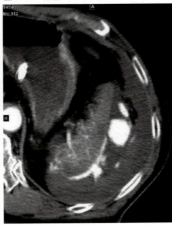
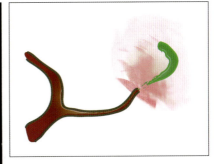

図5-A　造影CT（早期相）　　図5-B　造影CT（平衡相）　　図5-C　血腫と活動性出血のシェーマ

図5　脾損傷に伴う活動性出血
脾臓の外側に低吸収域を示す血腫を認め，造影早期では不整形の造影効果が多発し（A），平衡相では造影される領域が増大している（B）.

参考文献
1) 日本外傷学会臓器損傷分類委員会：肝損傷分類2008（日本外傷学会）. 日外傷会誌 2: 262, 2008.
2) 日本外傷学会臓器損傷分類委員会：脾損傷分類2008（日本外傷学会）. 日外傷会誌 2: 263, 2008.
3) 日本外傷学会臓器損傷分類委員会：腎損傷分類2008（日本外傷学会）. 日外傷会誌 2: 265, 2008.

腹部・骨盤　脾損傷
splenic injury

(嶺 貴彦)

症例：9歳，男児．交通外傷．受傷1時間後．来院時血圧90/58mmHg，心拍数120bpm．

図1-A　造影CT（動脈相）　　図1-B　造影CT（動脈相）　　図1-C　造影CT（動脈相）

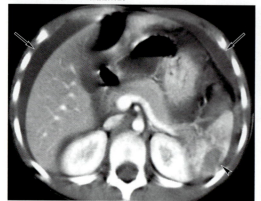

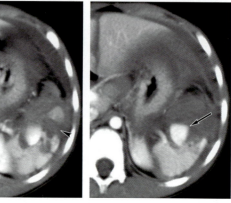

図1-D　血管造影　　図1-E　血管造影　　図1-F　血管造影

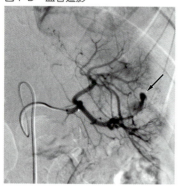
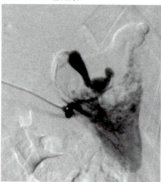
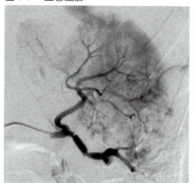

腹部造影CTにて腹腔内に濃度の高い液体貯留（血腫）を認める（A；→）．脾実質深部に及ぶ不整な造影不領域（A，B；▶）と造影剤血管外漏出像（C；→）も認め，Ⅲb型脾損傷と診断される．血管造影にて脾動脈下極領域に造影剤血管外漏出像を認める（D；→）．下極枝を選択し（E），動脈塞栓術を施行した（F）．　**診断名**　Ⅲb型脾損傷

参考症例　脾実質粉砕
図2　造影CT（早期動脈相）

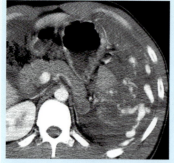

20歳代，男性．交通外傷．Ⅲb型脾損傷．脾実質は粉砕している．開腹術が選択された．

参考症例　非外傷例，正常所見
図3-A　造影CT（動脈早期相）　　図3-B　造影CT（平衡相）

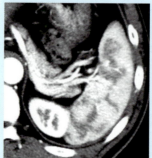
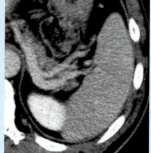

動脈早期相（A）では脾実質の造影効果は不均一に描出されるが，平衡相（B）では均一である．動脈早期相のみの評価では造影不良域と誤認される可能性がある．

脾損傷の一般的知識と画像所見

脾損傷は腹部実質臓器損傷の中では最も高頻度であり，free spaceである腹腔への出血により，循環破綻に陥る危険性も高い[1]．FAST (focused assessment with sonography for trauma)における脾周囲の液体貯留の検出がスクリーニングの要となる（▶NOTE）．

出血性ショック症例ではCTを省いて躊躇ない開腹手術を選択すべき場合もあるが，近年ではCT機器の性能向上と撮像時間の短縮を経て，重症外傷症例に対する外傷全身CTの早期施行の意義が広く論じられるようになり[1]，短時間に治療緊急性の高い病変のみを検出する読影法であるFACT (focused assessment with CT for trauma. p.369参照) も普及している[2]．

画像所見 CTの撮像法は施設の方針によるが，時間の許す限り，高濃度血腫の描出に優れる単純撮影と，造影動脈早期相＋後期相の3相撮影が望ましい．特に脾臓は動脈早期相にて実質の造影効果が不均一に描出されることがあり（図3），この傾向は血圧低下例では遷延し強調されうるため，後期相撮像の意義が高くなる．詳細読影においては，レンズ状に描出される被膜下血腫，実質内血腫による造影不良域，被膜断裂および実質損傷の深達度の断裂などの情報から重症度を判定する（図1-A～C，図2，表）[3)4]．さらに，造影剤血管外漏出像，仮性動脈瘤などの血管損傷，動静脈瘻の有無を的確に診断し，循環動態と併せて治療の必要性とタイミングを指し示す必要がある．

近年，かつての外科手術から，保存的治療，血管内治療（図1-D～F）といった非外科的手段に治療法は変遷し，単独の脾損傷例に対する開腹術の適応は縮小傾向にある[5]．脾温存例では遅発性脾破裂が重要な合併症として知られるが，これは仮性動脈瘤など異常血管の破綻の他，血腫増大による被膜の破綻や血腫吸収に伴う膠質浸透圧の上昇などが原因と推測されている．受傷48時間以降に生じうるが，2週間以上を経て発症することもあるため，経過観察においてもCTが不可欠である．

表　日本外傷学会脾損傷分類（文献4）より転載）

I型	被膜下損傷	subcapsular injury	a. 被膜下血腫	subcapsular hematoma
			b. 実質内血腫	intraparenchymal hematoma
II型	表在性損傷	superficial injury		
III型	深在性損傷	deep injury	a. 単純深在性損傷	simple deep injury
			b. 複雑深在性損傷	complex deep injury

Appendix：合併損傷の表記　　脾門部血管損傷（HV）

鑑別診断のポイント

腹部外傷のエピソードと併せれば，脾損傷自体の診断には苦慮しない．ただし，脾臓の単独損傷はむしろ少ないため，近接する他臓器（左腎，膵，横隔膜，消化管など）の損傷や肋骨骨折，外傷性血気胸がないか，注意深く観察する．

> **NOTE　FAST (focused assessment with sonography for trauma)**
>
> 臥位の患者において解剖学的に貯留液が溜まりやすいMorrison窩，脾周囲，膀胱直腸窩の3点に加えて，心嚢液，両側胸腔内の液体貯留をわずか1分程度で検出する．腹腔内であれば200m*l*程度の液体貯留があれば検出可能であり，感度93.4％，特異度98.7％，精度97.5％と報告されている．

参考文献
1) 日本外傷学会外傷研修コース開発委員会：外傷初期診療ガイドライン JATEC 改訂第5版．へるす出版，2016．
2) 一ノ瀬嘉明，松本純一：腹部外傷の画像診断 緊急性の解釈から治療方針の決定まで．臨床画像 28: 88-107, 2012．
3) Becker CD, Mentha G, Terrier F: Blunt abdominal trauma in adults: role of CT in the diagnosis and management of visceral injuries. Part 1: liver and spleen. Eur Radiol 8: 553-562, 1998.
4) 日本外傷学会臓器損傷分類委員会：脾損傷分類2008（日本外傷学会）．日外傷会誌 2: 263, 2008．
5) Wallis A, Kelly MD, Jones L: Angiography and embolisation for solid abdominal organ injury in adults - a current perspective. World J Emerg Surg 5: 18, 2010.

腹部・骨盤 肝損傷
hepatic injury

（嶺 貴彦）

◆**症例1**：60歳代，男性．交通外傷．受傷2時間後．血圧 82/40mmHg，脈拍 130bpm．

図1-A　造影CT（動脈相）　　図1-B　造影CT（動脈相）　　図1-C　造影CT（動脈相）

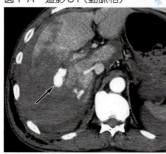
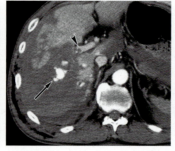
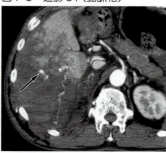

図1-D　血管造影　　図1-E　血管造影　　図1-F　血管造影（動脈塞栓術後）

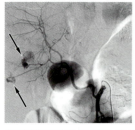
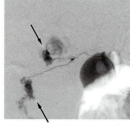
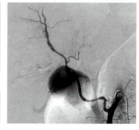

腹部造影CTにて高吸収の腹水と造影剤血管外漏出像（A～C；→）を伴う深在性裂傷を認め，Ⅲb型肝損傷と診断された．門脈周囲に低吸収域（peri-portal tracking）が描出される（B；▶）．
血管造影にて右肝動脈後区域枝領域に著明な造影剤血管外漏出像（D，E；→）を認める．これに対し動脈塞栓術を行った（F）．

診断名 Ⅲb型肝損傷

◆**症例2**：20歳代，男性．Ⅲb型肝損傷．

図2-A　造影CT　　図2-B　造影CT

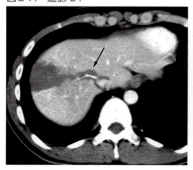
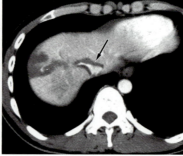

肝静脈－下大静脈周囲に低吸収域が進展しており（A，B；→），この所見からは静脈損傷が疑われる．

診断名 肝静脈損傷（Ⅲb，HV，IVC）

参考文献
1) 日本外傷学会外傷研修コース開発委員会：外傷初期診療ガイドライン JATEC 改訂第5版．へるす出版, 2016.
2) 横田順一朗：外傷性肝損傷の診断と治療．外科治療 77: 409-417, 1997.
3) 一ノ瀬嘉明, 松本純一：腹部外傷の画像診断 緊急性の解釈から治療方針の決定まで．臨床画像 28: 88-107, 2012.
4) Becker CD, Mentha G, Terrier F: Blunt abdominal trauma in adults: role of CT in the diagnosis and management of visceral injuries. Part 1: liver and spleen. Eur Radiol 8: 553-562, 1998.
5) Wallis A, Kelly MD, Jones L: Angiography and embolisation for solid abdominal organ injury in adults - a current perspective. World J Emerg Surg 5: 18, 2010.
6) Kushimoto S, Arai M, Aiboshi J, et al: The role of interventional radiology in patients requiring damage control laparotomy. J Trauma 54: 171-176, 2003.
7) 日本外傷学会臓器損傷分類委員会：肝損傷分類2008（日本外傷学会）．日外傷会誌 2: 262, 2008.

肝損傷の一般的知識と画像所見

　　肝損傷は腹部実質臓器損傷の中では脾損傷に次いで頻度が高く，画像検査で偶発的に診断されるものから致死的な腹腔内出血を来すものまで，重症度の幅が広い．腹壁や骨性胸郭からの直達外力の他，肝臓を固定する鎌状間膜や冠状間膜との間の剪断力も損傷機転となりうる[1]．FAST（focused assessment with sonography for trauma）において，特にMorrison窩の液体貯留が検出された際には，肝損傷を念頭に置き診療を進めるべきである．重度の出血性ショックを伴う腹腔内出血症例においては，CTを省いた緊急開腹止血術が推奨されるが，循環が安定しており肝損傷が疑われる症例は，CTの適応となる[2]．他の臓器損傷と同様に，時間が許す限り多時相の撮像が望ましく，特に肝臓は動脈と門脈の二重支配であるため遅延相撮像の意義が高い．動脈早期相では動脈損傷を，遅延相では門脈・肝静脈・肝部下大静脈など主要静脈系の損傷と実質損傷を主に評価する．まずは，FACT（focused assessment with CT for trauma）などの指標に沿った迅速評価を行い（▶NOTE），被膜断裂，実質損傷の深達度，被膜下・腹腔内血腫，実質の造影不良などの情報に目を配りながら重症度を簡潔に評価する[3)4)]．

　　近年，循環の安定した肝損傷例においては極力保存的治療が選択される潮流にあるが，重症例では積極的治療の導入を躊躇してはならない．急性期においては出血制御の良否が生命予後を大きく左右し，活動性の造影剤血管外漏出像や仮性動脈瘤の有無が開腹止血術や血管内治療を選択すべき重要な所見となる．また，CTにて門脈周囲の低吸収域（periportal tracking）を認める際には肝3管（胆道，門脈，肝動脈）損傷が示唆され（症例1），肝静脈や下大静脈周囲に低吸収域が進展している際にはこれら静脈損傷が疑われる（症例2）．

　　緊急止血術としては，静脈系出血に対してはタオルパッキングなどの開腹止血術が有用であり，動脈系出血に対しては動脈塞栓術の有用性が高い[5]．また，damage control surgeryの一環として，これらを補完的に組み合わせた治療法を選択することもある[6]．

　　胆汁漏，biloma，仮性動脈瘤，動静脈瘻，動脈門脈短絡，膿瘍などが非急性期に検出されることも稀ではなく，定期的な経過観察のCT撮像も重要である．

鑑別診断のポイント

　　骨性胸郭，右副腎，右腎，消化管，横隔膜などの近接臓器や，合併頻度の高い脾損傷など，他臓器の損傷を見落とさないことが重要である．

表　日本外傷学会肝損傷分類（文献7）より転載）

Ⅰ型	被膜下損傷 subcapsular injury	a. 被膜下血腫	subcapsular hematoma
		b. 実質内血腫	intraparenchymal hematoma
Ⅱ型	表在性損傷 superficial injury		
Ⅲ型	深在性損傷 deep injury	a. 単純深在性損傷	simple deep injury
		b. 複雑深在性損傷	complex deep injury

Appendix：合併損傷の表記
肝静脈（HV），肝後面下大静脈（IVC），胆管（B），胆嚢（GB），胆汁嚢腫（BL）

NOTE **FACT (focused assessment with CT for trauma)**

　　外傷全身CTを効率的に読影する3段階読影法．第1段階は緊急処置を要すべき以下の項目だけを2〜3分で検出する．①緊急開頭術を要する頭蓋内血腫，②大動脈弓部から峡部における大動脈損傷，縦隔血腫，③広範な肺挫傷，大量血胸・気胸，心嚢血腫，④腹腔内血腫（横隔膜から骨盤まで一気に観察），⑤骨盤骨折と後腹膜出血，⑥腹部実質臓器損傷と腸間膜内血腫．これら6項目のいずれかが認められればFACT陽性であり，緊急処置へ移行する．第2段階はFACTで拾い上げていない損傷や活動性出血の検索を行い，第3段階は患者のバイタルサインが安定した後に細かい画像所見を詳細に評価する．

腹部・骨盤 腎損傷
renal injury

(嶺 貴彦)

◆ **症例1**：30歳代，男性．交通外傷．受傷2時間後．来院時血圧80/40mmHgとショック状態であったが，輸液にて改善．

図1-A 造影CT（動脈相）　図1-B 造影CT（動脈相）　図1-C 造影CT（動脈相）

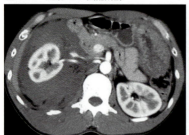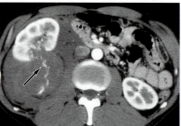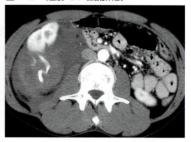

図1-D 血管造影　図1-E 血管造影（動脈塞栓術後）　図1-F 血管造影（動脈塞栓術後）

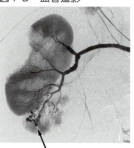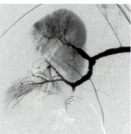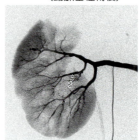

右腎周囲の後腹膜血腫と右腎背側に造影剤血管外漏出像を伴う裂傷を認め（B；→），Ⅲb型腎損傷と診断される．血管造影において，右腎動脈背側枝下極領域に造影剤血管外漏出像を認める（D；→）．これに対して動脈塞栓術を施行した（E）．背側枝に対して選択的に動脈塞栓術を施行し，塞栓後の造影では血管外漏出が消失した．腹側枝には血管外漏出を認めない（F）．

診断名 Ⅲb型腎損傷

◆ **症例2**：20歳代，男性．バイク走行中，乗用車を避けようと転倒，縁石に激突し，救急搬送．

図2-A 造影CT（実質相）　図2-B 造影CT（実質相）　図2-C 血管造影　図2-D 血管造影（動脈塞栓術後）

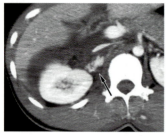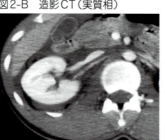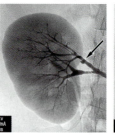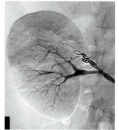

造影CT（A，B）にて，右腎周囲の血腫と腎茎部近傍に造影剤血管外漏出像を認める（A；→）．血腫はGerota筋膜を越えて前腎傍腔へ進展している．血管造影にて右腎動脈上極枝に仮性動脈瘤を描出する（C；→）．腎茎部血管損傷（PV，H2）と診断される．金属コイルを用いた動脈塞栓術を施行した（D）． **診断名** 腎茎部血管損傷

◆ **症例3**：30歳代，男性．交通外傷．

図3-A 造影CT　図3-B 血管造影（ステント留置後）

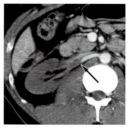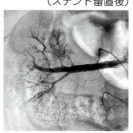

腎動脈内膜損傷による腎動脈閉塞（A；→）．受傷12時間後にステント留置による血行再建を行ったが，機能回復には至らなかった（B）．

診断名 外傷性腎動脈閉塞

腎損傷の一般的知識と画像所見

鈍的腹部外傷における腎損傷の頻度は脾損傷，肝損傷に次ぐ．側腹・腰背部への直達外力の他，腎臓は腎茎部により固定されているため，急激な減速外力などに伴う剪断力が損傷機転となることもある．血尿は腎損傷例の95％に認められ，損傷を疑う直接的なきっかけとなるが，腎動脈損傷やショックによる血流低下例では腎血流途絶により血尿を欠くこともあり，血尿の程度や継続期間は必ずしも解剖学的重症度には相関しない[1]．腎は被膜，Gerota筋膜，後腹膜に覆われており，被膜外に出血した場合でもloose spaceである後腹膜血腫となりタンポナーデ効果が期待できるため，単独損傷のみでは重度のショックには陥らないことが多い[2]．遷延するショック例においては，腹腔内やその他の合併損傷も念頭に置く必要がある．

画像所見 CTは損傷形態，排泄機能の評価と同時に，腹腔，後腹膜臓器の合併損傷を把握するのに有用である．造影CTは動脈早期相＋実質相＋排泄相の多相撮像が望ましい．読影においては，動脈早期相にて腎茎部血管損傷や造影剤血管外漏出像（図1，2）を，実質相にて挫傷を疑う造影不良域，被膜の断裂，血流不全による梗塞などを，排泄相にて尿瘤の有無を評価する．また周囲後腹膜血腫の有無の観察から損傷範囲を評価し，循環動態と併せ，治療方針と緊急度の判断に繋げる[3)4)]．

腎損傷の80％は軽度かつ自然治癒可能といわれ，循環が安定した症例では保存的治療が標準となるが，仮性動脈瘤や持続かつ多量の血尿を認める際には積極的に治療を行う必要がある[2]．腎盂破裂や腎茎部血管損傷は通常外科手術の適応とされる．腎動脈内膜損傷に対してはステント留置が選択されることもあるが（図3），血流回復・機能温存が目的のため，できる限り早期の治療を原則とする．仮性動脈瘤や動静脈瘻などの動脈損傷や，被膜断裂を伴う動脈性出血に対しては動脈塞栓術が良い適応となる[5]．

鑑別診断のポイント

腎損傷自体の診断は容易であるが，治療法選択が機能予後を左右しうるため，損傷形態の正確な把握が必要とされる．また，近接臓器の損傷を見逃さないよう心掛ける．

表　日本外傷学会腎損傷分類（文献6)より転載）

Ⅰ型	被膜下損傷 subcapsular injury	a.	被膜下血腫 subcapsular hematoma
		b.	実質内血腫 intraparenchymal hematoma
Ⅱ型	表在性損傷 superficial injury		
Ⅲ型	深在性損傷 deep injury	a.	単純深在性損傷 simple deep injury
		b.	複雑深在性損傷 complex deep injury

Appendix：合併損傷の表記
腎茎部血管損傷（PV），血腫がGerota筋膜内に留まるもの（H1），超えるもの（H2），
尿漏がGerota筋膜内に留まるもの（U1），超えるもの（U2）

参考文献

1) 高岡 諒, 吉岡敏治：腎外傷. 外科治療 89: 87-101, 2003.
2) 一ノ瀬嘉明, 松本純一：腹部外傷の画像診断 緊急性の解釈から治療方針の決定まで. 臨床画像 28: 88-107, 2012.
3) Sica G, Bocchini G, Guida F, et al: Multidetector computed tomography in the diagnosis and management of renal trauma. Radiol Med 115: 936-949, 2010.
4) Becker CD, Mentha G, Schmidlin F, Terrier F: Blunt abdominal trauma in adults: role of CT in the diagnosis and management of visceral injuries. Part 2: Gastrointestinal tract and retroperitoneal organs. Eur Radiol 8: 772-780, 1998.
5) Wallis A, Kelly MD, Jones L: Angiography and embolisation for solid abdominal organ injury in adults - a current perspective. World J Emerg Surg 5: 18, 2010.
6) 日本外傷学会臓器損傷分類委員会：腎損傷分類2008（日本外傷学会）. 日外傷会誌 2: 265, 2008.

腹部・骨盤 膵損傷
pancreatic injury

（関根鉄朗）

● **症例1**：70歳代，男性．交通外傷．近医に救急車で搬送されたが，結核感染が判明したため当院へ転院となった．来院時，GCS E3V4M6，血圧 128/71mmHg，脈拍 136bpm．硬膜下血腫，脳挫傷，骨盤骨折を合併していた（非提示）．

図1-A 単純CT（受傷8時間後）

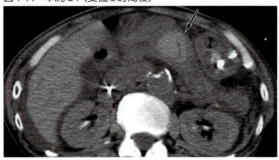

図1-B 造影CT（受傷8時間後）

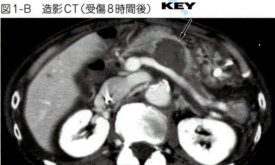

単純CTで膵体部背側に球状の高吸収域を認める（A；→）．同部の造影効果はなく（B；→），膵損傷および血腫貯留と考えた．保存的治療が選択された．膵損傷に伴う有害事象は生じなかった．1か月後の造影CTで同部に仮性嚢胞を認めた（C；→）．

診断名 Ⅲa型（Pb）膵損傷および仮性嚢胞形成

図1-C 造影CT（1か月後）

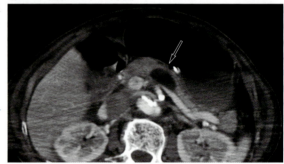

● **症例2**：10歳代後半，男性．腹部を蹴られる．腹痛にて近医入院後，膵損傷に対する手術目的で当院へ搬送となった．

図2-A〜D 5mmスライスの連続する造影CTの4断面（受傷2日目）

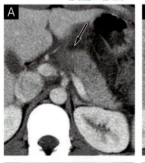
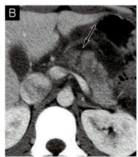
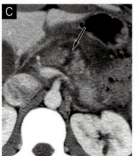
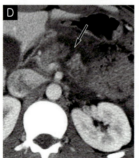

図2-E 切除標本

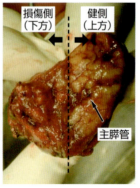

造影CTで実質径の1/2以上の損傷を認め（A〜D；→），手術施行された．体尾部の受傷が強く，膵部分切除術が施行されたが，主膵管の損傷は存在しなかった（E；→）．

診断名 Ⅲa型（Pb）膵損傷

膵損傷の一般的知識と画像所見

膵損傷は，自動車のハンドル外傷や，暴力などの直達外力の及ぶ範囲が狭い外傷での受傷が多い．椎体との間の圧挫によって受傷する場合が多く，受傷部位は2/3が体部に，1/3が頭部と尾部に発生する[1]．時に診断が困難で，多発外傷例などで手術が施行され，術中に診断されることも少なくない．

主膵管損傷が存在する場合は早期の外科的治療の適応とされており，治療の遅れは合併症や死亡のリスクを増大させる．血清アミラーゼの経時的上昇や炎症反応増悪がある場合は膵損傷の程度が強い．

画像所見 単純CTでは膵実質内の血腫（軽度高吸収域），膵実質の腫大が認められる．また，膵周囲の後腹膜から前腎傍腔に出血，液体貯留が認められ，Gerota筋膜が肥厚する．造影CTでは動脈相において，実質損傷部，断裂部分が造影不良領域として認められる．膵損傷において，ほとんどの合併症と死因は主膵管損傷が原因であり，特に膵頭部での主膵管損傷の場合は他の部位と比較して2倍の死亡率である．CTにて膵実質の横径の1/2以上の損傷が主膵管損傷のひとつの目安とされているが，正診率は低い．3mm程度の薄いスライスでの評価や，MPR再構成画像で確認することで正診率の向上が得られる．膵液の排出障害が生じると，それよりも末梢側の膵管拡張を来す．主膵管損傷は，受傷直後のCTでは検出できないこともあり，経過観察の画像診断が必要である[2]．

主膵管損傷の確定診断には，内視鏡的逆行性胆管膵管造影（endoscopic retrograde cholangiopancreatography；ERCP）が有効であるが，侵襲的である．MR胆管膵管撮影（magnetic resonance cholangiopancreatography；MRCP）を含むMRI検査は，主膵管損傷のみならず膵実質損傷も良好に描出しうる[3]．

日本外傷学会による膵損傷分類を表に示す[4]．

表　日本外傷学会膵損傷分類（文献4）より転載）

Ⅰ型	被膜下損傷　subcapsular injury		
Ⅱ型	表在性損傷　superficial injury		
Ⅲ型	深在性損傷　deep injury	a：	単純深在性損傷　simple deep injury
		b：	複雑深在性損傷　complex deep injury

Appendix：膵内胆管を損傷しているときはB，Vater乳頭部を損傷しているときはVPと表記する．部位は膵頭部を(Ph)，体部を(Pb)，尾部を(Pt)で表す．

鑑別診断のポイント

外傷後に生じた急性膵炎を外傷性膵炎とし，外傷による膵臓そのものの損傷は膵損傷とされる．しかし，厳密な区別は困難である．

参考文献

1) Gupta A, Stuhlfaut JW, Fleming KW, et al: Blunt trauma of the pancreas and biliary tract: a multimodality imaging approach to diagnosis. RadioGraphics 24: 1381-1395, 2004.
2) Linsenmaier U, Wirth S, Reiser M, et al: Diagnosis and classification of pancreatic and duodenal injuries in emergency radiology. RadioGraphics 28: 1591-1602, 2008.
3) Duchesne JC, Schmieg R, Islam S, et al: Selective nonoperative management of low-grade blunt pancreatic injury: are we there yet? J Trauma 65: 49-53, 2008.
4) 日本外傷学会臓器損傷分類委員会：膵損傷分類2008（日本外傷学会）．日外傷会誌 2: 264, 2008.

腹部・骨盤 腸管損傷
bowel injury, intestinal injury

（木曽翔平，関根鉄朗）

◆ **症例1**：60歳代，女性．車にはねられ救急搬送．入室時，血圧73/48mmHg，脈拍102bpm．骨盤骨折を合併（非提示）．

図1-A 造影CT（受傷1時間後，動脈相）　　図1-B 造影CT（受傷1時間後，動脈相）

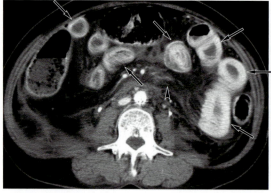
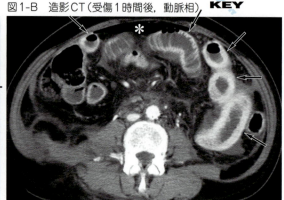

造影CTで腸間膜脂肪織濃度上昇および脈管の不鮮明化を認め，腸間膜損傷が示唆される（A；▶）．小腸壁の肥厚および造影効果を認める（A，B；→）．外傷に伴う脈管拡張や，腸管壁内血管の破綻による造影剤漏出（shock bowel）をみていると考えられる．腹腔内free airを認め（B；＊），腸管穿孔と診断された．
診断名 Ⅱa型腸管穿孔

◆ **症例2**：30歳代，女性．交通事故に伴う多発外傷にて救急搬送．

図2 造影CT（門脈相）

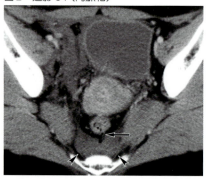

直腸壁背側に断裂像（→）と，背側に漏出した内容物と考えられる液体貯留を認める（▶）．腸管穿孔と診断された．
診断名 Ⅱa型（R）腸管穿孔

◆ **症例3**：50歳代，男性．車を運転中に電柱に衝突．シートベルト着用あり．入室時，GCS E3V3M6，血圧100/80mmHg，脈拍82bpm．

図3 造影CT（受傷約1時間後，門脈相）

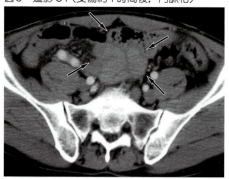

限局する小腸壁肥厚を認める（→）．強い腹痛を認め，CT所見と併せて腸管損傷が疑われたため，試験開腹術が行われた．その結果，小腸に2か所の穿孔を認めた．
診断名 Ⅱa型腸管穿孔

> **NOTE　shock bowel**
> 　持続した腹部鈍的外傷やhypovolemic shockにより，腸管がびまん性の虚血に曝された状態を指す．腸管壁内血管の破綻や透過性の亢進に伴い，腸管壁のびまん性肥厚と壁内への造影剤の漏出を来す．shock bowelは可逆的な変化とされ，適切な治療により改善する[1]．

腸管損傷の一般的知識と画像所見

腸管損傷の原因の多くは交通外傷による鈍的損傷であり，シートベルト着用の際に起こりやすい．腸管損傷の原因として，直達的な外力，内腔圧の突然の増加，固定されている腸管と固定されていない腸管の間の加速度の違いに伴う剪断力などが考えられている．損傷部位としては十二指腸のsecond-third portion, Treitz靱帯近傍の空腸起始部，回盲弁近傍の回腸遠位部が多く，大腸の損傷の頻度は稀である[2]．

外科的処置が必要となる病態として，腸管穿孔に伴う腹膜炎，腸間膜動静脈損傷に伴う阻血やうっ血による腸管壊死が挙げられる．これらの損傷に対し，外科的治療が遅れた場合は予後が著しく悪化する．しかし，外科的治療の適応を臨床所見や画像だけで判断するのは容易ではない．初期には腹膜刺激徴候がないことや，血液生化学検査で異常が指摘されないことも多く，多発外傷症例で意識障害が遷延する場合には，身体所見を正確に判断することは難しい．腸管損傷が疑われた場合は8～12時間後のCTによるフォローアップが推奨される．

画像所見 経口の造影剤投与を用いたCT検査は嘔吐・誤嚥の危険性があるため，初期検査としては推奨されない．ただし，腸管穿孔に対しての特異度は非常に高く，穿孔の有無を鑑別する際には考慮すべき一検査である．CTの進歩により，以前より施行される頻度は少なくなったが，臨床的に腸管損傷が疑われ，CTで腸管損傷の有無が明らかでない症例の手術適応の判断に診断的腹腔洗浄（diagnostic peritoneal lavage；DPL）は正診率9割以上と高く，臨床的意義があるとされている．

鑑別診断のポイント

腸管壁の断裂は腸管穿孔を示唆する所見であるが，小さな穿孔の場合は壁の断裂をCTでとらえるのは困難である．遅発性の外傷性腸管穿孔や，腸管狭窄を来すことがあるので，受傷直後の腸管損傷がなくても厳重な経過観察が必要である．腹腔内遊離ガスは診断的特異度が高いが，気胸や縦隔気腫に伴うnonsurgical pneumoperitoneum（図4），医原性，膀胱破裂などでも生じるため注意を要する[3]．腸管壁の造影不良が存在する際は，還流障害に伴う腸管壊死の可能性がある．

腸管壁血腫，血性腹水の貯留などは，単独では外科的処置の必要性の有無を判断するには根拠に乏しいが，これらを認めた場合には臨床徴候に併せて厳重なフォローアップの必要がある．

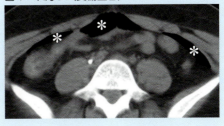

図4　単純CT（受傷翌日）

参考症例
nonsurgical pneumoperitoneum
20歳代，女性．バイクで転倒．肺挫傷を認め挿管中．入院直後の腹部CT（非提示）では特筆すべき異常を認めなかった．
受診翌日の単純CTで腹腔内free airが目立つ（*）．腹膜刺激症状なく，DPLも陰性．経過観察のみでfree airは消失した．縦隔気腫が存在したことによるnonsurgical pneumoperitoneumと考えられた．

参考文献

1) Wittenberg J, Harisinghani MG, Jhaveri K, et al: Algorithmic approach to CT diagnosis of the abnormal bowel wall. RadioGraphics 22: 1093-1107, 2002.
2) Brofman N, Atri M, Hanson JM, et al: Evaluation of bowel and mesenteric blunt trauma with multidetector CT. RadioGraphics 26: 1119-1131, 2006.
3) Atri M, Hanson JM, Grinblat L, et al: Surgically important bowel and/or mesenteric injury in blunt trauma: accuracy of multidetector CT for evaluation. Radiology 249: 524-533, 2008.

腹部・骨盤 腸間膜損傷
mesenteric injury

（山根 彩，関根鉄朗）

▶ **症例1**：50歳代，男性．深夜に泥酔し自転車で転倒後，腹痛を訴え，翌日昼に受診．入室時，GCS E4V5M6，血圧150/80mmHg，脈拍126bpm．腹膜刺激症状を認めた．

図1-A 造影CT　KEY　　　　　　図1-B 切除標本　　　　　　図1-C 切除標本（Bの拡大像）

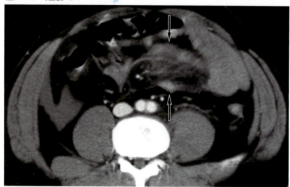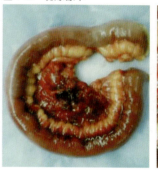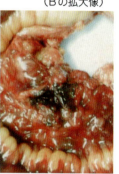

造影CTにて腸間膜脂肪織混濁および脈管不整を認め（A；→），腸間膜損傷が示唆された．同病変が原因と考えられる血性腹水を認めた（非提示）．手術が施行され，腸間膜損傷が確認された．近傍の腸管は変色しており，腸間膜損傷に伴う阻血壊死が示唆されたため，合併切除された（B，C）．

診断名 Ⅱb型（M）NE腸間膜損傷

▶ **症例2**：40歳代，男性．腹部を踏みつけられる．JCS Ⅱ-10，血圧110/76mmHg，脈拍98bpm．

図2-A 造影CT　KEY　　　　　図2-B 回結腸動脈選択造影

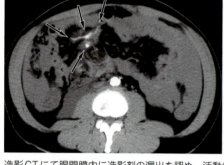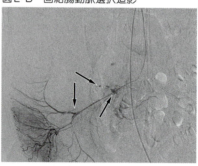

造影CTにて腸間膜内に造影剤の漏出を認め，活動性出血を疑う（A；→）．血性腹水や後腹膜血腫を認める．手術が施行され腸間膜からの出血を認め，結紮を行った．その後バイタルが安定しないため，血管造影を行ったところ，回結腸動脈からの造影剤漏出像を認め（B；→），TAE（transcatheter arterial embolization）を追加で施行した．

診断名 Ⅱb型（A）腸間膜損傷

▶ **症例3**：50歳代，男性．車を運転中に電柱に衝突．シートベルト着用あり．入室時，GCS E3V3M6，血圧100/80mmHg，脈拍82bpm．

図3 造影CT（受傷2時間後）KEY

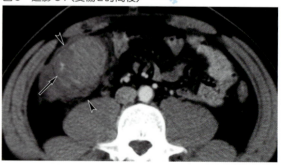

造影CTにて腸間膜内に限局する軟部濃度域を認め，血腫を疑う（▶）．内部にactive bleedingを疑う淡い高吸収域が認められたため（→），厳重にフォローアップを行った．循環動態は安定しており，経過観察のみで改善した．

診断名 Ⅱa型（A）腸間膜損傷

腸間膜損傷の一般的知識と画像所見

　腸間膜損傷は前項の腸管損傷（p.374-375）と合併しやすく，併せて所見を考えることが重要である．特に，腸間膜損傷に伴う活動性出血・仮性瘤形成や，腸管壁の阻血・うっ血などが存在した場合は，外科的治療の適応となる．

　日本外傷学会による消化管損傷分類，間膜・小網・大網損傷分類を表1, 2に示す[1)2)]．

画像所見　腸間膜損傷のCT所見として，腸間膜動静脈の途絶やビーズサインなどといわれる脈管径の不整像がみられた場合は，損傷の程度が強い場合が多いとされる[3)4)]．こうした所見を診断するにはMPR再構成像を作成することで，より詳細に診断することが可能である．活動性出血が存在しない場合でも，腸間膜内血腫や腹腔内の血性腹水貯留がある場合は，フォローアップが必要となる．腸間膜脂肪織濃度上昇は，血腫，腸液漏出，外傷の浮腫を反映していると考えられる．

表1　日本外傷学会消化管損傷分類（文献1）より改変して転載）

Ⅰ型	非全層性損傷 non-transmural injury	a. 漿膜・漿膜筋層裂傷 serosal or seromuscular tear
		b. 壁内血腫 intramural hematoma
Ⅱ型	全層性損傷 transmural injury	a：穿孔 perforation
		b：離断 transection

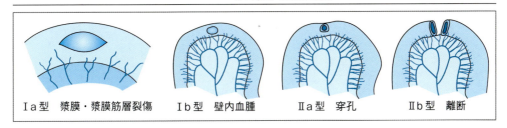

Ⅰa型　漿膜・漿膜筋層裂傷　　Ⅰb型　壁内血腫　　Ⅱa型　穿孔　　Ⅱb型　離断

表2　日本外傷学会間膜・小網・大網損傷分類（文献2）より改変して転載）

Ⅰ型	非血管損傷 non-vascular injury	
Ⅱ型	血管損傷 vascular injury	a：間膜内血腫 intramesenteric hematoma
		b：遊離腹腔内出血 extramesenteric bleeding

Appendix：穿孔内への小腸陥入によるイレウスを合併したらILと付記する．血管損傷が原因で腸管壊死を来したらNEと付記する．
　　　　　損傷部位が大網では（G），小網では（L），小腸間膜では（M），結腸間膜は上行（A），横行（T），下行（D），S状（S）で表記する．

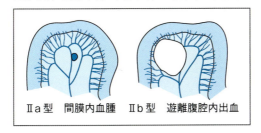

Ⅱa型　間膜内血腫　　Ⅱb型　遊離腹腔内出血

参考文献

1) 日本外傷学会臓器損傷分類委員会：消化管損傷分類2008（日本外傷学会）．日外傷会誌 2: 266, 2008.
2) 日本外傷学会臓器損傷分類委員会：間膜・小網・大網損傷分類2008（日本外傷学会）．日外傷会誌 2: 267, 2008.
3) Brofman N, Atri M, Hanson JM, et al: Evaluation of bowel and mesenteric blunt trauma with multidetector CT. RadioGraphics 26: 1119-1131, 2006.
4) Atri M, Hanson JM, Grinblat L, et al: Surgically important bowel and/or mesenteric injury in blunt trauma: accuracy of multidetector CT for evaluation. Radiology 249: 524-533, 2008.

腹部・骨盤　骨盤損傷
pelvic injury

（嶺　貴彦）

▶ **症例1**：50歳代，男性．交通外傷．受傷2時間後．血圧80/38mmHg，脈拍120bpm．

図1-A　骨盤部単純X線正面像　KEY

図1-B　単純CT

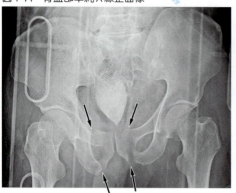
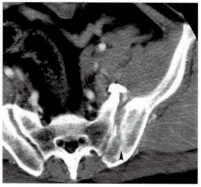

骨盤部単純X線写真では両側恥坐骨結節骨折（A；→）を認める．さらに単純CTでは左仙腸関節にも骨折（B；▶）および離開を認める．

診断名　骨盤骨折（日本外傷学会分類Ⅱa型，AO分類B1型）

▶ **症例2**：80歳代，女性．交通外傷．

図2-A　単純CT（造影前）　　図2-B　造影CT　　図2-C　選択的右内腸骨動脈造影

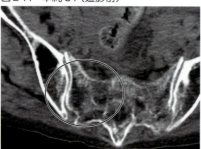
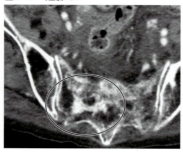
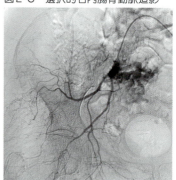

造影CTにて仙骨骨折に伴う造影剤血管外漏出像を認める（A，B；○で囲った部分）．血管造影（C）にて右外側仙骨動脈領域に造影剤血管外漏出像を認める．

診断名　骨内に活動性出血を伴う仙骨骨折

参考症例　完全不安定型骨盤骨折（日本外傷学会分類Ⅲa型，AO分類C1型）

図3-A　骨盤部単純X線正面像　　図3-B　骨盤部単純X線正面像（観血的整復固定術）

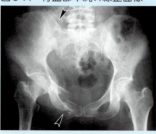
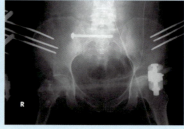

50歳代，女性．完全不安定型骨盤骨折（A；▶）．観血的整復固定術（創外および内固定）がなされた（B）．

参考文献
1) Starr AJ, Griffin DR, Reinert CM, et al: Pelvic ring disruptions: prediction of associated injuries, transfusion requirement, pelvic arteriography, complications, and mortality. J Orthop Trauma 16: 553-561, 2002.
2) 髙良博明, 東浦 渉, 玉城稚奈・他：骨盤外傷の画像診断 不安定型骨盤骨折の読影ストラテジー. 臨床画像 28: 124-133, 2012.
3) 松岡哲也, 横田順一朗, 杉本 壽：骨盤外傷の病態生理からみた診断, 治療. 骨・関節・靭帯 14: 395-404, 2001.
4) 当麻美樹：骨盤骨折（Ⅰ）. 外科治療 89: 209-224, 2003.
5) 吉原尚志, 町田 幹, 田島廣之：骨盤外傷 1. 外傷の画像診断手法と血管内治療. INNERVISION 23: 31-35, 2008.

骨盤損傷の一般的知識と画像所見

骨盤損傷に伴う後腹膜出血は致死的な大量出血の原因となる．死亡率は5～10％と報告され，全交通事故死亡者の25～31％を占める．他臓器損傷の合併は多く，骨盤損傷の急性期診療においては，他臓器との治療優先順位を明確に指し示す必要がある[1)2)]．

受傷機転などの臨床所見と骨盤部単純X線写真より骨盤骨折の有無を判定し，循環動態と併せて診療方針を決める．骨盤輪の不安定性を伴う出血性ショック症例では骨盤外固定（シーツラッピング，創外固定，pelvic C-clampなど）や血管内治療（動脈塞栓術），後腹膜パッキングなどの緊急止血術を選択する．骨盤骨折の分類は複数あるが，頻用されているAO分類や日本外傷学会分類などを用いて骨盤輪の不安定性の評価を行う．分類により表記の差異はあるが，一般にlateral compression type, open book type（図1）は部分不安定型，vertical shear type（図3）は完全不安定型とされ，後者の方が致死的な出血を伴いやすい[1)2)]．

画像所見 循環状態が保たれていれば外傷全身CTの撮像を行う．まずは，FACT（focused assessment with CT for trauma）の指標に従い，骨盤腔内の腹腔内血腫・後腹膜血腫の有無を迅速に把握する．造影CTの撮像は多時相が望ましく，造影剤血管外漏出像（図2）の有無と経時的な広がりから活動性出血を評価する．さらに骨盤内液体貯留や血腫の原因として，膀胱損傷や尿管損傷による尿漏出，子宮および付属器の損傷がないかもチェックする．骨折の評価においては，単純X線写真では診断精度の低い仙骨・仙腸関節などの後方要素や，機能予後に重大な影響を及ぼす寛骨臼骨折を詳細に観察し，MPRや3D再構成像も用いて立体構造を把握する（図4）．

骨盤外傷における動脈性出血は，靱帯を横切って走行する内腸骨動脈領域にみられることが多く，活動性動脈出血に対しては動脈塞栓術が有用である[3)4)]．深腸骨回旋動脈，外陰部動脈，下位腰動脈，正中仙骨動脈など内腸骨系以外からの出血が混在することも少なくないため，治療の際には損傷形態に合わせた出血源検索が必要となる[5)]．

骨盤腔内に発達する静脈叢からの出血の活動性はCTの画像からは診断困難なことが多く，動脈塞栓術において改善の得られないショック状態の際にはこれを念頭に置く．遷延する静脈性出血に対しては，後腹膜パッキングなどの外科的止血術も考慮する．

鑑別診断のポイント

適宜ウインドウ調整を行いながら，骨折部や骨片近傍における少量の造影剤血管外を見逃さないよう心がける．

参考症例　左腸骨・臼蓋骨折

図4-A　3D-CT再構成像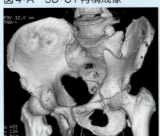

図4-B　3D-CT再構成像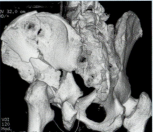

50歳代，男性．左腸骨翼から寛骨臼に連続する複雑な骨折形態の把握が容易となる．

救急時における造影剤の使い方

(早川克己)

1. どうして救急CTに造影が必要なのか？

救急領域におけるCT診断の重要なポイントとして，次の点が挙げられる．

1) その疾患が循環障害を有するかどうかの診断

これは診断をつけるのに有用なだけではなく，治療方針の決定に欠かせない情報を提供する．例えば，急性胆嚢炎における壊死性胆嚢炎の診断，小腸閉塞症における絞扼性小腸閉塞症の診断，急性膵炎における重症度判定の診断，上腸間膜動脈塞栓・血栓症の診断などの救急疾患において，その例を挙げればきりがない．

2) 血管病変の有無の判定

これは，大動脈解離や肺塞栓症の診断について必須であることは論を待たない．

3) 出血の有無，その部位診断，出血の活動性の評価

これも重要なポイントである．消化管出血や外傷性実質性臓器損傷，腹腔内・後腹膜出血や胸腔内出血などについて，造影剤の動向は決定的である．出血の評価も保存的か，手術か，IVR治療かなど，治療方針を決める上で欠かせない情報を提供する．

4) 臓器や壁の造影効果を利用し診断能を向上させる

これは，虫垂炎や憩室炎，消化管穿孔における穿孔部位の同定，実質臓器においては，膿瘍や血腫などの同定や腫瘤性病変（space occupying lesion；SOL）の質の評価など，正確に診断する上で欠かせない．特に被ばくの問題となる小児や若年者の急性腹症においては，単純CTを省略して造影CTのみで十分である場合が多い．また造影により横断像のみではなく，MPRで得られる矢状断像や冠状断像においても，単純CTと比べても明らかな解剖学的構造の描出の向上が得られ診断の向上に役立つことは，日常的に経験することである．空間分解能の向上における造影剤の使用は，いかなる腹部・胸部救急疾患にも必須である．例外としては，尿路結石の診断くらいであろう．

2. ヨード性造影剤の種類

ヨード性造影剤には大きく分けて，血管・尿路系の造影剤（血管造影，腎尿路造影：ウログラフィ）(表1)，胆道系造影剤，脊髄腔造影（ミエログラフィ）のための造影剤，子宮卵管造影のための造影剤，関節腔造影（アルトログラフィ）のための造影剤，消化管造影のための造影剤などがある[1]．

血管・尿路系の造影剤は有機ヨード化合物であり，ベンゼン環の六角のうち3か所にヨード原子を結合させ，残りの3か所には水溶性にするための基や側鎖が結合している．その種類は，イオン性か非イオン性かの区分，およびベンゼン環が1つのモノマー（1量体，monomer）か，あるいは，ベンゼン環を2つ結合させ1分子中に6個のヨード原子を含むダイマー（2量体，dimer）かをもって表現する．

現在，日本にて使用されている多くの造影剤は非イオン性モノマー型であり，iohexol（商品名：オムニパーク®），iopamidol（イオパミロン®），ioversol（オプチレイ®），iomep-

表1　血管・尿路系ヨード性造影剤の種類

	商品名	一般名	販売会社	ヨード濃度(mg.Iodine/ml)
非イオン性モノマー型	イオパミロン®*	イオパミドール	バイエル薬品	150, 300, 370
	オムニパーク®*	イオヘキソール	第一三共	140, 240, 300, 350
	オプチレイ®*	イオベルソール	富士製薬工業	240, 320, 350
	イオメロン®*	イオメプロール	エーザイ	300, 350, 400
	プロスコープ®*	イオプロミド	アルフレッサ ファーマ	300, 370
非イオン性ダイマー型	ビジパーク®	イオジキサノール	第一三共	270, 320
	イソビスト®	イオトロラン	バイエル薬品	240, 300

＊：CTに用いられるヨード性造影剤

rol（イオメロン®），iopromide（プロスコープ®）などがその代表である．こうした造影剤は，1980年以前に主流であったイオン性モノマーであるdiatrizoate, iothalamate, amidotrizoateなどが改良されて登場してきたものである．

　その非イオン性モノマーに次いで登場したのが，イオン性ダイマー型の造影剤である．ダイマーであることによりさらに浸透圧が低下して，非イオン性モノマーの造影剤よりも低浸透圧の造影剤であるioxaglate（meglumine / sodium ioxaglate, ヘキサブリックス®）がこれに当たるが，現在は販売されていない．

　次に登場した非イオン性ダイマー型の造影剤は等浸透圧であるという特徴があり，iotrolan（イソビスト®），iodixanol（ビジパーク®）の2つがあるが，通常ではCT検査には使われない．

　造影剤の特徴を論じる場合に，イオン性か非イオン性か，モノマーかダイマーか，という性質以外に知っておくべき性質としては，その浸透圧，粘稠度，水溶性（親水性，疎水性）などがある．浸透圧は正常の血漿浸透圧が275～290mOsm/kgH$_2$Oであり，代表的造影剤の浸透圧は，血漿浸透圧に対して何倍かという数値にて表現される．一般的には，浸透圧の低い造影剤ほど血管拡張作用が弱く，痛み・熱感が少ないといわれる．また粘稠度とは，液体が一定方向に運動しその流れに垂直な方向に速度の差がある時，その流れに平行な平面の両側に内部摩擦力が生じる性質をいう．その単位はミリパスカル秒（mPa・s）で示す[1]．粘稠度が低いほど注入にかかる力は小さく，容易に注入可能である．

　CTにおいて使われるヨード性造影剤のヨード濃度は，通常300～320mgヨード量/mlのものが使用される（表1）．ヨードが高濃度の製剤（350～400mg/ml）は，通常血管造影や心臓カテーテルにおいて使用される．

3. 造影CTを行う前の必要事項

1）前準備には何が必要か

　救急の現場において造影CTを行う上の準備としては，

①造影剤使用の同意の獲得（インフォームド・コンセント），

②患者の既往歴やアレルギー歴，喘息の有無，禁忌や慎重投与に該当しないかどうかの把握などによる造影剤使用可能かどうかの判断，

③血液検査による腎機能の把握，造影剤使用が可能かどうかの判断，

④造影ルートの確保（できるだけ太い静脈に20ゲージ留置針を使用），耐圧チューブにつな

表2 造影前準備の必要事項

① 造影剤使用の同意の獲得
② 患者の既往歴やアレルギー歴，喘息の有無，禁忌や慎重投与のチェック
③ 血液検査による腎機能の把握，造影剤使用が可能かどうかの判断
④ 造影ルートの確保，耐圧チューブへの接続
⑤ 脱水や腎機能低下の場合には，必要に応じて検査前の水分補給の開始
⑥ 慎重投与や副作用歴などがある場合における静脈ルートからのステロイドの前処置の開始

表3 造影剤の禁忌と原則禁忌

【造影剤添付文書での禁忌】
1. ヨードまたはヨード造影剤に過敏症の既往歴のある患者
2. 重篤な甲状腺疾患のある患者：コントロールされていない甲状腺機能亢進症

【造影剤添付文書での原則禁忌】
- 一般状態の極度に悪い患者*
- 気管支喘息の患者
- 重篤な心障害のある患者*
- 重篤な肝障害のある患者*
- 重篤な腎障害（無尿など）のある患者
- マクログロブリン血症の患者*
- 多発性骨髄腫の患者*
- テタニーのある患者*
- 褐色細胞腫の患者およびその疑いのある患者

*印の項目については，現在の非イオン性低浸透圧性造影剤でのエビデンスが十分ではないと考えられる．

いで，すぐに造影剤注入が可能にしておくこと．
⑤脱水や腎機能低下の場合には，必要に応じて検査前の水分補給（経口投与あるいは補液の開始），
⑥慎重投与や副作用歴などがある場合における静脈ルートからのステロイドの前処置の開始，などがある（表2）．

2）問診と同意の獲得

　　この前準備での問題点のひとつは，救急現場でよくあることとして，本人の状態不良や同意能力の欠如によって造影剤使用の同意の獲得ができない場合や，病歴や既往歴などが不明である場合にどう対応するかということがある．副作用歴や喘息などの病歴が本人や家族から聴取できない場合には，患者救命を第一に考え，造影剤投与のメリットと副作用のリスクのバランスを熟慮して，メリットが上回ると判断されたら，それをカルテ記載の上，造影CTを施行するべきである．また，患者の同意能力がなく家族も同行していない場合にも同様であり，メリットとリスクのバランスを熟慮して，メリットが上回ると判断されたら，患者救命を第一として，その事情をカルテ記載した上で造影剤投与をするべきである．

3）禁忌・要注意症例とは？

　　禁忌・原則禁忌と記載されている項目は多々あるが（表3），日常臨床において問題となるのは，過去のヨード性造影剤に対する過敏症の既往歴と現症としての喘息（既往歴としての喘息ではなく）への対応であろう．禁忌とされているのは，重篤な甲状腺疾患と造影剤に対する過敏症の既往歴であるが，重篤な甲状腺疾患とは実質はコントロールされていない甲状腺機能亢進症のことである．コントロールされていない甲状腺機能亢進症は禁忌である．禁忌・原則禁忌に対する考え方については，文献を参照されたい[2)3)]．
　　ヨード性造影剤に対する過敏症の既往歴の解釈については，いろいろ問題もあるが，注意するべきことはヨード性造影剤に対する過敏症の既往歴については問診をしっかり行う（表4）．

表4 造影剤の副作用歴のある症例に対する問診事項

① いつ頃その検査を受けたか？
② どのような検査において副作用が出たか？（CT，消化管造影，血管造影，心臓カテーテル）
③ 副作用の具体的な症状（皮膚，呼吸困難，意識消失など）
④ 副作用発症後の処置（処置なし，酸素や薬剤投与，入院）
⑤ 使用した造影剤名

① **いつ頃**：現在の非イオン性造影剤の登場は1986～1987年なので，検査がそれ以前であるとイオン性造影剤による副作用の可能性が大である．

② **どのような検査において**：血管系検査以外の検査である胆嚢・胆道造影（蕁麻疹の副作用が多かった）や脊髄腔造影（頭痛，嘔吐），子宮卵管造影における副作用（痛かった，むかついた），血管造影・IVRにおける合併症（血腫や塞栓後症候群），心臓カテーテルの副作用，バリウム造影の副作用などを除外しておくことは重要である．

③ **副作用の具体的な症状**：急性あるいは遅発性，皮膚反応，呼吸困難，意識消失の有無などを聞き出すこと，一過性の熱感，嘔気，造影剤の漏れなどについては，副作用とはいえない場合が多い．

④ **副作用発症後の処置**：何らかの処置を行ったかどうか，注射や投薬があったかどうか，検査後に帰宅したか，あるいは入院となったかどうかを問診する．

⑤ **使用した造影剤名**：不明なことも多いであろうが，もし記憶があってわかれば大変参考になり，別の種類の造影剤を選択するということも可能になる．

このような問診の上で，過敏症の既往歴に該当するものは，非イオン性造影剤の時代におけるCTや尿路系の静脈からの造影検査における（皮膚反応を含む）急性副作用であり，投薬や注射，入院などの何らかの処置を必要としたものを"過敏症の既往歴あり"と判定するとわかりやすくなる．

喘息については，やはり副作用が多くなることは実証されており，代替検査が望まれるが，その内容については問診が重要である．喘息は現在，活動性の場合には禁忌とするべきである．喘息の既往歴がある場合には，無治療にて5年以上経過していれば造影OKであろう．その中間にある場合には，例えば喘息治療中であり，症状がコントロールされている場合，無治療でまだ3年しか経過していない場合などは，メリットとデメリットのバランスによって，必要な場合には前投薬の上にするべきである[2]．

4）造影可能な腎機能とは？

造影剤使用が可能な腎機能とは，一般的には（経動脈でも経静脈投与でも安全とするのは），血清クレアチニンから計算される推定糸球体濾過量（e-GFR）にして，60ml/min/1.73m^{2}以上ということになるが，最近の文献においては，経動脈性投与（心臓インターベンション）に比べて経静脈性投与の造影剤腎症の頻度がかなり低いことが明らかなってきた背景をもとに，『腎障害患者におけるヨード造影剤使用に関するガイドライン2012』においては，e-GFR 45ml/min/1.73m^{2}を閾値としている[4]．

しかし，このガイドラインの発表以降に，ヨード造影剤による造影剤腎症にかかわる重要な研究論文が，ミシガン大学とメイヨー・クリニックの2つの施設から出た[5][6]．推定糸球体濾過量（e-GFR）をベースにした研究を行い，ミシガン大学のDavenportらは，e-GFR＜

30ml/min/1.73m² 以下の群において造影剤腎症の発症が高かったと報告[5]，一方，メイヨー・クリニックのMcDonald RJらのグループは，30ml/min/1.73m² 以下の群でも有意差はなかったと報告した[6]．両者に一致していることは，e-GFR＞30ml/min/1.73m²の群においては，造影剤腎症の発症のリスクは造影群，対照群に差がないことである．

最近は造影剤腎症(contrast-induced nephropathy；CIN)という言い方をせずに，ACR Manual on Contrast Media, version 10.3では，post-contrast acute kidney injury (PC-AKI)という用語がgeneral termとして使用されている[7]．その理由として，造影剤投与後の一過性の腎機能低下は造影剤非投与群と差がないこと，造影剤使用後の腎機能低下はほとんどが造影剤によるものではないことが明らかになりつつあることである．したがって，造影剤腎症(CIN)という用語自体が，あたかも造影剤投与が腎機能低下の原因であるかのような誤解を与えるので，この用語は使われなくなってきている．

5）腎機能低下症例に対する前処置

先に述べた腎機能低下症例の場合には，造影剤投与に対する同意の取得とともに造影剤腎症を予防する処置としての検査前補液や検査後の補液による脱水の補正がある．血液検査後，腎機能低下がわかった場合には，同意取得と同時に検査前補液を開始する必要がある．特に，救急患者の場合には脱水になっていることが多く，脱水自体が造影剤腎症の危険因子であるので，即時に補液による脱水補正が必要である．それと，造影後の補液も重要である．補液の種類としては，0.9％の生理的食塩水，乳酸リンゲル液，0.45％生理食塩水，重炭酸ナトリウムなどが挙げられている．ただし，うっ血性心不全を発症している患者に対しては，容量過負荷にならないように配慮する必要がある．標準的には生理的食塩水を使い，患者体重当たり生理食塩水を1ml/kg/hrまたは100ml/hrを検査前6〜12時間，検査後4〜12時間というのが一般的な指標である[4)7)8)]．

6）慎重投与や副作用歴などがある場合における造影の注意（表5）

① ハイリスクの同意獲得

一般的な同意の取得のみならず，副作用が起きる頻度の高いということを前提に副作用の説明を行い，同意を得る必要がある．慎重投与症例向けに別の同意書を作成している施設もある．

② ステロイドによる前処置

具体的方法として，通常の場合では，メチルプレドニゾロン32mgを造影剤投与前6〜24時間前と2時間前の2回投与，プレドニゾロン30mgまたはメチルプレドニゾロン32mgを造影剤投与前12時間と2時間前に経口投与，プレドニゾロン50mgを造影剤投与13時間前，7時間前，1時間前に経口投与する．1時間前にはジフェンヒドラミン50mgを投与するなどの方法が推奨されている[7)8)]．最近はこの前処置を"13時間経口法"（著者訳）と呼ぶ一方，Mervakらは，ステロイド静注による5時間の前処置による予防効果，すなわち"13時間経口法"に対して，非劣性ではないことを証明し，"5時間静注法"（著者訳）と呼んでいる[9]．ACR Manual on Contrast Media, version 10.3においても，迅速な前処置が必要とされる場合（救急などの場合）には，迅速前処置法（accelerated IV premedication）

表5 ハイリスク症例における造影の注意

① ハイリスクの同意獲得
② ステロイドの前処置
③ 前回と異なる種類の造影剤の使用
④ 造影中の立ち会い，観察，造影後の輸液継続
⑤ 腎機能低下症例に対する造影剤の減量と検査後の補液

として記載が追加されている[7]．具体的には，造影剤過敏症のハイリスク症例であり，救急の現場において造影剤投与が必要であり，リスクがベネフィットを上回ると判断される場合には，同意獲得後，速やかに静脈ルートからメチルプレドニン（ソルメドロール®）40mgあるいはコハク酸ハイドロコルチゾンナトリウム（ソルコーテフ®）200mgの静注をすぐに行い，4時間後に再度同じ薬剤の静注を行い，抗ヒスタミン薬の静注を1時間前に追加するというもので，"5時間静注法"と著者らは呼んでいる[9]．また，ACR Manualでは，望ましくはないと前置きしつつ，緊急でほかに他の方法がなく，やむを得ない場合として，メチルプレドニンあるいはコハク酸ハイドロコルチゾンナトリウム，および抗ヒスタミン薬の2剤の静注を1時間前に行う方法を紹介しているが，同時に「この方法には有効性のエビデンスがない」とも書き加えている[7]．

　しかし，知っておくべきことは，このステロイド前処置の有効性である．breakthrough reactionという言葉をご存じだろうか？ breakthrough reactionとは，ステロイドの予防投薬をした上で造影剤を投与した際に起きた造影剤による副作用・反応のことである[8]．造影剤の副作用歴を有する症例におけるステロイド前投薬を行った上でのbreakthrough reactionの頻度は，概ね10%程度である[10][11]．ただし，前回の副作用が重篤であれば，その頻度は上昇するといわれる．副作用の程度については，ほぼ大多数が前回と同程度である[11]．

　その後，新たなエビデンスとして，ミシガン大学のDavenportらから新たな論文が発表された[12]．ここでは，初めて1000名を超える症例数に対して，ACR manualに基づいた標準的な13時間の前投薬を前向きに行った結果を後方視的に解析している．前投薬投与の適応は，60%が過去の造影剤副作用歴，40%が造影剤以外のアレルギー歴や喘息であった．全体のbreakthrough reactionの頻度は1.2%（13/1051）であった．このうち，造影剤に対する過敏症の副作用歴にて前投薬を受けた群における頻度は2.1%（13/626）であり，造影剤以外に対するアレルギー歴にて前投薬を受けた群における頻度は0%（0/425）であった．breakthrough reactionの内訳としては，全部が軽度・中等度に分類されるもので重度副作用は0であった．breakthrough reactionのリスクとしては，若年者および前投薬の2つ以上の適応（造影剤に対する過敏症の副作用歴，およびそれ以外のアレルギー歴）を有する症例であった．造影剤に対する過敏症の副作用歴にて前投薬を受けた群におけるbreakthrough reactionの頻度は2%と報告され，これまでの概ね10%という頻度よりかなり低いことが判明した．

③ 副作用が生じた前回の造影剤と異なる種類の造影剤を使用する

　ACR Manual, ESUR Manualでは，"異なる造影剤の使用"を推奨している[7][8]．最近，新たな造影剤を別の種類へ替えることのエビデンスが報告された[13]．Abeらは，過去の造影剤副作用歴のある患者において，前投薬投与と造影剤を別の種類へ替えることの比較研究を行った．前投薬投与については6時間以内の経静脈性ステロイド投与も含まれ，ACRのスタンダードである経口12時間前からのプロトコールとは異なるので注意を要する．同じ造影剤を繰り返し使用した群（対照群）におけるgrade 1〜3の副作用発生率は21.4%（47/220），別の種類の造影剤へ替えて前処置なしの群における副作用発生率は1.7%（1/58），別の種類の造影剤へ替えて前処置を行った群では副作用発生率は2.3%（5/222）であった．対照群と比較して，別の種類の造影剤に替えた群での副作用発生率（1.7%）は，前処置（premedicationと通常にいわれているものとは一致しないので，前投薬ではなく前処置という用語を用いた）なし群にて，有意に低率であった（P＜0.0004）．また，副作用歴のあ

る造影剤が，高浸透圧性イオン性造影剤と低浸透圧性イオン性造影剤である場合には，前処置の有無にかかわらず，非イオン性低浸透圧性造影剤を投与した場合の副作用発生は0であった．したがって，こうした場合には，非イオン性低浸透圧性造影剤に造影剤を替えるのみで，前投薬投与なしで副作用発生を抑えられるとしている．また，副作用歴のある造影剤が，非イオン性低浸透圧性造影剤であった場合に，別の種類の非イオン性低浸透圧性造影剤に替えた結果では，前処置なしで7.9%，前処置ありで2.9%であった．造影剤を別の種類へ替えることのエビデンスを示したことの意義は大きいといえよう．

④ **造影中の立ち会い，観察，造影後の輸液継続**

ハイリスク症例の造影中には，救急カートの準備をしつつ担当の医師・看護師が付き添って副作用の有無を確かめながら行うことが重要である．終了後も静脈ルートをすぐに抜去せずに，生理的食塩水などの点滴を継続して造影剤の排泄を促すことが必要であり，静脈ルートが不必要な場合においても，検査後も半時間はルート確保したままの状態で，急変に対応できる体制にしておくことが重要である．

⑤ **腎機能低下症例に対する造影剤の減量と検査後の補液**

検査前・検査後の給水・補液とともに重要なことは，造影剤の減量である．造影剤に対するアナフィラキシー様反応などの急性副作用は造影剤量には依存しない作用であるが，造影剤腎症に関しては造影剤量との関係があるので，体重当たり2ml(300mgヨード量/ml使用時)を標準として，それから減量して造影することが重要である．減量に基準はなく，この減量により造影能を損なわないために，注入速度を4〜5ml/sec程度に上げる必要がある．このスピードであれば血管内の造影は良好で，大動脈解離や肺塞栓症の診断も可能と考えるが，静脈相の造影は劣る可能性はある．

4. 造影剤投与にあたっての注意事項

1）本番の注入を行う前に

まずは，できるだけ太い静脈に20ゲージ留置針を使用して，耐圧チューブにつないでおく．次にルートの漏れの確認を行う．この際に逆血を確認することが容易にできる方法である．逆血がない場合には必ず漏れがあるというわけではないが，針の先端が弁に当たっている場合もあり，自信がない場合には生理食塩水を注入して漏れがないことを確認する．

次に，ルートの耐圧チューブの確認と3方活栓の方向の確認を行う．救急患者では場合によりいろいろな静脈ルートがあり，耐圧チューブが造影剤投与ルートにあることを確認する．また，活栓の方向が正しいことを確認する．これを当直医や救急医任せにすると，高圧での注入が点滴ビンの方向へ行ったり，活栓が閉じていて圧が上がりすぎて注入中止になったりする．

3つ目に，少量(5ml程度)の造影剤を注入して漏れがないことと，患者の反応を確かめて副作用が出ないことを確認する．これは特に造影剤の副作用歴のある場合や，喘息の既往症などのハイリスク症例では重要である．

2）造影剤投与

救急症例では循環障害の有無をみることが重要であるので，比較的高速注入が用いられることが多くなる．したがって投与時間が短い．当然ダイナミックにてスキャンしても，スキャン時間そのものも短い．したがって，患者のそばについて状態を観察できる時間も長くなっ

ている．患者が一人でスキャナー室にいる時間が短くなっており，その分，患者の状態の変化がとらえやすくなっている．スキャンとスキャンの間の声掛け，状態観察が必要である．

また，同時にルートからの造影剤の漏れの確認も行う．

造影剤副作用歴のあるハイリスク症例では，造影の現場を研修医などの若手の医師だけにせず，依頼側と放射線科側の常勤医が現場に居合わせることが重要である．

3）検査終了後

静脈ルートに関しては，不要な場合においてもルートを抜去せずに，急変に備えて，ルートを置いたまま30分は様子を観察し，副作用が起きていないかどうかを確認してから抜去する．なお，脱水や腎機能低下，アレルギー歴，造影剤副作用歴などのハイリスク症例に対しては，生理食塩水の点滴を500ml程度持続して行った方が安全である．

おわりに

救急の現場における，すべての疾患について，造影CTの重要性を強調したが，問題は，時間外の急性腹症に対する緊急CTである．放射線科医がその場にいないことも少なくなく，正しくCT検査が行われるかどうかは，放射線技師への教育と，院内医師，当直医や救急医への普段からの教育にかかっている．これは放射線科からのたゆみない医師・技師への院内教育の重要性を物語る．もうひとつは，放射線科医による緊急CTのバックアップ体制をとっておくことである．当直医や救急医が判断に困った時には，時間外にすぐに待機放射線科医を呼び出せるシステムを構築しておくことが，また重要である．

最後に強調したいことは，近年ますます重要になってきている診療放射線による被ばくの問題である．特にCTによる医療被ばくには制限がなく，発癌との関係でも避けて通れない問題になってきている．"Image, gently !"ではないが，できるだけ線量を少なく，必要な場合には単純CTを省略するなどの工夫をさらに行うことが必要である．

参考文献

1) 小塚隆弘，打田日出夫，中村仁信：造影剤要覧，第26版．日本シェーリング，2007．
2) 早川克己，鳴海善文，林 宏光・他：造影剤の適正使用推進ガイドFAQ 第2回 造影剤添付文書の「禁忌」について考える．臨床画像23: 96-102, 2007．
3) 早川克己，鳴海善文，林 宏光・他：造影剤の適正使用推進ガイドFAQ 第3回 造影剤添付文書の「原則禁忌」について考える．臨床画像 23: 358-365, 2007．
4) 日本腎臓学会・日本医学放射線学会・日本循環器学会（編）；6 非侵襲的診断法（造影CTなど）．腎障害患者におけるヨード造影剤使用に関するガイドライン2012．東京医学社，p.42-46, 2012．
5) Davenport MS, Khalatbari S, Cohan RH, et al: Contrast material-induced nephrotoxicity and intravenous low-osmolality iodinated contrast material: risk stratification by using estimated glomerular filtration rate. Radiology 268: 719-728, 2013.
6) McDonald JS, McDonald RJ, Carter RE, et al: Risk of intravenous contrast material-mediated acute kidney injury: A propensity score-matched study stratified by baseline-estimated glomerular filtration rate. Radiology 271: 65-73, 2014.
7) ACR Committee on Drug and Contrast Media: ACR Manual on Contrast Media, version 10.3, 2017. (https://www.acr.org/Quality-Safety/Resources/Contrast-Manual)
8) ESUR guidelines. 9.0 Contrast Media Guidelines (http://www.esur.org/esur_guidelines)
9) Mervak BM, Cohan RH, Ellis JH, et al: Intravenous corticosteroid premedication administered 5 hours before CT compared with a traditional 13-hour oral regimen. Radiology 285: 425-433, 2017.
10) Freed KS, Leder RA, Alexander C, et al: Breakthrough adverse reactions to low-osmolar contrast media after steroid premedication. AJR 176: 1389-1392, 2001.
11) Davenport MS, Cohan RH, Caoili EM, et al: Repeat contrast medium reactions in premedicated patients: frequency and severity. Radiology 253: 372-379, 2009.
12) Mervak BM, Davenport MS, Ellis JH, et al: Rate of breakthrough reactions in inpatient at high risk receiving premedication before contrast-enhanced CT. AJR 205: 77-84, 2015.
13) Abe S, Fukuda H, Tobe K, et al: Protective effect against repeat adverse reactions to iodinated contrast medium: premedication vs. changing the contrast medium. Eur Radiol 27: 2148-2154, 2016.

INDEX

ページ番号の**太字**は症例写真の掲載ページおよび詳述ページを示す.

●欧文索引●

A

abusive head trauma (AHT) … 87
acalculous cholecystitis ……… **244**
acute cholangitis ……………… **248**
acute eosinophilic pneumonia (AEP) ……………………… **148**
acute epididymitis …………… **288**
acute epidural hematoma ……**324**
acute epiglottitis ………………… 98
acute focal bacterial nephritis (AFBN) ……………………… **278**
acute heart failure with myocarditis …………………… **134**
acute hepatitis ………………… **252**
acute lung injury (ALI) ………**144**
acute lymphadenitis …………… 102
acute pancreatitis ……………… **238**
acute pulmonary thromboembolism …………………………… **130**
acute pyelonephritis ……… 276, 279, 281, 283, 295
acute respiratory distress syndrome (ARDS) ……………… **142**
acute subdural hematoma …… **322**
acute suppurative lymphadenitis ………………………………… 103
ADC低下を来す病変とADC上昇を来す中枢神経病変 ………… 47
AIP ……………………………… **150**
air crescent sign ………… 164, 165
air trapping …………………… 153
alveolar pulmonary edema …………………………… 145, **146**
angiosarcoma ………………… 136
anisakiasis ……………………… **196**
Anisakis ……………………… 197
anterior spinal artery syndrome ………………………………… 117
aortic dissection ……………… **124**
aortic injury …………………… **356**
appendicitis …………………… **192**
arteriovenous malformation (AVM) ………………………… 40
aspiration pneumonia ………… 170

B

bacterial pneumonia ………… **156**
Batson静脈叢 ………………… 111
beak sign ……………………… 179
Boerhaave症候群 ……………… 154
bowel injury …………………… **374**
bowel obstruction … 179, **180**, **236**
—— due to a foreign body … **236**
—— with colon cancer …… **180**
brain abscess …………………… **72**
brain tumor …………………… **38**
breakthrough reaction ………… 385
bridging vascular sign ………… 313
Brown-Séquard症候群 ………… 117
butterfly shadow ……… 133, 146

C

calcific tendinitis of the longus colli muscle ……………… **118**
carbon monoxide intoxication ………………………………… 66
cardiac tamponade …………… **136**
cardiac tumor ………………… **136**
cardiogenic pulmonary edema ………………………………… **132**
carotid cavernous fistula (CCF) ………………………………… 62
cat-scratch disease …………… 105
cerebral contusion …… 323, **326**
cerebral herniation …………… 84
cerebrospinal fluid (CSF) …… 61
Charcot 3徴 …………………… 249
child abuse ………… 86, 88, 323
chronic progressive pulmonary aspergillosis (CPPA) ………… 165
chronic pulmonary aspergillosis (CPA) ……………………… 165
chronic subdural hematoma (CSH) ……………………… **82**
closed loop …………………… 179
—— obstruction ……………… 179
contained (sealed) rupture …… 129
contrast blushing ……………… 206
contrast-induced nephropathy (CIN) ………………………… 384
contrecoup …………………… 323
contrecoup injury …………… 327
contusional cleft ……………… 89
COP ……………………………… 150
cortical rim sign ……………… 295
coup …………………………… 325
coup injury …………………… 327
crazy-paving appearance …… 161
Creutzfeldt-Jakob病（Creutzfeldt-Jakob disease；CJD）……… 56
孤発性—— の診断基準 ……… 57
croup …………………………… 98
crowned dens症候群 ………… 119
CT halo sign ………………… 165
CT hypo-perfusion (hypotension) complex ……………………… 227
cytomegalovirus pneumonia (CMV肺炎) ………………… 151, **166**

D

DeBakey分類 ………………… 125
deep vein thrombosis (DVT) … 131
delayed traumatic intracranial hematoma (DTICH) ……… **330**
diagnostic peritoneal lavage (DPL) ………………………… 375
diaphragmatic injury ………… **360**
DIC-CT ……………………… 251
diffuse alveolar damage (DAD) …………………………… 143, 160
diffuse aspiration bronchiolitis (DAB) ……………………… 171
diffuse axonal injury (DAI) …… **80**
diffuse brain injury (DBI) …… **80**
diffusion-perfusion mismatch ………………………………… 31
Dingman and Natvigによる下顎骨骨折の分類 ……………… 349
DIP ……………………………… 150
dirty mass sign ……………… 200
discitis ………………………… **112**
dissecting aneurysm ………… **262**
dissection of visceral artery ………………………………… **270**
diverticulitis of the colon …… **194**
double target sign …………… 205

E

ectopic pregnancy …………… **308**
eicosanoid ……………………… 244
emphysematous cholecystitis ………………………………… **246**
emphysematous cystitis ……… **284**

emphysematous pyelitis ········283
emphysematous pyelonephritis
　·················**282**, 285
endometrial cyst ·········**298**
endoscopic retrograde cholangio-
　pancreatography（ERCP）···373
eosinophilic esophagitis（EoE）
　·······················233
eosinophilic gastroenteritis（EGE）
　·······················233
eosinophilic gastroinstestinal
　disease ················**232**
epiploic appendagitis ··· **218**, 221
external hernia ············**184**
extravasation ·············206

F
false lumen ···············125
familial hemiplegic migraine
　（FHM）··················· 71
fat notch sign ············179
fat poor AML ·············**293**
feeding vessel sign ········172
filling detect sign ··········· 27
Fitz-Hugh-Curtis症候群 ····315
flail chest ················**354**
FLAIR intraarterial signal ······ 31
focused assessment with CT for
　trauma（FACT）······· 350, 369
focused assessment with sonogra-
　phy for trauma（FAST）
　·················350, 367
foreign body in the head and neck
　························ 92
Fournier's gangrene ········**290**
frank（open）rupture ·········129
fulminant hepatitis ·········253

G
gallstone ·················**242**
gastrointestinal bleeding
　·················**206**, 208

H
HAC sign ············258, 259
heart failure ·············**132**
hemobilia ············208, 210
hemopneumothorax ·········**354**
hemorrhagic contusion ······328
hemorrhagic ovarian cysts·····**304**
hemosuccus pancreaticus ···210
hepatic abscess ············**254**
hepatic injury ··············**368**

hepatocellular carcinoma（HCC）
　·······················257
herniated disc············**108**
herniated nucleus pulposus ···**108**
herpes simplex encephalitis ··· 54
high attenuating crescent sign
　·················128, 129
hilar haze················146
hyperacute cerebral infarction
　························ 28
hyperattenuating crescent sign
　·················262, 263
hypersensitivity pneumonia（HP）
　·······················**152**
hypertensive cerebral hemorrhage
　··················· 18, **34**
hypertrophic pachymeningitis
　························ 64
hypoglycemic encephalopathy
　························ 50
hypoxic encephalopathy ········ 78

I
idiopathic pulmonary fibrosis
　（IPF）············150, 152
IgG4関連疾患 ··········65, 261
impending rupture ·········129
—— of abdominal aortic aneu-
　rysm ·················258
—— of cerebral aneurysm ··· 44
infectious enterocolitis···········**214**
inflammatory abdominal aortic
　aneurysm··············**260**
influenza virus ···········**159**
internal hernia ············**186**
interstitial pneumonia ·······**150**
interstitial pulmonary edema
　·······················145
intestinal injury ············**374**
intestinal intussusception
　·················**182**, 205
intracranial hypotension
　syndrome················ 60
intussusceptum ···········183
intussuscipiens ···········183
invasive pulmonary aspergillosis
　（IPA）················**164**
ischemic colitis ···········**228**

K
Kawasaki disease ·········**100**
Kerley線（Kerley line）
　············133, 146, 147

Kerley A line ·············149
Kerley B line ·············149
Kikuchi disease ······103, **104**
Kimura disease ···········105
Korsakoff症候群················ 59

L
Landzert窩 ···············187
Le Fort骨折分類 ·······343, 345
Legionella pneumonia ·········**162**
Lemierre症候群 ····· 96, 172, 173
limbic encephalitis ·········· 54
Littre's hernia ·············205
lower gastrointestinal perforation
　·················198, **200**
lucid interval ·············325
lung abscess ··········**156**, 158
lupus enteritis·············**212**
lymph node metastasis ·······105

M
malar fracture ············**340**
mandibular fracture ········**348**
mantle sign ···············261
Meckel憩室（Meckel's diverticu-
　lum）··················**204**
Mendelson症候群 ··········171
meningitis ················· **52**
mesenteric injury ··········**376**
midfacial fracture ····· **342**, 344
mild traumatic brain injury
　（mTBI）················· 81
Monro-Kellieの法則 ········· 61
mosaic pattern ·······153, 167
moyamoya disease ········· **36**
MR胆管膵管撮影（magnetic reso-
　nance cholangiopancreatogra-
　phy；MRCP）·····249, 251, 373
MRIにおける出血の経時的変化 ···35
MRI first ············21, 106
mucocutaneous lymph-node syn-
　drome（MCLS）··········**100**
multi planer reconstruction（MPR）
　·······················179

N
necrotizing soft tissue infections
　·······················291
neuromyelitis optica spectrum
　disorders（NMOSD）·········· 77
non occlusive mesenteric ischemia
　（NOMI）················**222**
nonsurgical pneumoperitoneum
　·······················375

NSAIDs潰瘍 ………………………210
NSIP ……………………………150

O
obscure gastrointestinal bleeding
 (OGIB) ………………………207
 occult —— ………………………207
 overt ongoing —— ……………207
 overt previous —— ……………207
obstructive jaundice ……………**250**
occlusion of the circle of Willis
 ……………………………… **36**
omental torsion ……………… **220**
optic canal fracture …………… **346**
optic neuritis ……………………**76**
optic perineuritis ………… 76, 77
orbital blow-out fracture………**338**
orbital cellulitis ………………… **94**

P
pancreatic injury ………………**372**
paravertebral abscess …………**112**
pelvic inflammatory disease (PID)
 ……………………………**314**
pelvic injury……………………**378**
peribronchial cuffing …………133
 —— sign ……………… 146, 147
peritonsillar abscess……………**96**
pituitary apoplexy ………………**74**
pneumatosis cystoides intestinalis
 ……………………………203
pneumatosis intestinalis ………**202**
pneumocystis pneumonia (PCP)
 ……………………… 151, 166
post contrast-acute kidney injury
 (PC-AKI) ……………………**384**
posterior reversible encephalopa-
 thy syndrome (PRES) ……… **68**
pseudoaneurysm ………… 206, 321
pseudo-kidney sign ……………183
pseudonormalization …………… 57
pseudo-SAH sign ……………… 61
pseudo-subarachnoid hemorrhage
 ……………………………321
press through package (PTP)
 ……………………………154
pulmonary aspergillosis ………164
pulmonary candidiasis ………165
pulmonary contusion … 352, 354
pulmonary cryptococcosis ……165
pulmonary edema ………………**145**
pulmonary mycosis ……………**164**
pulmonary thromboembolism
 (PTE) ………………………131
pulmonary tuberculosis ………**168**

R
RB-ILD …………………………150
renal abscess ……………………**280**
renal infarction …………………**294**
renal injury ……………………**370**
reniform pattern ………………183
reversible cerebral vasoconstric-
 tion syndrome (RCVS) ………70
Reynolds 5徴……………………249
rib fracture ……………………**354**
Richter型ヘルニア ……………184
right atrial thrombosis …………130
Rosai-Dorfman病 ………………105
rupture of hepatocellular carci-
 noma ………………………**256**
rupture of ovarian tumor ……**306**
rupture of renal angiomyolipoma
 (AML) ……………………**292**

S
S状結腸間膜ヘルニア…………187
S状結腸軸捻転（volvulus of the
 sigmoid colon）……………**188**
S状結腸穿孔……………………201
S状結腸膀胱瘻…………………**285**
sac-like appearance ……………187
salt and pepper …………………327
sausage pattern …………………183
segmental arterial mediolysis
 (SAM) ……………………**264**
septic pulmonary embolism …**172**
shading …………………………299
shaken baby syndrome (SBS)
 ……………………… 87, 88
shaken impact syndrome …… 89
shock bowel…………… 226, 374
simple pulmonary aspergilloma
 (SPA) ………………………165
sinus histiocytosis with massive
 lymphadenopathy ……………105
small bowel feces sign ………179
small bowel obstruction ………216
smaller SMV sign ……………222
spinal cord infarction …………**116**
spinal cord injury ………………**332**
spinal dural arteriovenous fistula
 (dAVF) ……………………114
spinal epidural hematoma (SEH)
 ……………………………110
splenic injury …………………**366**
spondylitis ………………………**112**
spontaneous rupture of the
 esophagus ………………**154**
Stanford分類……………………**125**
strangulated bowel obstruction
 ……………………………**178**
striated nephrogram ……………277
subacute combined degeneration
 of the spinal cord ……………**120**
subarachnoid hemorrhage
 ……………………… **24**, 320
superior mesenteric artery (SMA)
 occlusion …………………**224**
suppurative lymphadenitis
 ………………………… **102**, 103
systemic lupus erythematosus
 (SLE)………………………213
 ——に合併する腸炎 …………**212**

T
target sign ………………………183
temporal bone fracture …………**336**
testicular torsion ………… 286, 289
thoracic aortic aneurysm ………**128**
Tolosa-Hunt症候群 …………… 65
torsion of ovarian tumor
 ……………………… 300, 313
torsion of the normal ovary … 302
torsion of uterine myoma ……**312**
tracheal and bronchial injury
 ……………………………**358**
transcatheter arterial embolization
 (TAE)
 …… 293, 366, 369, 371, 379
transient ischemic attack (TIA)
 ……………………………… 23
transpapillary hemorrhage …210
traumatic subarachnoid
 hemorrhage ………… 320, **321**
tree-in-bud appearance …168, 169
triple rule out …………………123
tuberculosis lymphadenitis
 ………………………… 103, 104
tuberous sclerosis complex (TSC)
 ……………………………**293**

U
ulcer-like projection (ULP)
 ……………………… 125, 262, 270
upper gastrointestinal perforation
 ……………………………**198**
ureterolithiasis …………………**274**
urinoma …………………………275

uterine leiomyoma with red degeneration **310**, 313

V
vascular pedicle 186
venous sinus thrombosis **42**
ventilator associated pneumonia (VAP) 171
vertebral artery dissection **32**
vertebral compression fracture **334**
viral pneumonia..................**159**
visceral artery aneurysm **266**
volvulus of the cecum **190**
volvulus of the sigmoid colon **188**

W
Waldeyer窩 187
Wernicke脳症（Wernicke's encephalopathy）...... **58**
whirl sign 179
Willis動脈輪閉塞症（occlusion of the circle of Willis）........... **36**
Winslow孔ヘルニア 187

●和文索引●

あ
亜急性連合性脊髄変性症（subacute combined degeneration of the spinal cord）....................**120**
悪性リンパ腫......................105
圧迫骨折のMRI所見の対比 ...335
アニサキス（*Anisakis*）............197
アニサキス症（anisakiasis）...**196**
アメーバ性肝膿瘍................255
アルコール関連性の脳症............59

い
胃アニサキス症....................197
異所性胃粘膜....................205
異所性妊娠（ectopic pregnancy）........................**308**
一過性脳虚血発作（transient ischemic attack；TIA）............ **23**
一酸化炭素中毒（carbon monoxide intoxication）................. **66**
胃動脈瘤..........................**267**
異物................................93
—— による腸閉塞（bowel obstruction due to a foreign body）........................**236**
咽後膿瘍..........................101
陰嚢水腫................287, 289

インフォームド・コンセント......381
インフルエンザウイルス（influenza virus）....................**159**

う
ウイルス性肺炎（viral pneumonia）........................**159**
右下腹部痛............193, 195
右傍十二指腸ヘルニア............187
右房内血栓症（right atrial thrombosis）....................130

え
エイコサノイド（eicosanoid）...244
壊死性筋炎（褥瘡感染による）......290
壊死性筋膜炎....................291
壊死性膵炎......................240
壊死性軟部組織感染症（necrotizing soft tissue infections）......291
壊疽性胆嚢炎....................245
遠位弓部大動脈..................128
遠隔症候群........................85
塩基性リン酸カルシウム（BCP）結晶沈着症..........................119
嚥下性肺疾患....................171
炎症性腹部大動脈瘤（inflammatory abdominal aortic aneurysm）........................**260**
延髄外側梗塞と内側梗塞の比較... 32

お
横隔膜損傷（diaphragmatic injury）........................**360**
横行結腸間膜ヘルニア............187

か
外傷性くも膜下出血（traumatic subarachnoid hemorrhage）........................**320**, 321
外傷性膵炎......................373
外傷パンスキャン................350
海馬ヘルニア......................85
外ヘルニア（external hernia）........................**184**
解離性動脈瘤（dissecting aneurysm）....................**262**
下顎骨骨折（mandibular fracture）........................**348**
化学性腹膜炎....................**177**
可逆性脳血管攣縮症候群（reversible cerebral vasoconstriction syndrome；RCVS）.............. **70**
架橋静脈............83, 321, 323
下行性テント切痕ヘルニア......... 85
下垂体および傍鞍部疾患のMRIプロ

トコール 49
下垂体卒中（pituitary apoplexy）........................ **74**
仮性動脈瘤（pseudoaneurysm）................**206**, 321
仮性嚢胞..........................**372**
画像診断および報告書作成の意義........................ 48
画像診断における適正なウインドウ幅・レベルの設定 177
家族性片麻痺性片頭痛（familial hemiplegic migraine；FHM）........................ **71**
化膿性リンパ節炎（suppurative lymphadenitis）....... **102**, 103
過敏症の既往歴..................383
過敏性肺炎（hypersensitivity pneumonia；HP）................ **152**
下部消化管出血............206, 210
下部消化管穿孔（lower gastrointestinal perforation）...... 198, **200**
川崎病（Kawasaki disease）......**100**
——に蜂窩織炎が合併する機序........................101
——の診断基準..................101
眼窩骨膜下膿瘍.................. 95
眼窩周囲の骨折とその特徴........347
眼窩中隔........................ 95
眼窩吹き抜け骨折（orbital blow-out fracture）....................**338**
眼窩蜂窩織炎（orbital cellulitis）........................ **94**
——の局在・進行度による重症度分類........................ 95
肝硬変............................257
肝細胞癌の破裂（rupture of hepatocellular carcinoma）............**256**
——の治療......................257
間質性肺炎（interstitial pneumonia）........................ **150**
間質性肺水腫（interstitial pulmonary edema）................ 145
間質性浮腫性膵炎................240
感染性腸炎（infectious enterocolitis）....................**214**
完全不安定型骨盤骨折............378
肝損傷（hepatic injury）............**368**
肝損傷分類......................363
肝膿瘍（hepatic abscess）......**254**
カンピロバクター腸炎............**215**
間膜・小網・大網損傷分類........377

顔面横断骨折 (midfacial fracture) ………………… 342, 344

き

気管・気管支損傷 (tracheal and bronchial injury) ……… 358
気管支肺炎 (小葉性肺炎) …… 157
偽腔 (false lumen) …………… 125
── の血流状態による分類 …127
偽腔開存型大動脈解離 ………125
── の真腔と偽腔の判別法 …127
偽腔閉塞型大動脈解離 ………125
菊池病 (Kikuchi disease) ………………… 103, 104
気腫性腎盂炎 (emphysematous pyelitis) ………………283
気腫性腎盂腎炎 (emphysematous pyelonephritis) …… 282, 285
気腫性胆嚢炎 (emphysematous cholecystitis) …………246
気腫性膀胱炎 (emphysematous cystitis) ……………284
偽胆石 ………………… 242, 243
機能性嚢胞 ………………301
木村病 (Kimura disease) ……105
緊急頭部CTの適応基準 ………319
急性陰嚢症 …………… 287, 289
急性化膿性リンパ節炎 (acute suppurative lymphadenitis) ……103
急性肝炎 (acute hepatitis) ……252
急性好酸球性肺炎 (acute eosinophilic pneumonia；AEP) ……… 148
急性喉頭蓋炎 (acute epiglottitis) ……………………98
急性硬膜外血腫 (acute epidural hematoma) ………………324
急性硬膜下血腫 (acute subdural hematoma) ………………322
── とCTの表示条件 ………323
急性呼吸窮迫症候群 (acute respiratory distress syndrome；ARDS) ……………………142
急性腎盂腎炎 (acute pyelonephritis) …… 276, 279, 281, 283, 295
急性心筋炎 (acute heart failure with myocarditis) ………134
急性膵炎 (acute pancreatitis) ……………………238
── の診断基準 …………241
── の成因と頻度 …………241
急性精巣上体炎 (acute epididymitis) ……………288

急性巣状細菌性腎炎 (acute focal bacterial nephritis；AFBN) ……………………278
急性胆管炎 (acute cholangitis) ……………………248
急性肺血栓塞栓症 (acute pulmonary thromboembolism) ………130
急性肺障害 (acute lung injury；ALI) ……………………144
急性腹症 ………………174
痛みの部位から見た── …175
急性辺縁系脳炎 ………………55
急性リンパ節炎 (acute lymphadenitis) ……………………102
胸部外傷 ………………350
胸部大動脈瘤 (thoracic aortic aneurysm) ………………128
── の切迫破裂 …………129
虚血性大腸炎 (ischemic colitis) ……………………228

く

空洞性病変 ………………140
くも膜下出血 (subarachnoid hemorrhage) …………… 24, 320
動脈瘤の好発部位と── の局在 ……………………27
── 急性期 ………………26
クループ (croup) ……………98
── と急性喉頭蓋炎の比較 …99
クループ症候群 ………………99

け

憩室出血 ………………209
頸動脈海綿静脈洞瘻 (carotid cavernous fistula；CCF) ………62
── の病態からみた分類 ……63
劇症肝炎 (fulminant hepatitis) ……………………253
結核性椎体炎 ………………113
結核性リンパ節炎 (tuberculosis lymphadenitis) ……… 103, 104
血管炎に合併する腸管虚血 …213
血管肉腫 (angiosarcoma) ……136
血気胸 (hemopneumothorax) ……………………354
結節・腫瘤影 ………………140
結節性硬化症 (tuberous sclerosis complex；TSC) ………293
── に合併する血管筋脂肪腫 ……………………293
血栓溶解療法の適応評価 ………22

結腸閉塞症 (bowel obstruction) ……………………180
限局性浸潤影 ………………139

こ

誤嚥性肺炎 (aspiration pneumonia) ……………………170
高血圧性脳出血 (hypertensive cerebral hemorrhage) ……… 18, 34
高血糖による舞踏病運動 ………51
好酸球性胃腸炎 (eosinophilic gastroenteritis；EGE) ………233
好酸球性消化管疾患 (eosinophilic gastrointestinal disease) …232
好酸球性食道炎 (eosinophilic esophagitis；EoE) ………233
好酸球性肺疾患 ………………149
交通性水頭症 ………………321
硬膜外静脈叢 ………………111
硬膜外と硬膜下の鑑別 ………324
硬膜下蓄膿 ………………83
鉤ヘルニア ………………85
絞扼性腸閉塞 (strangulated bowel obstruction) ……………178
呼吸困難を来す主な肺疾患 …138
骨盤骨折 ……………… 378, 379
骨盤損傷 (pelvic injury) ……378
骨盤内感染症 (pelvic inflammatory disease；PID) …………314

さ

細菌性肝膿瘍 ………………255
細菌性椎体炎 ………………113
細菌性肺炎 (bacterial pneumonia) ……………………156
サイトメガロウイルス肺炎 (cytomegalovirus pneumonia；CMV) ………………… 151, 166
左傍十二指腸ヘルニア ………187
三脚骨折 (malar fracture) ……340

し

子宮外妊娠 ………………305
子宮筋腫茎捻転 (torsion of uterine myoma) ………………312
子宮筋腫赤色変性 (uterine leiomyoma with red degeneration) ………………… 310, 313
子宮広間膜ヘルニア ………187
子宮内膜症 ………………299
視神経炎 (optic neuritis) ………76
視神経管骨折 (optic canal fracture) ……………………346

視神経周囲炎（optic perineuritis）
　…………………………………… 76, 77
視神経脊髄炎関連疾患（neuromyelitis optica spectrum disorders；NMOSD）………………………… 77
脂肪平滑筋腫…………………………311
視野異常，視力異常のMRIプロトコール ………………………………… 49
十二指腸潰瘍からの出血……………211
出血性DAI…………………………… 81
出血性胃潰瘍…………………………208
出血性梗塞……………………… 221, 311
出血性脳挫傷（hemorrhagic contusion）………………………………**328**
出血を来しやすい腫瘍……………… 39
消化管外ガス…………………………199
消化管出血（gastroinstestinal bleeding）…………………… **206, 208**
消化管穿孔部の直接所見…………**198**
消化管損傷分類………………………377
上行性［逆行性］テント切痕ヘルニア
　…………………………………………85
上腸間膜動脈解離…………………**271**
上腸間膜動脈血栓症（SMA血栓症）
　…………………………………………**224**
上腸間膜動脈閉塞症（SMA閉塞症）
　…………………………………………**224**
小腸間膜ヘルニア……………………187
小腸検査法の特徴……………………207
小腸重積………………………………183
小腸閉塞症（small bowel obstruction）…………………………**216**
小児虐待（child abuse）
　…………………………… 86, 88, 323
小脳扁桃ヘルニア…………………… 85
上部消化管出血…………… 206, 209
上部消化管穿孔（upper gastrointestinal perforation）…………**198**
漿膜下筋腫……………………………313
静脈洞血栓症（venous sinus thrombosis）………………………… 42
静脈洞の血液逆流・停滞…………… 62
小葉間隔壁の肥厚……………………149
腎機能低下……………………………384
心筋疾患における遅延造影MRIの有用性 ……………………………135
腎血管筋脂肪腫の破裂（rupture of renal angiomyolipoma；AML）
　…………………………………………**292**
心原性肺水腫（cardiogenic pulmonary edema）………………**132**

人工呼吸器関連肺炎（ventilator associated pneumonia；VAP）
　…………………………………………171
腎梗塞（renal infarction）………**294**
侵襲型肺アスペルギルス症（invasive pulmonary aspergillosis；IPA）
　…………………………………………**164**
心臓腫瘍（cardiac tumor）………**136**
――におけるCTとMRIの使い分け
　…………………………………………137
――のMRI所見 ……………………137
腎臓の解剖……………………………276
腎損傷（renal injury）……………**370**
腎損傷分類……………………………364
心タンポナーデ（cardiac tamponade）……………………………**136**
腎囊胞の感染合併……………………281
腎膿瘍（renal abscess）…………**280**
腎被膜動脈……………………………295
深部静脈血栓症（deep vein thrombosis；DVT）…………………131
――の診断 …………………………131
心不全（heart failure）…………**132**

す
膵仮性囊胞………………… **239**, 241
膵管出血（hemosuccus pancreaticus）…………………………210
膵十二指腸動脈瘤…………………**268**
膵損傷（pancreatic injury）……**372**
膵損傷分類……………………………373
髄膜炎（meningitis）………………**52**
頭蓋骨骨折……………………………325
すりガラス影………………… 139, 140

せ
成熟囊胞性奇形腫……………… 301, 307
正常卵巣茎捻転（torsion of the normal ovary）…………………**302**
精巣上体炎……………………………287
精巣捻転（testicular torsion）
　………………………………… **286**, 289
――のMRI所見……………………287
――の分類…………………………287
精巣の解剖……………………………289
脊髄血管奇形の分類…………………115
脊髄梗塞（spinal cord infarction）
　…………………………………………**116**
脊髄硬膜動静脈瘻（spinal dural arteriovenous fistula；dAVF）
　…………………………………………**114**
脊髄損傷（spinal cord injury）
　…………………………………………**332**

脊髄動脈支配…………………………117
脊椎圧迫骨折（vertebral compression fracture）………………**334**
脊椎硬膜外血腫（spinal epidural hematoma；SEH）…………**110**
脊椎脊髄のMRI撮像プロトコール
　…………………………………………107
石灰沈着性頸長筋腱炎（calcific tendinitis of the longus colli muscle）………………………**118**
全身性エリテマトーデス（systemic lupus erythematosus；SLE）
　…………………………………………213
前脊髄動脈症候群（anterior spinal artery syndrome）……………117
喘息……………………………………383

そ
造影FLAIR像の有用性 ………… 53
造影剤…………………………………380
――の血管外漏出像（extravasation）…………………………206
――の使い方 ……………………**380**
――の副作用歴 ……………………383
造影剤腎症（contrast-induced nephropathy；CIN）……………384
総胆管結石……………………………243
総胆管結石症…………………………249
側頭骨骨折（temporal bone fracture）……………………………**336**
側頭骨縦骨折と横骨折………………337
側頭葉先端部症候群………………… 85
粟粒結核………………………………169
鼠径窩…………………………………185
鼠径ヘルニア…………………………185
組織球性壊死性リンパ節炎
　…………………………………… 103, 104
咀嚼筋における牽引方向……………349

た
大孔ヘルニア………………………… 85
帯状回ヘルニア……………………… 85
大腿ヘルニア…………………………185
大腸癌による結腸閉塞症（bowel obstruction with colon cancer）
　…………………………………………**180**
大腸憩室炎（diverticulitis of the colon）…………………………**194**
大腸閉塞例における穿孔の危険因子
　…………………………………………180
大動脈解離（aortic dissection）
　…………………………………………**124**
――の分類 …………………………126

大動脈損傷（aortic injury）……**356**
大動脈瘤……………………………129
　──の瘤径と自然破裂率，手術適応……………………………………258
　──破裂……………………………129
大脳鎌下ヘルニア…………………… 85
大網捻転症（omental torsion）
　……………………………………**220**
大網ヘルニア……………………………187
脱水……………………………………384
多発性骨髄腫に伴う圧迫骨折……335
単純性肺アスペルギローマ（simple pulmonary aspergilloma；SPA）
　……………………………………**165**
単純ヘルペス脳炎（herpes simplex encephalitis）………………… **54**
胆石（gallstone）………………… **242**
胆道出血（hemobilia）…… 208, 210
胆嚢結石……………………………243
胆嚢穿孔……………………………247

ち
遅発性外傷性脳内血腫（delayed traumatic intracranial hematoma；DTICH）………………**330**
虫垂炎（appendicitis）………… **192**
腸アニサキス症……………………197
腸管壊死……………………………224
腸管気腫症（pneumatosis intestinalis）…………………………**202**
腸管虚血……………………………223
腸管穿孔……………………………374
腸管損傷（bowel injury, intestinal injury）………………………**374**
腸管嚢腫様気腫症（pneumatosis cystoides intestinalis）………203
腸管壁の3層構造……………………195
腸管壁肥厚…………………………231
腸間膜損傷（mesenteric injury）
　……………………………………**376**
蝶形陰影（butterfly shadow）
　……………………………… 133, 146
腸骨・臼蓋骨折……………………379
腸重積（intestinal intussusception）
　……………………………**182**, 205
腸閉塞（bowel obstruction）
　……………………… 179, **180**, 236
　──とイレウス……………………216
　──の原因…………………………178
チョコレート嚢胞…………………299

つ
椎間板炎（discitis）…………… **112**

椎間板ヘルニア（herniated disc, herniated nucleus pulposus）
　……………………………………**108**
　──の形態，局在部位，占拠部位による分類……………………109
椎骨動脈解離（vertebral artery dissection）………………… **32**
　──の後の時間経過と画像所見
　……………………………………… 33
椎体炎（spondylitis）………… **112**
椎体周囲膿瘍（paravertebral abscess）……………………**112**

て
低血糖脳症（hypoglycemic encephalopathy）……………………… **50**
低酸素脳症（hypoxic encephalopathy）……………………………… **78**
低髄液圧症候群（intracranial hypotension syndrome）………… **60**
転移性脳腫瘍，非出血例（結腸癌）
　……………………………………… 39
転移性リンパ節（lymph node metastasis）………………………105
点滴静注胆嚢胆管造影CT（DIC-CT）
　……………………………………251
テント切痕ヘルニア………………… 85

と
頭頸部救急疾患のMRI撮像プロトコール…………………………… 91
頭頸部異物（foreign body in the head and neck）……………… **92**
糖尿病………………………………… 51
頭部外傷で手術が必要となるCT所見
　……………………………………318
動脈解離……………………………321
動脈塞栓術（transcatheter arterial embolization；TAE）
　………………… 293, 366, 369, 371, 379
特発性縦隔気腫……………………155
特発性食道破裂（spontaneous rupture of the esophagus）…… **154**
特発性肺線維症（idiopathic pulmonary fibrosis；IPF）… 150, 152
　──の急性増悪：診断基準 …151

な
内視鏡的逆行性胆管膵管造影（endoscopic retrograde cholangiopancreatography；ERCP）…373
内膜症性嚢胞（endometrial cyst）
　……………………………………**298**
　──，卵巣出血と卵巣奇形腫との鑑別……………………………305
内膜症性卵巣嚢胞…………………307
内ヘルニア（internal hernia）
　……………………………………**186**

に
日本神経外傷学会のガイドライン
　……………………………………318
ニューモシスチス肺炎（pneumocystis pneumonia；PCP）
　…………………………… 151, 166
尿路結石症（ureterolithiasis）… **274**

ね
猫ひっかき病（cat-scratch disease）
　……………………………………105

の
脳血管障害………………………… 18
脳梗塞……………………………… 29
　──におけるMRIの経時的変化
　……………………………………… 46
　──の発症機序と臨床病型 … 22
脳梗塞（超急性期）（hyperacute cerebral infarction）……… 28
　──の拡散画像とearly CT signの比較……………………………… 31
脳挫傷（cerebral contusion）
　…………………………… 323, 326
脳実質内出血の主な原因疾患…… 18
脳腫瘍（brain tumor）………… 38
脳脊髄液（cerebrospinal fluid；CSF）………………………… 61
脳動静脈奇形（arteriovenous malformation；AVM）………… 40
　──の重症度分類………………… 41
脳動脈の臨床解剖とその支配域… 19
脳動脈瘤切迫破裂（impending rupture of cerebral aneurysm）
　……………………………………… 44
脳動脈瘤による局所神経症状…… 45
脳膿瘍（brain abscess）……… 72
　──と鑑別を要する疾患 …… 72
脳ヘルニア（cerebral herniation）
　……………………………………… 84
　──の分類………………… 84, 85
嚢胞随伴性腎癌……………………281

は
肺アスペルギルス症（pulmonary aspergillosis）…………………164
肺カンジダ症（pulmonary candidiasis）………………………………165
肺感染症……………………………139
　重症──……………………………143

肺クリプトコックス症（pulmonary cryptococcosis）……………165
肺結核症（pulmonary tuberculosis）…………………………………**168**
敗血症……………………………………143
敗血症性肺塞栓症（septic pulmonary embolism）……………**172**
肺血栓塞栓症（pulmonary thromboembolism；PTE）……………131
肺挫傷（pulmonary contusion）………………………**352**, 354
肺真菌症（pulmonary mycosis）………………………………**164**
肺水腫（pulmonary edema）……**145**
肺膿瘍（lung abscess）…**156**, 158
肺胞性肺炎（大葉性肺炎）………157
肺胞性肺水腫（alveolar pulmonary edema）……………145, **146**
肺ムーコル症…………………………165
白質裂傷（contusional cleft）…89

ひ
ビーズサイン……………………………377
非外傷性くも膜下出血……………27
非感染性肺疾患……………………139
肥厚性硬膜炎（hypertrophic pachymeningitis）………………**64**
脾実質粉砕……………………………366
脾損傷（splenic injury）………**366**
── に伴う仮性動脈瘤………365
── に伴う活動性出血………365
── 分類……………………………364
脾動脈瘤………………………………**266**
泌尿器領域……………………………**272**
非閉塞性腸間膜虚血（non occlusive mesenteric ischemia；NOMI）……………………………**222**
びまん性嚥下性細気管支炎（diffuse aspiration bronchiolitis；DAB）……………………………………171
びまん性軸索損傷（diffuse axonal injury；DAI）……………80
びまん性（非限局性）症候群……85
びまん性浸潤影……………………140
びまん性脳腫脹（diffuse brain injury；DBI）…………………80

びまん性肺胞出血……………………151
びまん性肺胞損傷（diffuse alveolar damage；DAD）………143, 160
びまん性粒状影……………………140
ピロリン酸カルシウム（CPPD）結晶沈着症………………………………119

ふ
腹部外傷………………**362**, 367, 371
腹部大動脈瘤切迫破裂（impending rupture of abdominal aortic aneurysm）………………**258**
腹部内臓動脈解離（dissection of visceral artery）………………**270**
腹部内臓動脈瘤（visceral artery aneurysm）………………**266**
腹膜炎……………………………………199
腹膜垂炎（epiploic appendagitis）…………………**218**, 221
腹腔動脈解離……………………………271
腹腔内出血……………………………257
腹腔内遊離ガス……………………199
フルニエ壊疽（Fournier's gangrene）………………………**290**
分節性動脈中膜融解症（segmental arterial mediolysis；SAM）…**264**

へ
閉鎖孔ヘルニア……………………185
閉塞性黄疸（obstructive jaundice）…………………**250**
ヘルペスウイルス脳炎………………55
辺縁系脳炎（limbic encephalitis）…………………………54
扁桃周囲膿瘍（peritonsillar abscess）……………………………**96**
── の縦隔進展……………………97

ほ
膀胱上窩ヘルニア…………185, 187
帽状腱膜下血腫……………………324
傍直腸ヘルニア……………………187
傍盲腸ヘルニア……………………187
補液………………………………………384

ま
マルチスライスCT………………193
慢性肝炎………………………………257
慢性硬膜下血腫（chronic subdural hematoma；CSH）…………82
慢性進行性肺アスペルギルス症（chronic progressive pulmonary aspergillosis；CPPA）…………165
慢性肺アスペルギルス症（chronic pulmonary aspergillosis；CPA）…………………………………165

む
無石胆囊炎（acalculous cholecystitis）……………………………**244**

も
盲腸捻転（volvulus of the cecum）…………………………**190**
── の3つの病態生理学的タイプ………………………………191
もやもや病（moyamoya disease）………………………**36**
門脈内ガス……………………………203

や
薬剤性肺障害……………………………151

ら
卵管妊娠………………………………309
卵管破裂………………………………309
卵管流産………………………………309
卵巣莢膜細胞腫……………………313
卵巣出血（hemorrhagic ovarian cysts）…………………**304**
卵巣腫瘍茎捻転（torsion of ovarian tumor）……………**300**, 313
卵巣腫瘍破裂（rupture of ovarian tumor）……………………**306**
卵胞………………………………………303

る
ループス腸炎（lupus enteritis）………………………**212**

れ
レジオネラ肺炎（Legionella pneumonia）………………………**162**
── の治療…………………………163

ろ
肋骨骨折（rib fracture）………**354**

『画像診断』別冊 KEY BOOK シリーズ
すぐ役立つ救急の CT・MRI 改訂第 2 版

2012 年 4 月 1 日　第 1 版第 1 刷発行
2018 年 3 月 5 日　第 2 版第 1 刷発行

編　著　　井田 正博・高木 亮・藤田 安彦
　　　　　（いだ まさひろ）（たかぎ りょう）（ふじた やすひこ）

発行人　　影山博之
編集人　　向井直人
発行所　　株式会社 学研メディカル秀潤社
　　　　　〒 141-8414 東京都品川区西五反田 2-11-8
発売元　　株式会社 学研プラス
　　　　　〒 141-8415 東京都品川区西五反田 2-11-8
印刷所　　株式会社 廣済堂
製本所　　加藤製本 株式会社

この本に関する各種お問い合わせ
【電話の場合】●編集内容については Tel. 03-6431-1211（編集部）
　　　　　　　●在庫については Tel. 03-6431-1234（営業部）
　　　　　　　●不良品（落丁，乱丁）については Tel. 0570-000577
　　　　　　　　学研業務センター
　　　　　　　　〒 354-0045 埼玉県入間郡三芳町上富 279-1
　　　　　　　●上記以外のお問い合わせは Tel. 03-6431-1002（学研お客様センター）
【文書の場合】〒 141-8418　東京都品川区西五反田 2-11-8
　　　　　　　学研お客様センター『すぐ役立つ救急の CT・MRI 改訂第 2 版』係

©2018 by Masahiro Ida, Ryo Takagi, Yasuhiko Fujita
Printed in Japan.
●ショメイ：ガゾウシンダンベッサツキーブックシリーズ　スグヤクダツキュウキュウノシーティー・エムアールアイ　カイテイダイニハン

本書の無断転載，複製，頒布，公衆送信，翻訳，翻案等を禁じます。
本書に掲載する著作物の複製権・翻訳権・上映権・譲渡権・公衆送信権（送信可能化権を含む）は株式会社 学研メディカル秀潤社が管理します。
本書を代行業者等の第三者に依頼してスキャンやデジタル化することは，たとえ個人や家庭内の利用であっても，著作権法上，認められておりません。
学研メディカル秀潤社の書籍・雑誌についての新刊情報・詳細情報は，下記をご覧ください．
　　　http://gakken-mesh.jp/

本書に記載されている内容は，出版時の最新情報に基づくとともに，臨床例をもとに正確かつ普遍化すべく，著者，編者，監修者，編集委員ならびに出版社それぞれが最善の努力をしております．しかし，本書の記載内容によりトラブルや損害，不測の事故等が生じた場合，著者，編者，監修者，編集委員ならびに出版社は，その責を負いかねます．
また，本書に記載されている医薬品や機器等の使用にあたっては，常に最新の各々の添付文書や取り扱い説明書を参照のうえ，適応や使用方法等をご確認ください．

[JCOPY]〈出版者著作権管理機構委託出版物〉
本書の無断複写は著作権法上での例外を除き禁じられています．複写される場合は，そのつど事前に，出版者著作権管理機構（電話 03-3513-6969, FAX 03-3513-6979, e-mail: info@jcopy.or.jp）の許諾を得てください．

表紙・本文デザイン　　　GRID，麒麟三隻館
DTP/ 図版作成　　　　　（有）ブルーインク